医·学·与·延·寿

本草良方

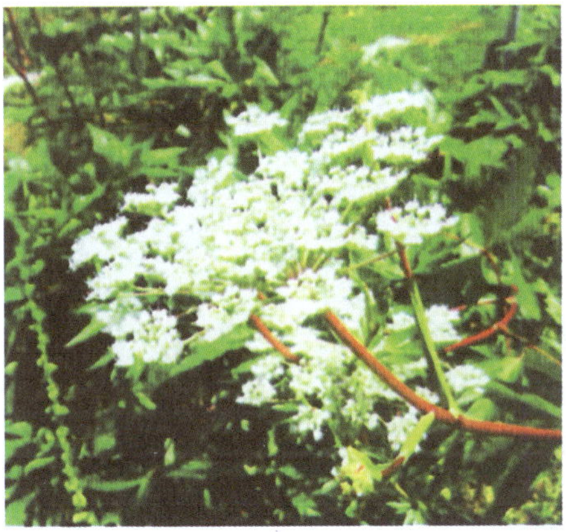

万象文画编写组 编

内蒙古人民出版社

图书在版编目(CIP)数据

本草良方/《万象文画》编写组编.--呼和浩特：
内蒙古人民出版社，2010.8
(万象文画.医学与延寿)
ISBN 978-7-204-10661-5

Ⅰ.①本… Ⅱ.①万… Ⅲ.①中草药-养生(中医)
Ⅳ.①R212②R243

中国版本图书馆 CIP 数据核字(2010)第 173108 号

医·学·与·延·寿

本草良方

万象文画编写组 编
执行主编 李玲 黄淑芳 梁纪文

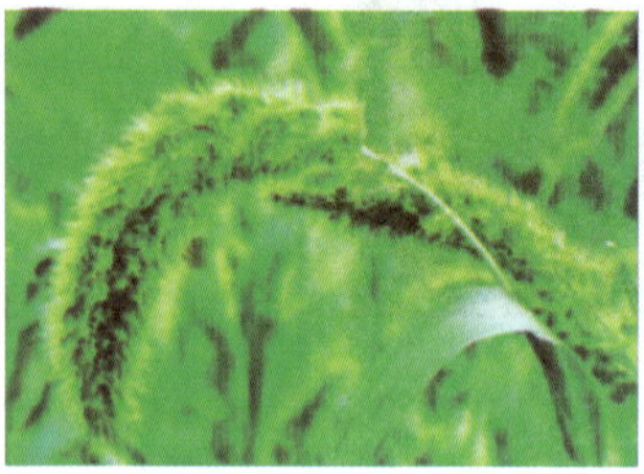

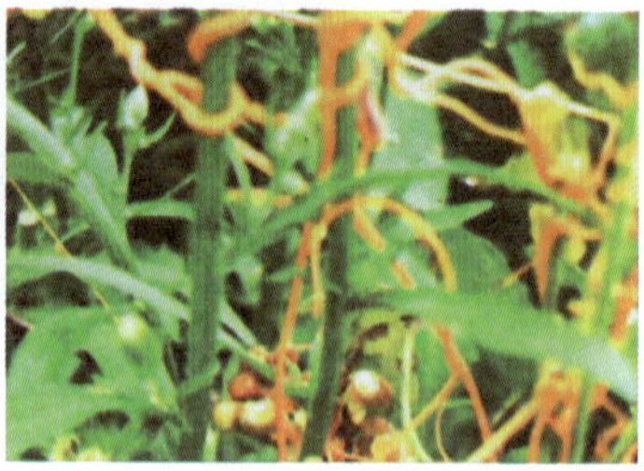

策　　划 王东生 段秋艳
责任编辑 王继雄
装帧设计 纸上魔方
出版发行 内蒙古人民出版社
地　　址 呼和浩特市新城区中山东路 8 号波士名人国际 B 座
网　　址 http://www.impph.com
印　　刷 三河市华新科达彩色印刷有限公司
开　　本 720×1000 1/16
字　　数 160 千
印　　张 20
版　　次 2011 年 1 月第 1 版
印　　次 2011 年 1 月第 1 次印刷 2017 年 3 月第 2 次印刷
书　　号 ISBN 978-7-204-10661-5
定　　价 39.80 元

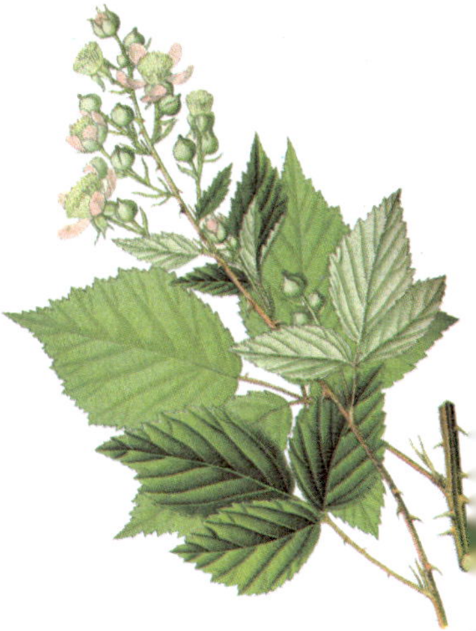

前言

养生保健，已经被世人所关注。但有的人还认为“年轻就是本钱，养生保健只是老年人的业余爱好”。这种说法是对自我健康的一种忽视。

首先，养生保健是为了保证身体的健康，从而达到预防疾病、延年益寿的目的。人自胎儿初孕直至婴幼、少壮、老迈，在人生的不同年龄阶段，都需要保健，且养生保健随着不同人生阶段而有不同的要求。我国自古就有问道求仙的种种传说，在今人看来“问道求仙”只不过是古人的荒谬想法。不过古人追求长寿的想法在当今确是得到了人们的普遍认同。现在社会人的正常寿命可达百岁，实际达到者却也不过是寥寥可数。世界上人口平均寿命最长的国家尚不能超过80岁，可见养生保健确实是人人面临的一大课题。

中医学认为，人体健康应是五脏功能健全，阴阳协调平衡，气血充盛，思维敏捷，意志坚定，精力充沛。随着科学的不断发展，物质文化生活的不断提高，人们健康意识的不断增强，如何更好地养生保健是当今人们面临的一大课题。《本草纲目》是大家熟知的我国古代医学巨著。明代医药学家李时珍历经七年编撰而得，这里面记载着丰富的养生保健知识和方法供大家参考。

敬告读者：出版此书重在使读者了解我国古代医学的成就，普及中医中药知识，并非提供治疗疾病的药方。每个人的病情、病因不同，身体差异很大，若生病或身体不适，必须找医生诊治，请遵照医生的处方用药，千万不能个人主观判断，自行配置服用。

因编者水平所限，书中差错在所难免，恳请广大读者批评指正。

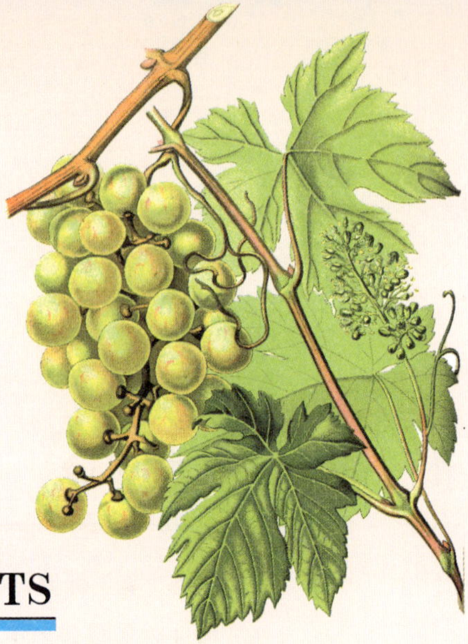

目录 CONTENTS

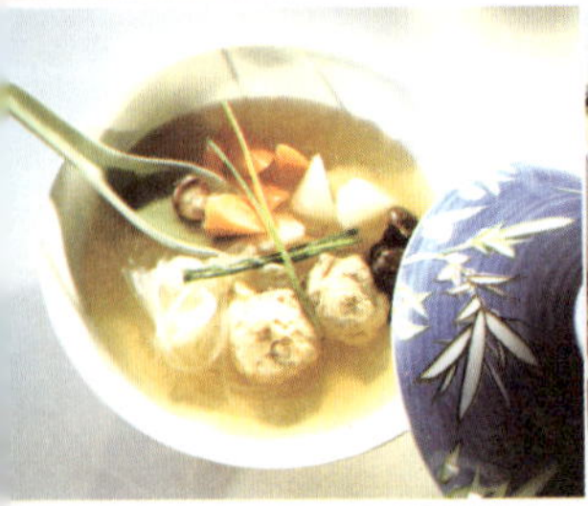
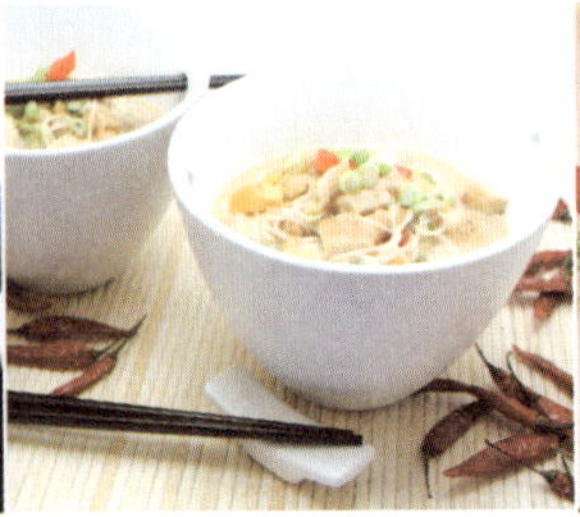
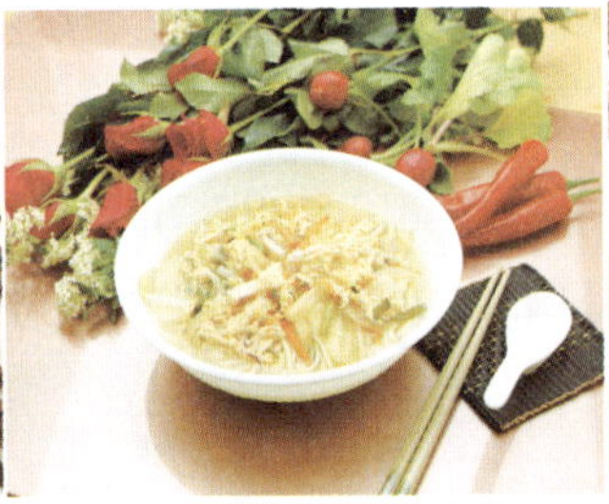
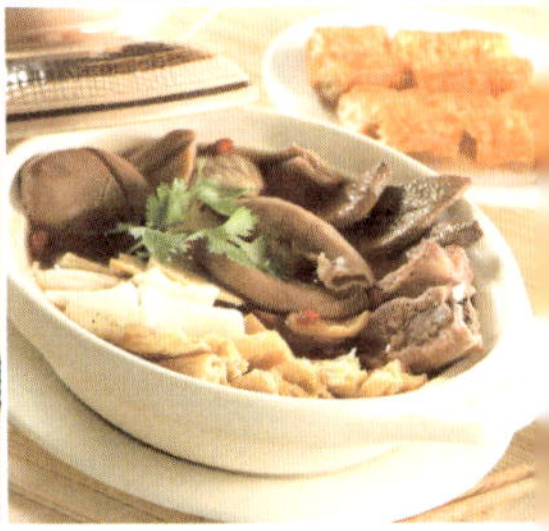

调节气血

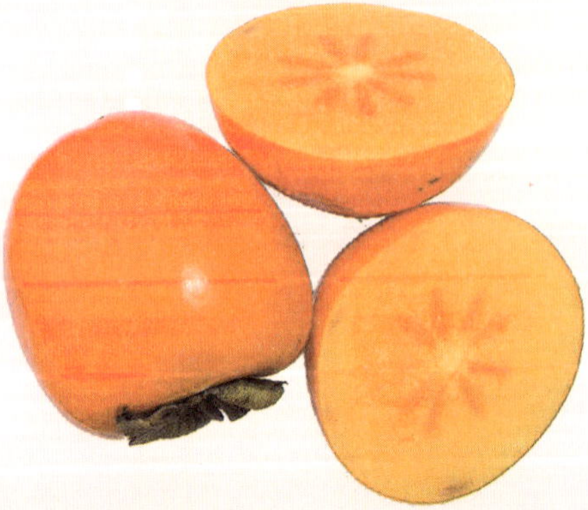

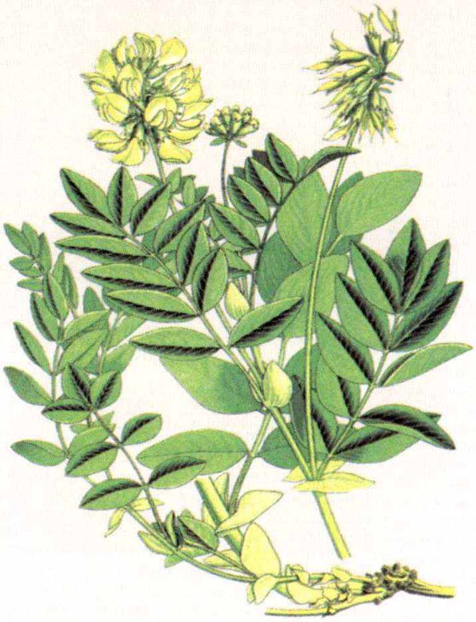

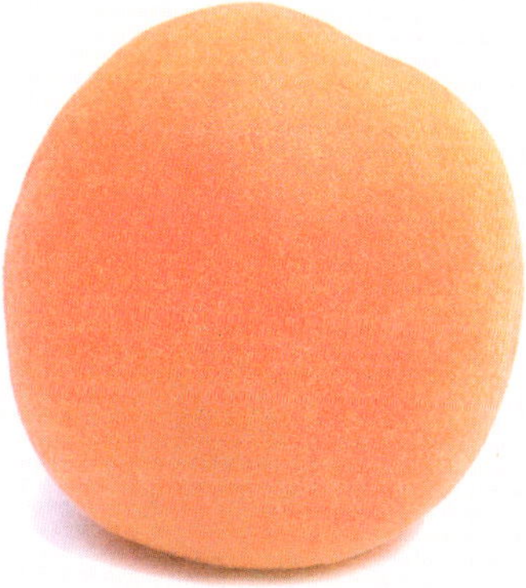

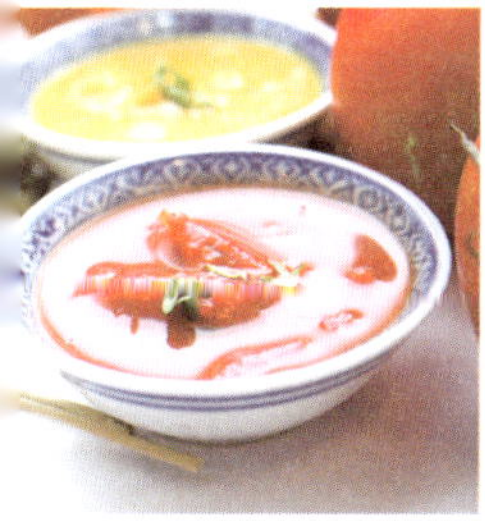

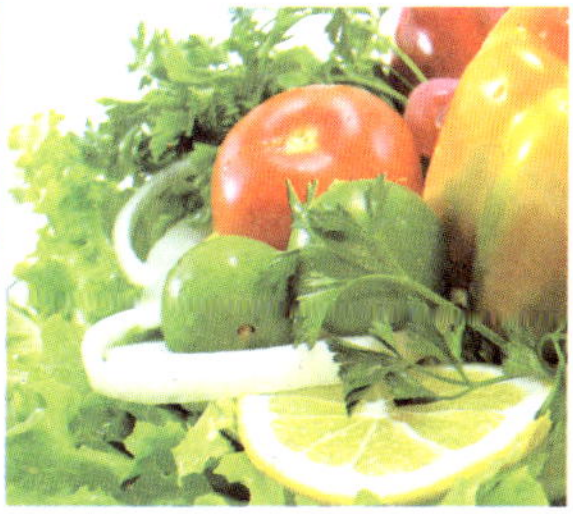

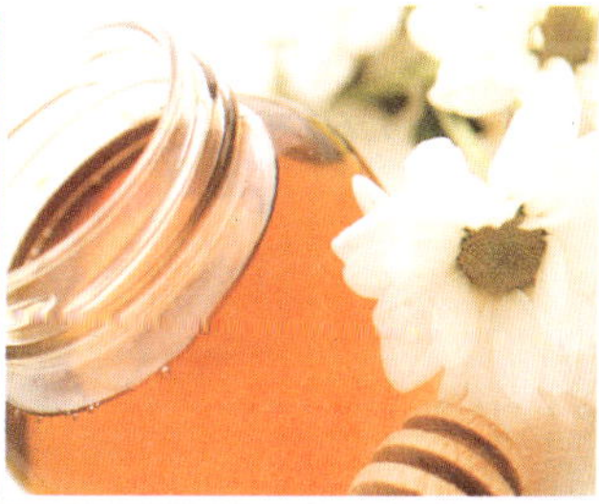

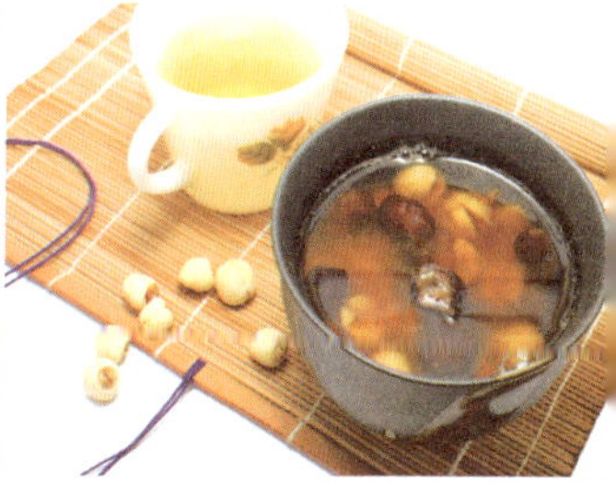

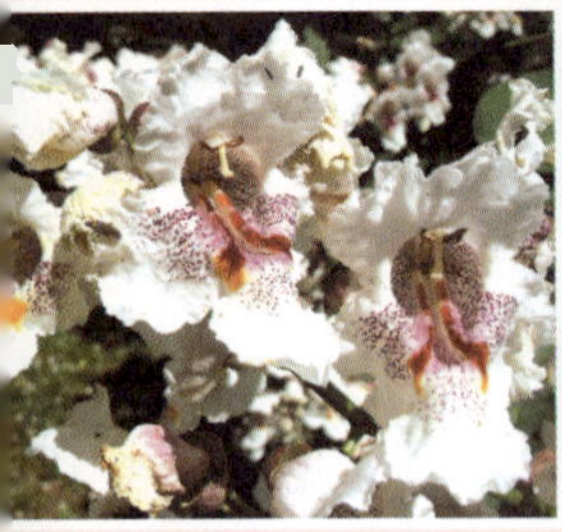
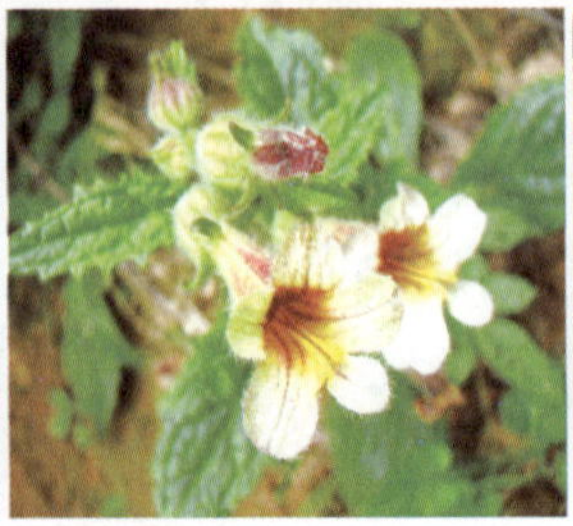
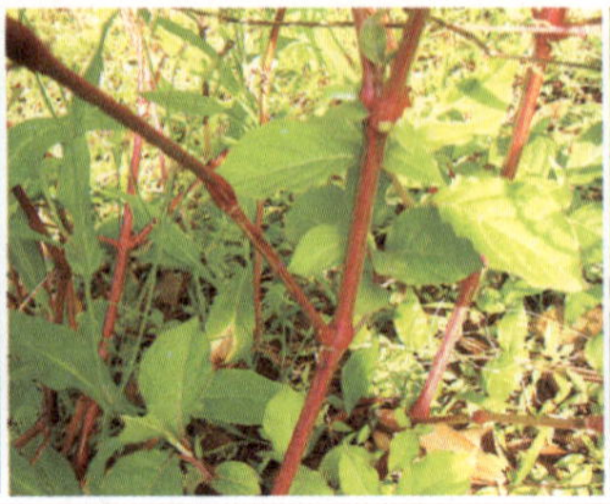
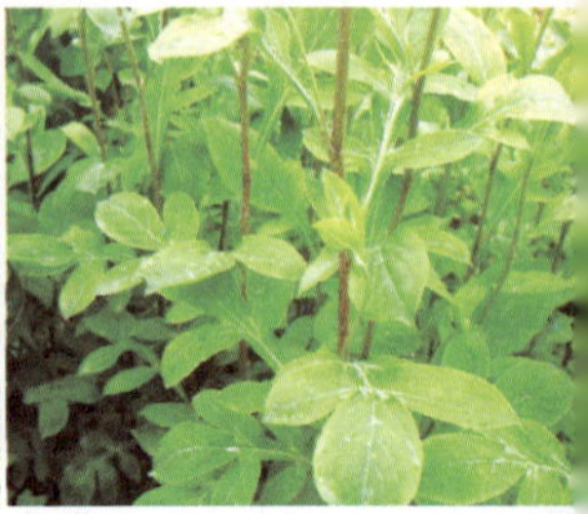

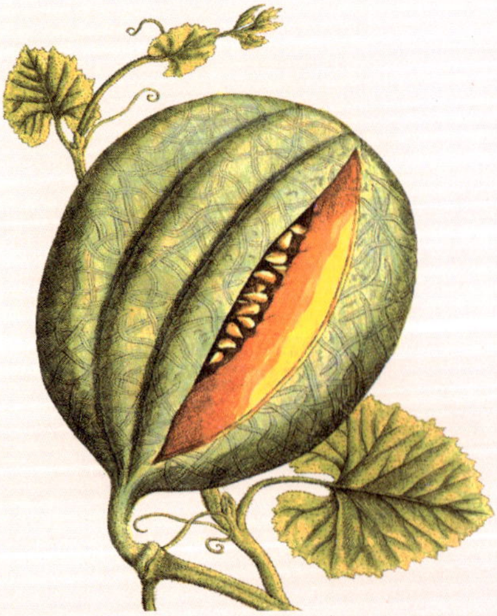

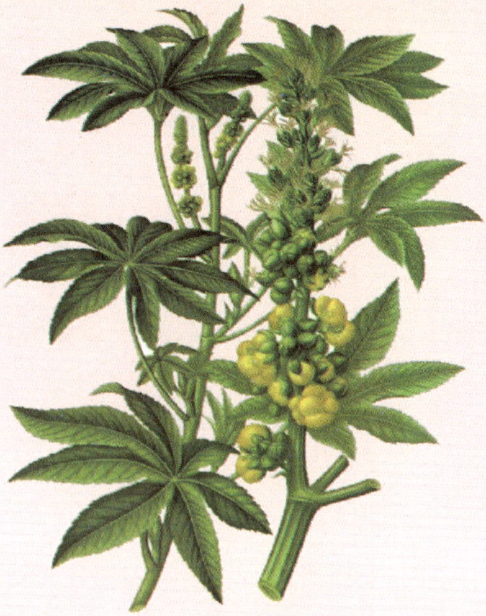

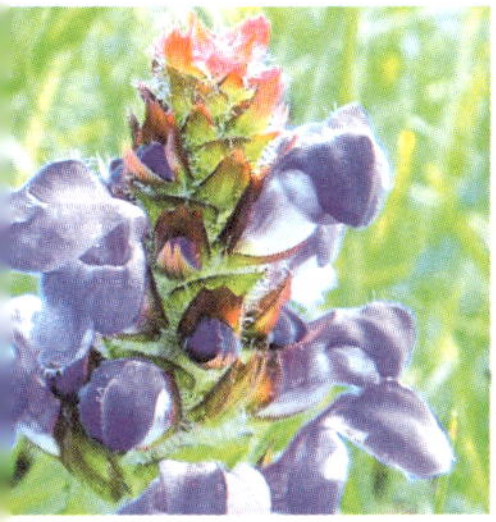

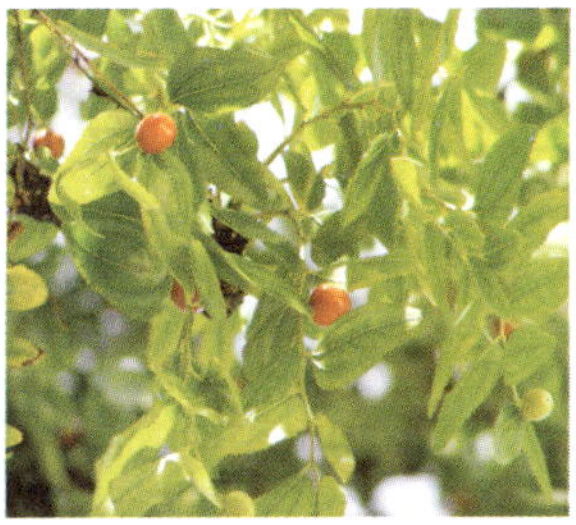

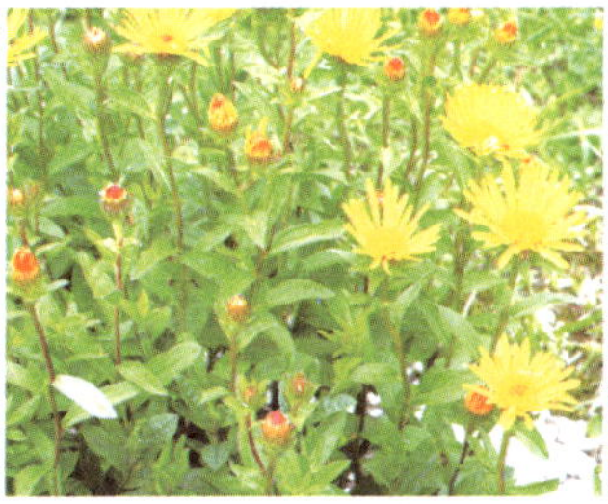

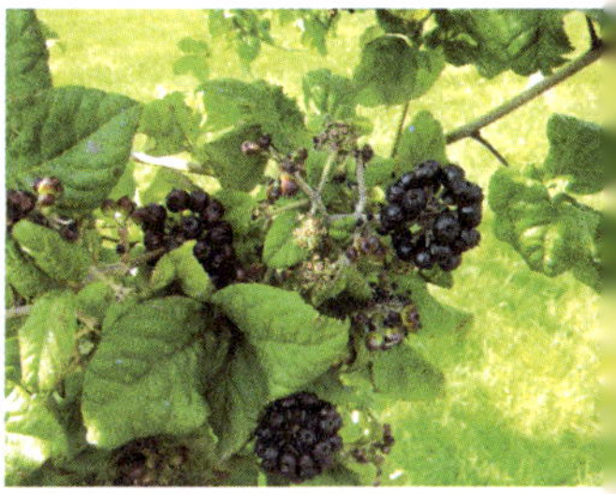

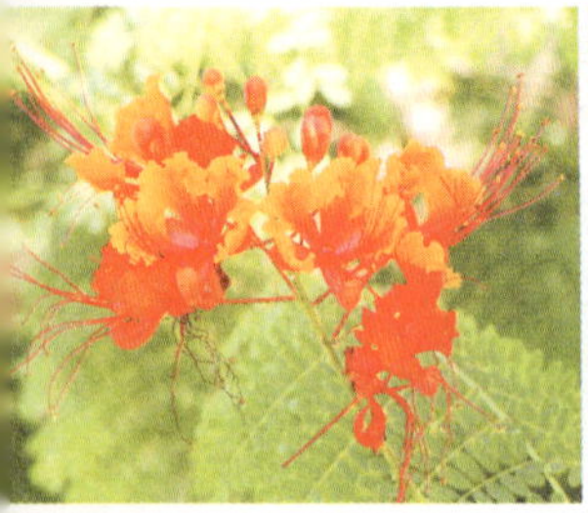
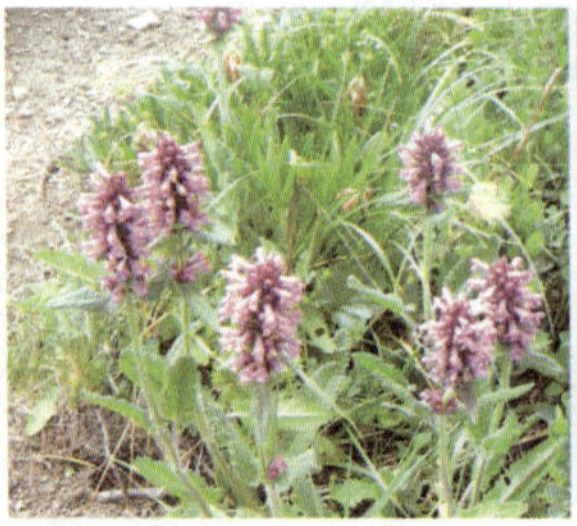
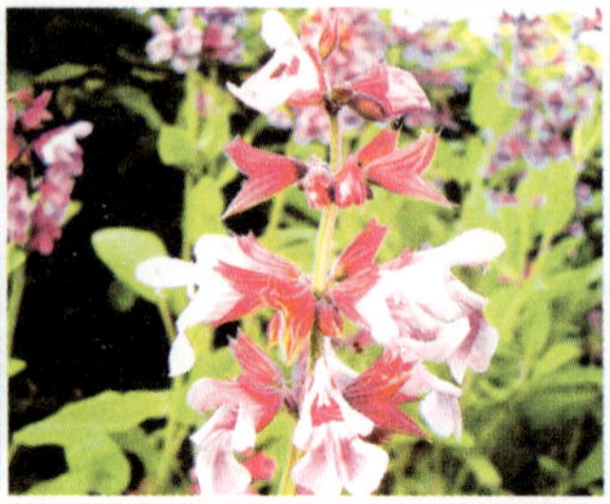
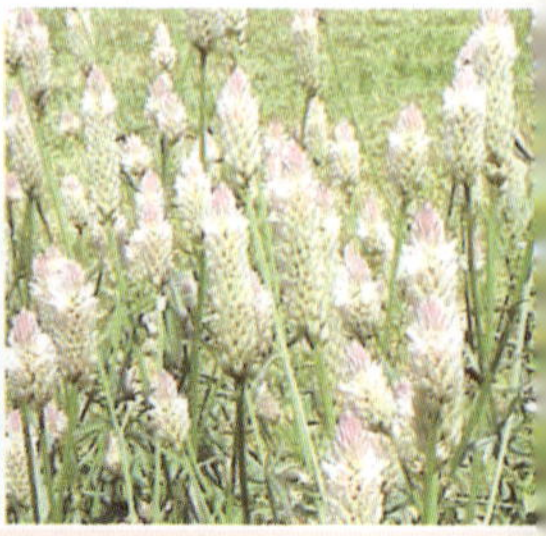

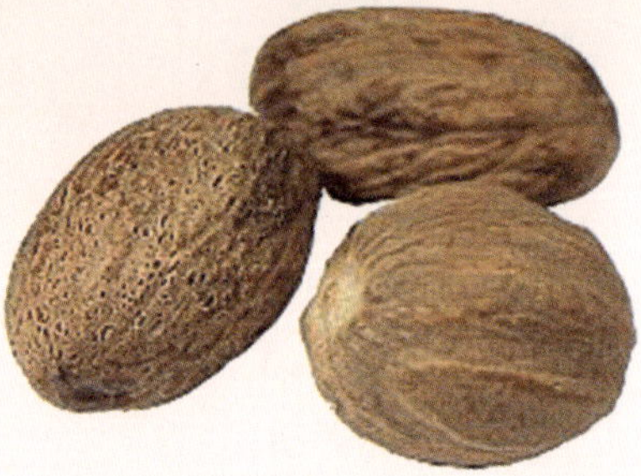

保健先排毒

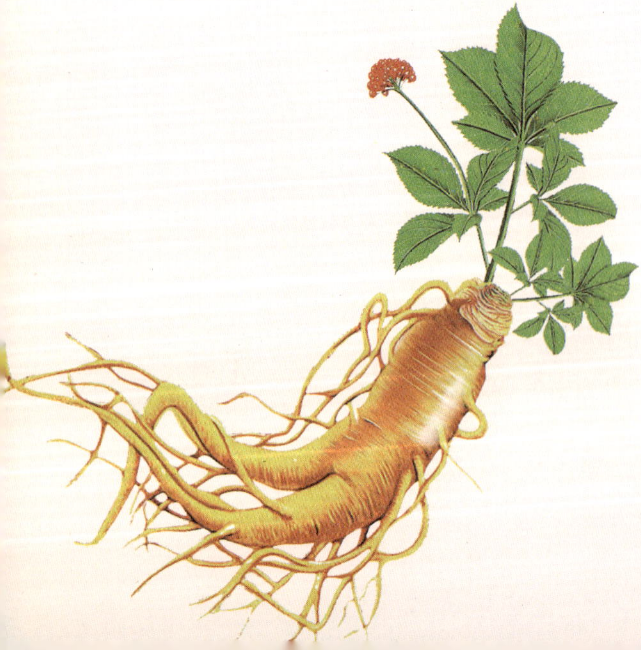

本草祛热

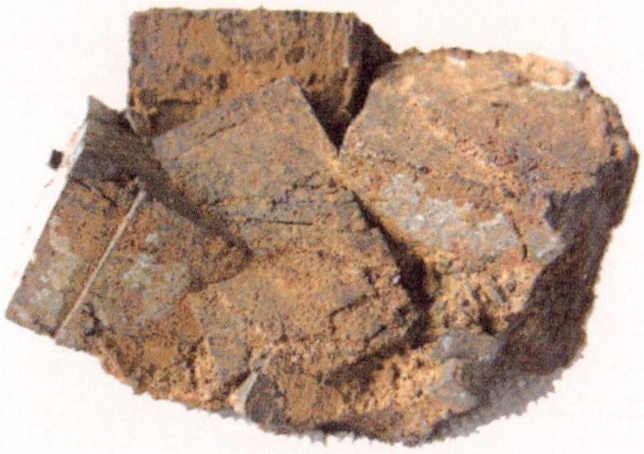

本草妇科经

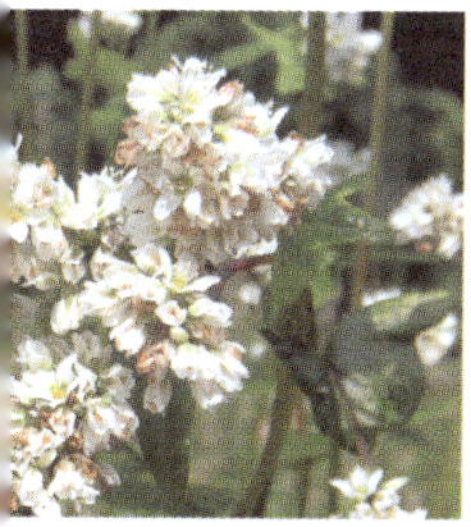

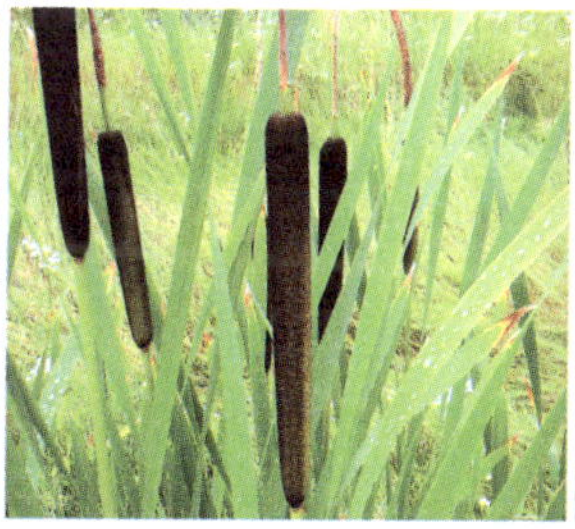

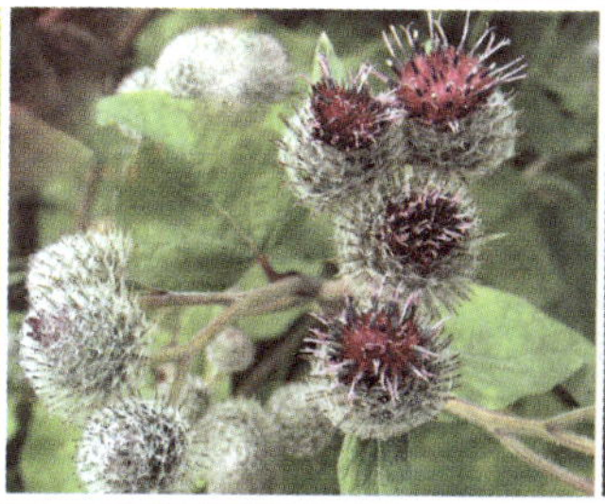

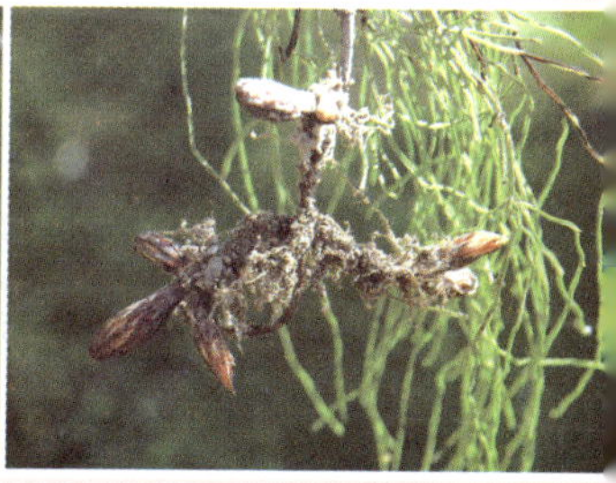

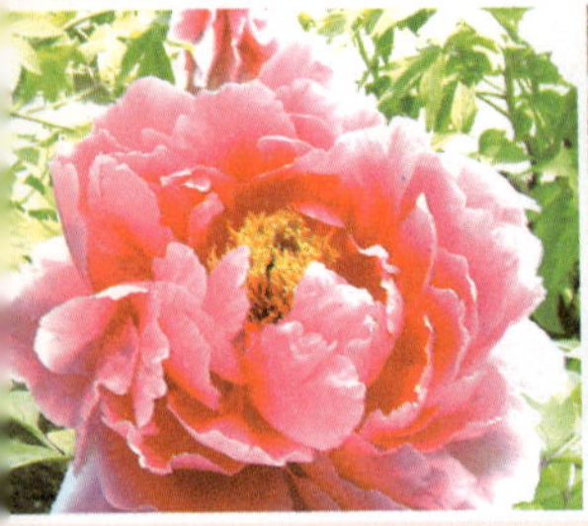
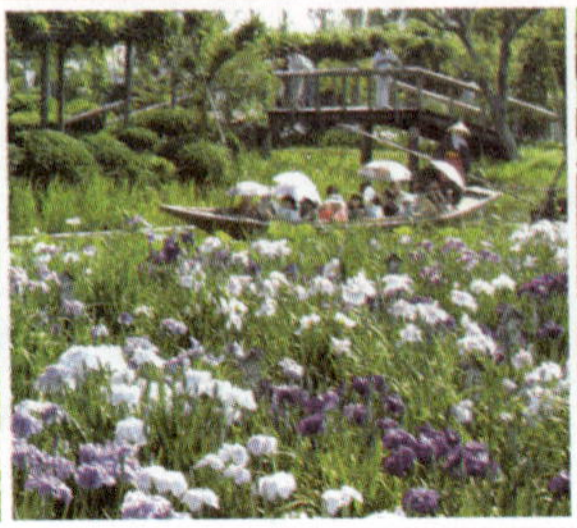
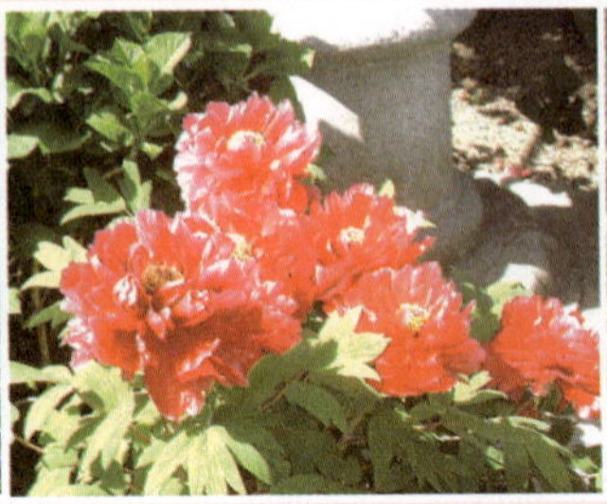
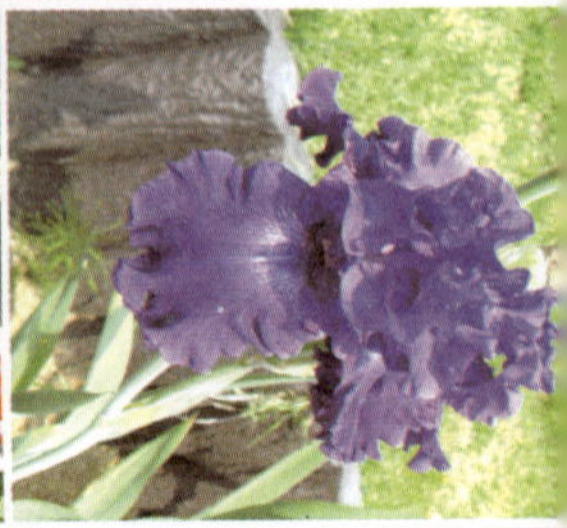

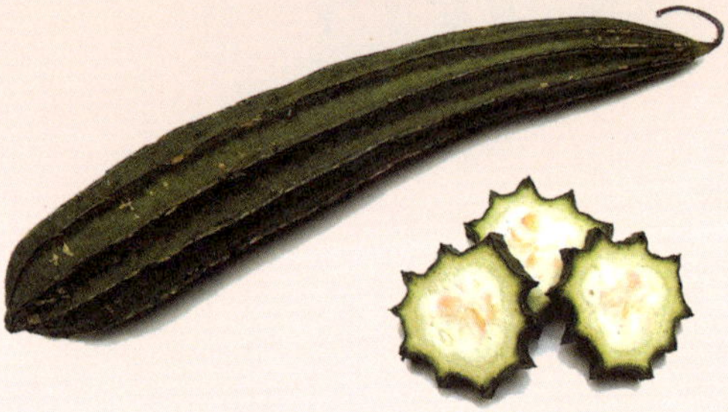

本草护五脏

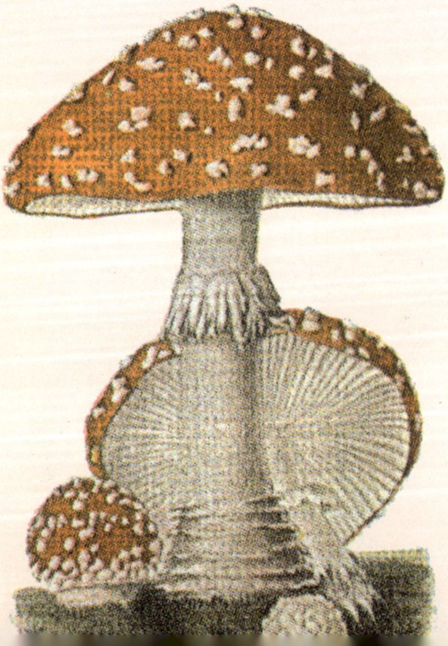

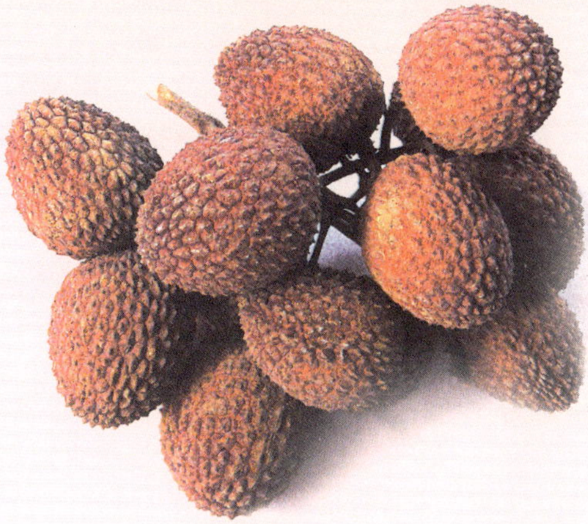

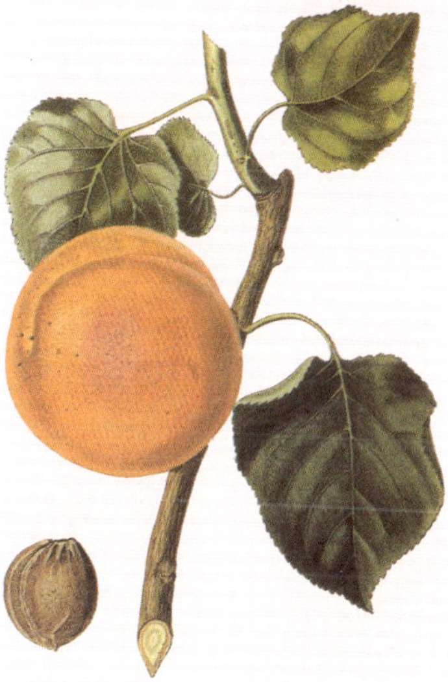

本草养肠胃

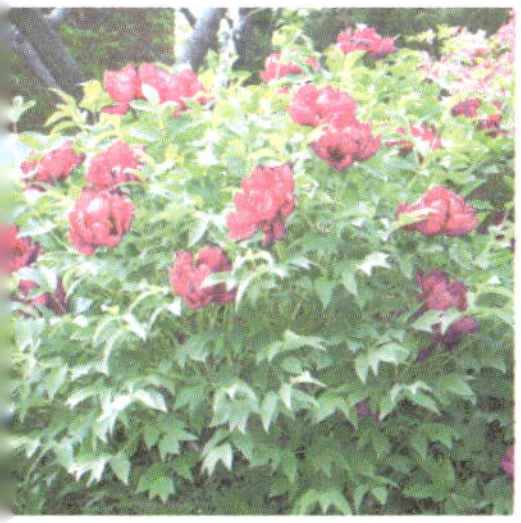
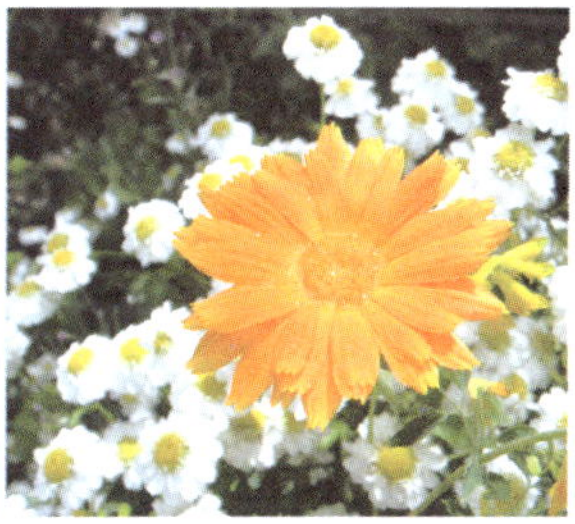
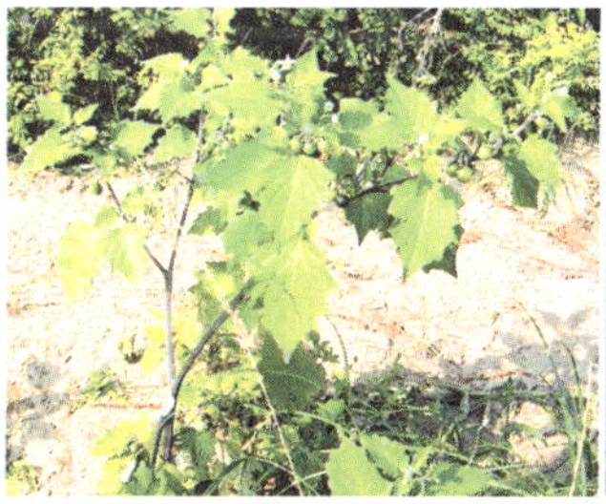
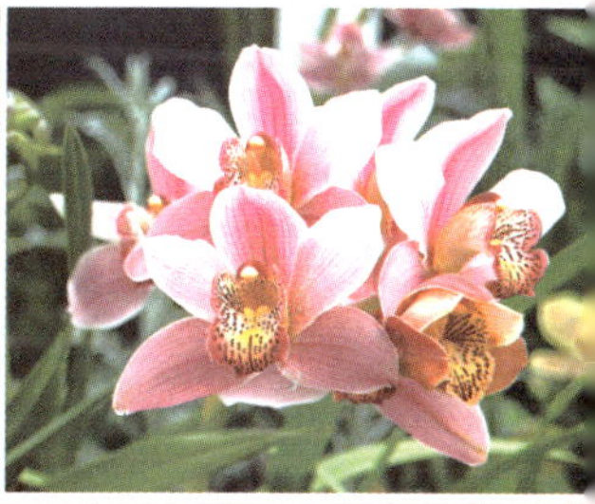

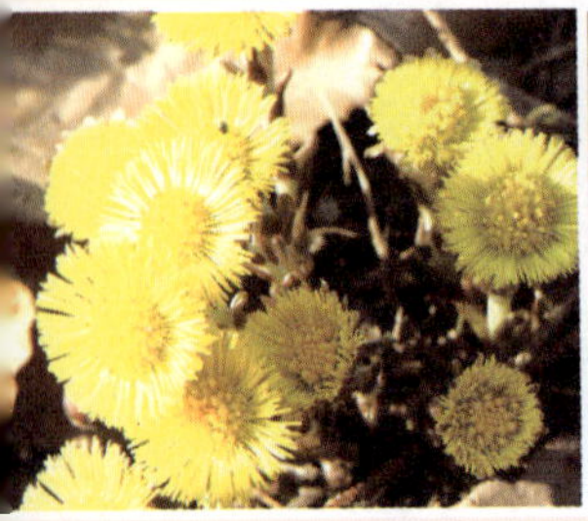
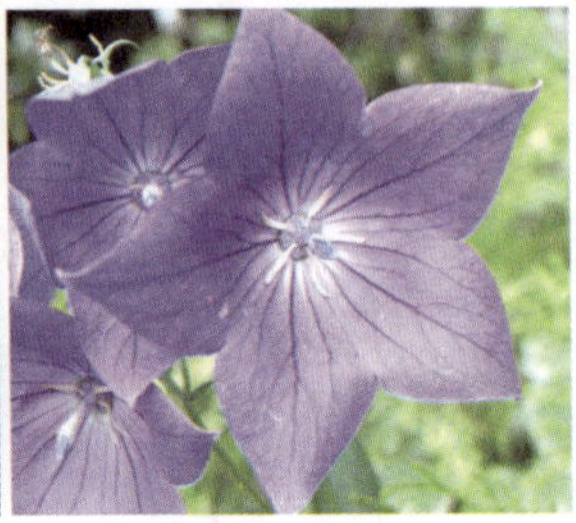
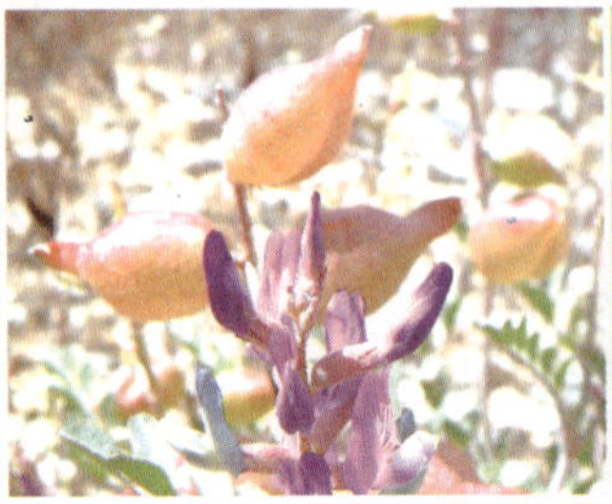
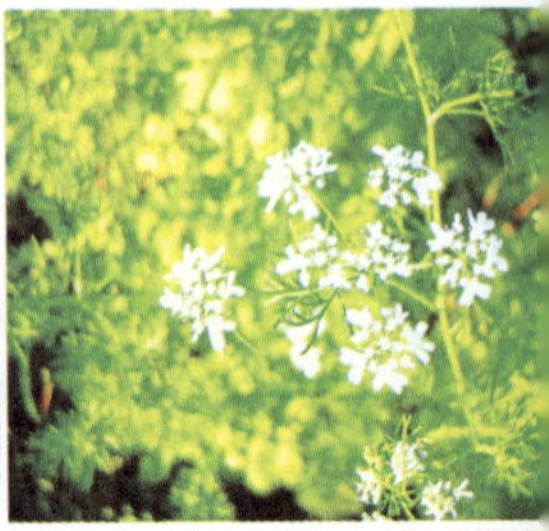

本草养肾脾

本草护心肺

调节气血

TIAO JIE QI XUE

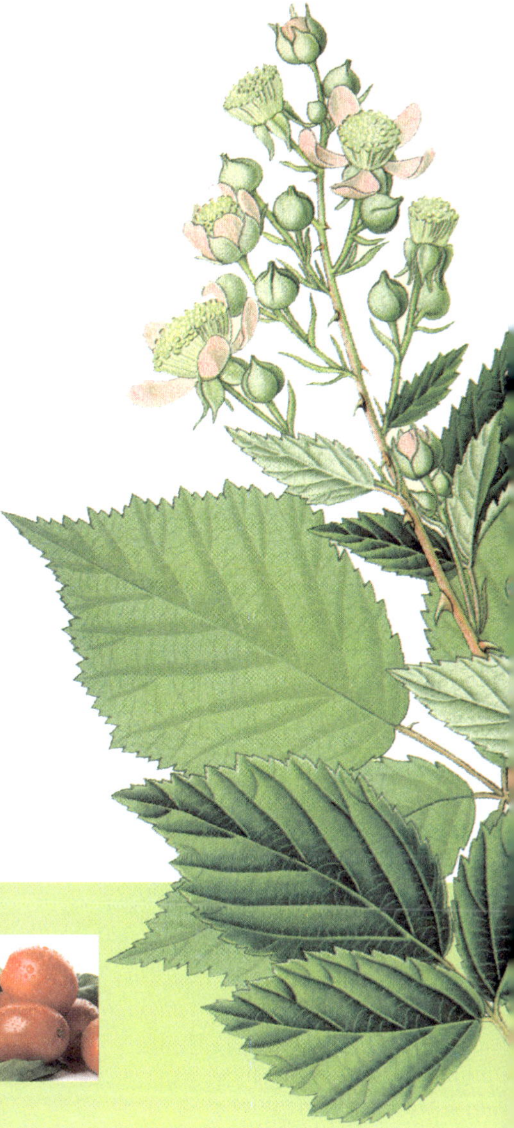

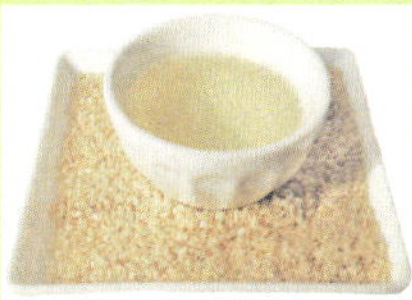

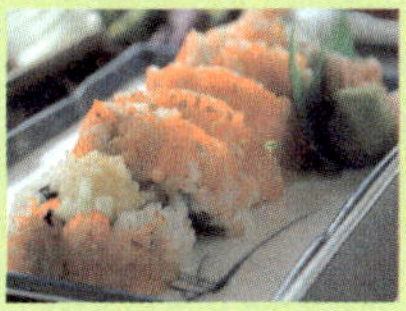

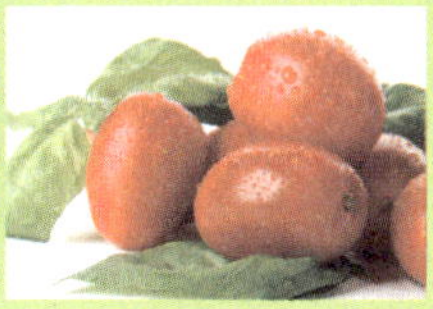

黄芪

【原名】戴糁、戴椹、草、百本、王孙。【气味】根：甘、微温、无毒。

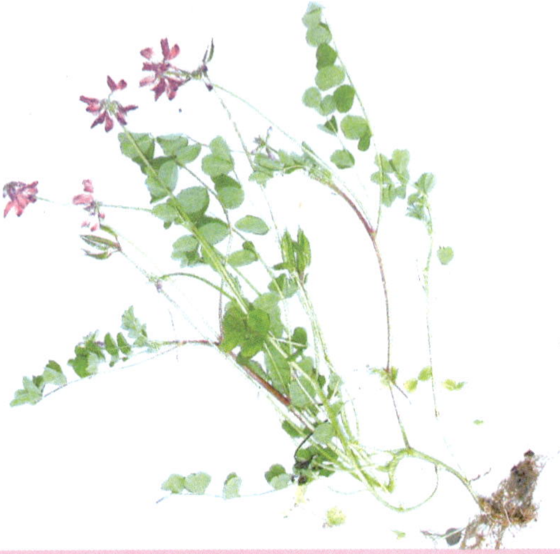

【本草附方】

◎小便不通

用绵黄芪二钱，加清水两碗，熬制成一碗，温服。少儿减半。

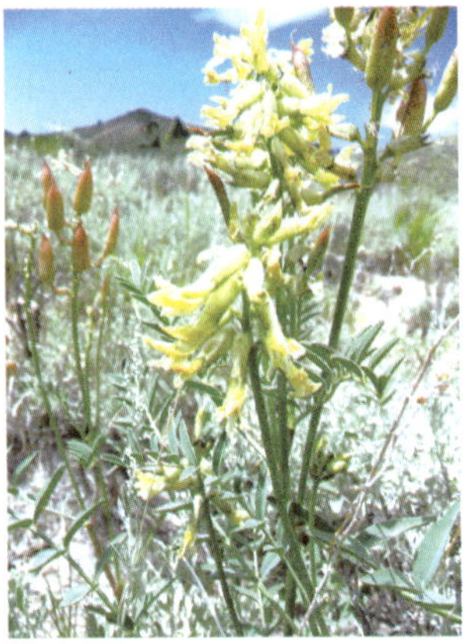

黄芪

◎酒疸黄疾

用黄芪二两，木兰一两，一起磨细。每次服用少许。一日服三次，酒送下。

◎白浊

用黄芪（盐炒）半两，茯苓一两，一起研成细末。每次服用一钱。

◎治渴补虚（每与痈疽发作，先后伴随）

用黄芪六两，一半生焙，一半加盐水在锅里蒸熟，焙铧。用甘草一两，一半生用，一半炙黄为末。两种药混合调匀。每次服用二钱，一日两次。亦可煎汤服下。该方叫“黄芪六一汤”。

◎肠风泻血

用黄芪、黄连，等份研成细末，加面糊制成如绿豆大小的丸子。每次服三十丸。

◎尿血沙淋

用黄芪、人参，等份研成细末。另取萝卜四、五片，加入蜂蜜二两，淹炙过后，蘸着药末吃，以盐水送下。

◎吐血不止

用黄芪二钱半，紫背浮萍五钱，一起研成细末。每次服用一钱，姜蜜水送下。

◎肺痈呕吐

用黄芪二两研成细末，每取二钱，水一盏，煎至六分，温服。一日可服三、四次。

◎胎动不安（腹痛，下黄汁）

用黄芪、川芎合一两，糯米一合，一升水，煎煮至半升。分次服下。

◎阴汗湿痒

用绵黄芪酒炒后研成细末，切熟猪心蘸着药末吃，效果不凡。

◎咳嗽咳血，咽干（这是虚中有热，不可吃凉药）

用上好的黄芪四两，甘草一两，一起研成细末。每次服用二钱，热汤送下。

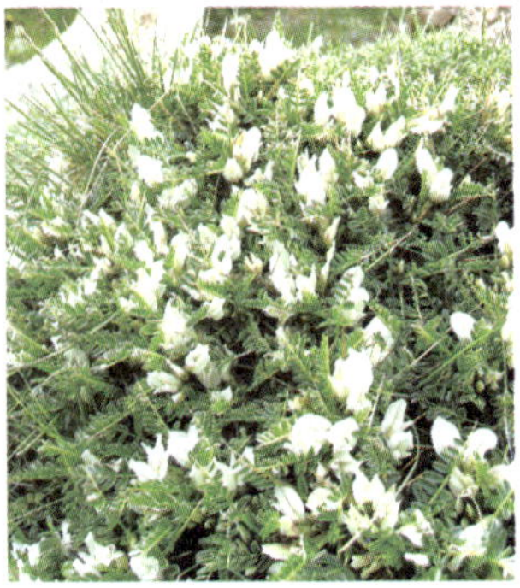

黄芪

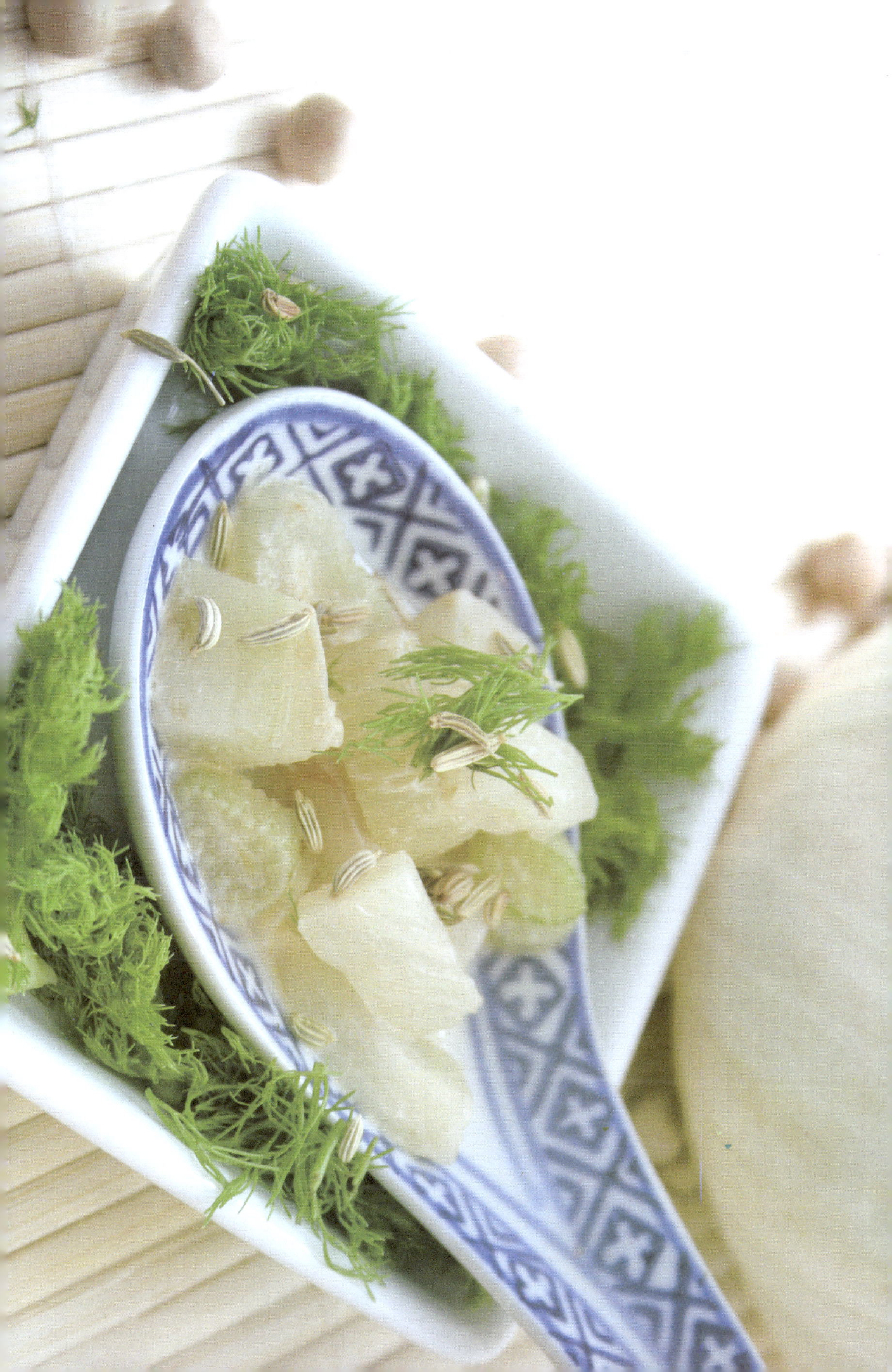

人参

【原名】黄参、血参、人衔、鬼盖、神草、土精、地精、海腴、皱面还丹。【气味】根：甘、微寒、无毒。

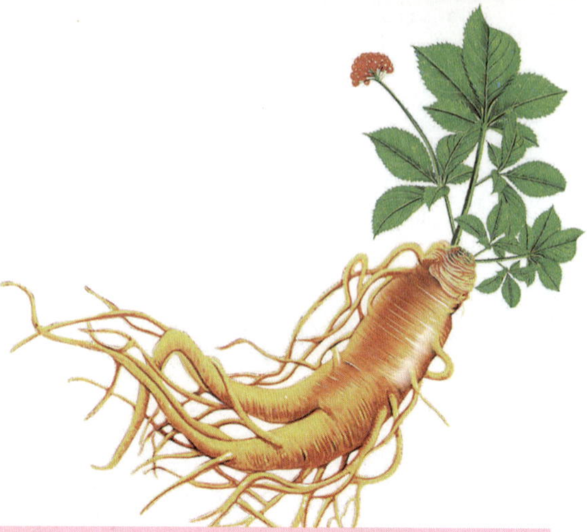

【本草附方】

◎阴亏阳绝（昏眩、自汗、痰鸣、脉大）

人参十两切细，加清水二十盏浸透，以桑柴火缓熬至十盏，滤汁，再加水十盏，煎取五盏，制成膏。随病服用。该方叫“人参膏”。

◎胸中痞坚，胁下逆气抢心

用人参、白术、干姜、甘草各三两，加水八升，熬至三升。每次服用一升，一日服三次。该方叫“治中汤”（理中汤）。

◎脾胃气虚，不思饮食

用人参一钱，白术二钱，白茯苓一钱，炙甘草五分、姜三片，枣一枚，加水两杯，熬至一杯，饭前温服。该方叫“四君子汤”（按病情轻重酌情加减药量）。

◎开胃化痰

用人参二两（焙），半夏五钱（姜汁浸后在容器中烘干），一起研成细末，加飞罗面糊成绿豆大小的丸。每次服用三十至五十丸，饭后姜汤送下。一日服三次。药中加陈皮五钱亦可。

◎胃寒气满，饥不能食

用人参二钱，生附子半钱，生姜二钱，加水七合熬制成二合，调入鸡蛋清一个，空腹服下。

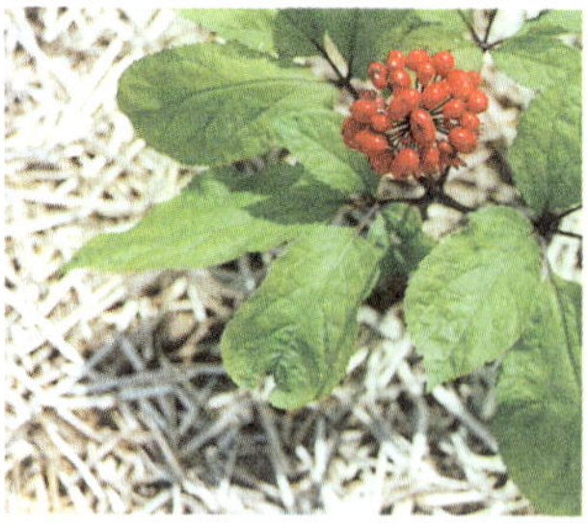

人参

◎胃虚恶习或呕吐有痰

用人参一两，加水二盏，熬制成一盏，再加竹沥一杯、姜汁三匙。空腹温服。此方最适合老人。

◎反胃呕吐

用人参三大两拍破，加一升水，煮取四合，热服下。同时用人参汁加蛋清、薤白、粟米煮粥吃。

◎妊妇腹痛吐酸，不思饮食

用人参、炮干姜，等份研成细末。加生地黄汁制成如绿豆大小的丸。每次服用五十丸，米汤送下。

◎阳虚气喘，自汗盗汗，气短头晕

用人参五钱，熟附子一两，分为四帖。每帖以生姜十片，加清水两盏，熬制成一盏，空腹温服。

◎喘急欲绝

用人参末熬汤，每次服用方寸匕。一日服五至六次。

◎产后发喘

用人参末一两，苏木二两，加清水两碗，煎制成一碗后，调参末内服下。效果很好。

◎产后诸虚、发热自汗

用人参、当归，等份研

成细末；另以三升水，加猪肾一个（切片），糯米半合，葱白二个，煮米至熟，取汁一碗。将人参、当归药末调入煎至八分，饭前温水服下。

◎产后便秘，出血很多

用人参、麻子仁、枳壳（麦麸炒过），一起磨细，加蜂蜜制成如绿豆大小的丸。每次服五十丸，米汤送下。

◎横生倒产

用人参末、乳香末各一钱，丹砂五分，一起磨细，加蛋清一个，生姜汁三匙，搅匀后冷服。效果佳。

◎怔忡自汗，心气不足

用人参、当归各半两，和阉猪肾两只（切片），水两碗，同煎至一碗半，吃猪肾。药渣烘干碾为末，以山药末作糊制成绿豆大小的丸。每次服用五十丸，枣汤送下。药中亦可加乳香二钱。

◎肺虚久咳

用人参二两，鹿角胶（炙过）一两，一起研成细末，每次服用三钱。另外咳嗽时，在薄荷豉汤中加些葱煮两沸，温服。

◎喘咳嗽血，脉弱无力

用人参末三钱，加蛋清调匀，五更天服下，去枕平躺在床上。一次即可痊愈。久病者两服很见效。以乌鸡蛋的蛋清调药，效果更佳。

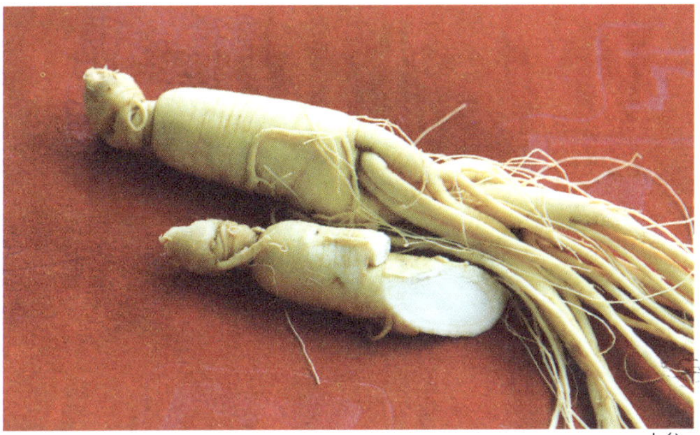

人参

◎咳嗽吐血

用人参、黄芪、飞罗面各一两，百合五钱，一起研成细末，加水制成如绿豆大的丸。每次服用五十丸。饭前服用，茅根汤送下。另方：人参、乳香、丹砂，等份研成细末，加乌梅肉制成弹子大小的丸，每天服一丸，白汤送下。

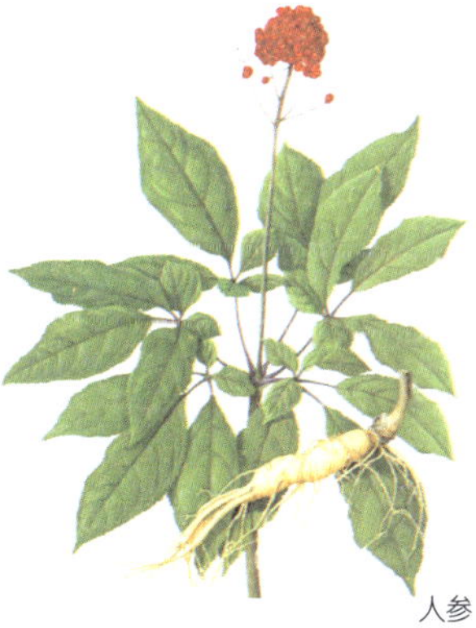

人参

◎吐血下血，血如泉涌

用人参五钱（焙）、侧柏叶（先蒸后焙）、荆芥穗（烧存性）各五钱，一起研成细末。每取二钱加入飞罗面二钱，以水调成稀糊吃下。

◎鼻血不止

用人参、柳枝，等份研成细末。每次服用一钱，用东流水服下，日服三次。无柳枝可用莲子心代替。

◎阴虚尿血

用人参（焙）、黄芪（盐水炙），等份研成粉末；另用红皮萝卜一枚，切成四片蜜炙，炙过再炙，以用尽二两蜂蜜为止。每次取一片萝卜片蘸药末吃，盐汤送下。

◎痢久晕厥，六脉沉香

用人参、附子各一两半，每次取半两，加生姜十片、丁香十五粒、粳米一撮，在水二碗中熬至一碗半，空腹温水服下。

◎下痢禁口

用人参、莲肉各三钱，用水两盏煎取一盏，一口一口仔细吞下。也可加姜汁炒过黄连三钱同煎。

荠苨

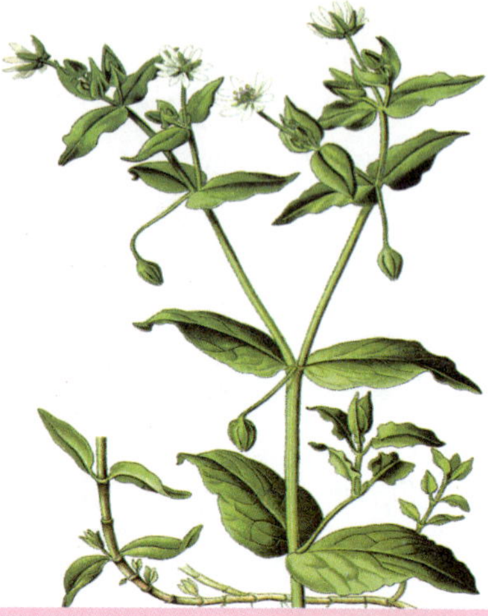

【原名】杏参、杏叶沙参、甜桔梗、白面根。

【气味】根：甘、寒、无毒。

【本草附方】

◎疔疮肿毒

用生荠苨根捣汁服一合，外用药渣敷疮。三次可痊愈。

◎脸上黑泡

用荠苨、肉桂各一两，研成粉末。每日服用方寸匕，醋汤送下。

◎强中消渴

用猪肾一个，黑大豆一升，加水一斗半，煮成一斗。去掉渣保留汁，加入荠苨、石膏各三两，人参、茯苓、磁石、知母、葛根、黄芩、栝楼根、甘草各二两，同煮汁至三升。分三次服下。该方叫“石子荠汤”。另方：荠苨、大豆、茯神、磁石、栝楼根、熟地黄、地骨皮、玄参、石斛、鹿茸各一两，人参、沉香各半两，一起磨末，加煮烂的猪肚，捣匀制成绿豆大小的丸。每次服用七十丸，空腹服，盐汤送下。该方叫“荠丸”。

◎中钩吻毒（钩吻的叶子与芹叶相似，有毒。误食后有生命危险）

用荠苨八两，加水六升，煮成三升。每次服用五合，一日服五次。

桔梗

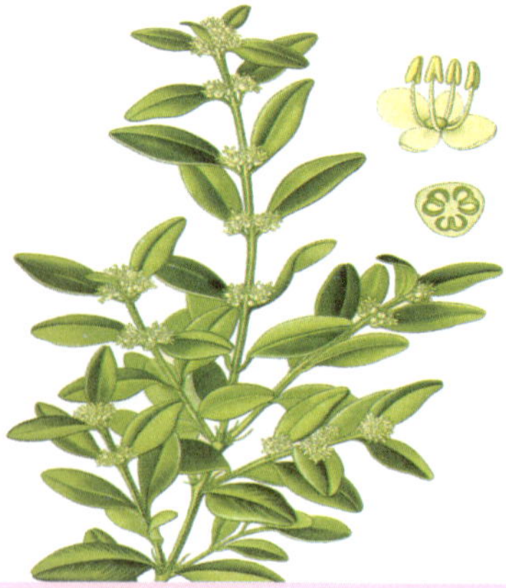

【原名】白药、梗草、荠

【气味】根：辛、微温、有小毒。

【本草附方】

◎胸满不痛

用桔梗、枳壳等份。煮水两钟，成一钟，温服。

◎伤寒腹胀（阴阳不和）

用桔梗、半夏、陈皮各三钱，生姜五片，煮水二钟，成一钟服下。该方叫“桔梗半夏汤”。

◎痰嗽喘急

用桔梗一两半，研成细末，用童子尿半升，煎取四合，去掉药渣后温水服下。

◎肺痈咳嗽（胸满振寒，脉数咽干，吐臭痰、臭脓）

用桔梗一两，甘草二两，加三升水，煮成一升，温水服下。早晚吐出脓痰时，是病渐愈之象。该方叫“桔梗汤”。

◎咽痛、口舌生疮

先服甘草汤，如不愈，再服桔梗汤（做法如上）。

◎虫牙肿痛

用桔梗、薏苡，等份研成细末，口服。

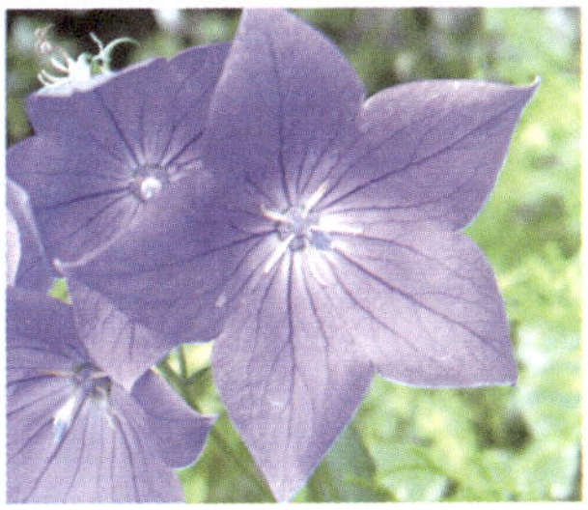

桔梗

◎眼睛疼痛，眼圈发黑

用桔梗一斤，黑牵牛头三两，一起磨细，加入蜂蜜成绿豆大小的丸。每次服用四十丸，温水送下。一日服两次。该方叫“桔梗丸”。

◎鼻血不止或吐血下血

用桔梗研成细末，每次清水服用方寸匕，一日服四次。还有一方，桔梗加生犀牛角屑，服法同上。

◎跌打淤血

用桔梗末，每次服用少许，米送下。

◎妊娠中恶（心腹大痛）

用桔梗一两，锉细，加生姜三片。水一钟煎取六分，温服。

【专家分析】

《神农本草经》只记录桔梗而没有记荠，把桔梗和荠混为一种。《名医别录》将这两种不同的植物分别开来，因为它们的性味和功用大不相同。

长松

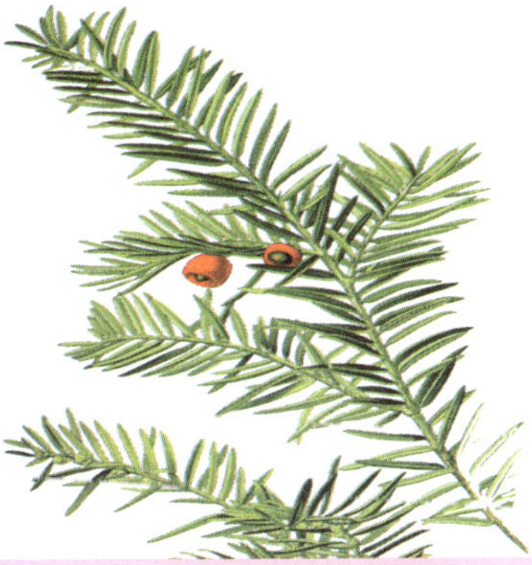

【原名】仙茆。生长在古松下，根色像荠，味道似人参。

【气味】根：甘、温、无毒。

【本草附方】

◎风血宿疾，亦解诸虫毒

长松一两五钱，熟地黄八钱，生地黄、黄芪（蜜炙）、陈皮各七钱，当归、厚朴、黄各五钱，白芍药（煨）、人参、枳壳各四钱，苍术（米泔制）、半夏（制）、天门冬、麦门冬、砂仁、黄连各三钱，木香、蜀椒、胡桃仁各二钱，小红枣肉八个，老米一撮，灯心（五寸长的）一百二十根。以上为一料，分成十剂用绢袋收存。另取米五升酿酒，取一碗，煮一份药，陈酿后饮用。

【专家分析】

药方中用“长松酒”，能滋补一切风虚。

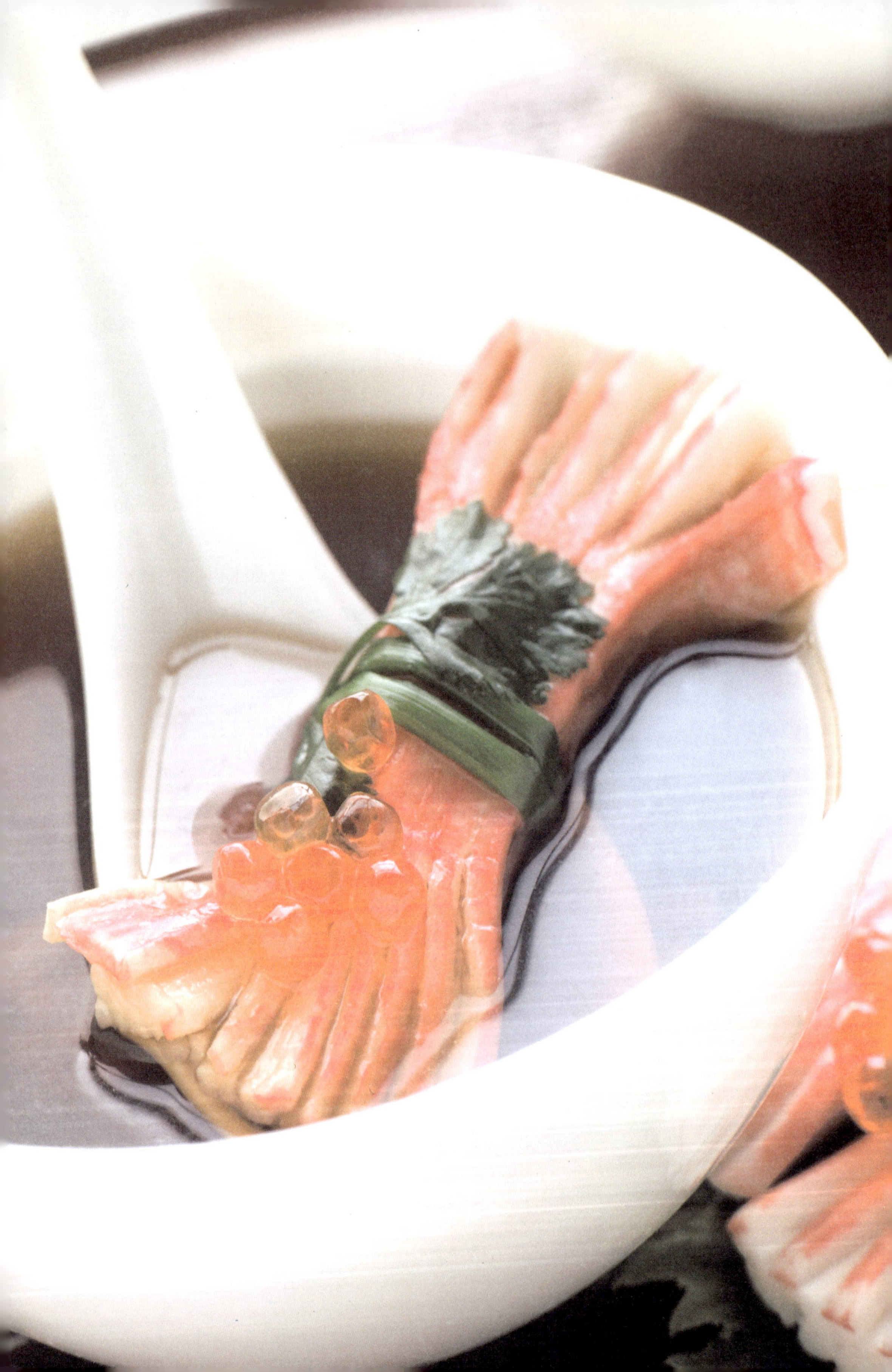

萎蕤

【原名】女萎、葳蕤、萎、委萎、萎香、荧、玉竹、地节。【气味】根：甘、平、无毒。

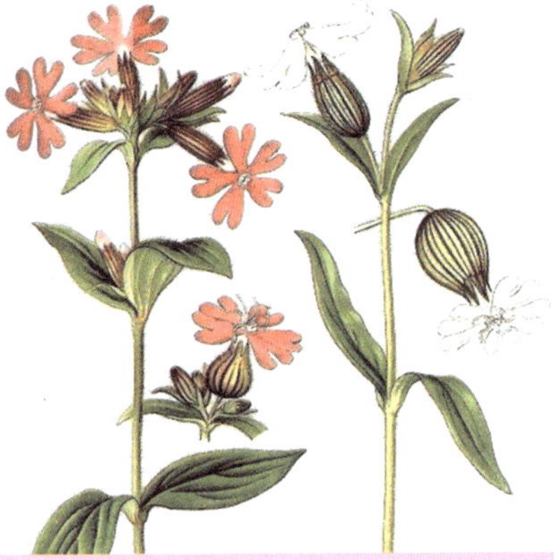

【本草附方】

◎眼睛红肿、疼痛

用萎蕤、赤芍、当归、黄连等份，熬汤熏洗。

◎眼见黑花，赤痛昏暗

用萎蕤（焙）四两，每取二钱，水一盏，加薄荷、生姜、蜂蜜少许，煎取七分。睡前温服，一日服一次。

◎小便卒淋

用萎蕤一两，芭蕉根四两，水两碗，煎取一碗半，加滑石二钱，分三次服下。

◎发热口干，小便不通

用萎蕤五两，煎汁服下。

◎痫后虚肿

用萎蕤、葵子龙胆、茯苓、前胡，等份研末。每次服用一钱，以水煎服。

【专家分析】

李时珍说：萎蕤性平味甘，柔润可食。可用来治虚劳寒热痁及一切不足的疾病，可代替人参和黄芪，不寒不燥，具有很好效果，不仅仅是能祛风热湿毒。

赤箭（天麻）

【原名】赤箭芝、独摇芝、定风草、离母、合离草、神草。赤箭因『其茎如箭杆』，赤色而得名。《神农本草经》只记赤箭一名，后人改称天麻。天麻其实是赤箭的根，作药用。【气味】辛、温、无毒。

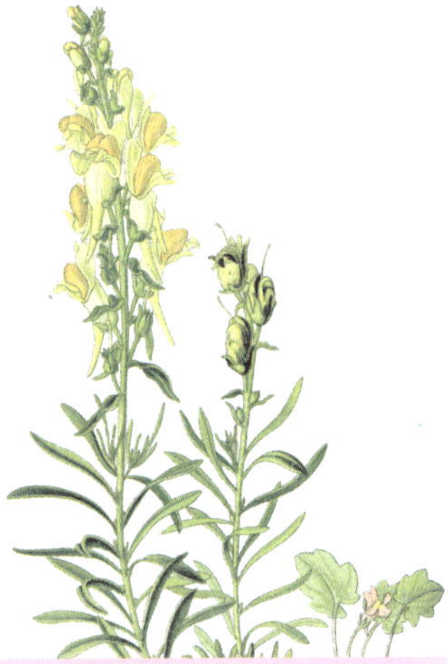

【本草附方】

李时珍指出："天麻乃肝经气分之药。眼黑头旋，风虚内作，非天麻不能治。天麻乃定风草，故为治风之神药。今用久服天麻药，遍身发出红丹者，是其祛风之验也。"

凡欲消风化痰、清利头

目、宽胸利膈以及治疗头晕、多睡、肢节痛、偏头风、鼻痈、面肿等症，可服“天麻丸”。

◎风湿骨痹、四肢疼痛、周身麻木、眩晕头痛等症

用天麻半两、川芎二两，一起研成细末，炼蜜揉成芡子大小的丸。每次嚼服一丸，饭后服，茶或酒送服皆可。

术（白术）

【原名】山蓟、杨、蓟、马蓟、山姜、山连、吃力伽。术分白术、苍术两种。『古方二术通用，后人始用苍、白之分』。一般药用指白术。【气味】甘、温、无毒。

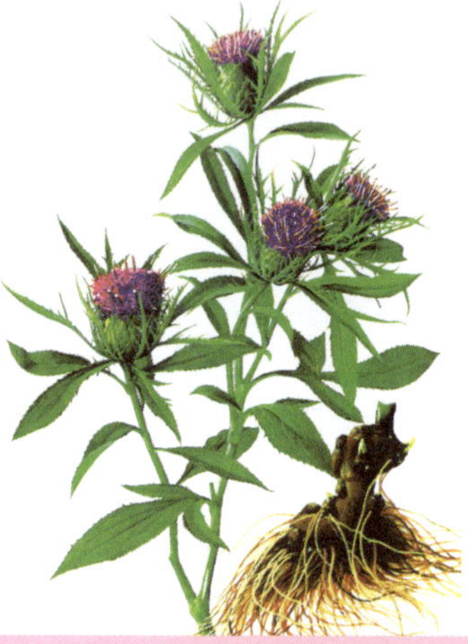

【本草附方】

◎胸膈烦闷

用白术研成粉末，每次取方寸匕，白水送下。

◎五饮酒癖（一、留饮，水在胸部；二、癖饮，水在两胁下；三、痰饮，水在胃中；四、溢饮，水在五脏间；五、流饮，水在肠间。此病是因为饮食胃寒，饮茶过多所致）。

用白术一斤、干姜（炮）半斤、桂心一斤，一起研成粉末，和蜜制成梧子大小的丸。每次服用二、三十丸，温水送下。该方叫“倍术丸”。

◎四肢肿满

用白术三两，每次服用半两用口嚼碎，加大枣三枚，煎服下。一日服三、四次。

◎中风口噤，不省人事

用白术四两，加酒三升，煮成一升，一次服完。

◎产后中寒，遍身冷直，口噤，不省人事

用白术四两，泽泻一两，生姜五钱，加一升水煎服下。

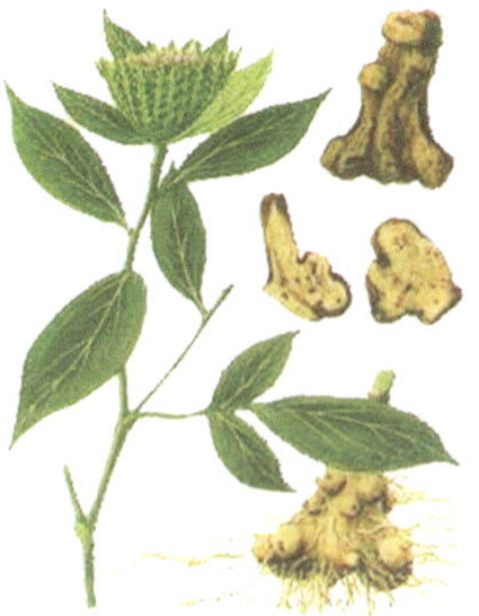
白术

◎头忽晕眩，四体消瘦，饮食无味，好食黄土

用白术三斤，曲三斤，捣碎过筛，加酒制成绿豆大小的丸。每次服用二十丸，一日服三次。忌食菘菜、桃、李、青鱼。

◎中湿骨痛

用白术一两，加酒三盏，煎成一盏，一次服完。忌酒者，可以用水煎服下。

◎小儿蒸热（脾虚人瘦，不思饮食）

白术、白茯苓、白芍药各一两，甘草半两，制成散，加姜枣煎服下。该方叫“力伽散”。

◎皮肤湿疹

用白术研成细末，每次服用方寸匕，酒送下。

◎自汗不止

用白术末，每次服用方寸匕，酒送下。

◎脾虚盗汗

白术四两切片，一两同黄芪炒，一两同牡蛎炒，一两同石斛炒，一两同麦麸炒。挑出白术研成细末。每次服三钱，米汤送下。一日三服。

◎久泻肠滑

用白术（炒）、茯苓各一两，糯米（炒）二两，一起研成细末，加枣肉拌食或制成丸子服下。

◎产后呕逆

用白术一两二钱，生姜一两五钱，加酒和水各二升，煎制成一升，分三次服下。

◎脾虚胀满（脾气不和，冷气客于中，壅塞不通）

用白术二两、桔皮四两，一起研成细末，加酒糊成如绿豆大小的丸。每次服用三十丸，饭前用木香汤送服。该方叫“宽中丸”。

◎脾虚泄泻

用白术五钱，芍药一两，一起研成细末，冬天用肉豆蔻煨煮，加米饭制成绿豆大小的丸，每次服用五十丸，米汤送下。一日服两次。

◎小儿久泻（脾虚，米谷不化，饮食不进）

用白术二钱半（炒过），半夏曲二钱半，丁香半钱，一起研成细末，加姜汁面糊制成黍米大小的丸。按小儿年龄大小，酌量给服，米汤送下。

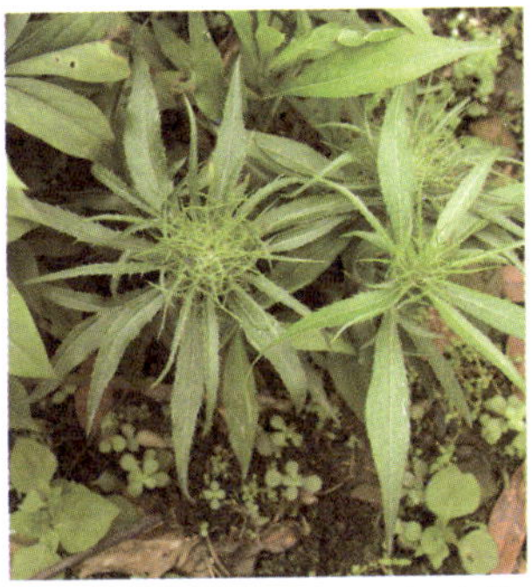

术（白术）

◎泻血萎黄，肠风痔漏，脱肛泻血，长期不愈

用白术一斤，黄土炒过，研成细末；另用干地黄半斤，放米饭上蒸熟。两药捣和，如果太干，可加酒少许。制成绿豆大小的丸。每次服用十五丸，米汤送下。一日服三次。

狗脊

【原名】强、扶筋、百枝、狗青。【气味】苦、平、无毒。

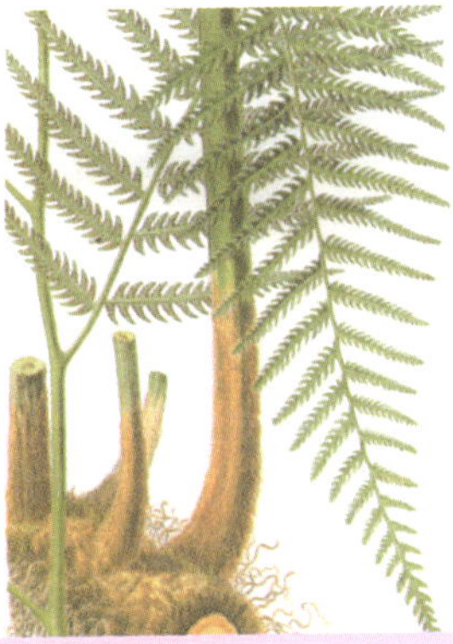

【本草附方】

◎男子各种风疾

用金毛狗脊，盐泥严封煅红，取出去毛，与苏木、川乌头（生用），等份研成细末，加醋糊制成绿豆大小的丸。每次服用十丸，温酒或盐汤送下。该方叫“四宝丹”。

◎室女白带

用金毛狗脊（去毛）、白蔹各一两，鹿茸（酒蒸后稍焙）二两，一起研成粉末，加艾煎醋汁调糯米糊制成绿豆大小的丸。每次服用五十丸，空腹温酒送下。

◎固精强骨

用金毛狗脊、远志肉、茯神、当归身，等份研成细末，加熟蜜制成如绿豆大小的丸。每次服用五十丸，温酒送下。

贯众

【原名】贯节、贯渠、百头、草头、黑狗脊、凤尾草。

【气味】根：苦、微寒、无毒。

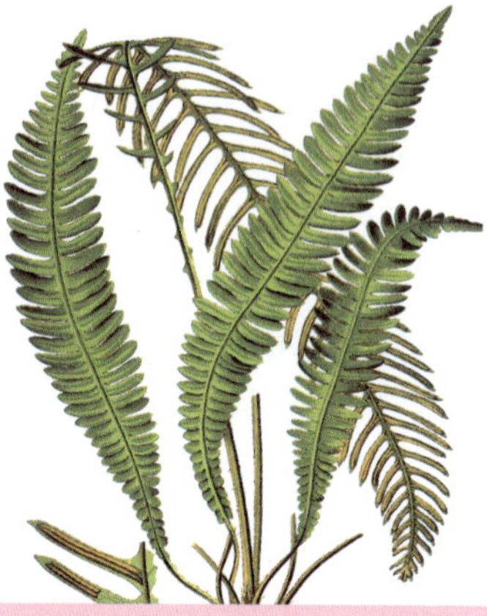

【本草附方】

◎鼻血不止

用贯众根研成末状，取一钱，用水服下。

◎各种下血（血痔鼠痔下血、肠风酒痢）

用贯众（选肉赤的）去皮毛，烘干研末。每次服用二钱，空腹，米汤送下。或加醋糊成绿豆大小的丸。每次服用三、四十丸，米汤送下。也可将药煅烧存性，研成细末，加麝香少许。每次服用二钱，米汤送下。

◎妇女血崩

用贯众半两，煎酒服下。

◎产后流血过多，心腹彻痛

选像刺猬大小的贯众一个，去毛，去花萼，用好醋蘸湿，慢火烤令香熟，冷后研成粉末。每次服用三钱，空腹，米汤送下。该方叫“独对汤”。

◎赤白带下

治法同上。对久病者也很见效。

◎长期咳嗽，痰带脓血

用贯众、苏方木等份。每次服用三钱，以一碗水，生姜三片，煎服下。日服两次。

◎白秃头疮

用贯众、白芷，一起研成细末，调植物油涂抹。

◎漆疮作痒

用贯众研成末状，调植物油涂抹。

◎鸡鱼骨鲠

用贯众、缩砂、甘草等份，研为粗末。用棉布包少许含口中，咽下药汁。久则骨刺随痰自出。

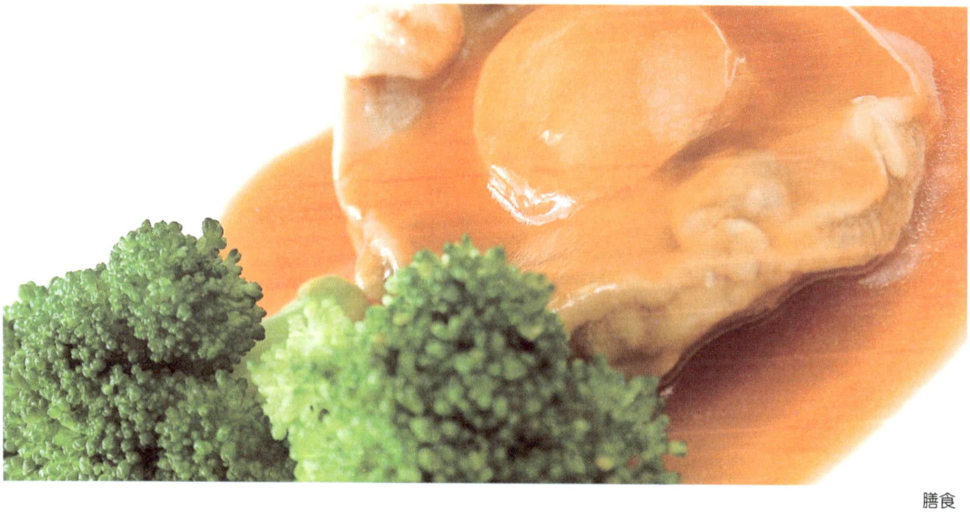

膳食

远志

【原名】苗名小草、细草、棘菀、绕。【气味】根：苦、温、无毒。

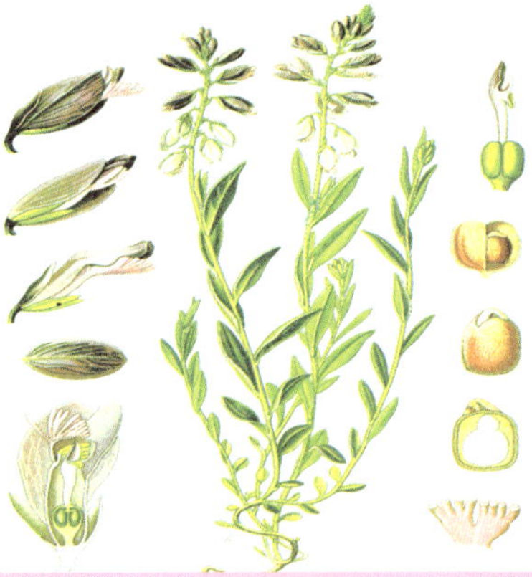

【本草附方】

◎多忘善误

取远志研成细末，用水冲服下。

◎胸痹心痛（逆气膈中，饮食不下）

用远志、桂心、干姜、细辛、蜀椒（出汗）各三两，附子二分（炮），一起捣碎过筛，加入蜂蜜制成绿豆大小的丸。每次服用三丸，米汤送下。一日服三次。如不见效，可稍增加药量。忌食猪肉、冷水、生葱菜。该方叫“小草丸”。

◎喉痹作痛

用远志肉研细末，吹扑患处，以涎出为度。

◎脑风头痛

把远志细末吸入鼻中。

◎吹乳肿痛

用远志在容器中烘干研成细末，用酒送服二钱。药渣敷于患处。

◎各种痈疽

取远志适量，放入淘米水中浸泡请洗，捶去心，研末。每次服用三钱，加入温酒一盏调匀。澄清后饮清汁，药渣敷在患处。

◎小便为浊

用远志（用甘草水煮过）半斤，茯神、益智仁各二两，一起研成细末，加酒糊制成绿豆大小的丸。每次服用五十丸，空腹，枣汤送下。

淫羊藿

【原名】仙灵脾、放杖草、弃杖草、千两金、干鸡筋、黄连祖、三枝九叶草、刚草。【气味】辛、寒、无毒。

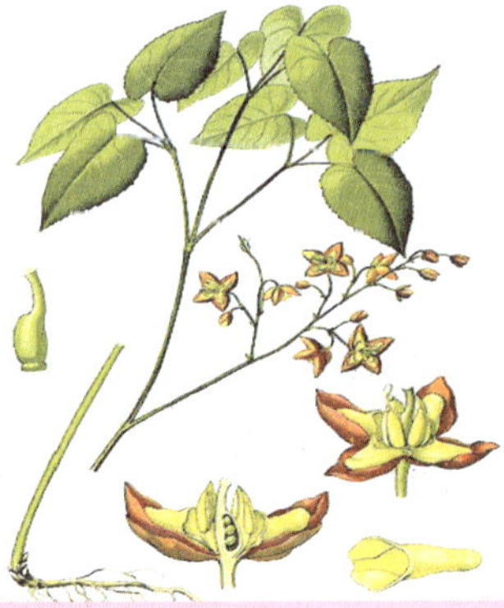

【本草附方】

◎小儿雀目

用淫羊藿根、晚蚕蛾各半两，炙甘草、射干各二钱半，一起研成细末，另取羊肝从中切开，塞入以上药末二钱，把肝扎紧，与黑豆一合，淘米水一盏，一同煮熟。分两次吃完。

◎男子阳痿，腰膝冷寒

用淫羊藿一斤，放一斗酒中浸泡三天后，常饮服下。该方叫“仙灵脾酒”。

◎咳嗽不止，腹部涨满，不思饮食

用淫羊藿、覆盆子、五味子（炒）各一两，一起研成细末，加熟蜜制成如梧子大小的丸。每次服用二十丸，姜茶送下。

◎日昏生翳

用淫羊藿、生王瓜（即红色的小栝楼），等份研成细末。每次服用一钱，茶水送下。一日服二次。

◎病后青盲（宜初得此病者）

用淫羊藿一两，淡豆豉一百粒，水一碗半，煎成一碗，一次服完。

◎痘疹入目

用淫羊藿、威灵仙，等份研成细末。每次服用五分，米汤送下。

◎虚火牙痛

用淫羊藿研粗末，用水煎成汤水，频频嗽口，很有疗效。

玄参

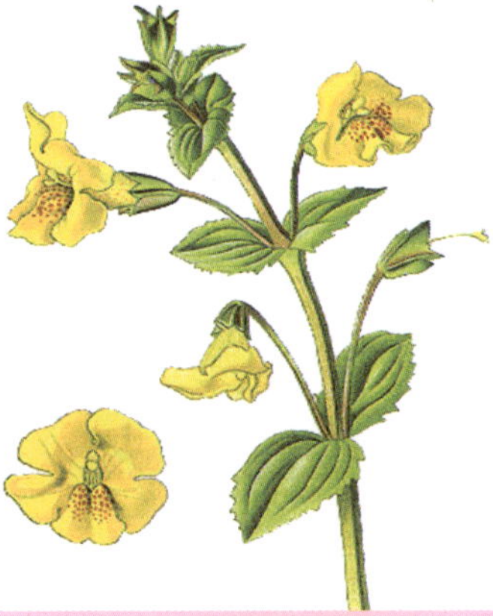

【原名】黑参、玄台、重台、鹿肠、正马、逐马、馥草、野芝麻、鬼藏。【气味】根：苦、微寒、无毒。

【本草附方】

◎诸毒鼠瘘

用玄参泡制药酒，每天饮少许。

◎年久瘰疬

用生玄参捣碎敷在患处。一日换药二次。

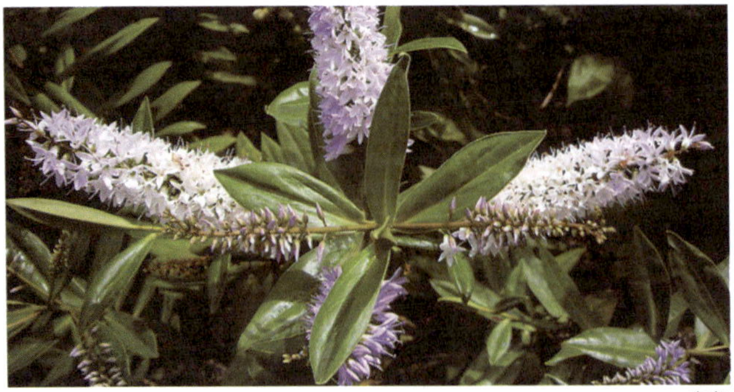

玄参

◎发斑咽痛

用玄参、升麻、甘草各半两、加水三盏，熬制成一盏半，温服。

◎急喉痹风（不拘大人小儿）

用玄参、鼠粘子（半生半炒）各一两，一起研成细

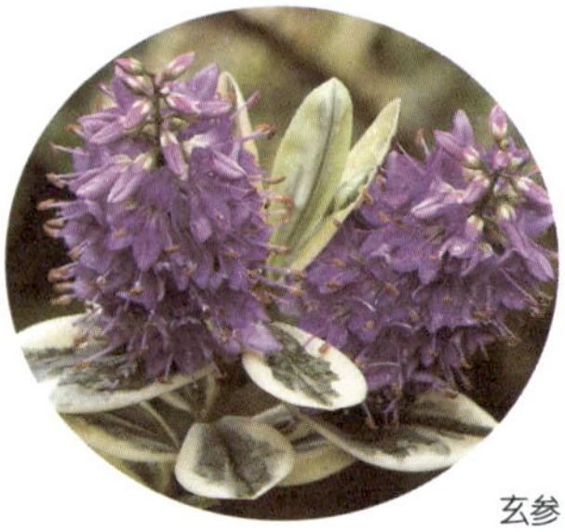

玄参

末，新汲井水一盏调服，即愈。

◎鼻中生疮

用玄参末涂抹，或把玄参在水中泡软后塞入鼻中。

◎小肠疝气

用玄参㕮咀后炒过，制成丸。每次服用一钱半，空腹，酒送下。出汗即为见效。

地榆

【原名】玉豉、酸赭。【气味】根：苦、微寒、无毒。

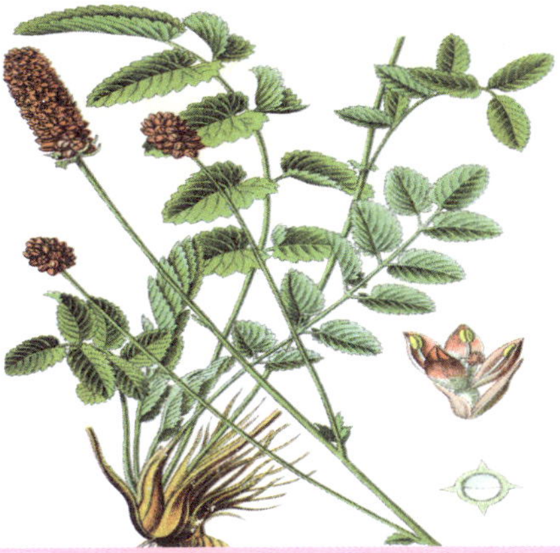

【本草附方】

◎男女吐血

用地榆三两，加米醋一升，煮沸十余次，去掉药渣留汁，饭前稍热服一合。

◎妇女漏下，赤白不止，身形极瘦

治方如上。

◎血痢不止

用地榆晒干，研成细末。每次服用二钱，掺在羊血上炙熟食下，以捻头煎制的汤药送下。

◎赤白下痢

用地榆一斤，加三升水煮成一升半，去掉药渣，再煎成膏。每日空腹服用三合。第二天再服。

◎下血不止，经年不愈

用地榆、鼠尾草各二两，加二升水，煮成一升，一次服完。

◎小儿疳痢

用地榆煮汁。熬如饴糖。服之即可见效。

◎毒蛇螫人

用新地榆根捣汁饮下，并以抹伤口。

◎虎犬咬伤

用地榆煮汁饮下，再以地榆末敷伤口。也可用清水调地榆末饮用。

◎小儿湿疮

用地榆熬制成浓汁，一日洗疮两次。

◎小儿面疮，红肿疼痛

用地榆八两，加水一斗，熬制成五升，温洗患处。

【专家分析】

地榆的主要功能是凉血、止血、泻火，是伤科和妇科的要药。但其性偏寒，虚寒的人及泻白痢的人，不适合用。天热时，地榆叶泡茶，可解暑。

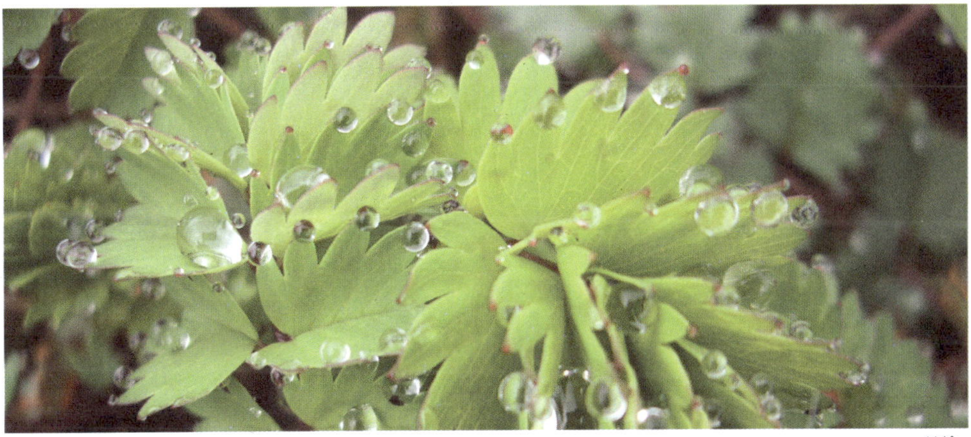

地榆

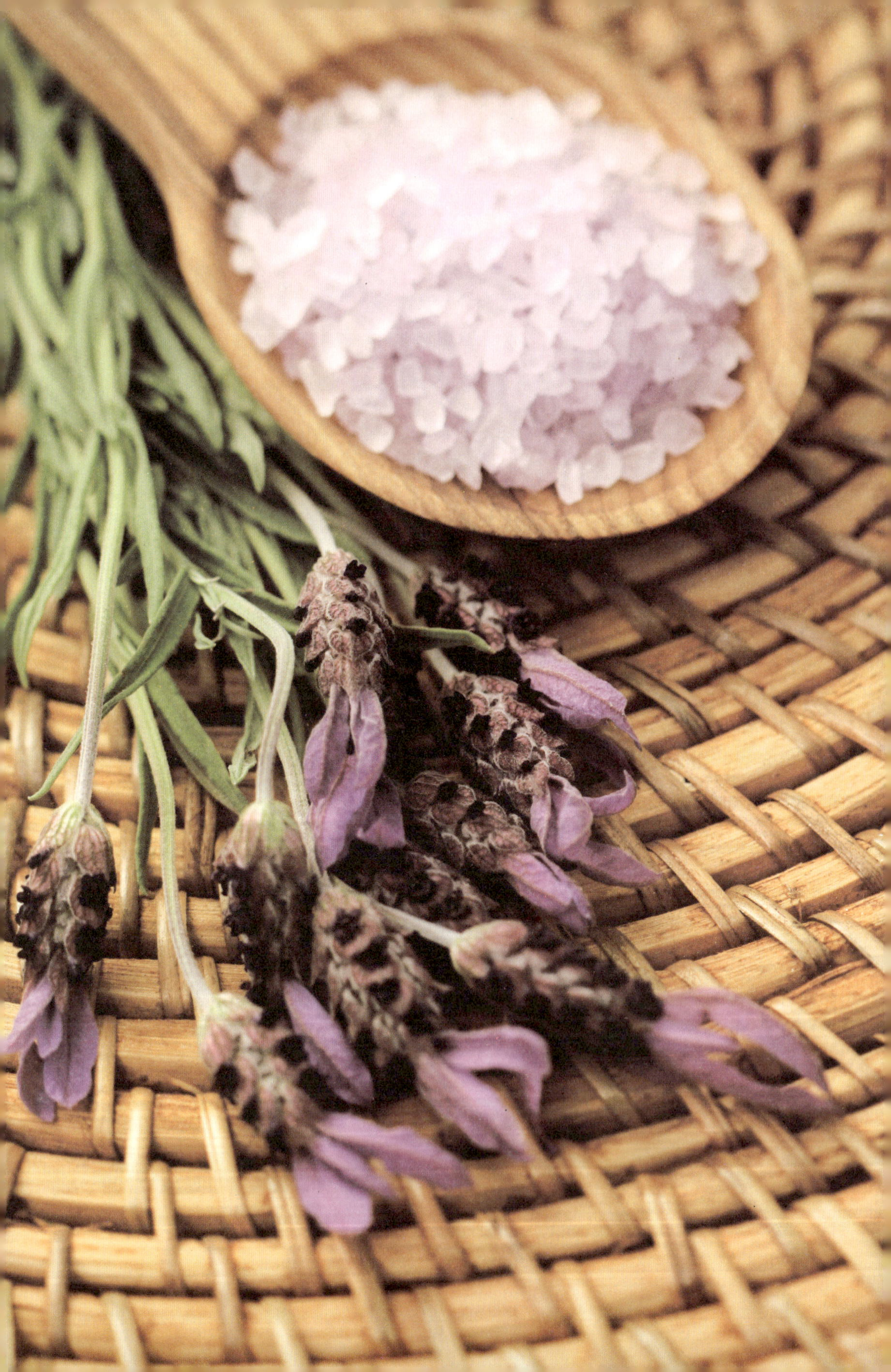

丹参

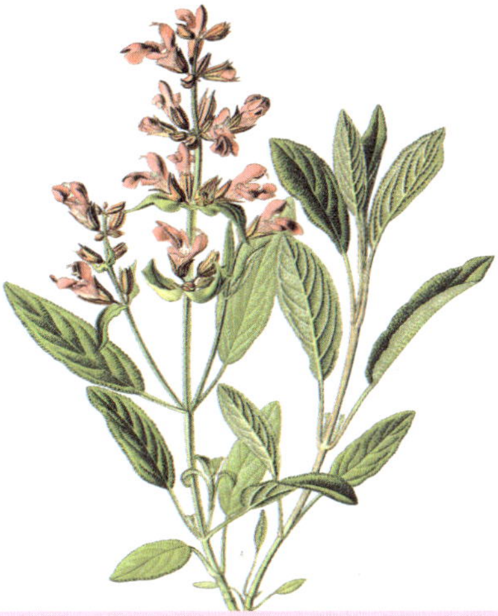

【原名】赤参、山参、郄蝉草、木羊乳、逐马、奔马草。【气味】根：苦、微寒、无毒。

【本草附方】

◎月经不调，产前胎动，产后恶血不下，冷热劳，腰脊痛，骨节烦疼等症

用丹参洗净，切片，晒干，研成粉末。每次服用二钱，温酒调下。该方叫“丹参散”。

◎小儿下血

用丹参十二两，加酒五升，煮成三升。每次温水服下一升，一日服三次。忌酒者，可以用水煎服下。

◎寒疝腹痛（小腹和阴部牵引痛）

用丹参一两，研成粉末。每次服用二钱，热酒调下。

◎小儿惊，发热

用丹参、雷丸各半两，与猪油二两，同煎几次，去掉药渣，留汁收存。用时，在小儿身体上抹汁。该方叫“丹参摩膏”。

◎乳痈

用丹参、白芷、芍药各二钱，口咬细，醋淹一夜，加猪油半斤，微火熬制成膏。去掉药渣，取浓汁敷乳上。

◎热油烫伤与火伤

用丹参八两，锉碎，加水稍稍调拌，放入羊油二斤中煎过。取以涂伤处。

【专家分析】

丹参常用作妇科药。产前产后、月经等症，都可以用。它既可破淤血，又可处理新血。既能安生胎，又能下死胎。

紫参

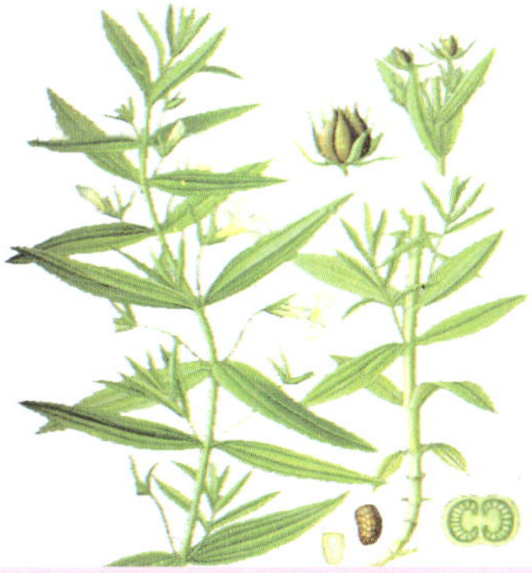

【原名】牡蒙、童肠、马行、众戎、五鸟花。【气味】根：苦、寒、无毒。

【本草附方】

◎腹痛下痢

用紫参半斤，加水五升，煎制成二升。再加入甘草二两，熬至半升，分三次服下。该方叫“紫参汤”。

◎吐血不止

用紫参、人参、阿胶（炒），等份研成粉末。每次

服用一钱，乌梅汤送下。另有一方：在上面药方中，只须减去人参，换为甘草即可，以糯米汤送下。

◎脸上酒刺

用紫参、丹参、人参、苦参、沙参各一两，一起研为末，加胡桃仁捣碎制成如梧子大小的丸。每次服用三十丸，茶送下。

【专家分析】

紫参作药用，张仲景的《金匮玉函》已有，后来用的人较少。但各种药书均记载有功效。认为它是“肝脏血分”之药，“故治诸血病”。由于丹参也具有更显著功效，所以紫参就很少受到关注了，现在紫参被用于治疗癌肿（食道癌、胃癌、直肠癌、肝癌等），常与狗弱、半枝莲、白花蛇舌草等配合使用。

紫草

【原名】紫丹、紫夭、此戾、藐、地血、鸦衔草。【气味】根：苦、寒、无毒。

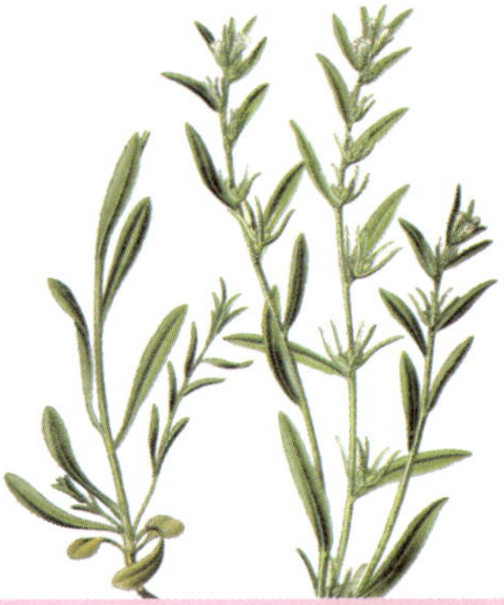

【本草附方】

◎婴童疹痘（将出未出、色赤便闭者可用本方，如痘已出而红活、大便利者则忌用）

用紫草二两，锉碎，泡在百沸汤一盏中，盖严勿使漏气。汤温后，服半合。煎服亦可。

◎痈疽便闭

用紫草、栝楼子等份，以水煎服下。

◎小便卒淋

用紫草一两，制成散剂，每次服用二钱，饭前服下。井华水送下。

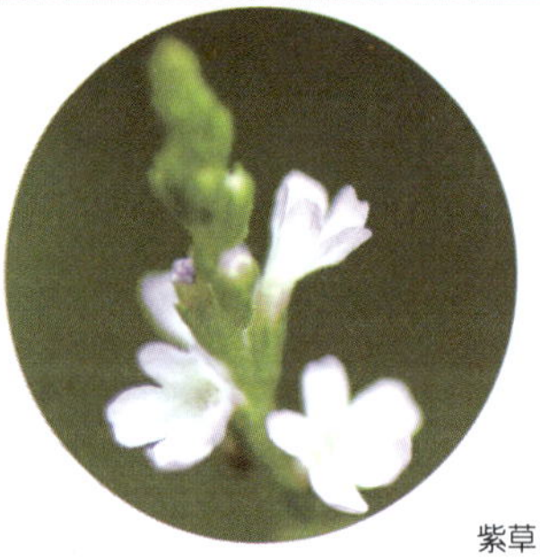

紫草

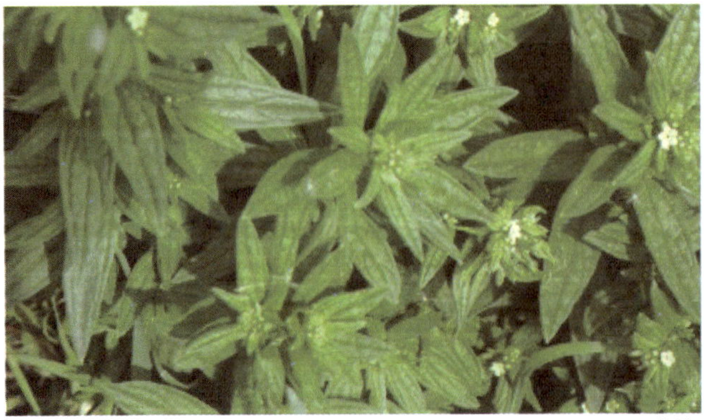

紫草

◎产后淋沥不净

治法同上。

◎恶虫咬伤

用紫草煎油涂抹。

【专家分析】

紫草的主要功能是：能凉血、和血，解毒、滑肠。据报道其对绒毛膜上皮癌也有抑制作用。

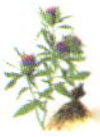

白头翁

【原名】野丈人、胡王使者、奈何草。【气味】根：苦、温、无毒。

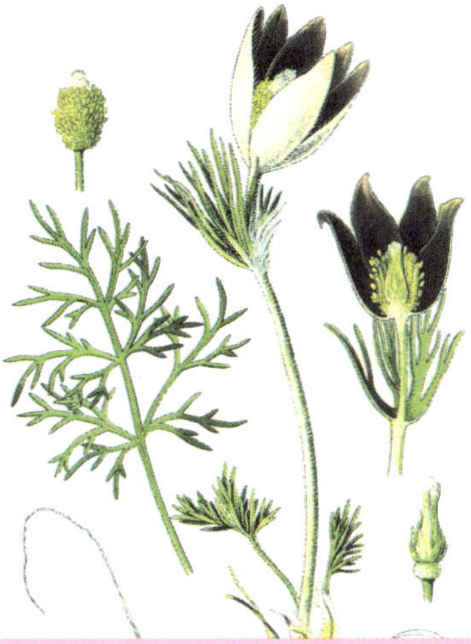

【本草附方】

◎热痢下重

用白头翁二两，黄连、黄檗、秦皮各三两，加水七升煮成二升。每次服用一升。不愈再服。妇人产后下痢，身体虚极者，可加甘草、阿胶各二两。

◎下痢咽痛

用白头翁、黄连各一两，木香二两，加水五升，煎制成一升半即可，分三次服下。效果较好。

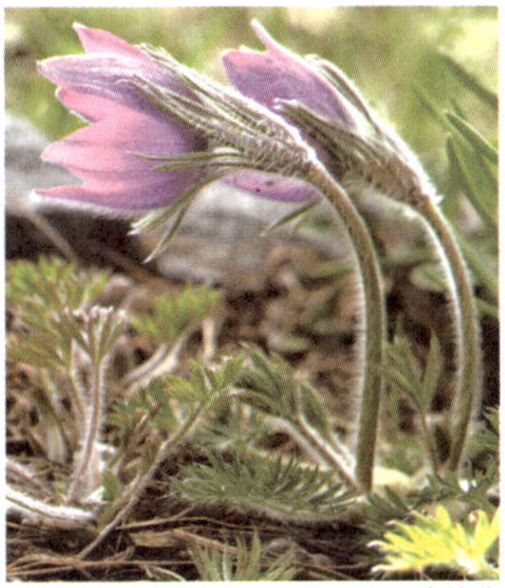
白头翁

◎肠坠偏肿

用白头翁根，碾碎敷在患处。

◎包痔肿痛

治法同上。

【专家分析】

白头翁的主要药效是：清热、凉血。近年它多用作治疗痢疾，对急性及慢性阿米巴痢，功效都比较显著。

白及

【原名】连及草、甘根、白给。【气味】根：苦、平、无毒。

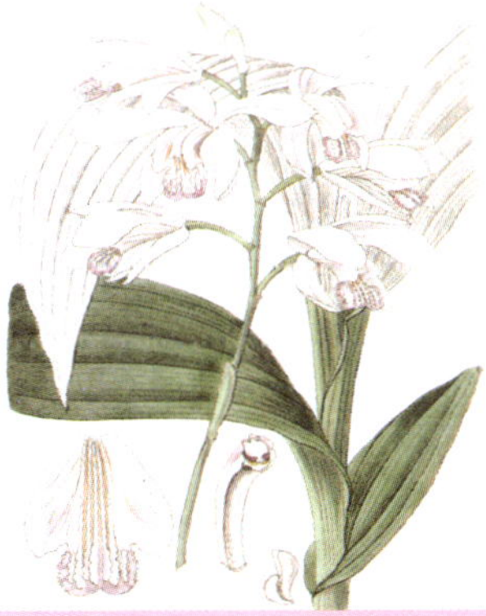

【本草附方】

◎鼻血不止

用口水调白及末涂鼻翼处（名“山根”）；另取白及末一钱，用水冲服下。

◎心气疼痛

用白及、石榴皮各二钱，研成粉末，加炼蜜制成黄豆大小的丸。每次服用三丸，艾醋汤送下。

◎妇女阴脱

用白及、川乌头，等份

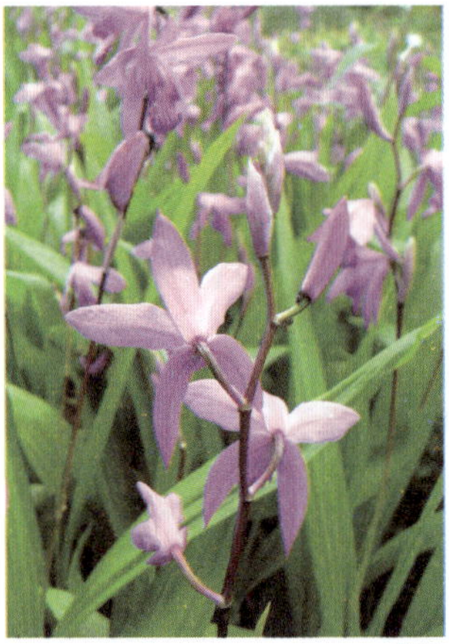

白及

一起研成细末，薄布包一钱，纳入阴道中，感觉发热即止。每天用一次。

◎疔疮、肿毒

用白及末半钱，泡水中，等水清后，去水，把药摊在厚纸上，贴于患处。

◎跌打骨折

用白及末二钱，酒调服下。

◎刀斧伤损

用白及、石膏（煅），等份研成粉末，撒伤口上。

◎冬季手足皲裂

把白及粉用水调匀，填入裂口。患处不能沾水。

◎烧烫伤灼

把白及研成细末，用油调匀涂抹患处。

◎重伤呕血

每日服白及末，米汤送下。

三七

【原名】山漆、金不换。

【气味】根：甘、微苦、温、无毒。

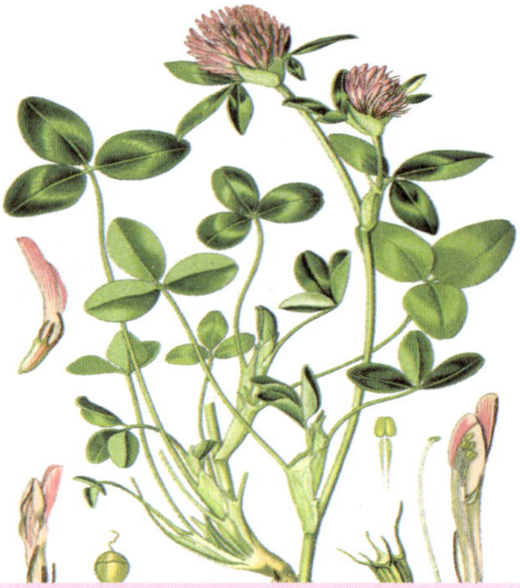

【本草附方】

◎吐血、流鼻血

用三七一钱，用嘴咀嚼，米汤送下。

◎赤痢血痢

用三七三钱，研成细末，淘米水调服下，即愈。

◎大肠下血

三七研成细末，用淡白酒调一至二钱服下。三服即可痊愈。

◎妇女血崩

治法同上。

◎男女眼红，肿痛

用三七根磨汁，涂眼睛周围，很见效。

◎无名痈肿，疼痛不止

用三七根磨米醋调敷患处；如痈已破，则用三七研成细末干涂。

◎虎咬虫伤

用三七研成细末，每次服用三钱，米汤送下。另外咀嚼三七，涂在伤处。

【专家分析】

三七又称“金疮药”，人们把它誉为“金不换”，是外科、伤科的常用药，我国著名的“云南白药”中即含有本品。人工栽培的三七，多种在田野，称为“田七”。

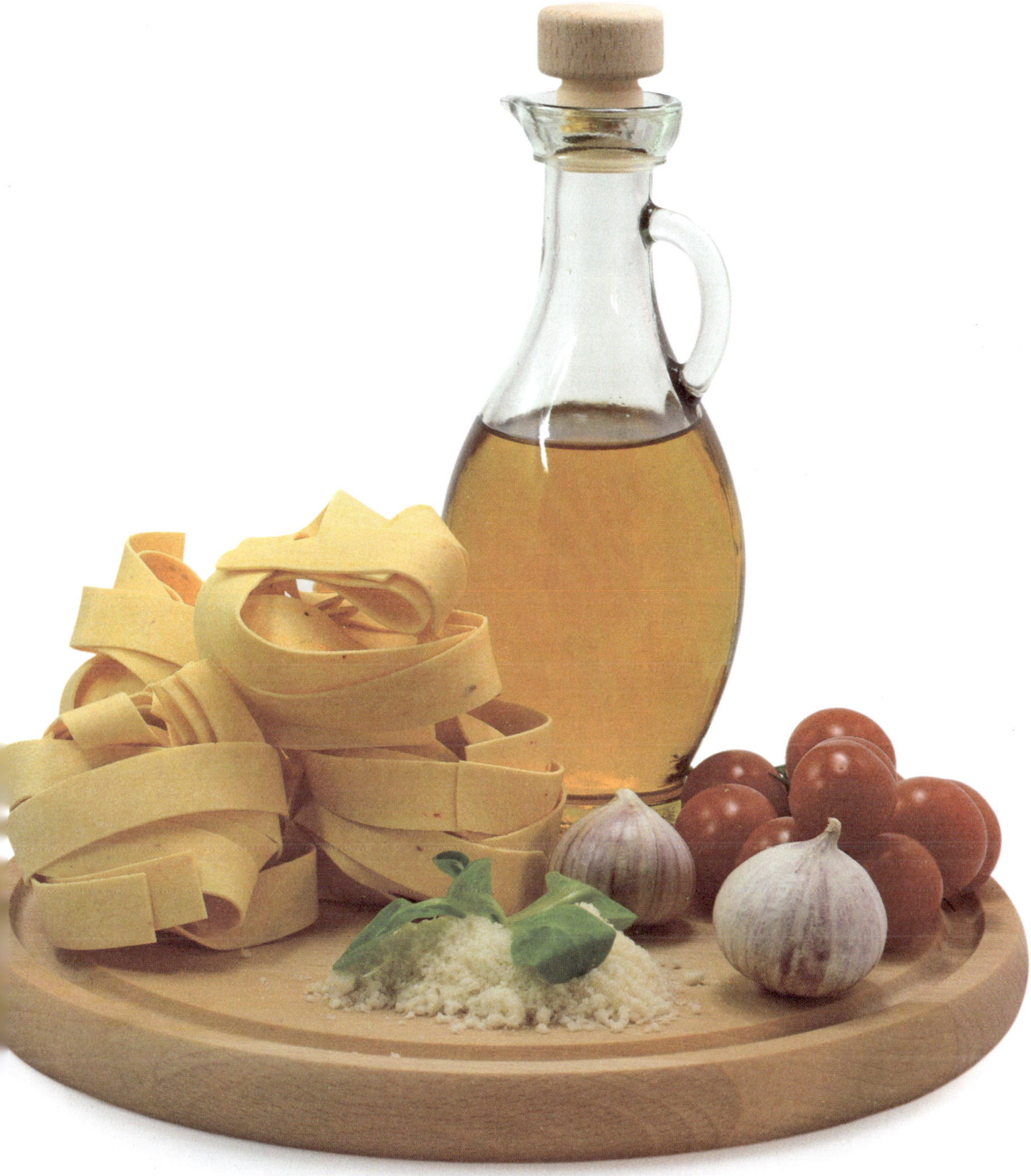

胡黄连

【原名】割孤露泽。【气味】根：苦、平、无毒。

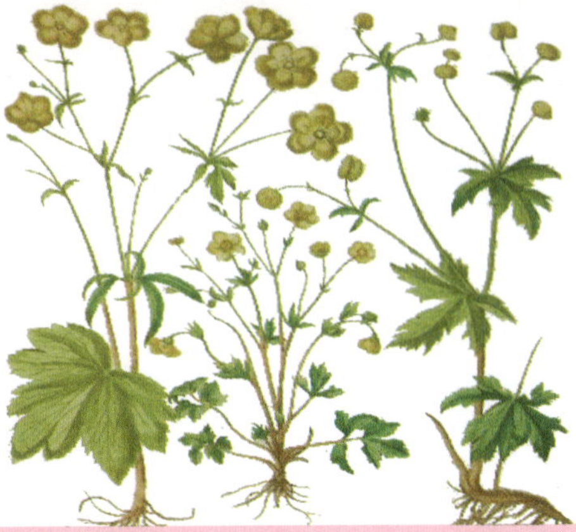

【本草附方】

◎伤寒劳复

用胡黄连一两，山栀子二两（去壳），加入蜂蜜半两拌匀，炒至微焦黄，研成细末，再加猪胆汁制成梧子大小的丸。每次服用十丸。另取生姜二片、乌梅一个，童子尿三合，浸渍半日后，去掉药渣留尿，加温，饭后将药丸送下。

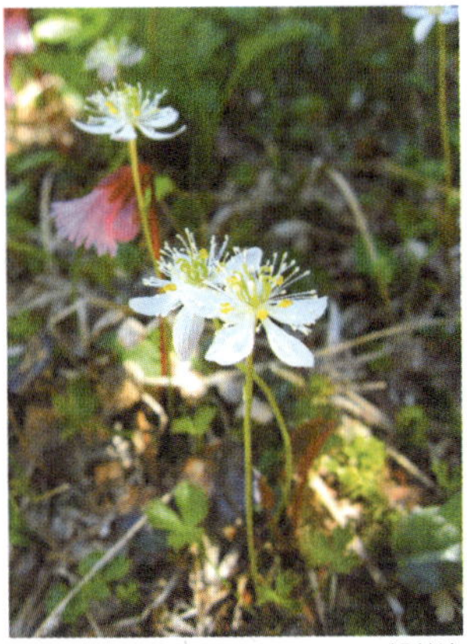

胡黄连

◎小儿潮湿、盗汗

用胡黄连、柴胡，等份研成细末，加炼蜜制成芡子大小的丸。每次取一至五丸，（按年岁大小加减）用酒少许化开，再加水煮开多次后与药渣同服下。

◎小儿疳热，肚胀潮热发焦。（注意：不可用大黄、黄芩等伤胃的药物）

用胡黄连半两，灵芝一两，一起研成细末，加入公猪胆汁制成如绿豆大小的丸。每次服用一至二十丸，米汤送下。

◎小儿疳泻，冷热不调

用胡黄连半两，绵姜一两（炮过），一起研成细末。每次服用半钱，甘草汤送下。

◎小儿黄疸

用胡黄连、川黄连各一两，一起研成细末。另取黄瓜一个，挖去瓤子，塞入药末。瓜外用面裹一层，煨熟，剥掉面层，捣碎药瓜制成绿豆大小的丸。按小儿年龄大小酌给药量，温水送下。

◎吐血、鼻出血

用胡黄连、生地黄，等份研成粉末，加猪胆汁制成梧子大小的丸。临睡时服五十丸，茅花汤送下。

◎血痢不止

用胡黄连、乌梅肉、灶下土，等份研成细末，茶送下。

◎婴儿眼睛发红

把胡黄连研成细末，用茶水调匀，涂手足心处。

◎痈疽疮肿

取胡黄连、穿山甲（烧存性），等份研成细末，加茶水或蛋清调抹。疮已溃或未溃都可用此方。

◎痔疮疼肿难忍

把胡黄连末和鹅胆汁调匀，涂抹患处。

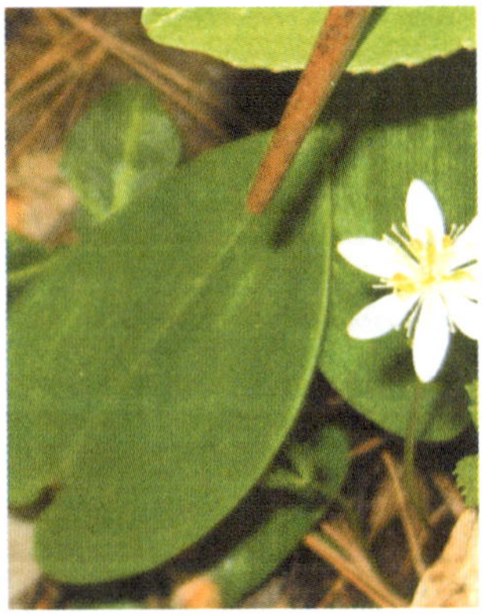

胡黄连

秦艽

【原名】艽，音交。秦瓜，秦。【气味】苦、平、无毒。

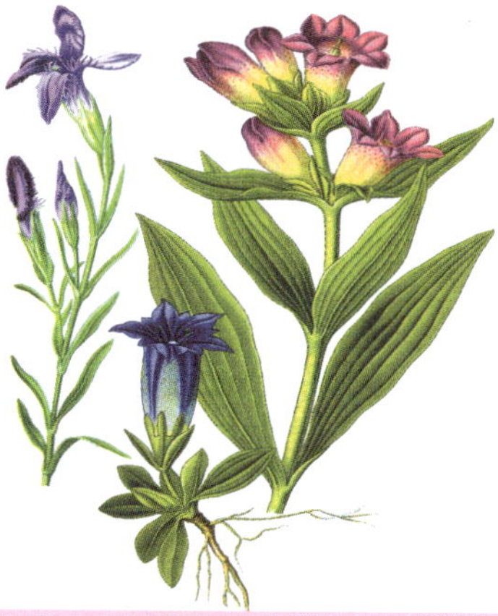

【本草附方】

◎五种黄疸

用秦艽半两，浸酒半升中，空腹饮酒。能喝酒的人服后易见效。另方：秦艽三两，牛乳一升，煮取七合，分两次服下。

◎暴泻引饮

用秦艽二两，炙甘草半两，每次服用三钱，以水煎服下。

◎伤寒烦渴，心神燥热

用秦艽一两，牛乳一大盏，煎取六成，分两次服下。

◎急劳烦热（身体酸疼，骨蒸潮热）

用秦艽、柴胡各一两，甘草五钱，研成细末。每次服用三钱，热水调下。

◎小儿骨蒸潮热，减食瘦弱

用秦艽、炙甘草各一两，每次服用一至二钱，以水煎服下。

◎小便艰难

用秦艽一两，水一盏，煎取六分，分两次服下。另方：秦艽、冬葵子，等份研成细末，每次服用一小匙，酒送下。

◎胎动不安

用秦艽、甘草（炙）、鹿角（炒）各半两，一起研成细末，每次取三钱，加水一大盏、糯米五十粒煎煮服下。另方：秦艽、阿胶（炒）、艾叶，等份研成细末，每次服用三钱，以水一大盏、糯米五十粒煎服下。

◎疮口不合

秦艽研成细末敷患处。

茈胡（柴胡）

【原名】地薰、芸蒿、山菜、茹草。【气味】根：苦、平、无毒。

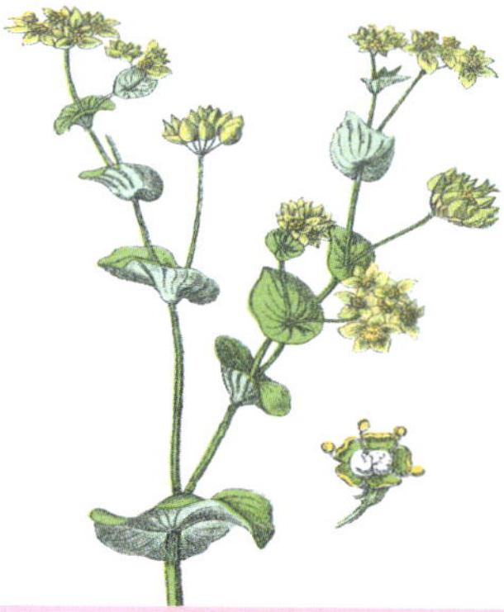

【本草附方】

◎伤寒余热

用柴胡四两，甘草一两，每用二钱，煎服下。

◎湿热黄疸

用柴胡一两，甘草二钱半，白茅根一握，加一碗水，熬至七成，随时饮用，一日服完为止。

◎**小儿骨热（十五岁以下小儿遍身如火，盗汗、咳嗽、烦渴，日渐黄瘦）**

用柴胡四两，丹砂三两，一起研成细末，与公猪胆汁拌匀，放米饭上蒸熟，制成如绿豆大小的丸。每次服用一丸，桃仁、乌梅汤送下。一日服三次。

◎**虚劳发热**

用柴胡、人参等份，每次服用三钱，加姜枣，水煎服。

◎**积热下痢**

用柴胡、黄芩等份，半酒半水熬至七分，待冷却后，空腹服下。

◎**眼睛昏暗**

柴胡六铢、决明子十八铢，研末过筛，用人乳调匀，敷在眼上。

黄连

【原名】王连、支连。【气味】根：苦、寒、无毒。

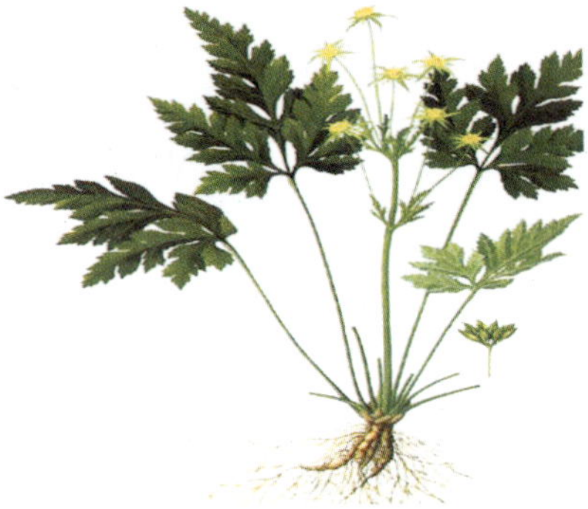

【本草附方】

◎**心经实热**

用黄连七钱，水一盏半，煎至一盏，饭后过一大阵子，温服。小儿减量。

◎**伏暑发热、作渴呕恶及赤白痢**

用黄连一斤，切细，加好酒二升半煮制，酒煮干后继续烘焙，研成细末，糊成梧子大小的丸。每次服用五十丸，一日服三次。该方叫“黄龙丸”。

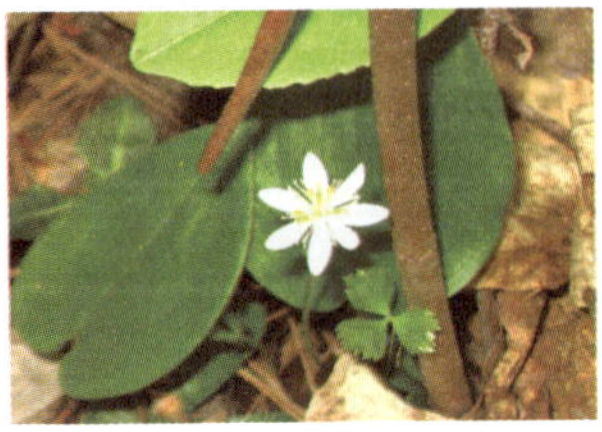

黄连

◎**骨节积热，渐渐黄瘦**

用黄连四分，切碎，加童子尿五大合，浸一夜，微煎三、四沸，去渣，分两次服下。

◎**小儿疳热（遍身疮蚀、潮热、肚胀、口渴）**

用黄连五两，切碎，以水调湿，放猪肚中，缝好，放在饭上蒸熟，连同少许饭烂捣碎制成绿豆大小的丸。每次服用二十丸，米汤送下。另需服调血清心的药，使病速愈。

◎**消渴尿多**

把黄连末加蜜制成梧子大小的丸，每次服用三十丸。另方：黄连半斤，酒一升，浸泡一会，再煮一伏时，取出晒干，加水制成梧子大小的丸。每次服用五十丸，温水送下。

◎**小便滑数如油（这是消渴晚期病状）**

用黄连五两，栝楼根五两，一起研细末，加生地黄汁制成梧子大小的丸。每次服用五十丸，牛乳送下。一日服二次。忌食冷水、猪肉。

◎**破伤风病**

用黄连五钱，酒二盏，煎至七成，加黄蜡三钱，溶化后，趁热服下。

◎**小便白浊**

用黄连、白茯苓，等份研成粉末，加酒、糊制成如绿豆大的丸子。每次服用三十丸，以补骨脂熬汤送下。一日服三次。

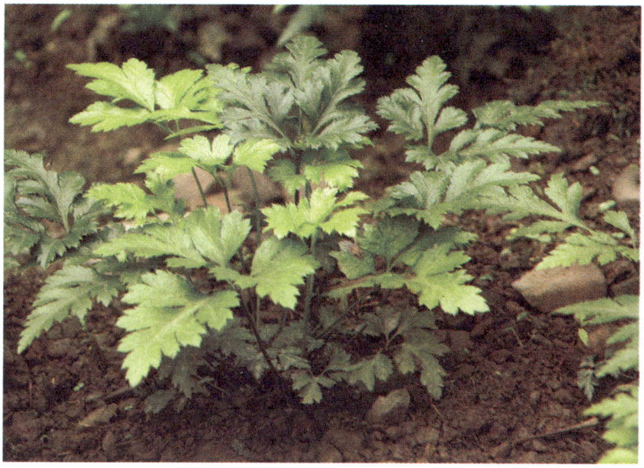

黄连

◎热毒血痢

取黄连一两，加二升水，煮取半升，放置一夜，次日烧热后空腹服下。

◎赤痢久下

黄连一两，加蛋清做饼，炙成紫色，研末，以浆三升水，慢火熬成膏。每次服用半合，温米汤送下。单以蛋清调黄连末为丸服亦可。

◎热毒赤痢

黄连二两，切碎，放在瓦上焙焦，加当归一两（焙过），一起研成细末，加麝香少许。每次服用二钱，陈米汤送下。

◎冷热诸痢

用黄连一两半，龙骨一两，大附子一个，干姜一两半，胶一两半，细切，加水五合，煮沸即停，稍冷再添水煮，如此反复九次，最后约得药汁一升，一顿服下。

◎痢疾腹痛，里急后重

用黄连、木香，等份研成粉末，加白蜜制成梧子大小的丸。每次服用二、三十丸。一日服一次。该方叫“香连丸”。

◎鸡冠痔

黄连研成细末，擦抹患处即可。如果加入赤小豆末更好。

◎痔病秘结

用黄连、枳壳，等份研成细末，加糊制成梧子大小的丸，每次服用五十丸，空腹，米汤送下。

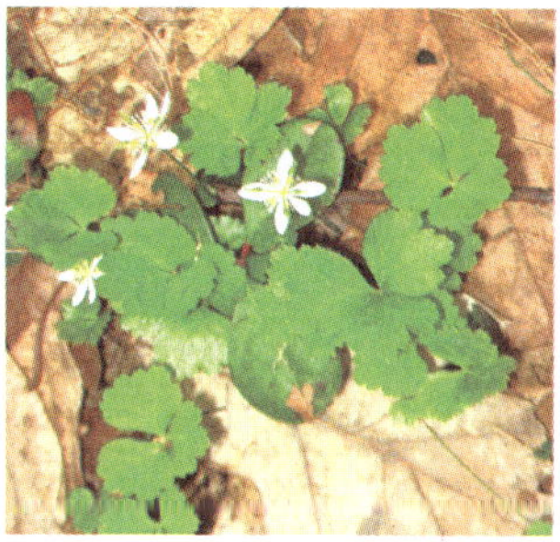

黄连

◎水泄、脾泄

用黄连一两，生姜四两，一起用文火炒至姜脆。取出，把两药分开，各研成粉末。水泄用姜末，脾泄用黄连末。每次服用二钱，空腹，开水送服。该方叫“神圣香黄散”，也可治痢疾。

◎吐血不止

用黄连一两，碾碎，加豉二十粒，水煎去掉药渣，温水服下。

◎眼目诸病

用黄连不限多少，碾碎，浸清水（一碗）中六十天，然后单取汁熬干。另用艾（四两）铺瓦上，点燃艾，把碗扣在上面用烟熏，艾无烟后，刮取碗中药末制成药丸，如小豆大小。每次服用十丸，用甜竹叶汤送下。

◎暴赤眼痛

用黄边锉碎，浸在蛋清里，放在地上过一夜，第二天，滤去药渣，以鸡毛蘸着蛋清点眼。另方：用黄连和冬青叶熬汤洗眼。另方：黄连、干姜、杏仁，等份研成粉末，用绵包裹浸入热水中，趁热闭目淋洗。

◎双目痒痛

用黄连浸乳中，随时取汁点眼角。

◎泪出不止

用黄连浸水成浓汁抹洗。

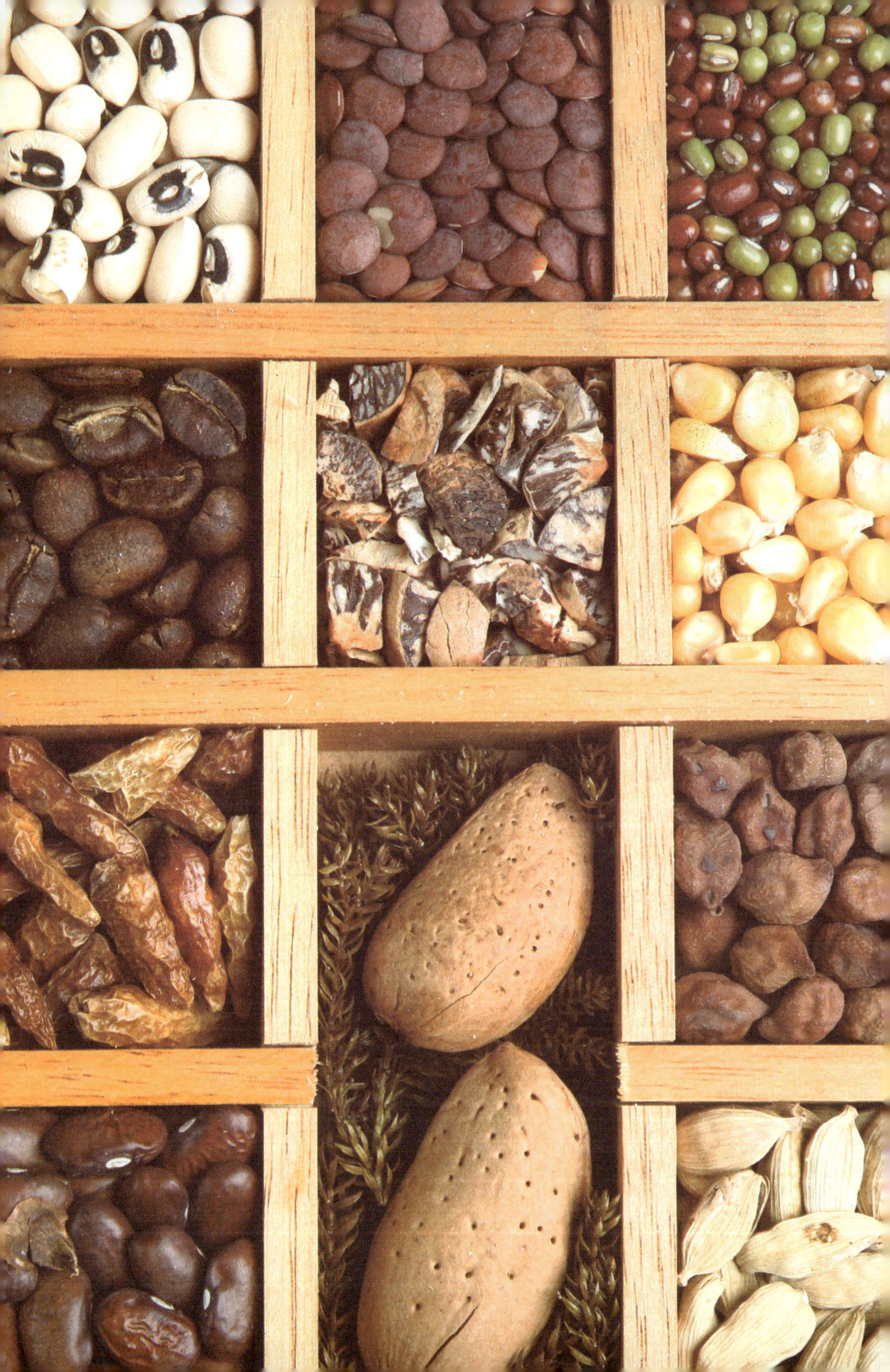

防风

【原名】铜芸、茴芸、茴草、屏风、根、百枝、百蜚。【气味】甘、温、无毒。

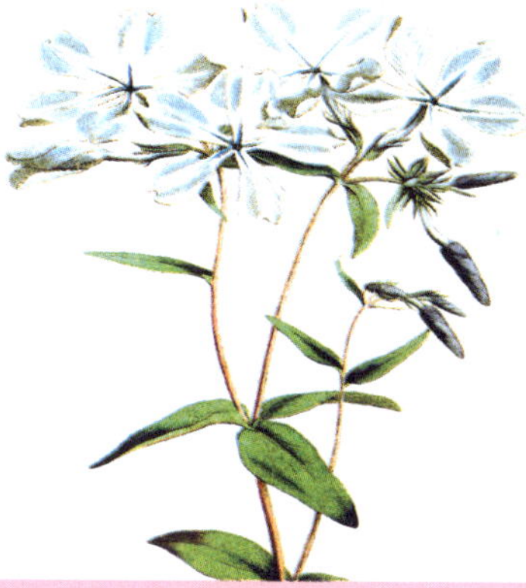

【本草附方】

◎自汗不止

用防风，去芦研末（按：芦是指接近根部的叶柄残基），每次服用二钱，浮麦熬汤送下。另方：防风用面炒过，猪皮熬汤送下。

◎睡中盗汗

用防风二两，川芎一两，人参半两，一起研末。每次服用半钱，临睡时服下。

◎老人便秘

用防风、枳壳（麸炒）各一两，甘草半两，一起研成细末。每次服用二钱，饭前开水送下。

◎偏正头风

用防风、白芷，等份研成细末。加蜜制成弹子大小。每次咀嚼一丸，茶水冲下。

◎破伤风（牙关紧闭）

用天南星、防风，等份研成细末。每次服用两三匙。童子尿五升熬至四升，分两次送药服下。

◎小儿解颅（按：指囟门久不闭合）

把防风、白及、柏子仁，等份研成细末，用乳汁调匀，涂抹囟门。一日换药一次。

◎妇女崩中

用防风（去芦头），炙赤为末，每次服用一钱，以面糊酒调下。该方叫“独圣散”。

独活

【原名】羌活、羌青、独摇草、护羌使者、胡王使者、长生草。【气味】苦、甘、平、无毒。

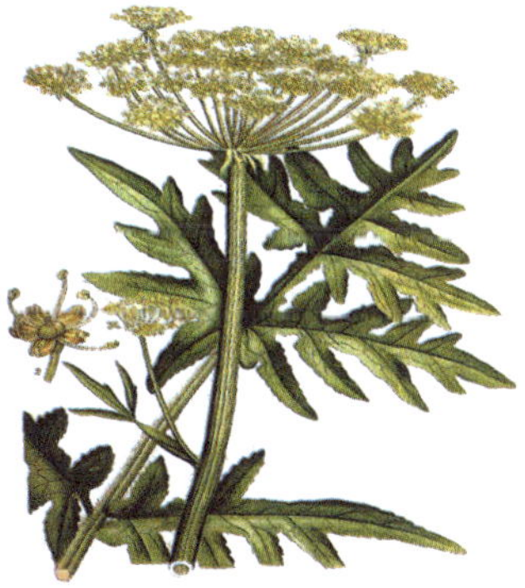

【本草附方】

◎中风口噤，发冷，不省人事

用独活四两，加好酒一升，煎半升服下。

◎中风不语

独活一两，加酒二升，煮成一升；大豆五合，炒至爆裂，倒入药酒，盖好。过一段时间，温水服下三合。

◎热风瘫痪

用独活二斤、枸子一斤，研末，酒服方寸匕。日三服。

◎产后中风，四肢痉挛，不能言语

用独活三两，研成细末，每次服五钱，酒、各一盏，煎减半服。

◎妊妇浮肿或风水浮肿

用独活、萝卜子同炒香，只取羌活研成细末。每次服用二钱，温酒调下。第一日服一次，第二天服两次，第三天服三次。

◎历节风痛

用独活、松节等份，酒煮过。每天一杯，空腹饮。

◎风牙肿痛

用独活煮酒乘热漱口。另方：独活、地黄各三两，一起研成粉末。每取三钱，加一盏水煎服，连渣服下。睡前再服一次。

◎喉闭口噤

用独活三两、牛蒡子二两，煮水一钟，加白矾少许灌下。

◎睛垂至鼻（眼睛下垂到鼻部，大便下血，痛不可忍。病名“肝胀”）

用独活熬汁，服几盏之后，疾病自愈。

◎太阳头痛

用独活、防风、红豆，等份研成粉末。每取少许吸入鼻孔。

升麻

【原名】周麻。【气味】甘、苦、平、微寒、无毒。

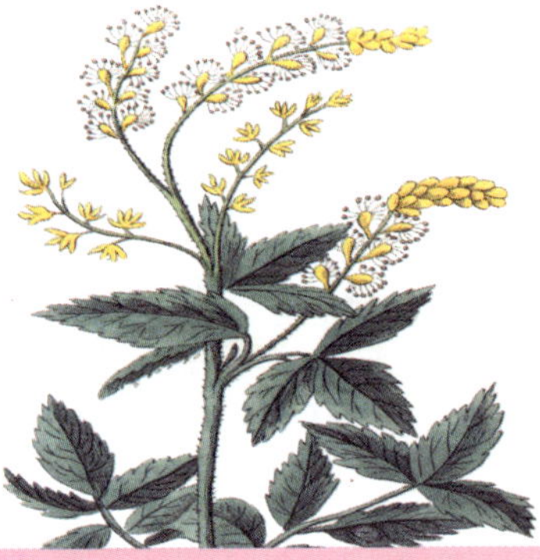

【本草附方】

◎豌豆斑疮（状如火烧疮，流白浆，由头面传及躯体，救治不及，有生命危险）

用蜜煎升麻，随时取食。另以水煮升麻，棉花蘸药汁洗疮。

◎突发肿毒

用升麻磨醋，时时涂抹。

◎喉痹作痛

用升麻片含咽，或以升麻半两，煎服引吐为效。

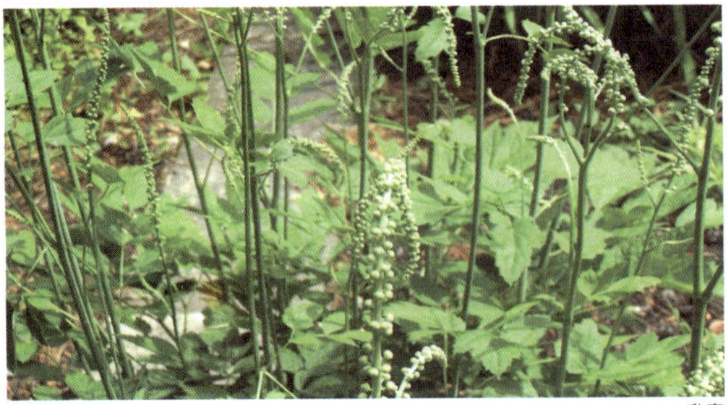

升麻

◎胃热牙痛

用升麻熬汤，热漱并咽下。方中加生地黄亦可。

◎口舌生疮

用升麻一两，黄连三分，一起研成粉末。用绵包裹药末含在口中，吞咽药液。

◎痱子热痒

用升麻熬汤内服，同时用其洗痱子。

◎产后恶血不尽

用升麻三两，加清酒五升煮取二升，分两次服下。

◎解莨菪、野葛等毒

用升麻煮汁，多服下。

苦参

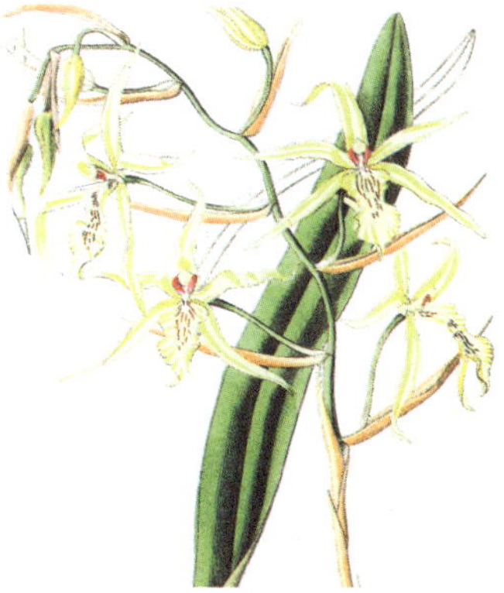

【原名】苦、苦骨、地槐、水槐、菟槐、骄槐、野槐、白茎。

【气味】苦、寒、无毒。

【本草附方】

◎热病狂邪

用苦参末，加蜂蜜调成如梧子大小的丸。每次服用十丸，薄荷汤送下。也可用苦参末二钱，以水煎服下。

◎伤寒结胸（伤寒流行时，感病四五日，胸满痛，大发烧）

用苦参一两，加醋三升，煮成一升二合，服后能吐即愈。

◎谷疸食劳（久饥暴食，胃气冲熏所引起的头昏、心慌）

用苦参三两，龙胆一合，一起研成粉末，加牛胆制成梧子大小的丸。每次服用五丸，榨取生大麦汁送服。一日服三次。

◎毒热足肿

用苦参煮酒，泡脚。

◎梦遗食减

用苦参三两，白术五两、牡蛎粉四两，研末；另取雄猪肚一个，洗净后用沙罐煮烂，和药捣匀，制成小豆大小的丸。每次服用四十丸，米汤送下。每天服三次。久服能使身体强健，食量增加，不再梦遗。

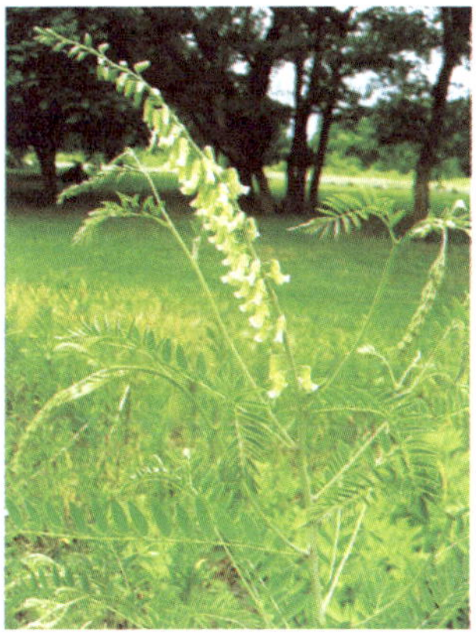

苦参

◎饮食中毒

用苦参三两，苦酒一升半，煮取八合，分两次服，能吐即愈。

◎血痢不止

用苦参炒焦研末，加水制成如绿豆大小的丸。每次服用十五丸，米汤送下。

◎大肠脱肛

用苦参、五倍子、陈壁土等份，熬汤洗患处，并以木贼末敷上。

◎齿缝出血

用苦参一两，枯矾一钱，一起研成粉末。一日擦齿三次，很见效。

◎鼻疮流脓发臭

用苦参、枯矾各一两，生地黄汁三合，加水二盏，煎取三合，随时滴疮上。

◎遍身风疹（痹痛不可忍，涎痰多，夜不得睡）

用苦参末一两，皂角二两，水一升，揉滤取汁，然后在瓦器内熬成膏，调和药末制成梧子大小的丸。每次服用三十丸，饭后服，温服。次日即好。

◎大风癞疾（按：即麻风）

用苦参五两，切片，在三斗酒中浸一个月后，每次

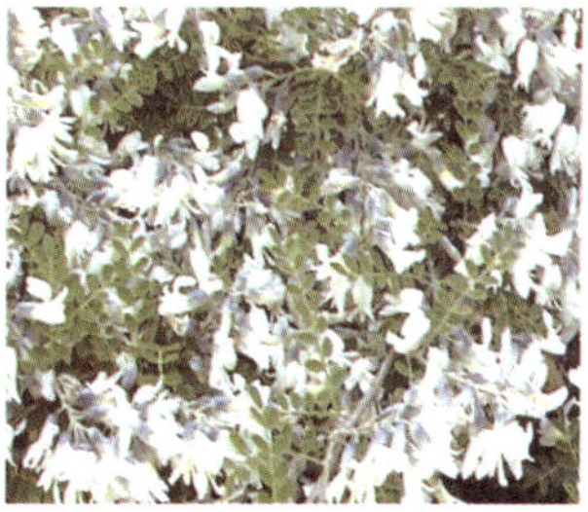

苦参

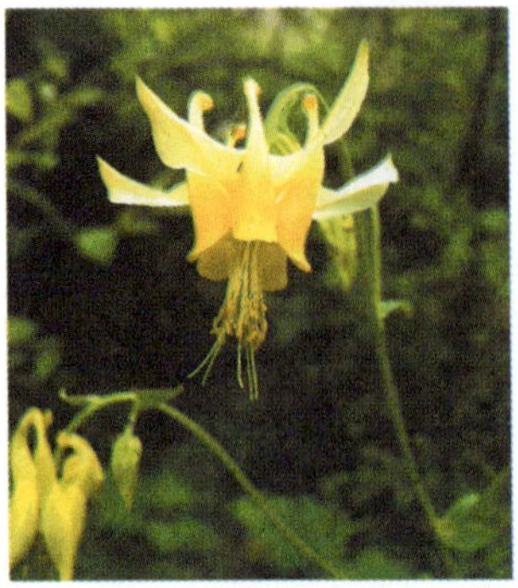

苦参

取酒饮一合。一日三次。经常服用。另方：苦参末二两，缝在猪肚子中上锅煮熟，把药去掉。病人空腹一日，第二天早晨，先喝一碗清水后，即取食猪肚，如吐出，要继续吃。过一两小时后，用肉汤调“无忧散”五六钱服下。待有恶物排出时，即为见效。再取皂角一斤（去皮，去子）煮汁，汁中加入苦参末调成糊状，再加何首乌末二两，防风末一两半，当归末一两，芍药末五钱，人参末三钱，一起制成梧子大小的丸。每次服用三十至五十丸，温酒或茶送下。一日服三次。同时，还用麻黄、苦参、假苏煮水洗患处。另方：治大风癞及热毒、风疮、疥癣等。

用苦参（去皮，晒干）一斤，枳壳（麸炒）六两，一起研成粉末，加入蜂蜜制成梧子大小的丸。每次服用三十丸，温酒送下。一日服三次(白天两次，夜间一次)。

◎上下诸瘘

用苦参五升，在一斗苦酒中浸泡三、四天后服下。以有感觉为度。

延胡索

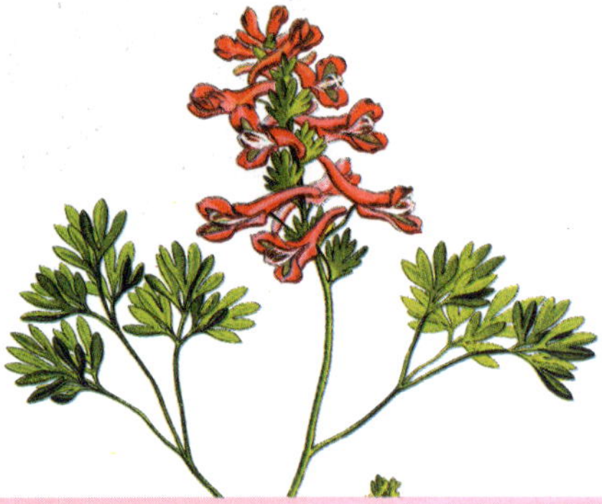

【原名】玄胡索。

【气味】根：辛、平、无毒。

【本草附方】

◎老小咳嗽

用延胡索一两，枯矾二钱半，一起研末。每次服用二钱，一块软糖跟药含咽。

◎小便尿血

用延胡索一两，朴硝七钱半，一起研末。每次服用四钱，以水煎服下。

◎膜外气痛

用延胡索研成细末，将一个猪胰，切成小块，炙熟蘸着药末，频频吃下。

◎热厥心痛，久不愈

用延胡索（去皮）、金铃子肉，等份研成细末。每次服用二钱，温酒或白开水送下。

◎下痢腹痛

用延胡索末三钱，米汤送下。

◎妇女血气，腹中刺痛

用延胡索(去皮，醋炒)、当归（酒浸，炒）各一两，桔红二两，一起研末，用酒煮过，加米糊制成梧子大小的丸。每次服用一百丸，空腹，艾醋汤送下。

◎产后诸病（血污不净，产后血晕，腹满心梗，寒热不足，手足烦热等）

用延胡索炒后研成粉末，每次服用二钱，用酒送下，效果佳。

◎疝气危急

延胡索用盐炒过、全蝎（去毒，生用），等份研成细末。每次服用半钱，空腹，盐酒送服。

◎冷气腰痛

用延胡索、当归、桂心，等份研成细粉末。每次服用三、四钱，温酒送下。

◎偏正头风

用延胡索七枚，青黛二钱，牙皂（去皮，去子）二个，一起研末，加水调和制成杏仁大小的丸。每次用水化一丸，灌入鼻内疼痛处。同时，让病人咬住铜钱一枚，当有涎水大量流出后，病可渐渐痊愈。

贝母

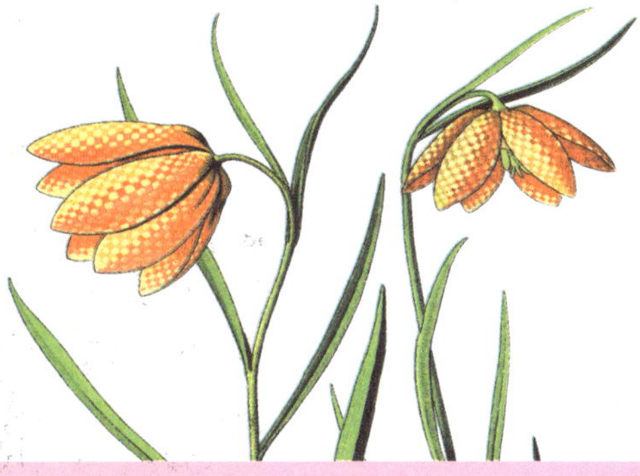

【原名】勤母、苦菜、苦花、空草、药实。【气味】根：辛、平、无毒。

【本草附方】

◎忧郁不伸，胸膈不宽

贝母（去心），加姜汁炒后研成细末，加入姜汁面糊制成梧子大小的药丸。每次服用七十丸。

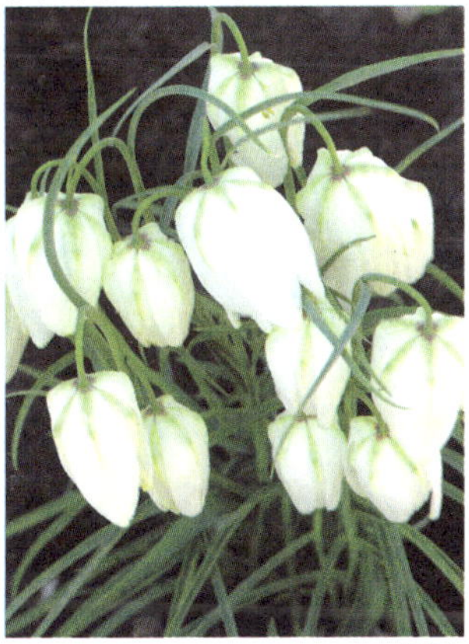

贝母

◎化痰降气，止咳解郁

用贝母（去心）一两，厚朴（姜制）半两，加入蜂蜜制成梧子大小的丸。每次服用五十丸，白开水送下。

◎小儿百日咳

用贝母五钱，甘草（半生半炙）二钱，一起研末，加沙糖调成芡子大小的丸。每次以米汤化服一丸。

◎乳汁不下

用贝母、知母、牡蛎粉等份，研末。每次服用二钱，用猪蹄汤调服下。该方叫“二母散”。

◎冷泪目昏

用贝母一枚，胡椒七粒，共研为细末，点眼。

◎目生弩肉

用贝母、丁香，等份研成细末，加乳汁调匀点眼。

◎吐血、鼻血不止

用贝母（炮过），研为细末。每次服用二钱，温热的米泔水送下。

◎小儿鹅口，满口白烂

用贝母（去心）半钱，研成细末，加水五分、蜜少许，煎三沸。取抹患处。

◎乳痈初肿

贝母研末。每次用酒送服二钱。同时让他人吸吮乳头，即可乳汁通畅。

◎紫白癜斑

用贝母、南星，等份研成细末。用新鲜多汁的生姜蘸药末，涂抹瘢上。

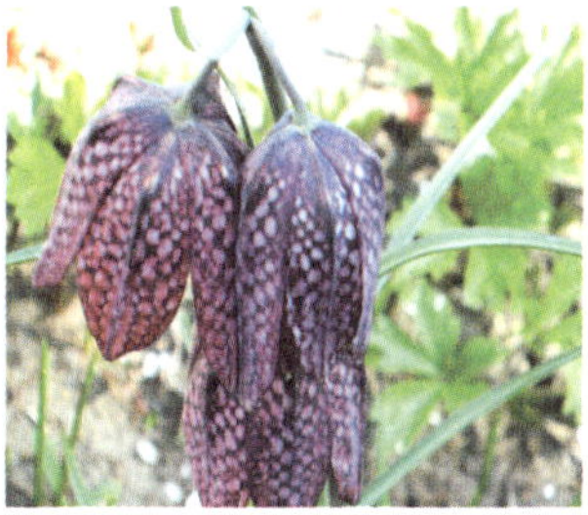

贝母

山慈姑

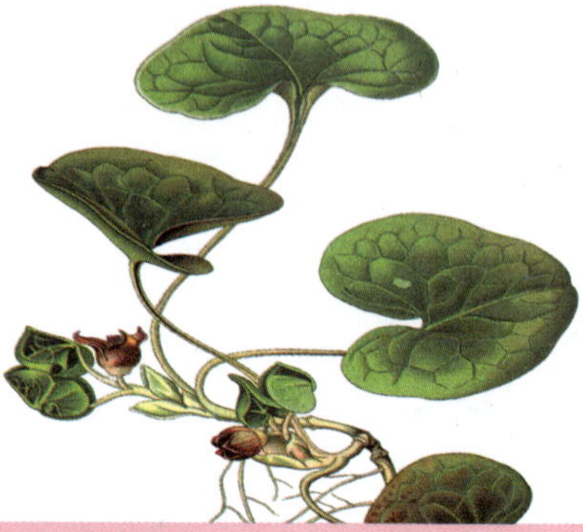

【原名】金灯、鬼灯、朱姑、鹿蹄草、无义草。【气味】根：甘、微辛、有小毒。

【本草附方】

◎粉滓面䵟

山慈姑根，睡前涂抹面部，清晨洗去。

◎牙龈肿痛

用山慈姑的枝和根熬汤。随时漱口，漱后吐出。

◎痈疽疔痛

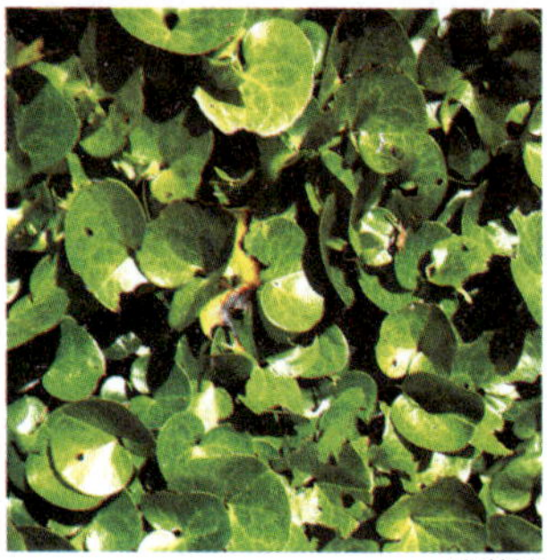

山慈姑

用山慈姑连根和苍耳草等份，捣烂。加好酒一钟浸泡片刻，滤去药渣，温服。也可将两药烘干研末，每次服用三钱，酒送下。

◎风痰痫疾

用山慈姑根一个，加茶水研磨成泥。中午以茶送服，躺着晒一会太阳，过一段时间有恶物吐出，病根自断。如果不吐，可再喝一点热茶。

白茅

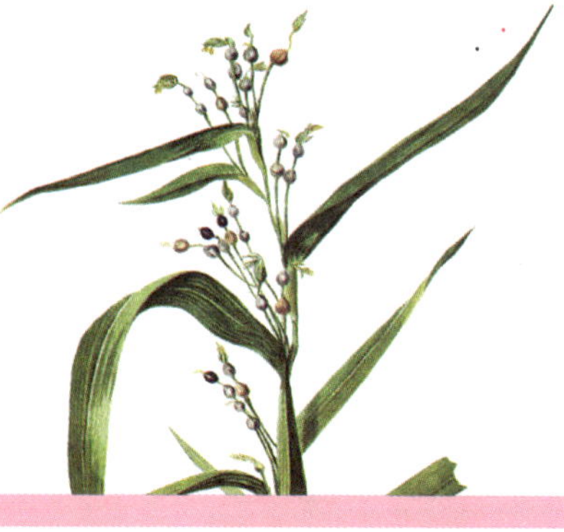

【原名】根名、茹根、兰根、地筋。【气味】茅根：甘、寒、无毒。

【本草附方】

◎温病热哕（胃有伏热，令人胸满，气逆，气逆发声称为哕）

用茅根、葛根各半斤，切碎，加水三升，煎成一升半。每次温服用一盏，哕止即停止服用。

◎反胃上气，吃饭即吐

用茅根、芦根各二两，

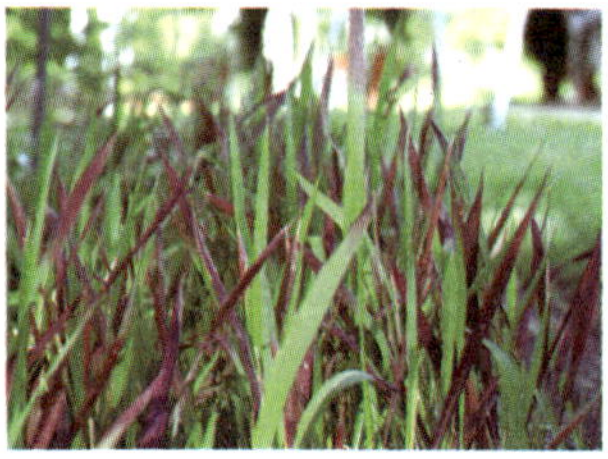

白茅

加四升水，煮成二升，一次服下。

◎肺热气喘

用生茅根一握，用嘴嚼细，加水二盏，煮成一盏，饭后温水服下。三服病愈。该方叫“如神汤”。

◎体虚水肿（因饮水过多，小便不利）

用白茅根一大把，小豆三升，加三升水煮干。去茅食豆，水肿随小便排出。

◎五种黄病（黄疸、谷疸、酒疸、女疸、劳疸。身体微肿，汗如黄汁）

用生茅根一把，切细，配一斤猪肉，煨羹汤吃。

◎小便热淋

用白茅根四升，加一斗五升水，煮成五升，温服。一日服一次。

◎劳伤尿血

用茅根、干姜等份，加入蜂蜜一匙，水两钟，熬制成一钟，温服。一日服一次。

◎鼻血不止

用茅根研成细末，每次服用二钱，淘米水送下。

◎吐血不止

用白茅根一握，以水煎服下。

◎竹木入肉

用白茅根烧过研成末状，调猪油涂伤处。

龙胆

【原名】陵游。【气味】根：苦涩、大寒、无毒。

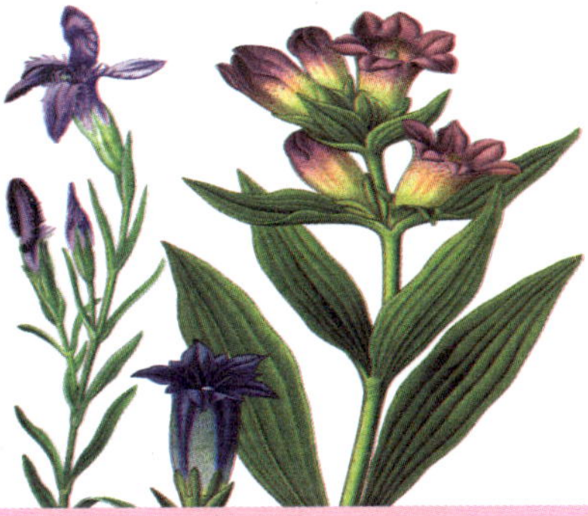

【本草附方】

◎伤寒发狂

用龙胆二钱，研末，加入鸡蛋清。每次服用二钱，白蜜化凉水送下。

◎四肢疼痛

用龙胆根切细，在生姜汁中泡一夜，在容器中烘干，研成末。取一钱匕，水煎，温服。

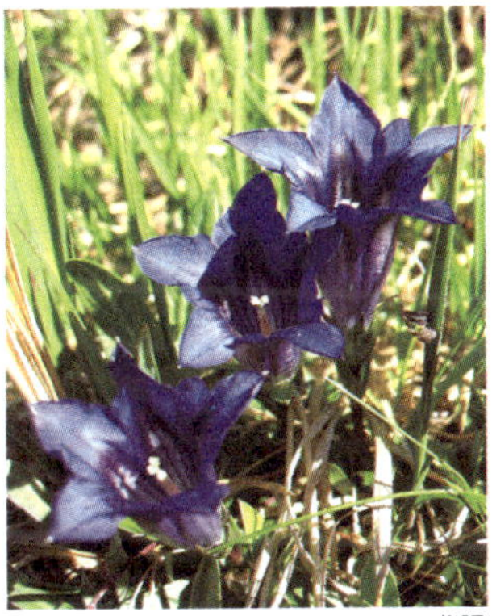

龙胆

◎谷疸劳疸（谷疸因多食而得，劳疸因过劳而得）

用龙胆一两，苦参三两，一起研成细末，加牛胆汁调制成梧子大小的丸。先服用五丸，一日服三次。如不愈，可稍稍增加药量。治劳疸，可增加龙胆一两，栀子仁三至七枚，以猪胆代牛胆和丸。

◎盗汗

用龙胆研成粉末，每次服用一钱，加猪胆汁三两（滴入少许温酒）调服下。治小儿盗汗，可加防风。

◎咽喉热痛

用龙胆泡水服下。

◎蛔虫攻心（刺痛，吐清水）

用龙胆一两，去头，锉碎，加两盏水，煮成一盏。头天晚上停食，第二天清晨，将药一顿服完。

【专家分析】

张元毒说：“龙胆味苦性寒。其用有四：除下部风湿，一也；及湿热，二也；脐下至足肿痛，三也；寒湿脚气，四也。”又说：龙胆是“治眼中疾必用之药”。

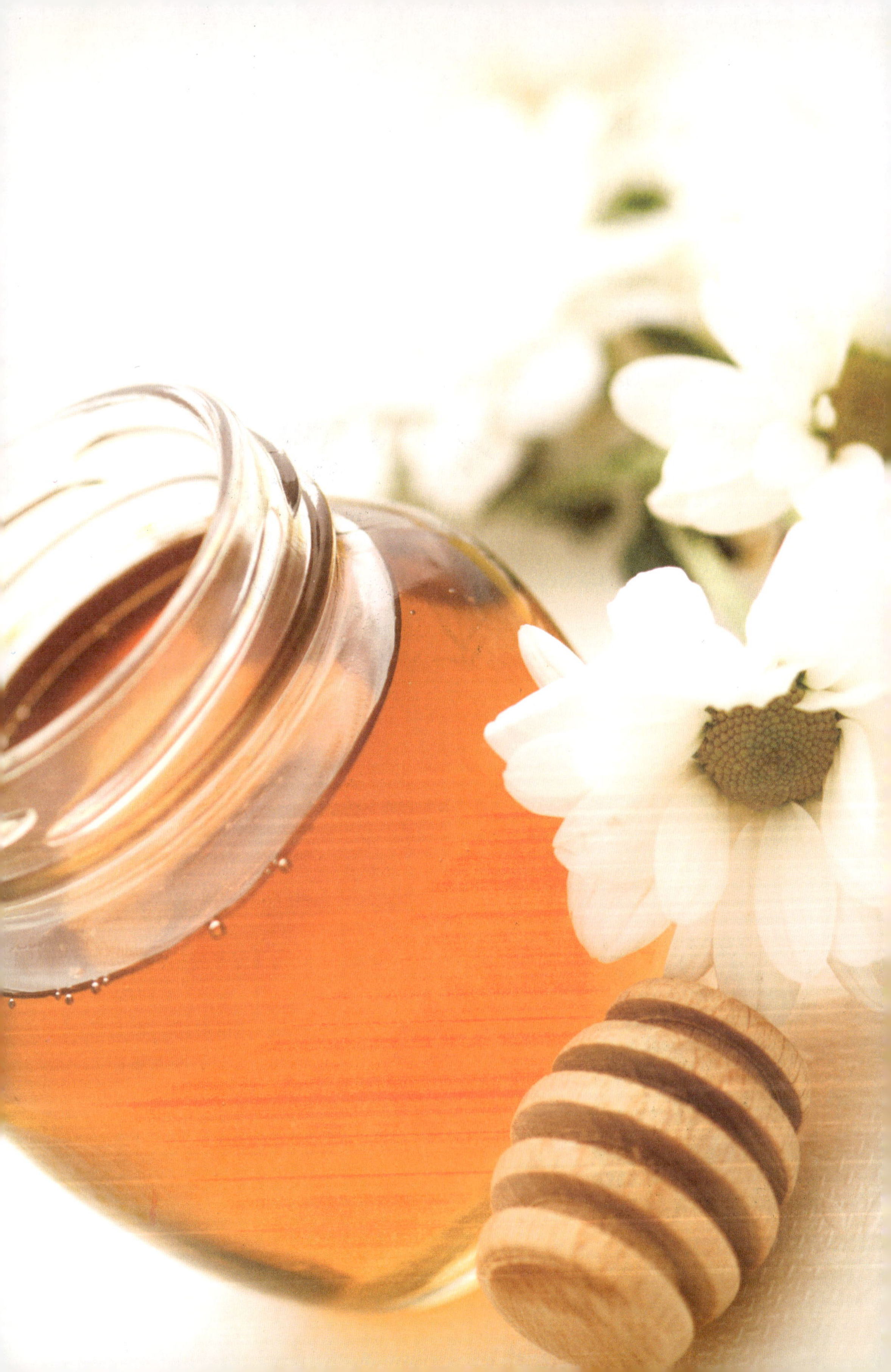

徐长卿

【原名】别仙踪。

【气味】根：辛、温、无毒（陶弘景认为有毒）。

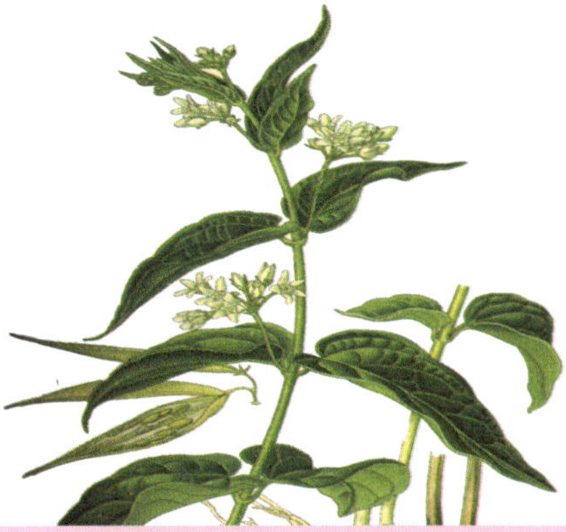

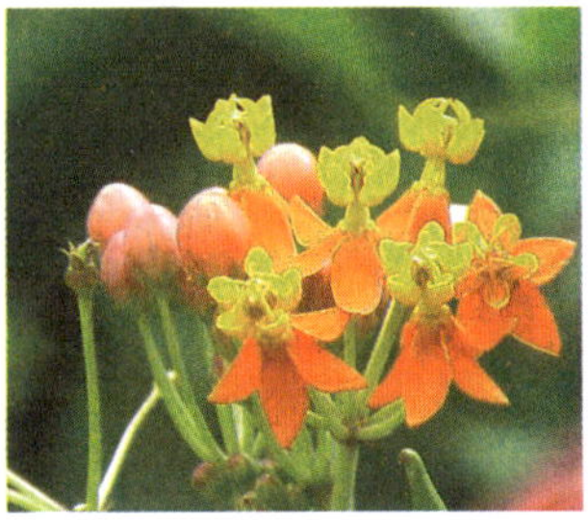

徐长卿

【本草附方】

◎小便不通

用徐长卿（炙过）半两，茅根三分，木通、冬葵子各一两，滑石二两，槟榔一分，瞿麦穗半两。每次服用五钱，水煎，再加朴硝一钱，温服。该方叫“徐长卿汤”。

◎晕车晕船

用徐长卿、石长生、车前子、车下李根皮，等份捣碎，取半合包在布囊中，装在口袋或挂在头上，即可。

蛇床

【原名】蛇粟、蛇米、虺床、马床、墙蘼。【气味】苦、平、无毒。

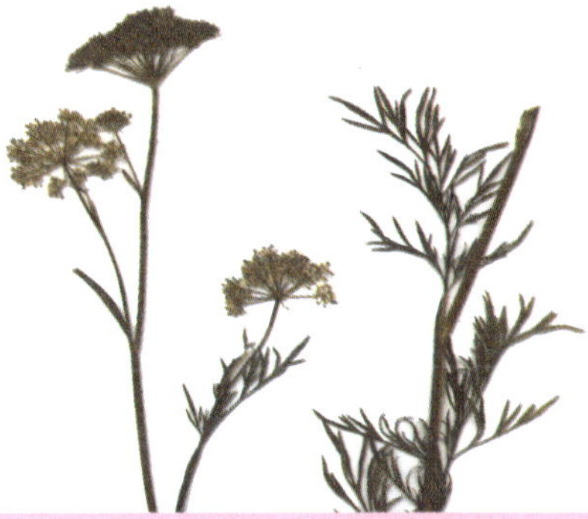

【木草附方】

◎阳痿不举

用蛇床子、五味子、菟丝子，等份研成细末，加蜜制成梧子大小的丸。每次服用三十丸，温酒送下。一日服三次。

◎赤白带下，月经不来

用蛇床子、枯白矾，等份研成粉末，加醋面糊制成弹子大小的丸，外涂胭脂，用绵包裹后纳入阴道中。一日换药一次。

◎妇女阴部奇痒

用蛇床子一两、白矾二钱，熬汤，频频清洗。

◎产后阴脱

用布包蛇床子蒸热后，熨烫患处。另方：蛇床子五两、乌梅十四个，煮水洗。一日洗五至六次。

◎男子阴肿、胀痛

用蛇床子研成细末，加鸡蛋黄调匀敷在患处。

◎大肠脱肛

用蛇床子、甘草各一两，研成粉末。每次服用一钱，白开水送下。一日服三次。同时，用蛇床子末抹患处。

◎冬月喉痹，肿痛不能下药

把蛇床子点燃放入瓶中，让病人对着含瓶口吸烟，有痰吐出，病可渐愈。

◎小儿癣疮

用蛇床子末，加猪油调匀，抹疮上。

◎小儿甜疮（疮遍布头、面、耳边，流水，极痒，久不愈）

用蛇床子一两、轻粉三钱，一起研成细末，用植物油调匀涂抹患处。

◎风虫牙痛

用蛇床子熬汤，趁热漱口多次，即可。

芍药

【原名】将离、梨食、白芍、余容。

【气味】根：苦、平、无毒。

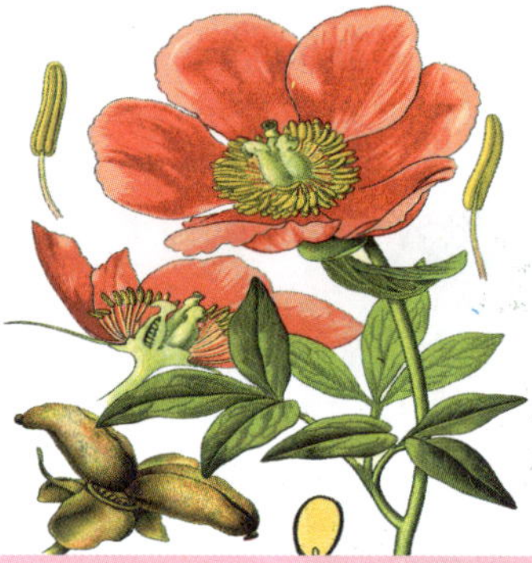

【本草附方】

◎腹中虚痛

用白芍药三钱、炙甘草一钱，加水二盏，熬制成一盏，温服。夏月加黄芩五分，恶寒加肉桂一钱，冬月大寒再加桂一钱。

◎风毒骨痛

用芍药二分，虎骨一两，炙后研末，用绢袋裹住，放在三升酒中浸泡五天。每次饮酒三合，一日三次。

◎脚气肿痛

用芍药六两，甘草一两，一起研末，白开水送下。

◎消渴引饮

用白芍药、甘草，等份研成粉末。每用一钱，以水煎服下。一日服三次。效果佳。

◎鼻血不止

用赤芍药研末，每次服用两钱匕，水送下。

◎鼻血、咯血

用白芍药一两，犀角末二钱半，一起磨细，开水冲服一钱匕。血止即停。

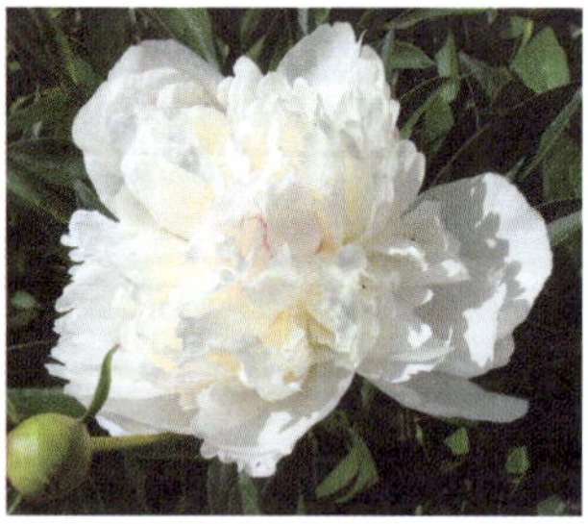

芍药

◎崩中下血（小腹痛）

用芍药一两（炒黄），柏圳六两（微炒）。每次服用二两，加一升水，煮成六合，再加酒五合，煮成七合，空腹，分两次服。

◎经水不止

用白芍药、香附子、熟艾叶，各一钱半，用水煎成汤药，温服。

◎刀伤出血

用白芍药一两，熬黄，研成细末。每次服用二钱，酒或米汤送下。同时用药末敷伤处。

◎木舌肿满

用赤芍药、甘草煮水，趁热漱口。

【专家分析】

芍药有赤、白两类。白者叫金芍药，赤者叫木芍药。“赤芍药散邪”，能清热凉血，活血散淤。“白芍药益脾”，可养血滋阴，柔肝止痛。芍药末是妇科的常用药物。

牡丹

【原名】鼠姑、鹿韭、百两金、木芍药、花王。【气味】根皮：辛、寒、无毒。

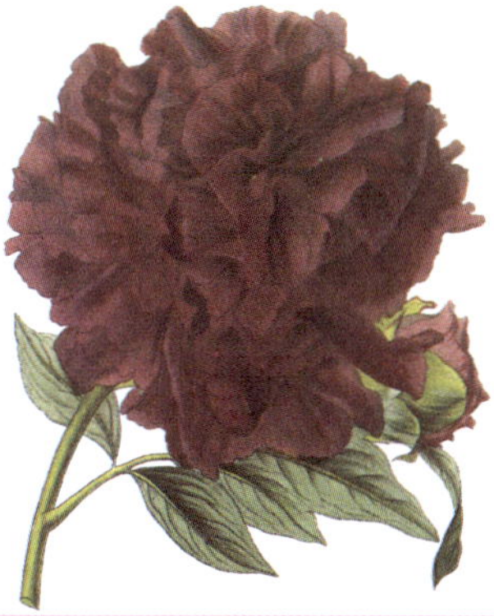

【本草附方】

◎疝气坠痛（觉气胀不能动）

用牡丹皮、防风，等份研成粉末，每次服用二钱，温酒送服。

◎妇女恶血（血气往上冲，心烦易怒）

用牡丹皮半两，干漆（烧到没有烟）半两，加水二钟，熬制成一钟服下。

◎金疮内漏

用牡丹皮研末，水冲服三指撮。淤血随尿排出。

◎下部生疮（已破口）

取牡丹末一匙煎汤服下。一日三次。

◎伤损淤血

用牡丹皮二两，虻虫二十一个（熬过），一起碾碎。每天早晨服方寸匕，温酒送下。

【专家分析】

牡丹的药用在于清热凉血，活血化淤，能治心、肾、肝等经的伏火（阴火，相火）。治伏火，人们多用黄檗；其实，牡丹比黄檗更好。

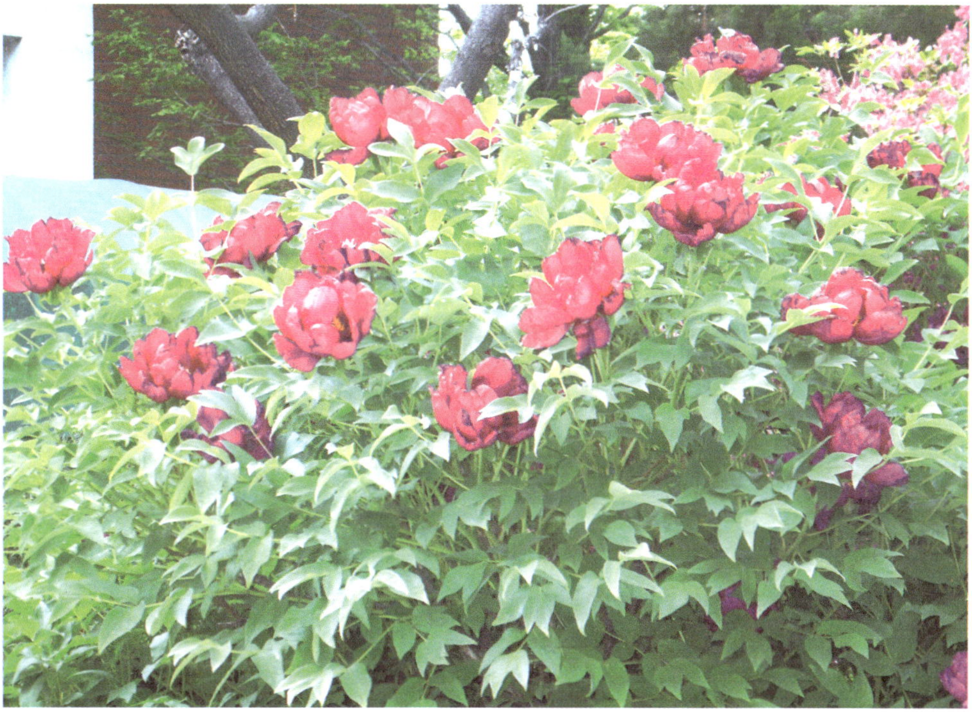

牡丹

木香

【原名】蜜香、青木香、五木香、南木香。

【气味】根：辛、温、无毒。

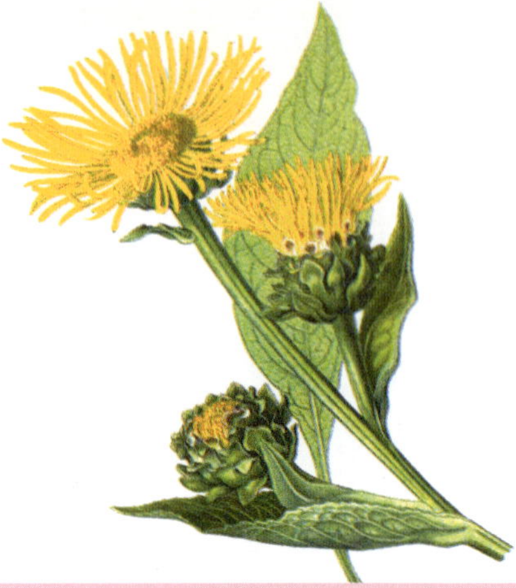

【本草附方】

◎中气不省（闭目不语，状如中风）

南木香研成细末，用冬瓜子熬汤送服，每次三钱。

◎胃气闷胀，不思饮食

用昆仑青木香、六路诃子，各二十两，捣碎筛过，加糖制成梧子大小的丸。每次服用三十丸，空腹服，身体发冷的，用温酒送下。身体发热的，用牛乳送下。该方叫“青木香丸”。

◎心气刺痛

用青木香一两，皂角（炙）一两，一起研末，加糊制成梧子大小的丸。每次服用五十丸，开水送下。

◎一切走注，气痛不和

广木香，加温水磨成浓汁，加热酒调服下。

◎气滞腰前

用青木香、乳香，各二钱，用酒浸泡后，放饭上蒸，均以酒调服下。

◎突然耳聋

用青木香一两，切小块，放苦酒中泡一夜，取出，加麻油一合，微火煎过，滤去药渣，以油滴耳。一日三到四次。

◎霍乱转筋（腹痛）

用木香末一钱，放入一盏木瓜汁中，加热酒调服下。

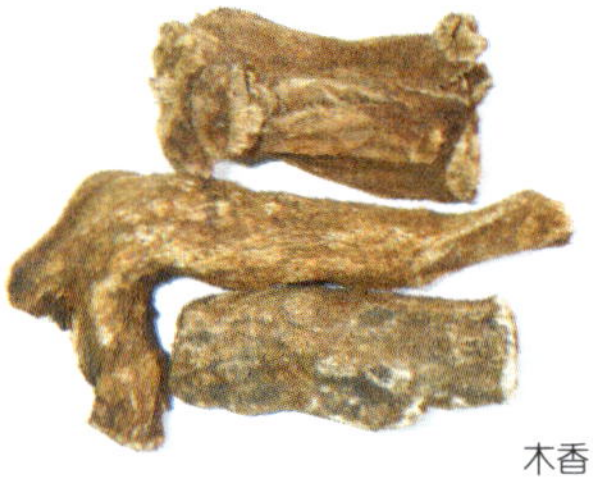

木香

◎一切下痢

用木香一块（方圆一寸），黄连半两，同在半升水中煎干。单取木香，在容器中烘干研成细末，分三次服下。第一次，橘皮汤送下；第二次，米汤送下；第三次，甘草汤送下。

◎肠风下血

用木香、黄连，等份研成细末。放入猪大肠中，两头扎紧，煮烂，然后去掉药吃肠，或连药捣碎制成丸子吞服下。

◎小便浑浊

用木香、没药、当归，等份研成粉末。用刺棘心榨汁调和制成梧子大小的丸。每次服用三十丸，饭前服，盐水汤送下。

◎小儿阴肿（阴茎肿大。或缩小，痛）

用广木香、枳壳（麸炒），各二钱半，炙甘草二钱，以水煎服下。

◎各种痈疽

用木香、黄连、槟榔，等份研成粉末，油调抹患处。

◎蛇虫咬伤

用木香不限量，煮水服，效果甚佳。

【专家分析】

木香的可行气止痛，健脾和胃。

益智子

【气味】仁：辛、温、无毒。

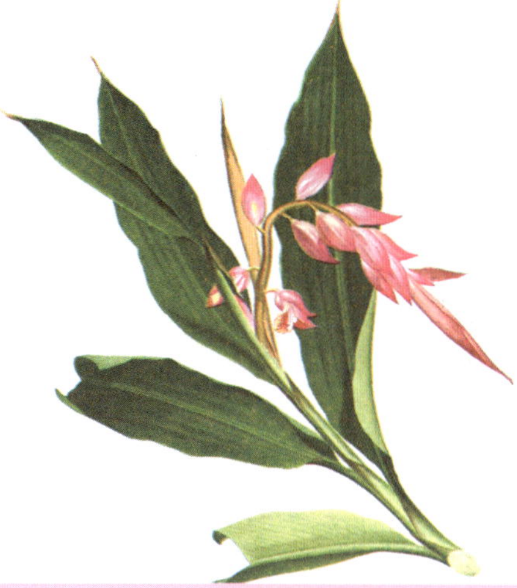

【本草附方】

◎小便频数

用益智子(盐炒,去盐)、乌药，等份研成粉末。用酒煮山药粉为糊，调和制成梧子大小的丸。每次服用七十丸，空腹，盐水汤送下。该方叫“缩泉丸”。

◎心虚尿滑及赤白二浊

用益智子仁、白茯苓、白术，等份研成粉末，每次服用三钱，白开水调下。

◎白浊腹满

用益智仁（盐水浸、炒）、厚朴（姜汁炒）等份，加姜三片、枣一枚，以水煎服下。

◎腹胀忽泻

用益智子仁二两，熬成浓汁饮下。

◎妇女崩中

用益智子（炒，碾细）一钱，米汤加少许盐冲服下。

◎香口辟臭

用益智子仁一两，甘草二钱，一起碾成粉末，用嘴舔食少许。

◎漏胎下血

和益智仁半两，缩砂仁一两，一起研末。每次服用三钱，空腹，白开水送下。一日服二次。

郁金

【气味】根：辛、苦、寒、无毒。

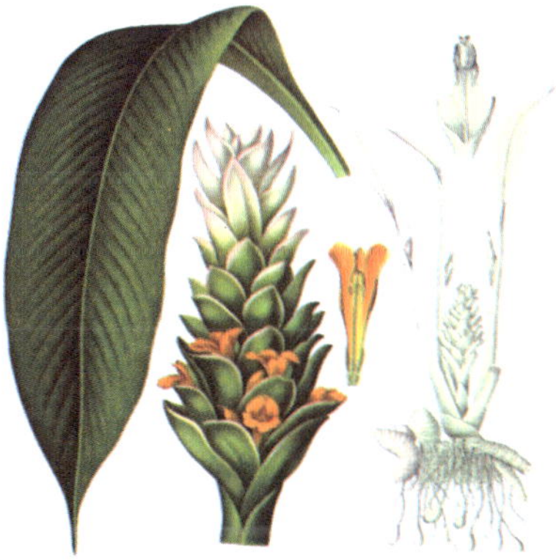

【本草附方】

◎失心颠狂

用郁金七两，明矾三两，一起研末，加稀面糊制成梧子大小的丸。每次服用五十丸，开水送下。

◎痘毒攻心（痘疮忽由白色变成紫黑，不出脓）

用郁金一枚，甘草二钱

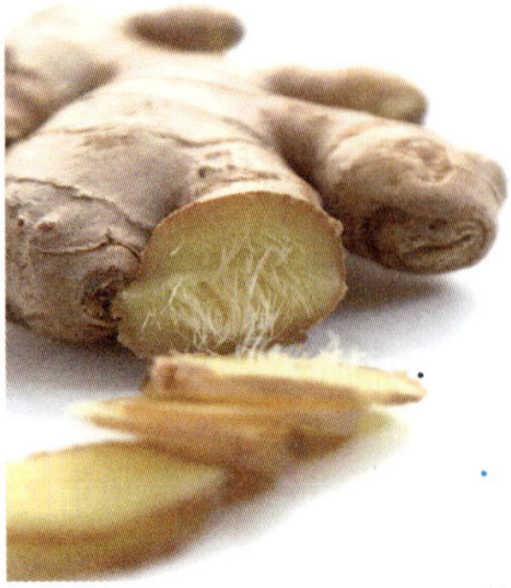

姜

半，加半碗水煮干，去掉甘草，将郁金切片在容器中烘干，研末，加真脑子（炒）半钱。每次服用一钱，以生猪血五至七滴和清水调服。两服后毒气从手足心发出，如痈状，病即全愈。

◎厥心气痛

和郁金、附子、干姜，等份研末，加醋糊制成梧子大小的丸，外裹朱砂。每次服用三十丸。男用酒，女用醋送下。

◎产后心痛（血气上冲欲死）

用郁金（烧存性）研成细末，取二钱，以米醋少许，调灌可转危为安。

◎鼻血、吐血

用郁金研成粉末，水服二钱。不愈。再服一次。

◎阳毒下血（热气入骨，痛不可忍）

用郁金五大个，牛黄一皂荚子，制成散剂，服用时，用醋和一盏水煎三沸后，待温把药送下。

◎尿血不定

用郁金末一两，葱白一握，加水一盏，熬制成三合，温服。一日服三次。

【专家分析】

郁金可“行气解郁、凉血破淤”，治吐血、流鼻血、唾血、血腥等各种积血病也可治经脉逆行。现在临床上用郁金来治疗胆石症、黄疸和肝区胀痛等症。

荆三棱

【原名】京三棱、草三棱、鸡爪棱、黑三棱、石三棱【气味】根：苦、平、无毒。

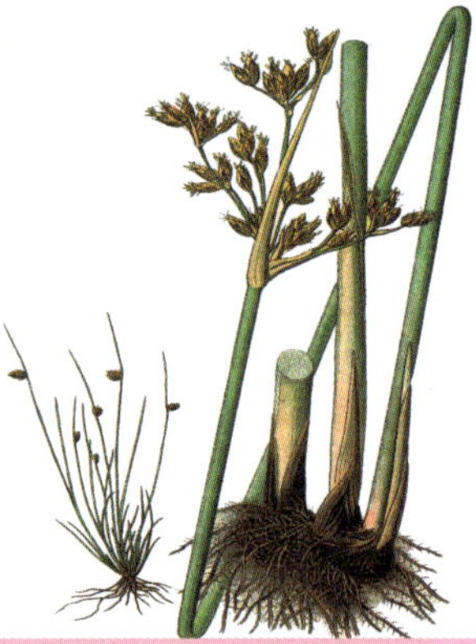

【本草附方】

◎症瘕鼓胀

用荆三棱根切一石，水五石，煎煮成三石，去掉渣，再煮，然后取三斗汁放入锅里，熬成膏状。每天早晨服一匕，酒送下。

◎痃癖气块

草三荆、荆三棱、青橘皮、陈橘皮、木香各半两，肉豆蔻、槟榔各一两，硇砂二钱，一起研末，加糊制成梧子大小的丸，每次服用三十丸，姜汤送下。

◎小儿气癖

用荆三棱煮羹粥，给喂乳的母亲吃，也可把少量给小儿吃。小儿新生百日及十岁以下，无论热痫痃癖等，用这种药都很见效。

◎反胃恶心，药食不下

用荆三棱（炮）一两，生丁香三分，一起研末。每次服用一钱，白开水送下。

◎痃癖不瘥（胁下坚硬如石）

用荆三棱（炮）一两，川大黄一两，一起研末，加醋熬成膏。每天服一匙，空腹，生姜、橘皮汤送下。

◎乳汁不下

用荆三棱三个，加二碗水，熬制成一碗，乘热清洗产妇乳房，也可热敷，等到乳汁顺畅流出，即可。

【专家分析】

荆三棱能破气散结，也是治气胀、破积气、治症瘕（积聚结块）的名药。

薰草（零陵香）

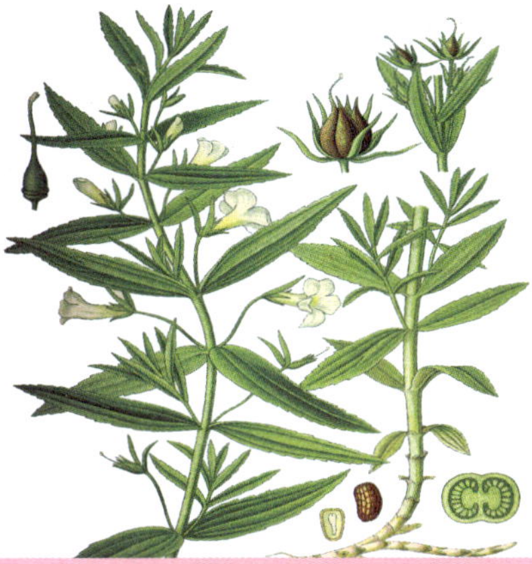

【原名】蕙草、香草、燕草、黄零草。【气味】甘、平、无毒。

【本草附方】

伤寒下痢

用薰草、当归各二两，黄连四两，加六升水，煮成二升服下。一日服三次。

◎伤寒狐惑

用薰草、黄连各四两，嚼细。在一斗白酸浆中浸泡一夜。煮取二升，分三次服下。

◎头风旋晕（痰逆、恶心、懒食）

用真零陵香、藿香叶、莎草根（炒），等份研末。每次服用二钱，茶汤送下。一日服三次。

◎梦遗失精

用薰草、人参、白术、白芍药、生地黄、茯神、桂心、炙甘草各二两，大枣十二枚，加八升水煮成三升，分二次服下。该方叫“薰草汤”。

◎小儿鼻塞头热

用薰草一两，羊髓三两，慢火熬成膏，去掉渣，以膏揉摩背上。每天三至四次。

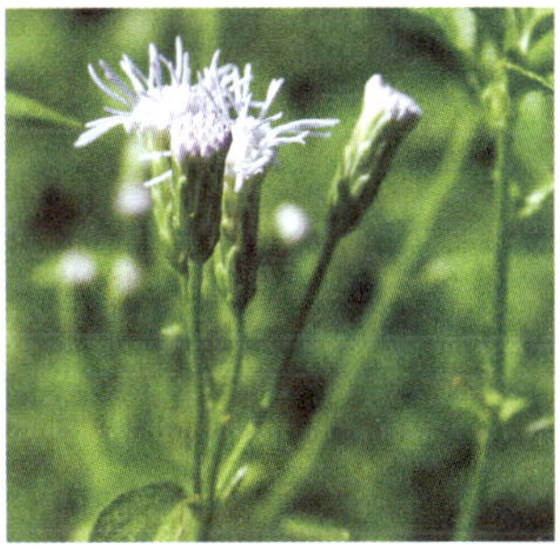

薰草

◎头风白屑

用薰草、白芷等份，加水熬制成汁，倒入鸡蛋清调匀，抹头几十次，可不再生屑。

◎五色诸痢

用薰草去根，在盐酒中浸泡半月，取出炒干，每一两加广木香一钱半，一起研末。每次服用一钱半，冷水送下。三、四次以后用热米汤送下一钱半，即可止痢。用药期间，忌食生梨。该方叫“返魂丹”。

【专家分析】

薰草是古代著名的香草，因其多产在零陵，故又称零陵香。此药可治心腹恶气、齿痛、鼻塞等症，但多服易引起气喘，须注意。

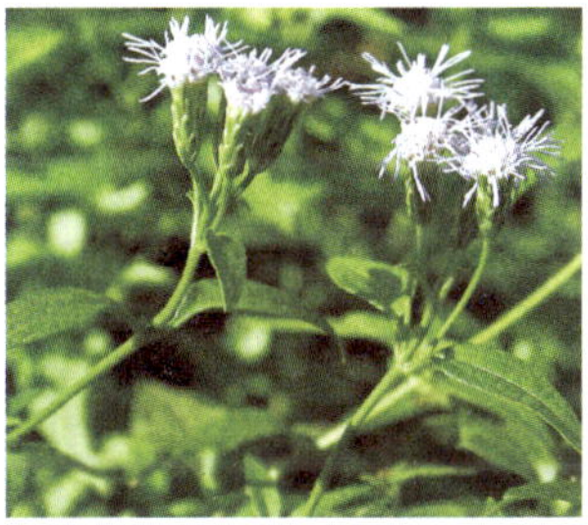

薰草

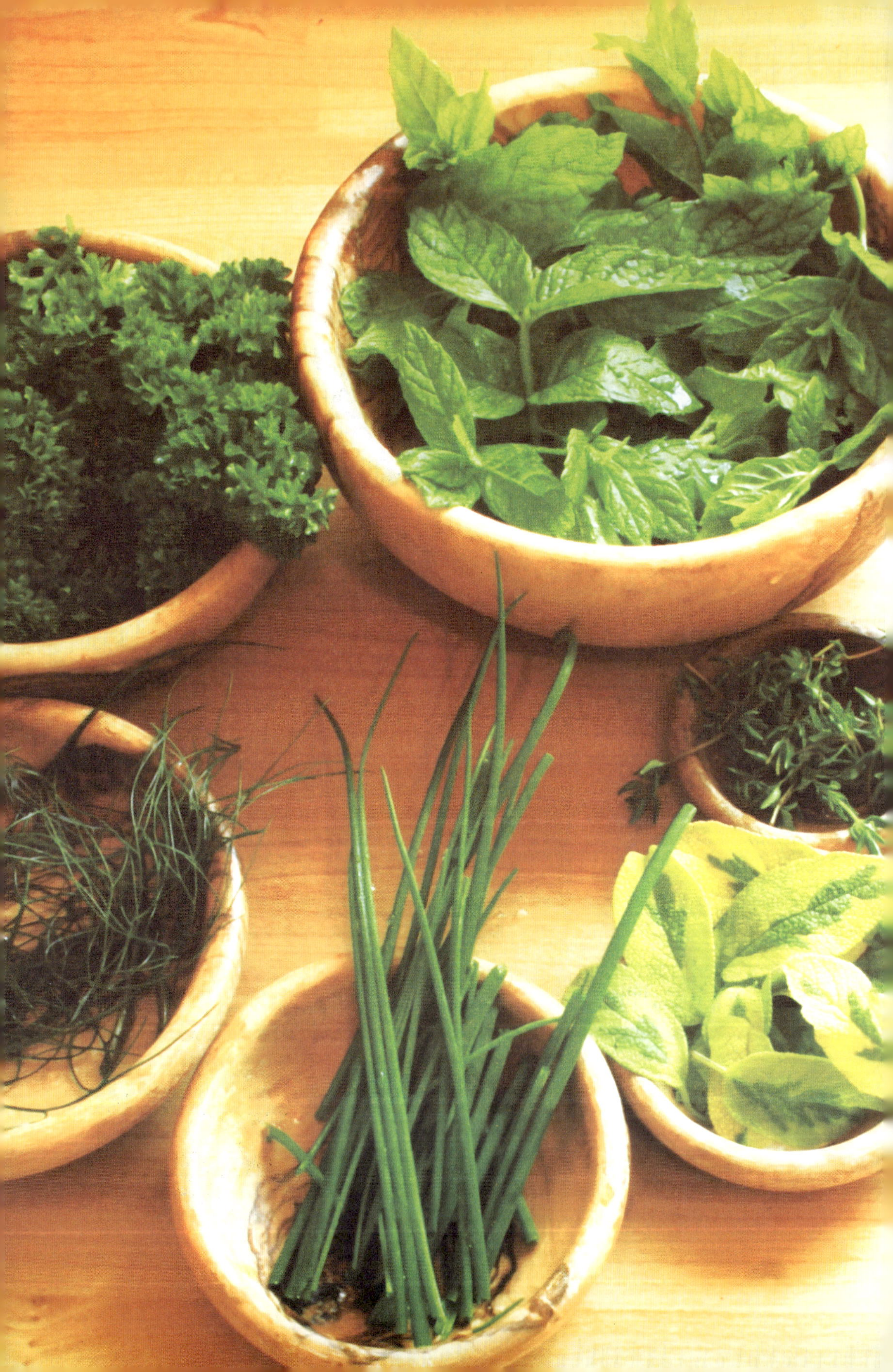

马兰

【原名】紫菊。【气味】根、叶：辛、平、无毒。

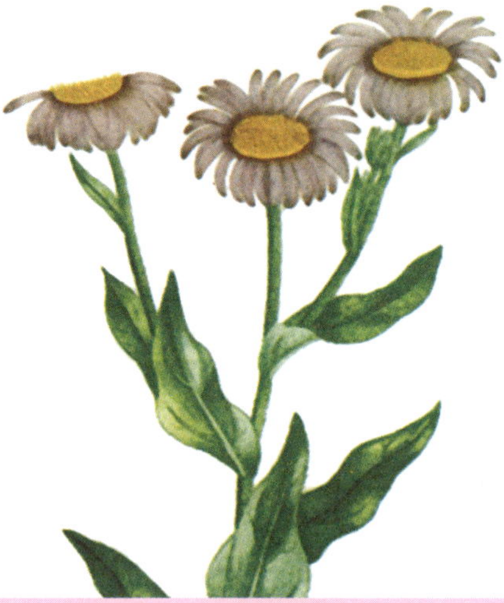

【本草附方】

◎诸疟寒热

用赤脚马兰捣汁，再加一点水，发病时，早晨服下。药中可加些糖。

◎绞肠沙痛

用马兰根叶在口中嚼碎，把药汁咽下。

◎打伤出血

用马兰、旱莲草、松香、柜子叶一起磨细，抹入伤口。

◎缠蛇丹毒

用马兰、甘草，擂醋涂抹患处。

◎喉痹口紧

用马兰根（或叶）捣汁，加几滴醋滴入鼻孔，或灌入喉中，痰出，口自然开。

◎水肿尿涩

用马兰一虎口，黑豆、小麦各一撮，加酒、水各一钟，熬制成药一钟，饭前温服。

◎痔漏

春夏之季取生马兰，秋冬之季取干马兰，白水煮食，连汁喝下。另方：马兰，酒煮，焙、研后加糊制成丸。每天服适量，米汤送下。另用马兰煮水，加一点盐。每天熏洗患处。

香薷

【原名】香柔、香茸、香菜、蜜蜂草。【气味】辛、微温、无毒。

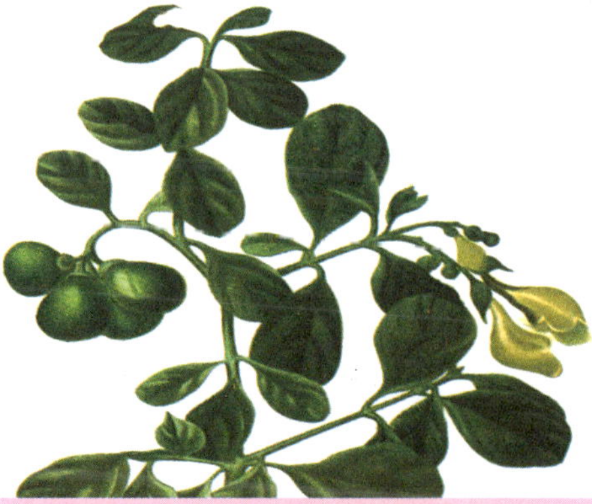

【本草附方】

◎一切伤暑

用香薷一斤，厚朴（姜汁炙过）、白扁豆（微炒）各半斤，锉散。每次服用五钱，加水二盏，酒半盏，熬制成一盏，放水中待冷后服下。连服二次，很见效。该方叫“香薷饮”。方中的白扁豆，可用黄连（姜汁炒）代替。

◎水病红肿

用干香薷五十斤，锉碎

入锅中，加水淹过三寸久煮，去掉药渣，再熬成浓汁，浓到可以捏丸时，制成梧子大小的丸。每次服用五丸，一日服三次，药量可以逐日加一点，以小便能畅为愈。该方叫“香薷煎”。

◎通身水肿

香薷叶一斤，水一斗，熬到极烂，去掉药渣，再熬成膏，加白术末七两，制成梧子大小的丸。每次服用十丸，米汤送下。该方叫“深师薷术丸”。

【专家分析】

香薷可发汗解表、利尿消肿。如果伤暑后大热大渴，汗如雨下，则不宜用本药。

薄荷

【原名】菝活、蕃荷菜、吴菝活、南薄荷、金钱薄荷。【气味】茎叶：辛、温、无毒。

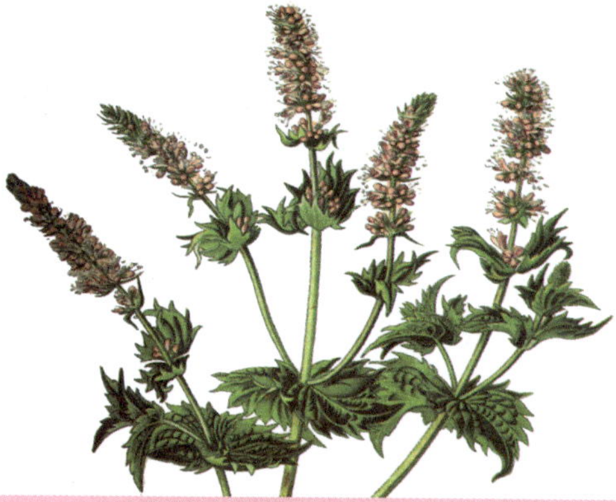

【本草附方】

◎清上化痰（利咽膈，治风热）

把薄荷研成细末，加蜂蜜制成芡子大小的丸。每次口含一丸。用白砂糖调制丸子也可。

◎眼弦赤烂

把薄荷在生姜中浸泡一夜，取出晒干，研成粉末，每次取一钱，加入热水中，清洗眼睛。

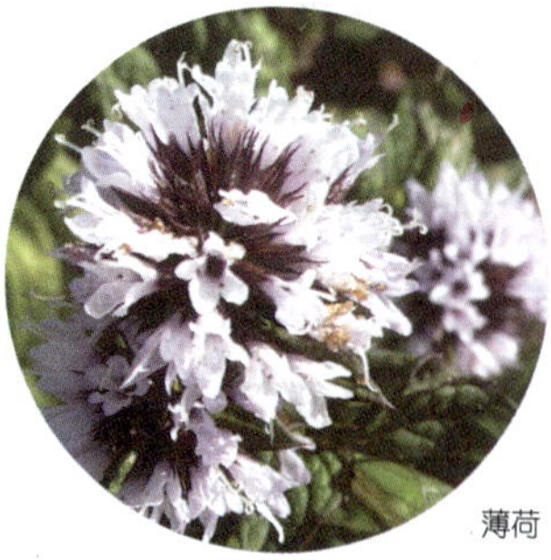

薄荷

◎瘰疬结核

用新薄荷二斤，捣碎取汁，皂荚一挺，水浸去皮，二者一起放在银器或石器中熬成膏状，加入连翘末半两，连白青皮、陈皮、黑牵牛（半生半炒）各一两，皂荚仁一两半，一起捣碎调和，制成如绿豆大的丸子。每次服用三十丸，煎连翘汤送下。

◎鼻血不止

用薄荷汁滴入鼻中，或用水煮干薄荷，用棉布裹着塞入鼻中。

◎火毒成疮

用薄荷煮汁经常涂抹。

【专家分析】

薄荷能消风散热，也能引热外出，所以治骨蒸痨（肺结核）、小儿惊狂、太热等症，常用它作为引药。

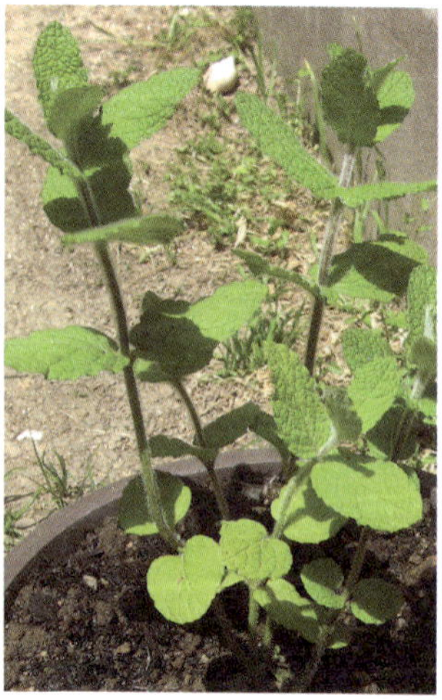

薄荷

苏

【原名】紫苏、赤苏、桂荏。【气味】茎、叶：辛、温、无毒。

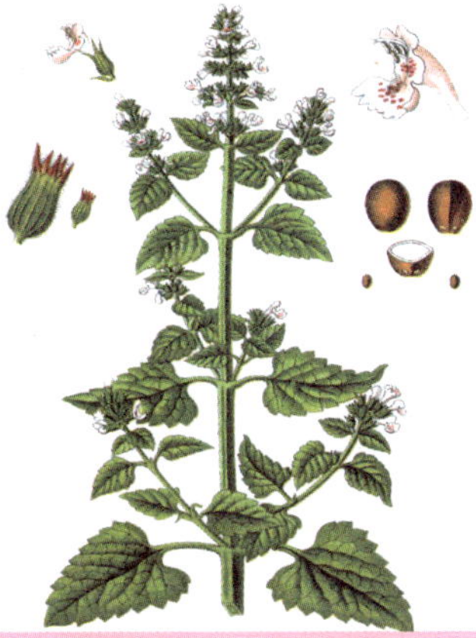

【本草附方】

◎伤寒气喘

用苏一把，加水三升煮成一升，慢慢饮用。

◎劳复食复

用苏叶煮汁二升饮下。也可加生姜、豆豉同煮，饮用。

◎霍乱胀满

用生苏捣成汁饮用，或用干紫苏煮汁服亦可。

◎金疮出血

把嫩苏叶和桑叶，一起捣碎，敷贴伤处。

◎消渴变水

用紫苏子（炒）三两，萝卜子（炒）三两，一起研成细末。每次服用二钱，桑根白皮熬汤送下。一日服两次。体中的水可随小便排出。

◎颠扑出血

用苏捣碎敷伤处，伤口自愈。

◎伤损血出

用陈紫苏蘸着伤处流出的血搓碎，敷在伤处。血不成脓，愈后亦无疤痕。

◎疯狗咬伤

用苏叶嚼烂敷在伤口。

◎乳痈肿痛

紫苏熬汤，随时服下，另取紫苏捣碎敷痛处。

◎咳嗽气短

用紫苏茎叶二钱，人参一钱，水一钱，煎服下。

◎顺气利肠

用紫苏子、麻子仁，等份研烂，水滤取汁，同米一起煮稀饭吃。

◎风湿脚气

用紫苏子、高良姜、橘皮，等份研成细末，加入蜂蜜制成梧子大小的丸。每次服用十丸，空腹，酒送下。

◎风寒湿痹（四肢挛急，脚肿，不能下地）

用紫苏子二两，捣烂捣碎，加水三升，研磨取汁，倒入粳米二合，煮成稀饭，和葱、椒、姜、豉一起吃下。

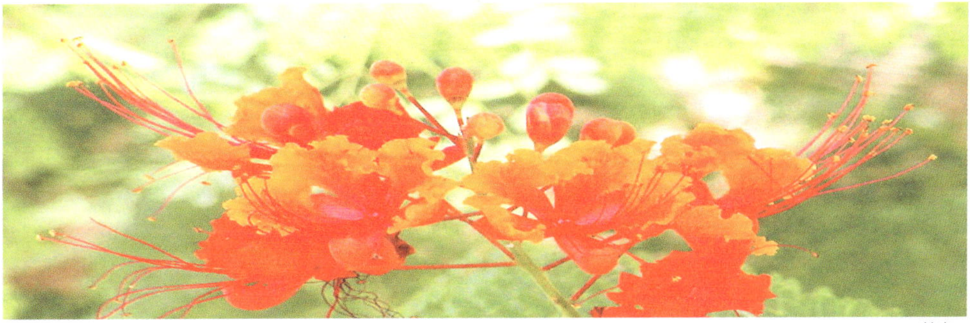

苏木

艾

【原名】冰台、医草、黄草艾蒿。【气味】苦、微温、无毒。

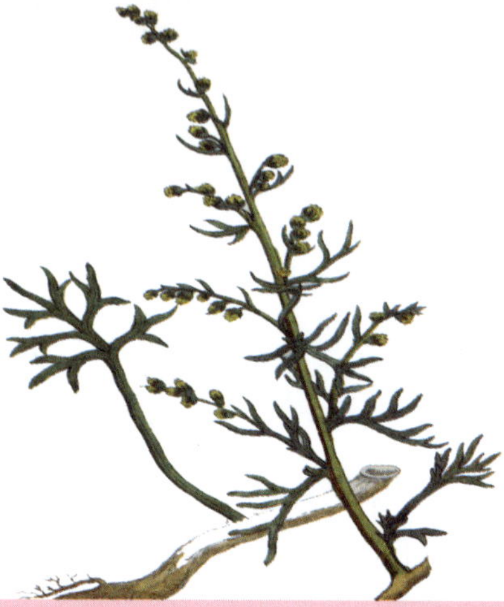

【本草附方】

◎**伤寒时气**

用干艾叶三升，加一斗水，煮成一升，一次服完。出汗为效。

◎**妊娠伤寒（大烧，发斑已由红变黑，溺血）**

取艾叶一团，如鸡蛋大小，加酒三升，煮成二升半，分两次服下。

◎**中风口歪**

用五寸左右的小竹筒一根，一头插入耳内，四面用面密封，在竹筒另一端点燃艾草，灸七壮。左耳有病灸右耳，右耳有病灸左耳。

◎**咽喉肿痛**

用嫩艾叶捣汁，慢慢咽下。另方：用青艾一握，加醋捣碎，敷喉部。

◎**癫痫诸风**

用熟艾灸阴囊下谷道正门中间。灸数随年岁酌情增减。

◎**小儿脐风撮口**

用艾叶烧灰，满入肚脐中。用布绑好。或用蒜片盖在肚脐，隔蒜用艾绒灸之。

◎**头风面疮，痒出黄水**

用艾二两，加醋一升，用砂锅煎成浓汁，待药凉后摊在薄纸上，贴患处，一日换两到三次。

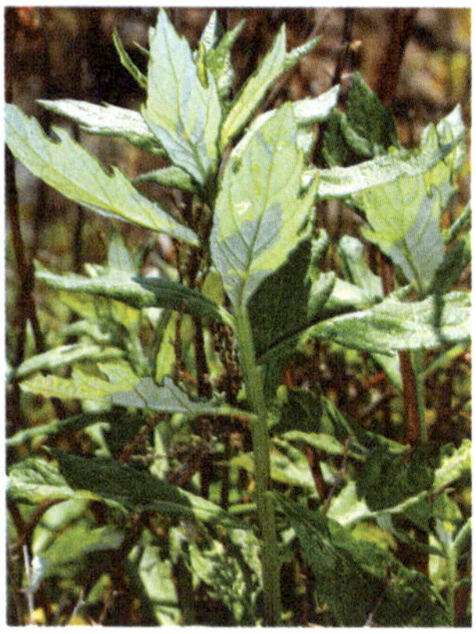

艾

◎**蛔虫心痛**

用白熟艾一升，加三升水，煮成一升内服，能把虫吐出。另方：取生艾捣汁，天明时，先吃香脯一片，后服艾汁一升，即能把虫打下。

◎**老少白痢**

用陈北艾四两，干姜（炮）三两，一起研成细末，加醋煮陈米，糊成梧子大小的丸。每次服七十丸，空腹，米汤送下。

◎**诸痢久下**

用艾叶、陈皮等份，煎服下。也可用这两味药一起研成粉末，加酒煮烂制成丸。每次服用二、三十丸，盐水汤送下。

◎**野鸡痔病**

先用槐柳汤清洗，再以艾灸七壮。血秽泻后即愈。

◎**妊娠下血**

用艾叶三两，芎穷、甘草各二两，当归、地黄各三两，芍药四两，放入五升水、清酒五升中煮成三升，再加阿胶二两，令其化尽。每次服用一升。日服三次，该方叫“胶艾汤”。

◎**妊娠胎动**

用艾叶一团，像鸡蛋大小，加四升酒煎煮至二升，分二次服下，即可。

◎妇女崩中，连日不止。

取熟艾一团，像鸡蛋大小，阿胶（炒为末）半两，干姜一钱，水五盏，先放入艾、姜煎至二盏半，倒出药汁，加阿胶化开，分三次服，一日三次。

◎产后泻血

用干艾叶半两，炙熟老生姜半两，熬成浓汤，服下一剂，即可见效。

◎忽然吐血

用熟艾三团，加五升水煮成二升，服下。另方：熟艾烧灰。取二钱，水送下。

◎盗汗不止

用熟艾二钱、白茯神三

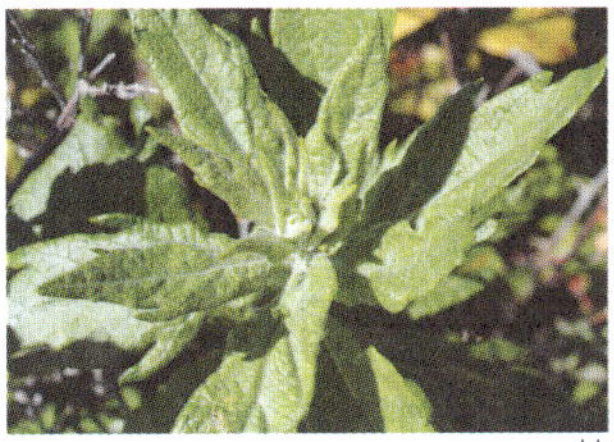

艾

钱、乌梅三个，加水一钟，煎煮至八分。晚上临睡时，温服下。

◎火眼肿痛

把艾点燃，用碗盖住，过一会，刮取碗内烟灰，以温水调匀洗眼，水中加一点黄连汁效果更好。

◎脸上黑痣

取艾灰、桑灰各三升，用水循环淋几次取汁，熬制成膏。取少许常敷痣上，能使痣烂脱落。

◎鹅掌风病

取艾四至五两，加水四至五碗，煮沸五到六次，倒入大口瓶内，用麻布盖在瓶口，再将手心放在上面，用热气熏。冷却后再加热，反复地熏。极为见效。

【专家分析】

艾可温气血、逐寒湿、调经安胎。但艾性至热，不宜久服下。

老人丹田气弱，脐腹畏冷，可用熟艾装布袋中，裹着脐腹，便会觉得温暖舒适。

茵陈蒿

【气味】茎、叶：苦、平、微寒、无毒。

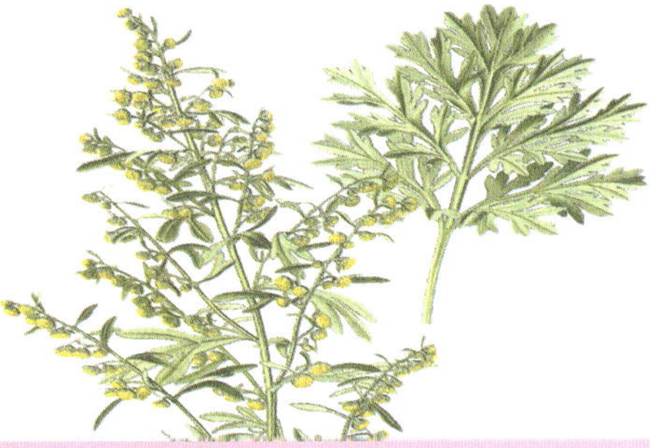

【本草附方】

◎大热黄疸

用茵陈蒿切细，煮羹服下。生食亦可。治伤寒头痛、风热瘴疟，利小便。该方叫“茵陈羹”。

◎疬疡风病

用茵陈蒿两握，加一斗五升水，煮成七升，先以皂荚汤洗患处，再以茵陈汤洗患处。每隔一日洗一次。

◎风疾挛急

用茵陈蒿一斤，秫米一石，面三斤，按照常规酿酒法酿酒，每日饮服下。

◎遍身黄疸

用茵陈蒿一把，同生姜一块捣碎，每日擦胸前和四肢。

◎遍身风痒

用茵陈煮浓汤洗浴可痊愈。

【专家分析】

茵陈蒿由于它能祛散肝脏的湿热，所以是治黄的必用药。加大黄，可治阳黄；加附子，可治阴黄。

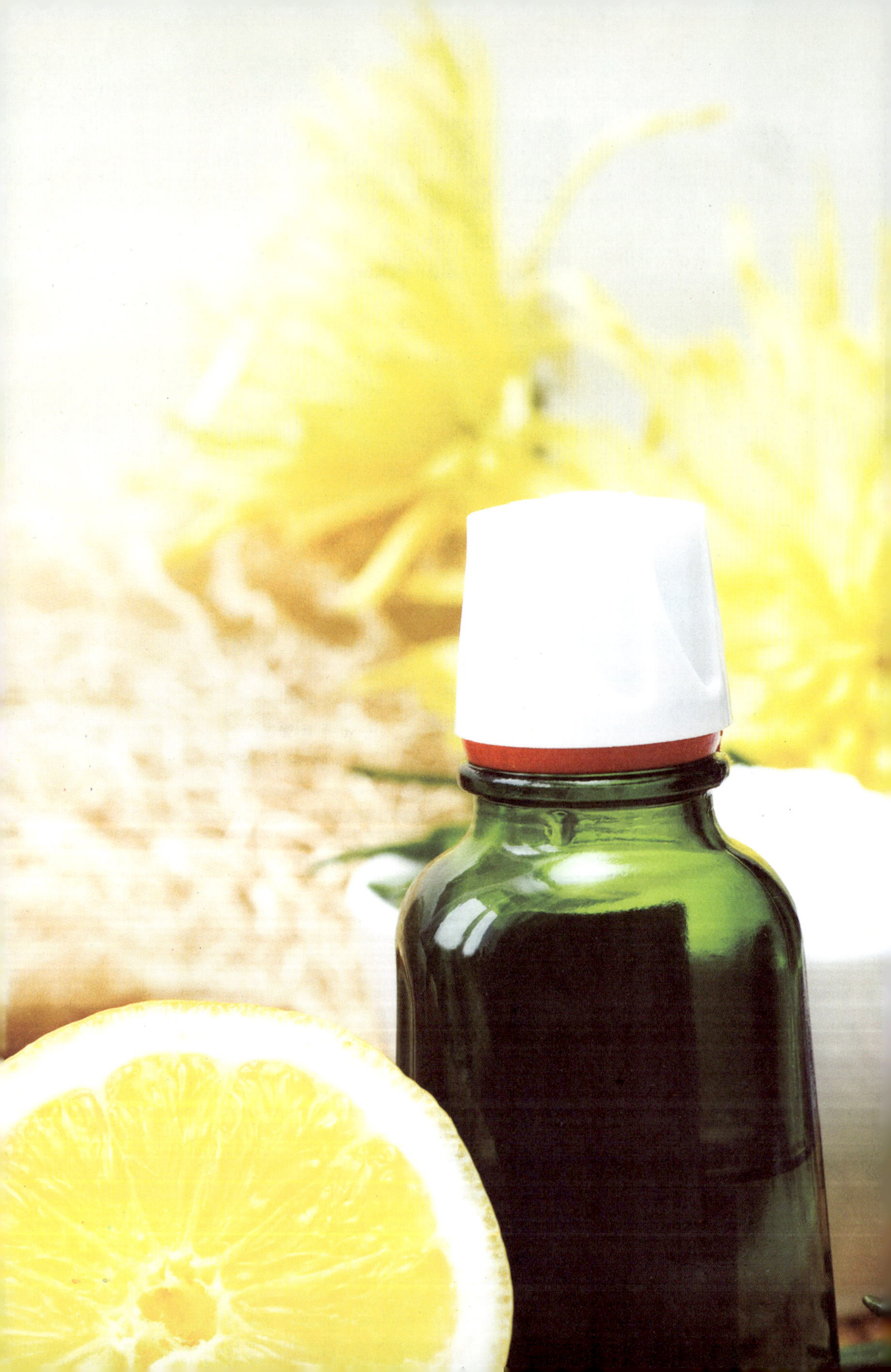

青蒿

【原名】草蒿、方溃、牵、狈蒿、香蒿。【气味】叶、茎、根、子：苦、寒、无毒。

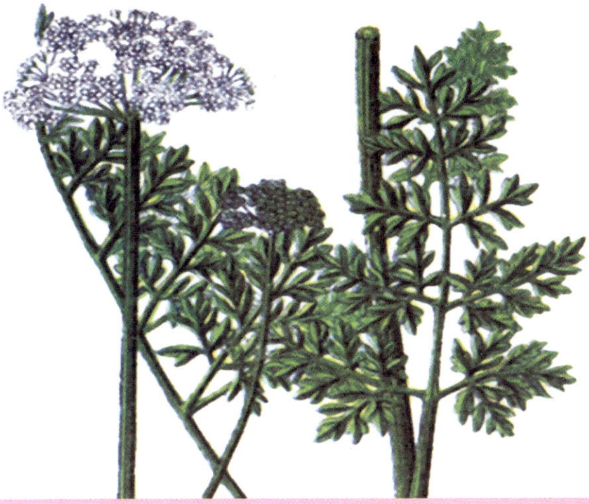

【本草附方】

◎男女痨病

用青蒿锉细，加三升水、童便五升同熬至一升半，去

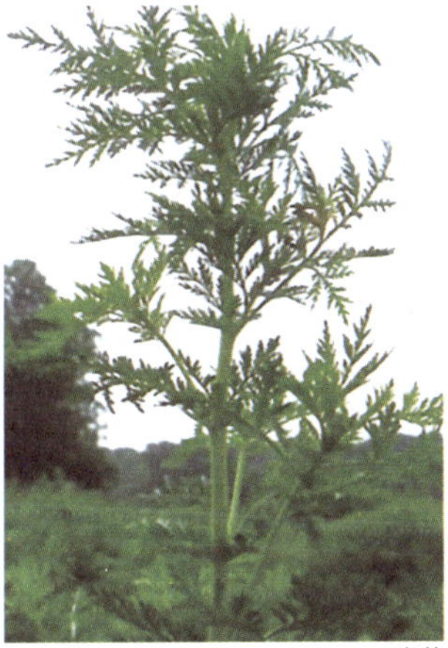

青蒿

掉药渣留汁，再熬制成膏，制成梧子大小的丸。每次服用二十丸，空腹时及临睡时用温酒送下。

◎虚劳盗汗，口干烦热

用青蒿一斤，榨取药汁，加人参末、麦冬末各一两，熬至能捏丸时，制成梧子大小的丸。每次服用二十丸，饭后服，米汤送下。该方叫“青蒿丸”。

◎疟疾寒热

用青蒿一握，加二升水，捣汁服下。

◎温疟痰甚（只热不冷）

用青蒿二两，在童子尿浸泡后烘干，加黄丹半两，一起研成细末，每次服用二钱，白开水调下。

◎赤白痢下

用青蒿、艾叶等份，同豆豉捣成饼，晒干。每用一饼，加水一盏半，煎汤服下。该方叫“蒿豉丹”。

◎酒痔便血

只取青蒿叶或青蒿茎，研末。便前用冷水，便后用水酒调服下。

◎金疮扑跌

把青蒿捣碎敷贴于伤口处，血止即愈。另方：用青蒿、麻叶、石灰等份，一起捣碎晒干，研末，临睡前抹伤处。

◎牙齿肿痛

用青蒿一握，煮水嗽口。

◎耳出脓汁

用青蒿末用棉包裹塞入耳中。

◎鼻中息肉

用青蒿灰、石砂等份，淋汁熬膏点息肉上。

【专家分析】

青蒿子：气味甘、冷，无毒，功用和青蒿叶相同。

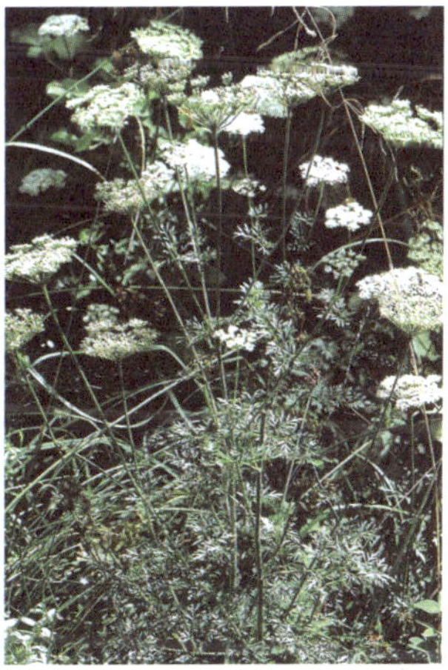

青蒿

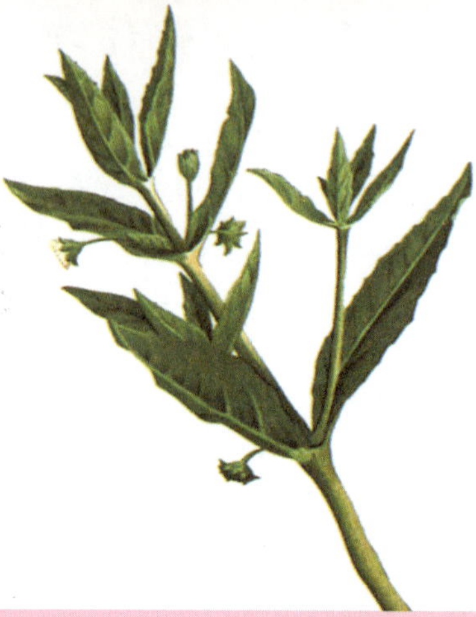

刘寄奴草

【原名】金寄奴、乌藤菜。【气味】苦、温、无毒。

【本草附方】

◎大小便血

把刘寄奴研末，用茶水调匀，空腹服二钱即可。

◎折伤淤血，血在腹内

用刘寄奴、骨碎补、延胡索各一两，加二升水，熬至七合，再加入酒、童子尿各一合，一次温服下。

◎赤白下痢

用刘寄奴、乌梅、白姜等份，用水煎服下。赤多，可多加乌梅；白多，则多加姜。

◎霍乱成痢

用刘寄奴草熬汁内服下。

◎灼伤

用刘寄奴碾成末。先以鸡毛沾糯米汤涂抹伤口，然后把药末敷上。

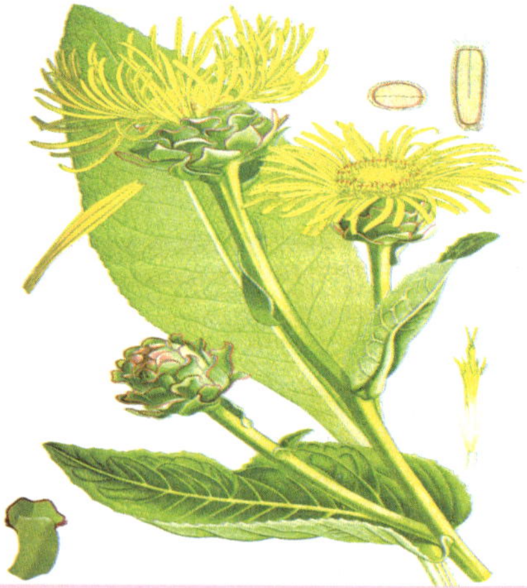

旋夏花

【原名】金沸草、金钱花、滴滴金、盗瘐、夏菊。【气味】花：咸、温、有小毒。

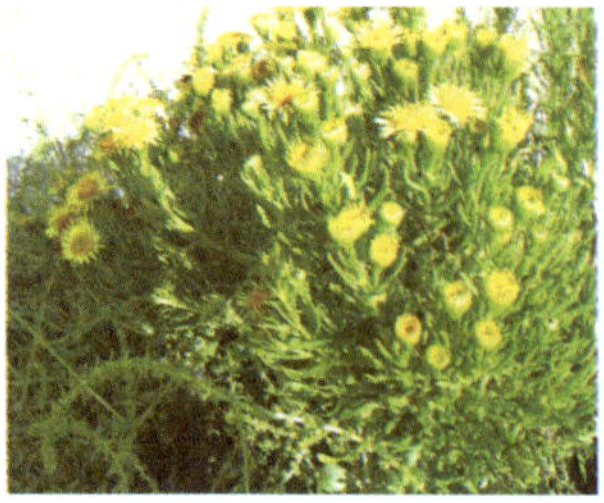

旋夏花

【本草附方】

◎中风壅滞

把旋复花洗净，焙过，研成细末，加炼蜜制成梧子大小的丸。临睡时以茶汤送下五至十丸。

◎小儿眉癣

用旋复花、赤箭（即天麻苗）、防风，等份研成细末，洗净患处，以油调药末涂抹。

◎月蚀耳疮

用旋复花烧过研成细末。以羊油调匀涂抹患处。

大蓟、小蓟

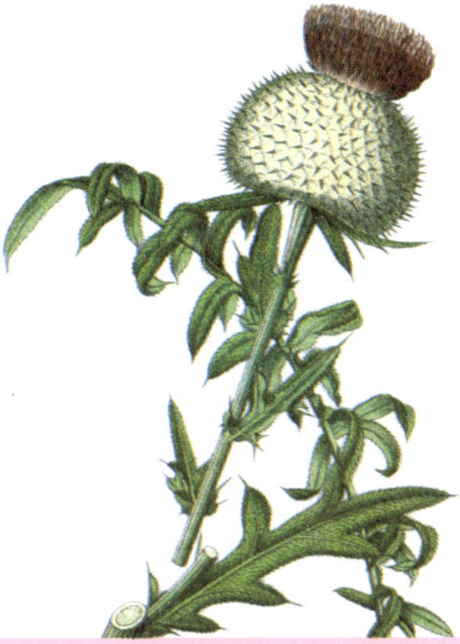

【原名】虎蓟（大蓟）、猫蓟（小蓟）、马蓟、刺蓟、山牛蒡、鸡项草、千针草、野红花。【气味】甘、温、无毒。

【本草附方】

◎心热吐血

用小蓟叶和根，捣碎压汁，每次服两小盏。

◎九窍出血

用刺蓟捣汁和酒服下。或取干蓟研成粉末，冷水送下。

◎崩中下血

用大、小蓟根一升，泡在一斗酒中，过五天，取酒时时饮用。亦可用酒熬蓟根服下或用生蓟捣汁温服。另方：小蓟茎、叶，洗净，切细，研汁一盏，加生地黄汁一盏，白术半两，共熬到五成，温服。

◎坠胎下血

用小蓟根叶、益母草各五两，加二大碗水熬制成一盏，分两次服，一日服完。

◎金疮出血

取小蓟苗适量，捣碎敷于伤处。

◎疔疮恶肿

用大蓟四两，乳香一两、明矾五钱，一起研成细末。每次服用二钱，酒送下。以出汗为度。

苎麻

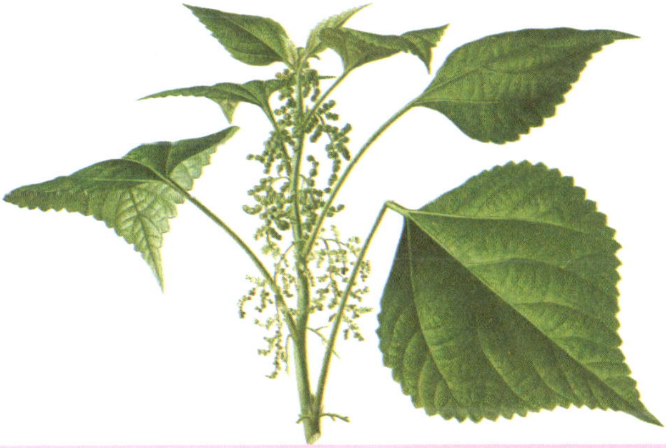

【气味】根、叶：甘、寒、无毒。

【本草附方】

◎咳嗽痰哮

用苎麻根（煅，存性）研成细末，取生豆腐蘸药末三、五钱吃下。如不见效，可用肥猪肉二、三片蘸着药吃，可见效。

◎小便不通

用苎麻根、蛤粉各半两，

一起研末。每次服用二钱，空腹，新汲水送下。

◎小便血淋

用苎麻根煎汤，频频服下。也可治其他淋病。

◎妊娠胎动（妊妇忽下黄色恶汁，状录胶，或如小豆汁，腹痛难忍）

用苎麻根（去黑皮、切细）二升，银一块，加九升水煮成四升。每次取出一升，加酒半升熬制成一升。分作两次服下。也可不加银。

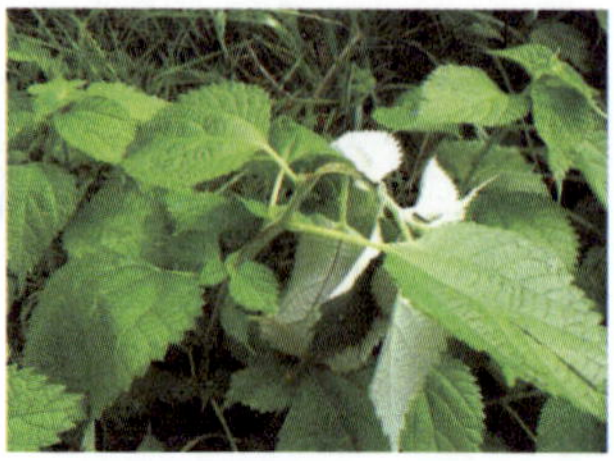

苎麻

◎肛门肿痛

用生苎麻根捣碎，让病人坐在药上。

◎脱肛不收

用苎麻根捣碎，熬汤熏洗。

◎背痛初起

用苎麻根熟捣碎敷上，一日换几次药，肿消即愈。

◎五色丹毒

用苎麻根煮成浓汁，一日洗三次。

◎金疮折损

夏日收取苎麻叶，和石灰捣作团，晒干收存。临用时研成粉末敷伤处，可止血，也容易结痂。

蘘荷

【原名】覆菹、草、苴、嘉草。【气味】根：辛、温、有小毒。叶：苦、甘、寒、无毒。

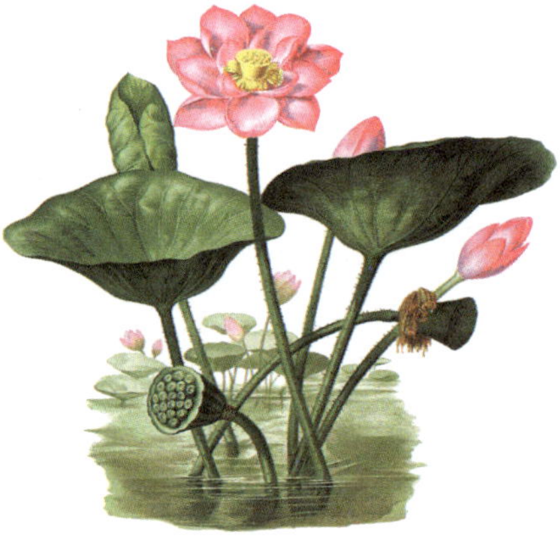

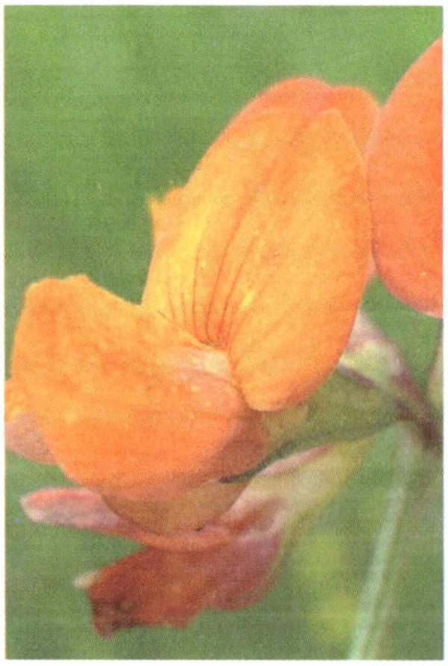

蘘荷

【本草附方】

◎喉舌疮烂

用荷根泡酒半天，取汁漱口。

◎吐血、痔血

用荷根一把，捣出汁三升内服下。

◎月经涩滞

用荷根，切细，加水熬取二升，再加一点酒，空腹服下。

◎受寒声哑

用荷根二两，捣碎取汁，加酒一碗，调匀，慢慢饮服下。

◎伤寒时气（温病初起，头痛，发热，脉盛）

用荷根、叶一起捣碎，榨汁服三至四升。

◎杂物入目

把白荷根取心捣出汁，取汁滴入目中，杂物自出。

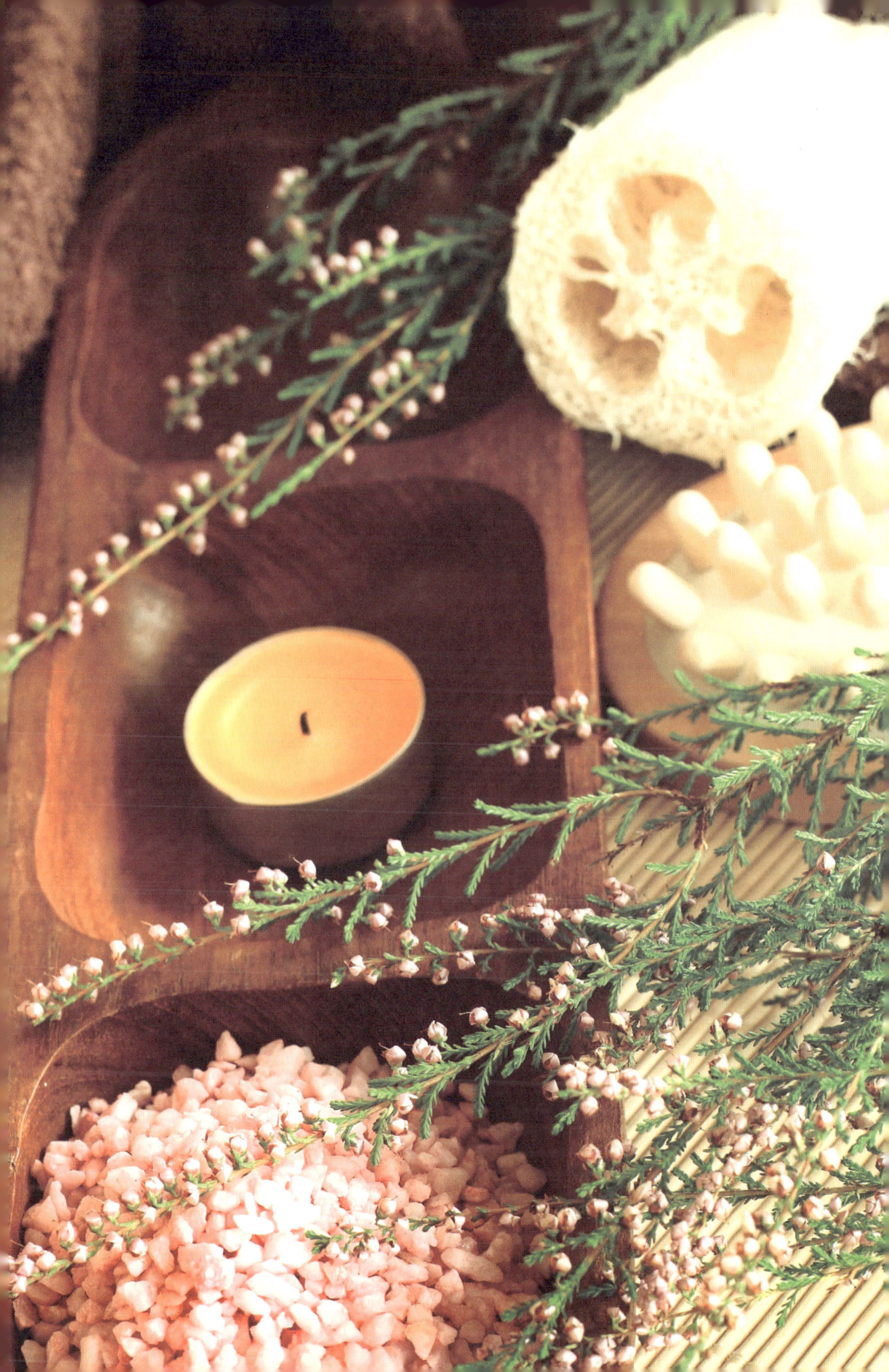

蜀葵

【原名】戎葵、吴葵。【气味】苗：甘、微寒、无毒、滑。花：咸、寒、无毒。子：甘、冷、无毒。

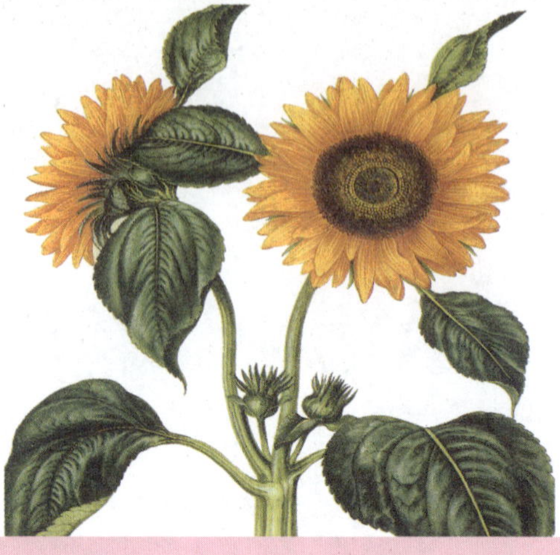

【本草附方】

◎小便淋痛

将蜀葵根洗净、锉细，加水煎开几次，服之有效。

◎小便尿血

用蜀葵茎研细，每次服用方寸匕，无灰酒送下。一日服三次。

◎肠胃生痈

用单叶红蜀葵根、白芷各一两，白枯矾、白芍药各五钱，一起研末，用溶化了的黄蜡制成梧子大小的丸，每次服用二十丸，空腹，米汤送下。该方叫“怀忠丹”。待脓血排尽后，可服“十宣散”补养身体。

◎诸疮肿痛

用蜀葵根去黑皮，捣碎，加水调稠贴于患处。

◎二便不通

用蜀葵花一两，捣碎，加麝香半钱，水一大碗煎服下。用根代花也可。

◎妇女带下

用蜀葵花一两，阴干后研末，每次服用二钱匕，空腹服，温酒送下。

◎酒皶赤鼻

用蜀葵花研成粉末，加猪油调匀，晚上涂抹，白天洗去。

◎痈肿无头

用蜀葵子为末，用水调敷在患处，即可。

【专家分析】

黄蜀葵、瑟蜀葵不是同一种类，但气味与功用则与蜀葵一样。可治淋疾，催生，医恶疮，消痈肿，涂烫伤。

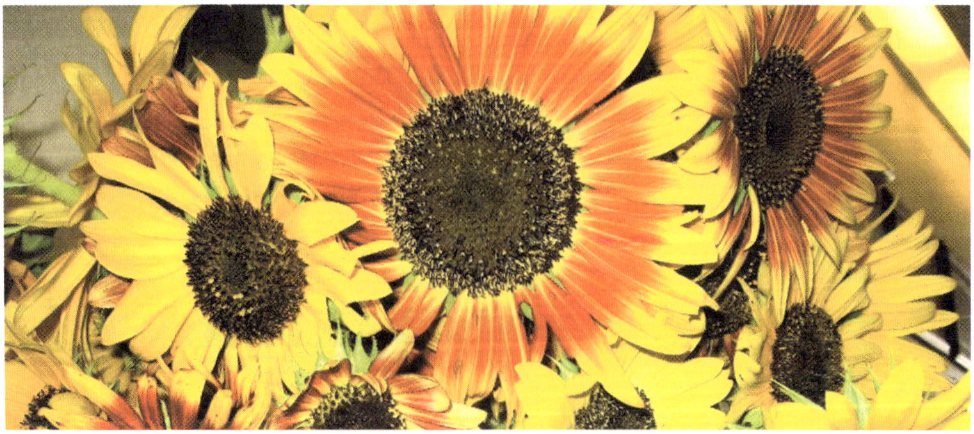

蜀葵

王不留行

【原名】禁宫花、剪金花、金盏银台。【气味】苗、子：苦、平、无毒。

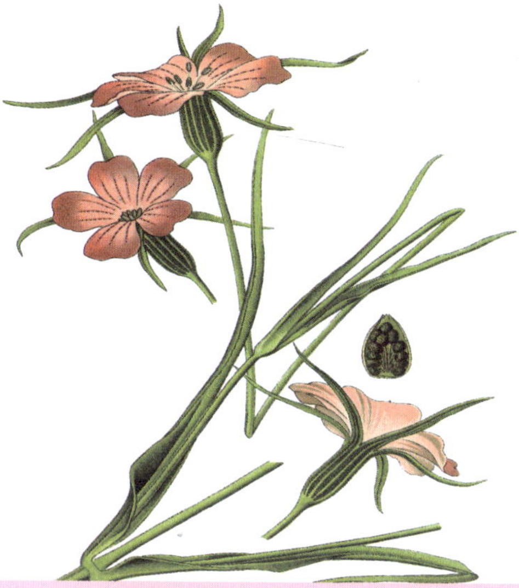

【本草附方】

◎鼻血不止

用王不留行连茎、叶阴干，熬制成浓汁温水服下。很快见效。

◎大便后下血

用王不留行研成粉末，每次服用一钱，水送下。

◎金疮失血

用王不留行十分，蒴翟叶十分，桑东南根白皮十分，川椒三分，甘草十分，黄芩、干姜、芍药、厚朴各二分，前三味，烧存性，后六味，研末。两组和匀。治大伤。每次服用方寸匕，水送下。治小伤，只须用末敷伤处即可。妇女产后亦可服用。该方叫“王不留行散”。

◎妇女乳少

用王不留行、穿山甲(炮)、龙骨、瞿麦穗、麦门冬，等份研成粉末。每次服用一钱，热酒调下，服药后再吃猪蹄羹，并一日数次用木梳刮乳房，帮助乳汁流出。该方叫“涌泉散”。

◎头风白屑

用王不留行、香白芷，等份研成粉末，干抹头上。第二天清晨篦去。

◎痈疽诸疮

用王不留行、桃枝、茱萸根皮各五两，蛇床子、牡荆子、苦竹叶、蒺藜子各三升，大麻子一升，以水二斗半，煮取一斗，多次清洗患处。该方叫“王不留行汤”。

◎疔肿初起

用王不留行子研为末，加蟾蜍制成丸，如黍米大。每次服用一丸，酒送下。汗出即愈。

【专家分析】

王不留行因善于行血闻名“虽用王命不能留其行”，所以叫“王不留行”，流血不止者，它也可以止血。在妇科中，王不留行又是发乳的良药，经常和穿山甲同用，有“穿出甲，王不留，妇人服了乳长流”的说法，可见其通乳汁的作用是很显著的。

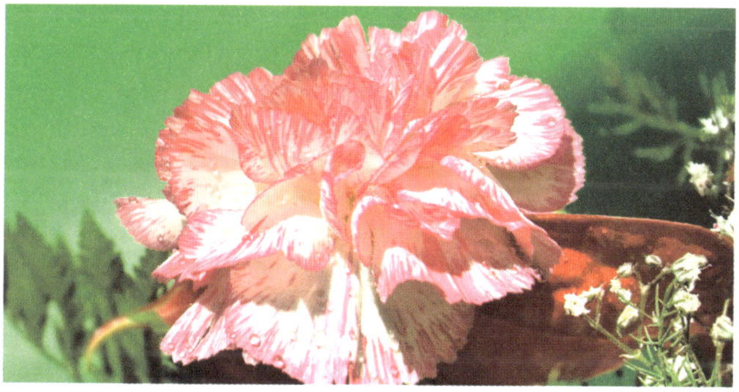

王不留行

车前

【原名】当道、马昔、牛遗、牛舌、车轮草、地衣、蛤蟆衣。【气味】甘、寒、无毒。

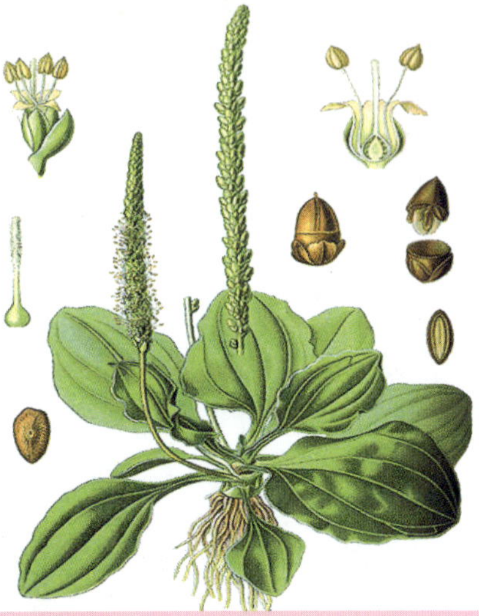

【本草附方】

◎小便血淋

用车前子晒干研成粉末，每次服用二钱，车前叶熬汤送下。

◎老人淋病（身体发热）

用车前子五合，用布包裹，煮汁，加入青粱米四合煮粥吃，很见效。

◎孕妇热淋

用车前子五两、葵根（切）一升，加水五升，熬制成一升半，分三次服下。

◎滑胎易产

用车前子研成粉末，每次服用一匙，酒送下。不饮酒者，可改用水送下。

◎阴囊冷痛（肿满杀人）

用车前子研成粉末，每次服用方寸匕，水送下，一日服二次。

◎久患内障

用车前子、干地黄、麦门冬，等份研成粉末，加入蜂蜜制成梧子大小的。常服很见效。

◎补虚明目

用车前子、熟地黄（酒蒸后火焙）各三两，菟丝子（酒浸）五两，一起研成粉末，加炼蜜制成梧子大小的丸。每次服用三十丸，温酒送下。一日服二次，该方叫“驻景丸”。

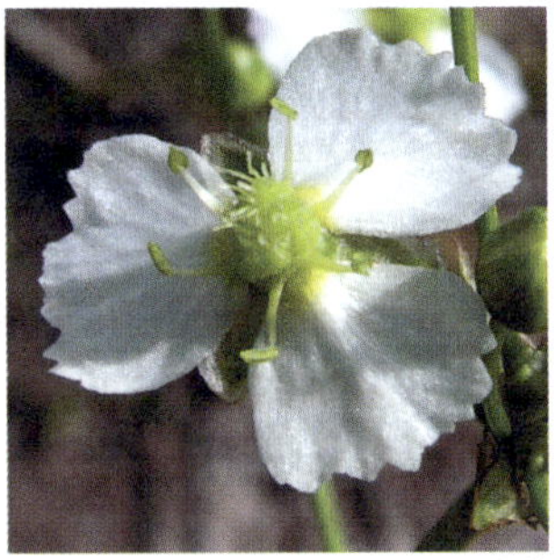

车前

◎小便不通

用车前草一斤，加三升水煎取一升半，分三次服用。也可加冬瓜汁或桑叶汁。

◎小便尿血

用车前草捣汁五合，空腹服下。

◎鼻血不止

用车前叶捣汁喝下。

◎刀伤

用车前叶捣碎敷伤处。

◎湿气腰痛

车前叶连根七棵、葱白连须七棵，枣七枚，煮酒一瓶常服下。

◎喉痹乳蛾

用车前草、凤尾草捣碎，加霜梅肉少许煮酒，共研取汁。

◎两眼红痛

用车前草汁调合朴硝末，临睡时涂眼泡上，次日清晨洗去。

◎目中微翳

用车前叶、敬杨叶等份，揉出汁，裹入两层桑叶中，悬阴凉处一夜。次日打开桑叶，以汁水点眼。

【专家分析】

车前可清热利悄、祛痰明目。草和子的作用相似。

桐

【原名】白桐、黄桐、泡桐、椅桐、荣桐。【气味】苦、寒、无毒。

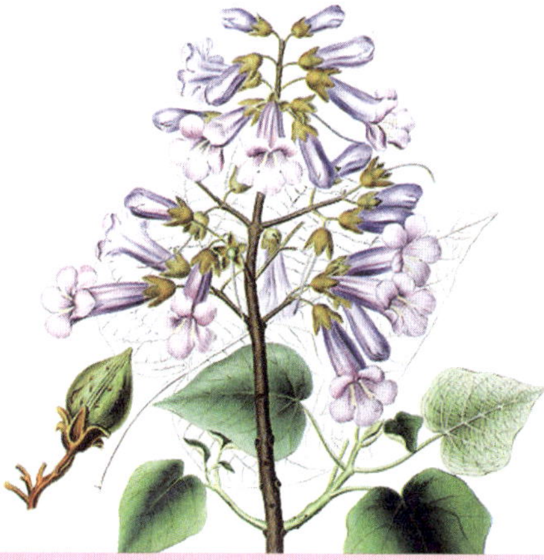

功能主治

◎手足浮肿

用桐叶煮汁浸泡手足，同时喝下少许汁液。汁中加小豆效果更好。

◎痈疽发背

把桐叶在醋中蒸过贴患处，退热后可止痛。逐渐生肉收口。

◎头发脱落

用桐叶一把，麻子仁三升，加淘米水煮开五、六次，去掉药渣，每日洗头部，头发可渐渐长出。

◎跌打损伤

用桐树皮（去青留白），用醋炒，捣碎涂抹伤处。

◎眼睛发花，眼前似有小虫飞舞

用桐花、酸枣仁、元肯粉、羌活各一两，一起研成粉末，每次服用二钱，水煎，和药渣一起服下。一日服三次。

虎杖

【原名】苦杖、大虫杖、斑杖、酸杖。【气味】根：微温。

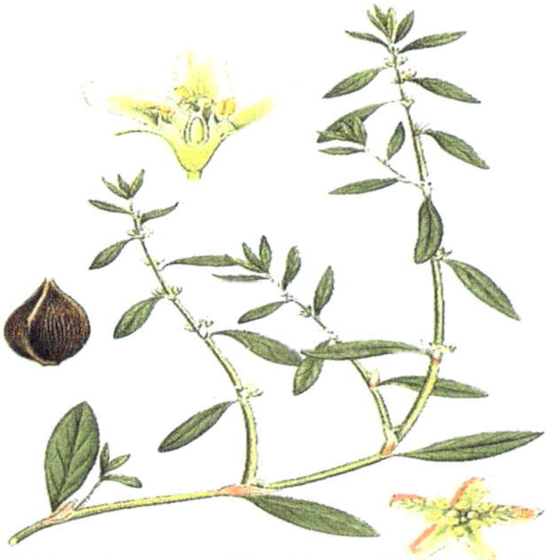

【本草附方】

◎月经不通

用虎杖三两，凌霄花、没药各一两，一起研成粉末。每一钱，热酒送下。另方：虎杖一斤，去头晒干切碎，水一斛，浸泡虎杖一夜，煎取二斗。加入土瓜根汁、牛膝汁各二斗，一起熬浓，状如糖稀。每次服用一合，酒送下。白天两服，晚上一服，月经即通。

◎小便五淋

用虎杖碾为末，每次服用二钱，米汤送下。

◎腹内突长结块，坚硬如石

用虎杖根一石，洗干，捣成末，掺入五升米饭中搅匀，倒五斗好酒浸泡起来。每饮一升半，忌食鲜鱼和盐。

◎气奔怪病

用虎杖、人参、青盐、细辛各一两，用水煎服。

◎消渴引饮

用虎杖（烧过）、海浮石、乌贼鱼骨、丹砂，等份研成细末，口渴时，用麦门冬煎汤，送服二钱。一日服三次，忌酒、色、鱼、面、生冷、酱醋。

【专家分析】

虎杖的功用是清热解毒、活血通经。现在临床上用虎杖、木香、枳壳、黄芩配方治肝胆管结石症，称为“排石汤”。

蒺藜

【原名】名茨、旁通、屈人、止行、休羽、升推。

【气味】子：苦、温、无毒。白蒺藜：甘、温、无毒）

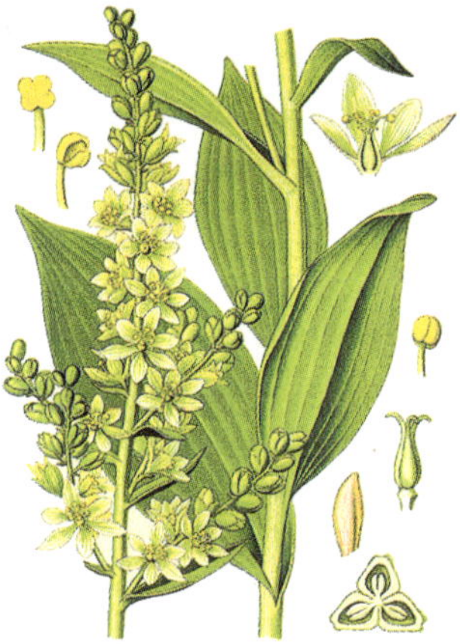

【本草附方】

◎腰脊疼痛

用蒺藜子捣成末，加入蜂蜜制成胡豆大小的丸，每次服用二丸，酒送下。一日服三次。

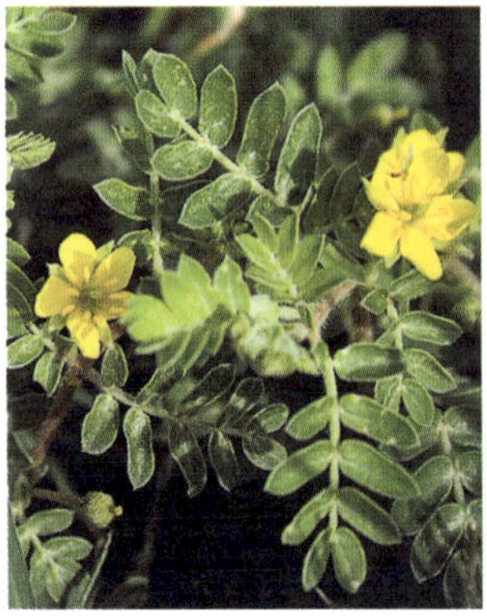

蒺藜

◎通身浮肿

用杜蒺藜每日熬汤清洗。

◎大便风秘

用蒺藜子（炒）一两，猪牙皂荚（去皮、酥炙）五钱，一起研成粉末。每次服用一钱，盐茶汤送下。

◎月经不通

用杜蒺藜、当归，等份研成粉末。每次服用三钱，米汤送下。

◎催生下衣（难产）

用蒺藜子，贝母各四两，一起研成细末，米汤冲服三钱。过一会如仍不下，可再次服药。

◎蛔虫心痛

用初秋采集的蒺藜子，阴干，烧成灰。每次服用方寸匕，一日服三次。

◎多年失明

用初秋采集的蒺藜子，阴干捣成末，每次服方寸匕，饭后服，水送下。一日服二次。

◎牙齿动摇

用蒺藜去角，生研五钱，加半碗淡浆水，盐少许，温时漱口，有效。或用蒺藜根烧成的灰贴牙，亦能固齿。

◎面上瘢痕

用蒺藜子、山栀子各一合，一起研成粉末。加醋调匀。睡前涂脸上，清晨洗去。

◎鼻塞出水，不闻香臭

用蒺藜两握，放大道上让车碾压后，加水一大盏，煮取半盏，先让病人仰卧。满口含饭。随后以药汁一合灌入鼻中，如不通，可再灌。至鼻中喷出一两个息肉，病可治愈。

◎白癜风疾

用白蒺藜子六两，生捣为末。每次服用二钱，热水送下。一日服二次。一月后断根。服至半月时，白处可见红点，即表示见效。

◎一切疔肿

蒺藜子一升，熬捣，用醋调和敷于患处。

谷精草

【原名】戴星草、文星草、流星草。【气味】花：辛、温、无毒。

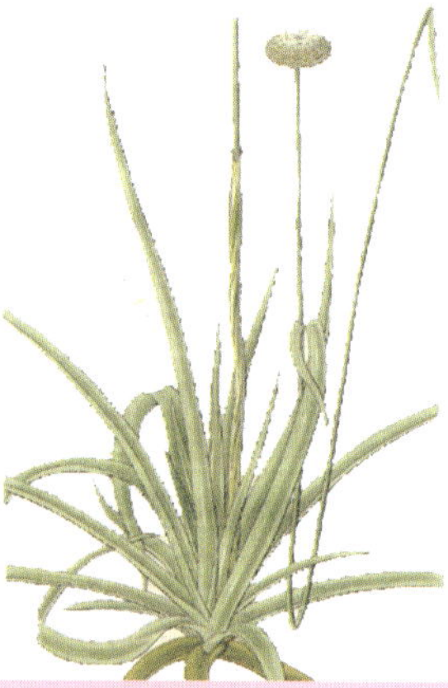

【本草附方】

◎脑痛、眉痛

用谷精草二钱、地龙三钱，乳香一钱，一起研成细末。每用半钱，放在筒中燃烧，用烟熏鼻。

◎偏正头痛

用谷精草一两，研末，加白面糊调匀后，摊在纸上贴痛处，干了再换。另方：用谷精草末、铜绿各一钱，硝石半分，混匀，根据头痛侧，吸入鼻孔中。

◎鼻血不止

用谷精草为末，每次服用二钱，熟面汤送下。

◎目中翳膜

用谷精草、防风，等份研末，米汤冲服，效果佳。

◎小儿雀盲（夜盲）

用羊肝一具，原物不洗，竹刀剖开，放入谷精草一撮，在瓦罐里煮熟，每天吃一点，很见效。忌用铁器。如不肯吃，可炙熟后捣碎，制成绿豆大小的丸。每次服用三十丸，茶送下。

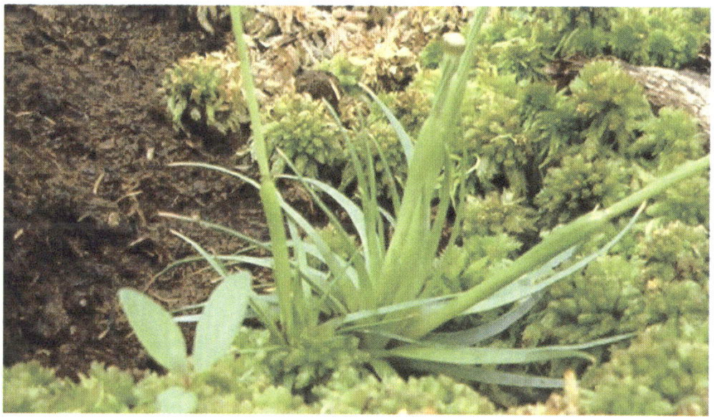

谷精草

【专家分析】

谷精草可疏散风热、明目退翳。李时珍指出，丹治各种眼病，加用谷精草，效果很好，明目退翳之功，比菊花较好。

大黄

【原名】黄良、将军、火参、肤如。【气味】根：苦、寒、无毒。

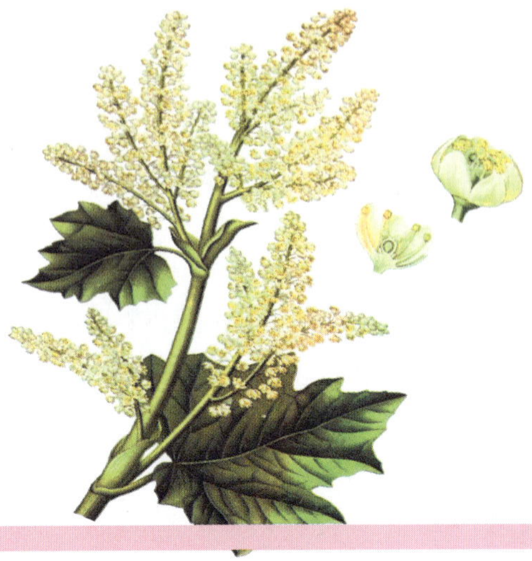

【本草附方】

◎吐血、鼻血（心气不足）

用大黄二两，黄连、黄芩各一两，加三升水，熬成一升，热服下。下泻即验。

◎伤寒痞满（心下满而不痛）

用大黄二两，黄连一两，泡入两升麻沸汤中。过一会儿，去掉药渣取汁，分二次温水服下。该方叫“大黄黄连泻心汤”。

◎热病说胡话

用大黄五两，锉细，炒到微红，加水熬制成膏子，每次服用半匙，冷水送下，此方亦治伤寒发黄。

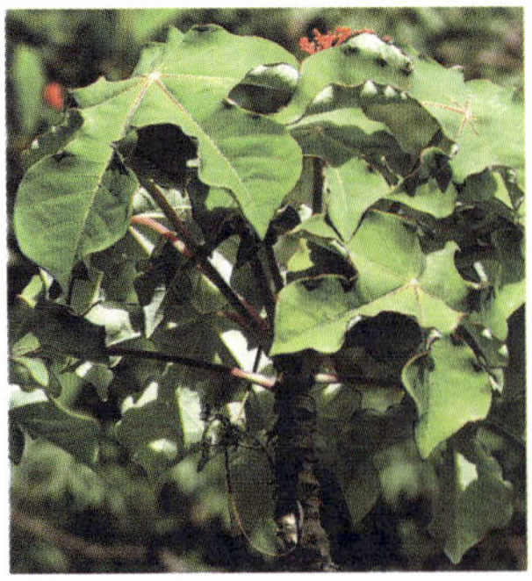

大黄

◎腰脚风痛

用大黄二两，切成大块，加少许酥炒干，不能炒焦。捣碎筛过。每次服

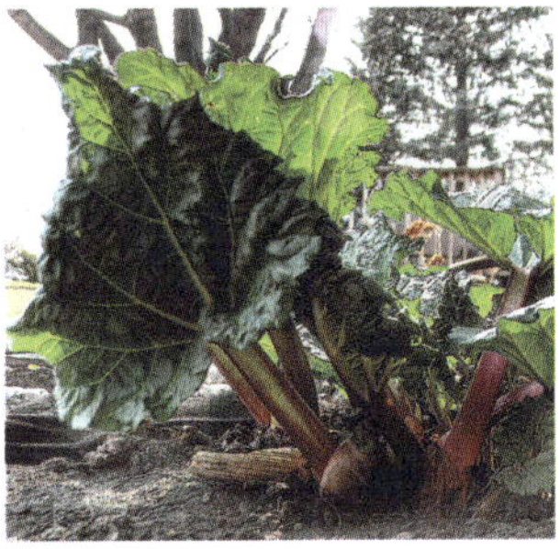

大黄

用二钱，空腹，煮开过多次的姜汤送下。泻出冷脓恶物，痛即止。

◎风热积壅

用大黄四两，牵牛子（半炒）四两，一起研末，加炼蜜制成丸状，如绿豆大。每次服用十丸，白开水送下。如要微泻，每次服用可加十至二十丸。另方：基本上和上同，但不用炼蜜而用皂荚熬膏代替，称为坠痰丸或“全真丸”，又名“保安丸”。

◎痰为面病（但水泻及胎前产后的痰病不可服用）

用大黄（酒浸，蒸熟，切晒）八两，生黄芩八两，沉香半两，一起研成粉末，加青礞石（二两）和焰硝（二两）一起封固、煅红、研成粉末的药末二两，以水和各药成丸，如绿豆大。常服一、二十丸，小病五、六十丸，缓病七、八十丸，急病一百二十丸，温水送下后，要静卧勿动，让药起作用。第二天，先下糟粕，次下痰涎。如未下，可再次服药，该方叫“滚痰丸”。

◎腹胁积块

陈石灰半斤，瓦器上炒至极热，等稍冷后，加大黄末（炒热）一两，桂心末（略炒）半两，以醋调成膏，摊在布上贴患处。另方：大黄二两、朴硝一两，一起研成

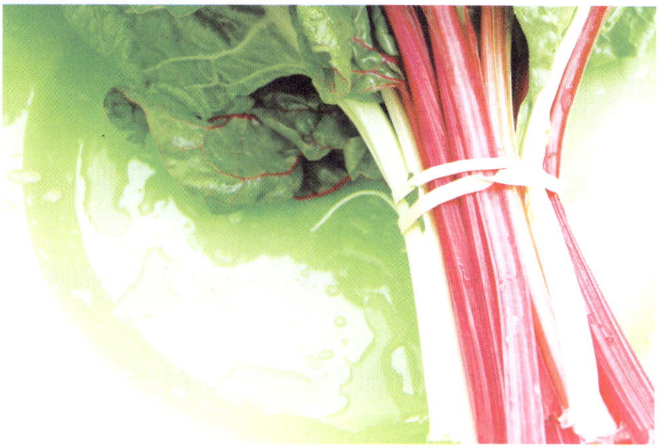

大黄

粉末，以大蒜同捣成膏贴患处。加放阿魏一两，更好。

◎腹中痞块

用大黄十两，研成粉末，加醋三升、蜜两匙，和匀，熬制成梧子大小的丸。睡前三十丸，生姜汤送下。能吐泻即验。

◎脾癖疳积

用锦纹大黄三两，研末，加醋一盏，放砂锅中熬成膏，倒在瓦上日晒夜露三天，再研末，加硫磺一两（以形如琥珀者为好），官粉一两，一起研匀。十岁以下小孩，每次服用半钱，大人每次服用一钱半，米汤送下。忌生冷、鱼肉，只吃白粥半月。如一服不愈，半月之后再服下。

◎小儿诸热

用大黄（煨熟）、黄芩，各一两，一起研成粉末，加炼蜜制成麻子大小的丸。每次服用五至十丸，用蜜汤送下。亦可加黄连，称为“三黄丸”。

◎骨蒸积热，渐渐黄瘦

用大黄四分，加童子尿五六合，熬取四合，去掉药渣服汁，分二次服下。

◎相火秘结

用大黄末一两、牵牛头末半两，和匀，每次服用三钱。用厥冷、心烦症状者，酒送下，无此现象者，蜜汤送下。

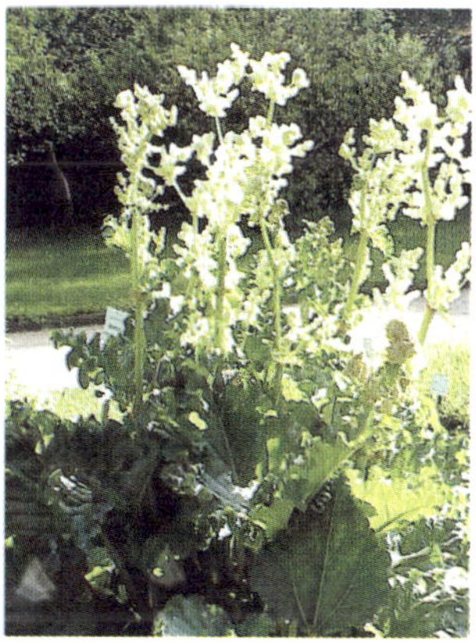

大黄

◎忽喘闷绝（涎流吐逆，不能言语，牙齿动摇，喘气闷绝）

用大黄、人参各半两，加二碗水，熬制成一碗，热服即愈。

◎赤白浊淋

用好大黄研成粉末，每次取六分，放入破了顶的鸡蛋中，搅匀，蒸熟，空腹吃下。三次见效。

◎产后血块

用大黄末一两，加头醋半升，熬膏制成梧子大小的丸。每次服用五丸，温醋化开，慢慢送下。

◎乳痈肿毒

用大黄、粉草各一两，一起研成粉末，加好酒熬成膏，摊在布块上贴在患处，并平躺于床上。同时，取药末一匙，温酒送下。次日有恶物排出。该方叫“金黄散”。

◎大风癞疮

用大黄（煨）一两、皂荚两刺一两，一起研成粉末。每次服用一匙，空腹服，温酒送下。排出恶物如鱼脑状或乱发状，该方叫“通天再造散”。

【专家分析】

大黄是解燥结、除实痰的必用药，脉洪而实者用之，具有显著效果。

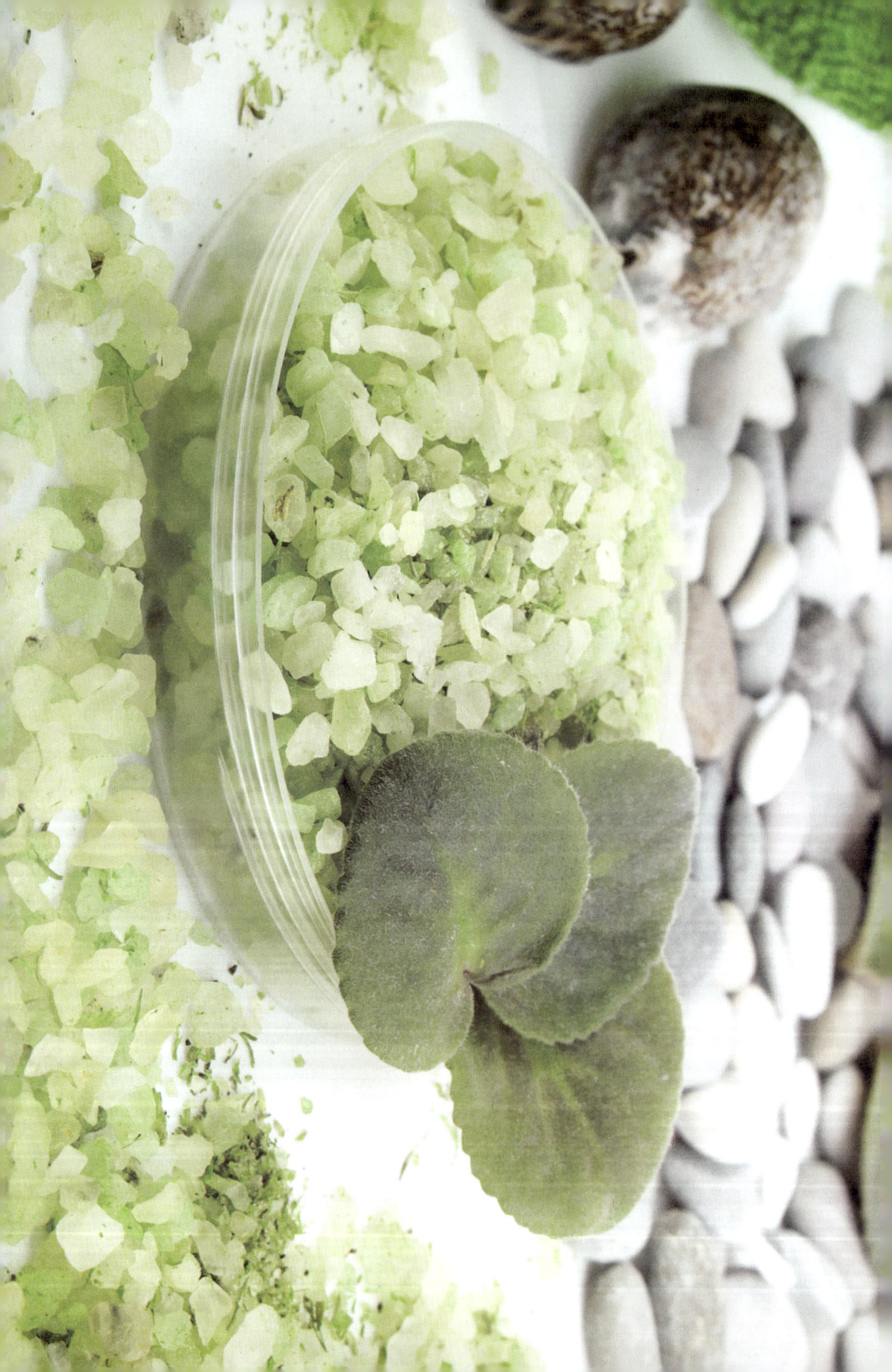

商陆

【原名】逐汤、当陆、章柳、白昌、马尾、夜呼。【气味】根：辛、平、有毒。

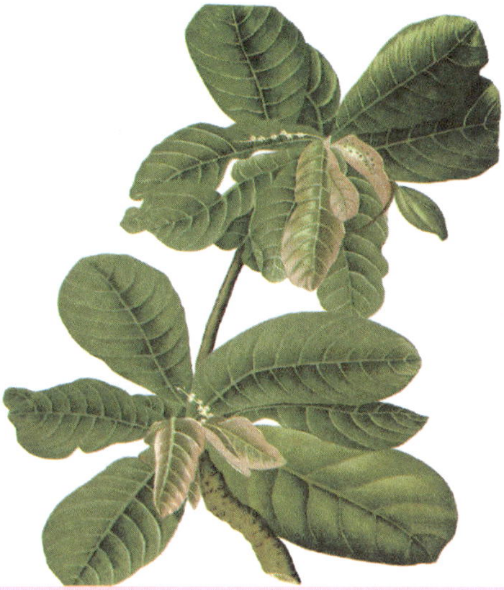

【本草附方】

◎温气脚软

用商陆根切成小豆大，先煮熟，再加绿豆同熬成饭，每日进食，病愈为止。

◎水气肿满

用商陆根去皮，(切成豆大颗粒）一大盏，加糯米一碗，一起熬成粥，每日空腹吃下。微泻为好，不得杂食。另方：白商陆六两，取汁半合，加酒半升，根据病人情况适量给服，腹泻为效。另方：白商陆一升、羊肉六两，加一斗水熬取六升，去掉渣，和葱豉一起煨汤吃。

◎腹中症结（硬如石块，刺痛异常）

用商陆根捣汁或蒸烂，先将摊在腹部，然后将热放在患处，药冷即换，昼夜不停。

◎产后腹大、坚满，喘不能卧

用商陆根三两，大戟一两半，甘遂（炒）一两，一起研成粉末。每次服用二、三钱，热汤调下，腹泻即停药。药方名“白圣散”。

◎五尸注痛

用商陆根煎烂后，装布袋中，趁热敷贴痛处，药冷即换。

◎石痈如石（不出脓）

用商陆根捣碎涂抹患处，药干即换。此方也可治湿疮、疖子。

【专家分析】

现在治癌方中，常常用到商陆。

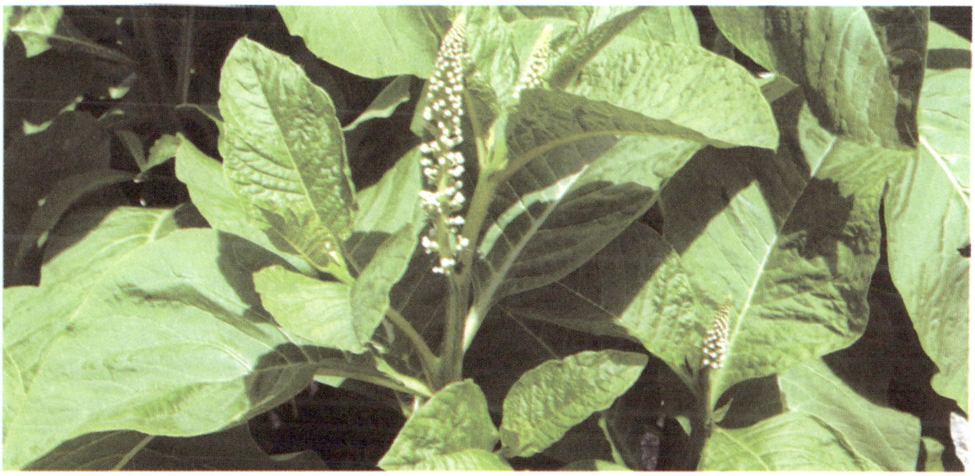

商陆

大戟

【原名】邛钜、下马仙。

【气味】根：苦、寒、有小毒。

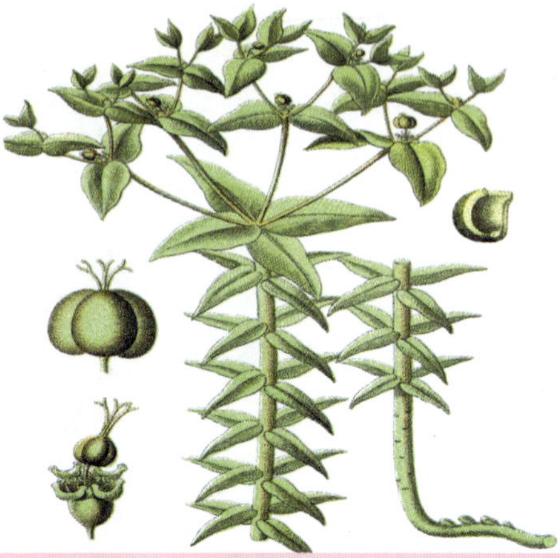

【本草附方】

◎水肿喘急

用大戟（炒）二两，干姜（炮）半两，一起研末，每次服用三钱，姜汤送下。视大小便通畅为度。

◎水病肿满

用大戟、当归、橘皮各一两，切碎，加二升水，煮取七合，一次服下，病情较重者，再服一次即可痊愈。病愈后，一年之内饮食要注意，不能吃刺激性大的东西。

◎水肿腹大（或遍身浮肿）

用枣一斗，放锅内，上面盖着大戟的根、苗，加盖煮熟，随时取枣吃，枣尽病愈。另方：大戟、白牵牛、木香，等份研成粉末。每取一钱，纳入剖开的猪肾中，用湿纸包好煨熟，空腹吃下。

◎牙齿摇痛

把大戟放在牙齿痛处，咬住。止痛效果好。

续随子

【原名】千金子、千两金、菩萨豆、拒冬、联步。【气味】辛温、有毒。

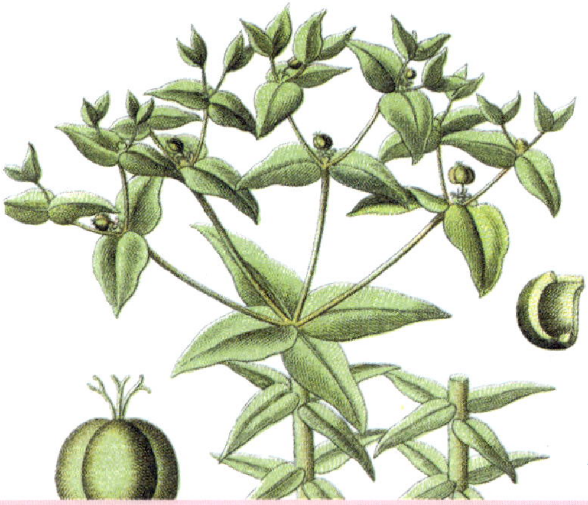

【本草附方】

◎小便不通

用续随子（去皮）一两，铅丹半两，同炒，加入蜂蜜搅成团状，装入瓶中，冬天埋在背阴处。春末前取出，研成粉末，加入蜂蜜制成梧子大小的丸。每次服用二、三十丸，木通汤化药送下。

◎水气胀肿

用续随子一两，去壳，研成粉末，榨掉油，再研成粉末，分作七服，治一人用一服。男子用酒下，女子用荆芥汤下。半夜服下，不久，腹泻，天亮后泻可自停。可另服厚朴汤补身体，加盐、醋一在搅拌。病即不复发。

◎涎积癖块

用续随子三十枚，腻粉二钱，青黛（炒）一钱，一起研匀，加糯米饭制成芡子大小的丸。每次服用一丸，捣碎，大枣一枚烧熟，去皮核后，和药一起嚼烂，冷茶送下。半夜后泻出积聚恶物即见效。

◎蛇咬肿闷

用续随子仁七粒，重台六分，捣碎，筛过，制成散剂，酒送下方寸匕，同时用唾液调药末涂伤处。

莨菪

【原名】天仙子、横唐、行唐。【气味】子：苦、寒、无毒。

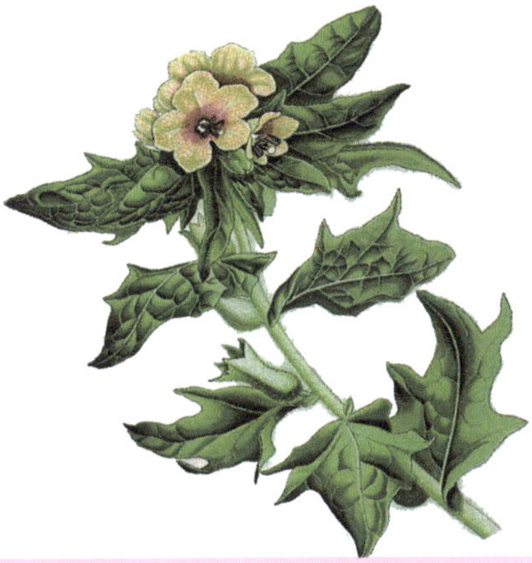

【本草附方】

◎卒发颠狂

用莨菪三升，研末，在一升酒中泡几天。去掉药渣，熬制成浓汁并可制丸即可。每次取如三枚小豆的量，一日服三次。感觉头、脸、四肢发痒发热，即是病情转好。

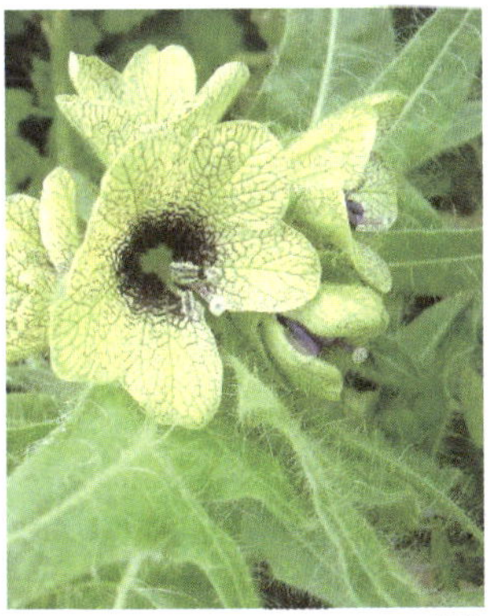

莨菪

◎风痹厥痛

莨菪三钱（炒）、大草乌头、甘草各半两，五灵脂一两，一起研末。加糊制成梧子大小的丸，以螺青为衣。每次服用十丸，男子用菖蒲酒送下，女子用芫花汤送下。

◎久咳不止（痰用脓血）

用莨菪子五钱，先煮后炒，研成粉末，真酥（鸡蛋大小的量），大枣七枚，同熬至酥尽。取枣日食三枚。另方：取莨菪子三撮吞服，一日服五、六次，极验。

◎水泻日久

用干枣十个，去核，填入莨菪子，扎紧，烧存性。每次服用一钱，粟米汤送下。

◎赤白下痢

用大黄（煨）半两，莨菪子（炒黑）一撮，一起研成粉末。每次服用一钱，米汤送下。

◎肠风下血

用莨菪子一升，晒干、捣碎、筛细；生姜半斤，取汁；同入银锅中加二升酒。一起熬制成浓糖稀状，再倒入五升酒，慢火上熬浓，制成梧子大小的丸。每天早晨用酒送下三丸，视病情可增至五至七丸。病重的人服过三日，会出现腹泻，病愈后，泻亦止。

◎脱肛不收

用莨菪子炒过，研成细末，敷在患处。

◎风牙虫牙

用莨菪子一撮，放在小口瓶内烧烤。用小管吸烟熏烤病齿处。另方：把莨菪子装入瓶内，热水淋药得气，吸入口中，药冷即换。吐去流出的口水。

◎风毒咽肿，咽水不下

用莨菪子研成粉末，每次服用两钱匕，水送下。效果很好。

◎乳痈坚硬

用新莨菪子半匙，以清水一盏服下。注意不要把药嚼破。

◎恶疮似癞，经年不愈

用莨菪子烧存性，研成粉末，敷在患处。

蓖麻

【气味】子：甘、辛、平、有小毒。

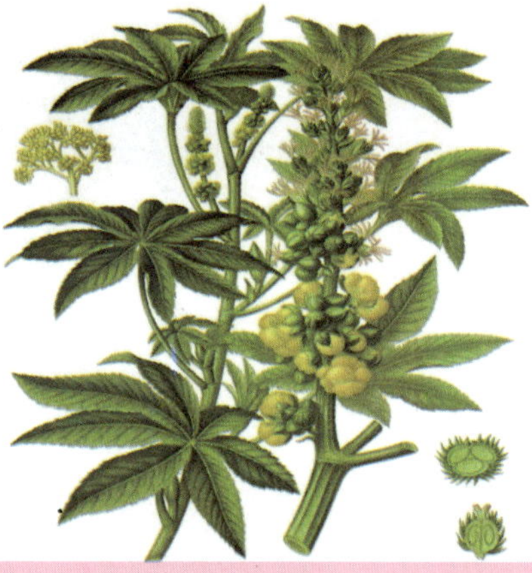

【本草附方】

◎半身不遂，失音不语

取蓖麻子油一升，酒一斗，在铜锅中浸泡一夜，然后煮熟，慢慢服下。

◎口目歪斜

用蓖麻子仁捣成膏状，左边斜则贴右，右边斜则贴左。很见效。

◎疠风鼻塌（手指弯曲，指节疼痛，渐至断落）

用蓖麻子一两，去皮，黄连一两，锉如豆大，一起泡在瓶子里，加一升水，春夏二日制作，秋冬五日后，取蓖麻子一枚劈破，以泡药的水送下。以后服用蓖麻子每次可增到四五枚。肚子稍泻，并不碍事，泡药的水用完后，可添加新水。两月之后，试着吃一些大蒜、猪肉。如不发病，就是有了疗效，即可停止服药。如仍发病则继续服药。

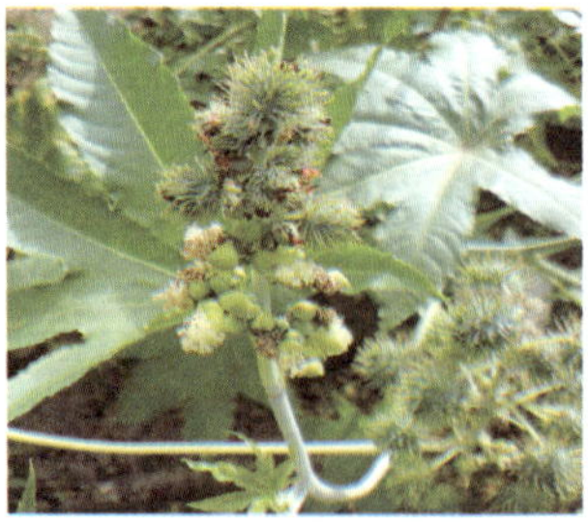
蓖麻

◎风气头痛

用乳香、蓖麻仁等份，捣成饼，贴太阳穴。另方：蓖麻仁半两，枣肉十五枚，捣碎涂在纸上，用纸筒吸入鼻中，有清鼻流下即可愈。

◎鼻塞不通

用蓖麻子仁三百枚，大枣（去皮、去核）十五枚，捣碎调匀，用棉包裹塞鼻中。一日换药一次。一个月以后，鼻通，嗅觉恢复。

◎小便不通

用蓖麻仁三颗，研成粉末，包成纸捻，插入尿道，即通。

◎水气胀满

用蓖麻子仁，加水研磨，得三合，清晨一顿服尽，中午即有青黄水排出。身

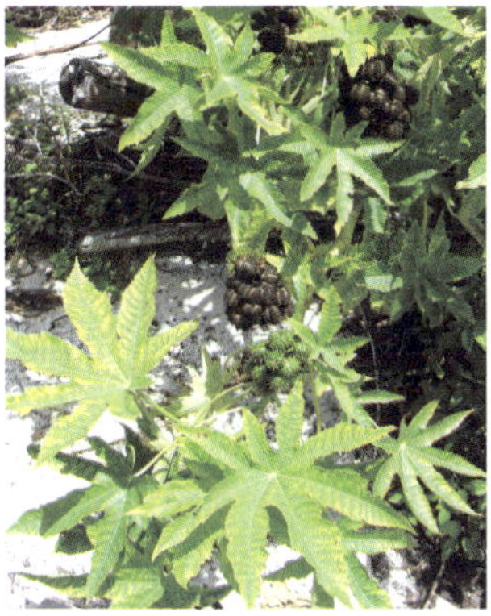

蓖麻

体强壮的人，蓖麻仁只可服五粒。

◎急喉痹塞，牙关咬紧

用蓖麻仁碾碎，点燃烧出烟，用纸筒熏吸喉部，该方叫“圣烟筒”。

◎咽中疮肿

用蓖麻子仁一枚、朴硝一钱，一起研成粉末，新汲水送下，连用二到三服，见效。另方：蓖麻仁、荆芥穗，等份一起研成细末。加蜜调制成药丸，用布包裹含在口中，咽汁。

◎脚气作痛

用蓖麻子七颗，去壳，碾碎，跟苏合香丸一起调匀贴在足心，痛即止。

◎子宫脱出

用蓖麻子仁、枯矾，等份研成细末，铺纸上，把子宫托入；同时以蓖麻子仁十四枚，研成膏涂顶心即入。

◎瘰疬结核

用蓖麻子炒去皮，临睡时服两、三枚，很见效。但忌吃炒豆。

◎汤火灼伤

用蓖麻子仁、蛤粉，等份研成粉末，用油调抹烫伤处，用水调抹烧伤处。

【专家分析】

蓖麻叶：有毒，可治脚气风肿，治痰喘咳嗽，止鼻血。

附子

【原名】乌头。【气味】辛、温、有大毒。

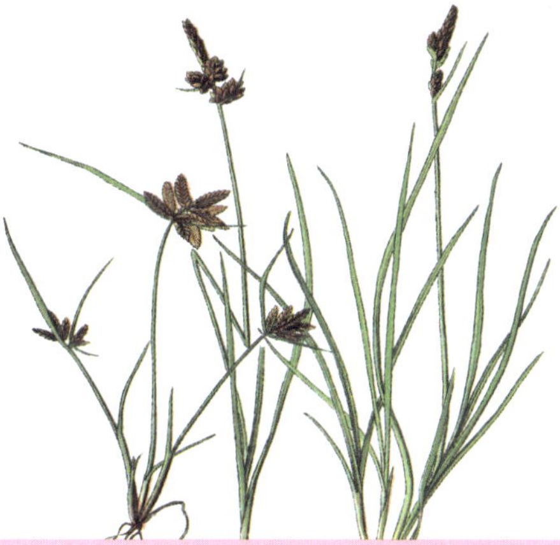

【本草附方】

◎少阴伤寒

用麻黄（去节）二两，甘草（炙）二两，附子（炮，去皮）一枚，水七升。先煮麻黄去掉沫，再加入其余二药，煮汁成三升，分作三次服下。让病人发微汗。该方名“麻黄附子甘草汤”。

◎少阴下利

用大附子一个（去皮，切成八片），甘草（炙）二两，干姜三两，水三升，熬成一升，分两次温服下。脉出现即愈。面赤，加葱九根；腹痛，加芍药二两；干呕，加生姜二两；咽痛，加桔梗一两；利止，而脉不出，加人参二两。该方叫“通脉四逆汤”。

◎少阴发热

用麻黄（去节）二两，细辛二两，附子（炮）去皮一枚，水一斗。先煮麻黄去掉沫，再加入其余二药，煮汁成三升，分作三次服下。让病人发微汗。该方叫“麻典附子细辛汤。”

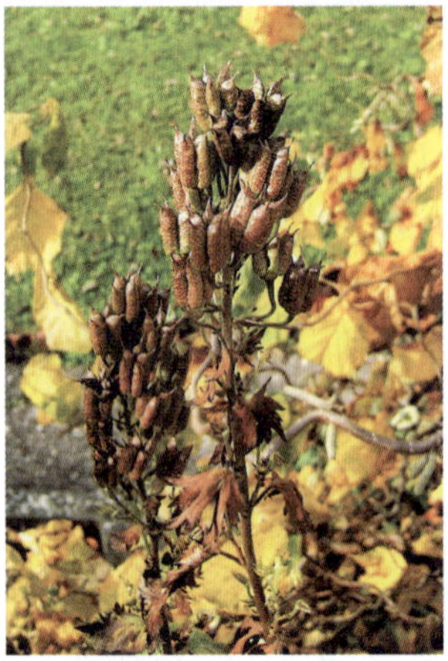

附子

◎阴病恶寒

芍药三两，甘草（炙）三两，附子（炮，去皮）一枚，加五升水，熬成一升五合。分次服下。该方叫“芍药甘草附子汤”。

◎阴盛格阳

用大附子一枚，烧存性，研成粉末，和蜜水调服下。逼散寒气之后，热气会上升，身体出汗后，病可痊愈。该方叫“霹雳散”。

◎中风痰厥

用生川乌头、生附子，（都去掉皮）各取半两，生南星一两，生木香二钱五分。各药混合后，每取五钱，加生姜十片，水两盏，熬制成一盏，温服下。该方叫“五生饮”。

◎风病瘫缓

用生川附子（去皮脐），五灵脂各五两，一起研成细末，加龙脑、麝香各五分，用水制成弹子大小的丸，每次服用一丸，暖酒调服。一日服两次。服至五至七丸，便觉手能抬动。脚能移步，吃至十丸，可以梳头。该方叫“神验乌龙丹”。

◎风寒湿痹

用香白米煮粥一碗，加入生川附子末四钱，慢熬适当，下姜汗一匙、蜜三大匙，空腹服下。还可加入薏苡末二钱。

◎诸风痫疾

生川附子（去皮）二钱半、五灵脂半两，一起研末，加猪心血制成梧子大小的丸。每次服用一丸，姜汤送下。

◎小儿慢惊

用生川附子（去皮脐）一两，全蝎十个（去尾），分作三服，服用时用一盏水、

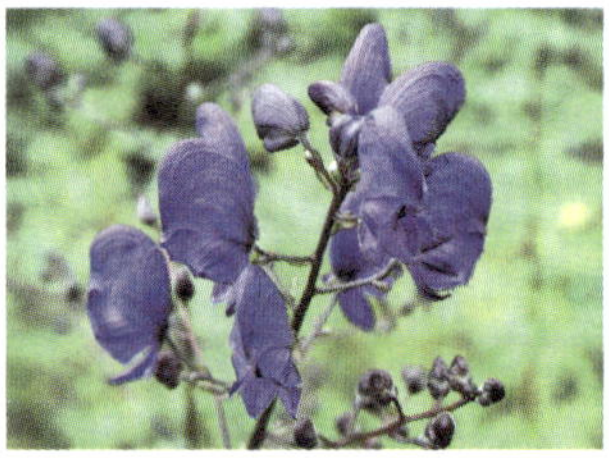

附子

七片姜煎药饮下。

◎小儿囟陷

用附子、附子（生，去皮脐）各二钱，雄黄八分，一起研末。以葱根捣和作饼敷陷处。

◎脚气肿痛

用黑附子一个（生，去皮脐），研成粉末，加生姜汁调成膏涂肿痛处。药干再涂，到肿消为止。

◎多年头痛

用川附子、天南星，等份研成粉末，用葱汁调匀涂太阳穴。

◎耳鸣不止

用附子(烧作灰)、菖蒲，等份研成粉末棉花裹着塞耳内。一日换药两次。

◎风虫牙痛

用附子一两（烧灰）、枯矾一分，一起研成粉末，擦牙。另方：川乌头、川附子，研细，加面糊制成小豆大小的丸。每次用一丸咬在口中。另方：用炮附子末塞入牙孔中，可止痛。

◎虚寒腰痛

用鹿茸（去毛，酥炙微黄），附子（炮，去皮脐）各二两，盐花三分，一起研末，加枣肉制成梧子大小的丸。每次服用三十丸，空腹服，温酒送下。

◎寒热疟疾

用一枚重五钱的附子，包裹在面中火煨，然后去掉面，加人参、丹砂各一钱，一起研成粉末，加炼蜜制成梧子大小的丸。每次服用二十丸，未发病前连用三服下。如果出现呕吐或身体有麻木感觉，就说明

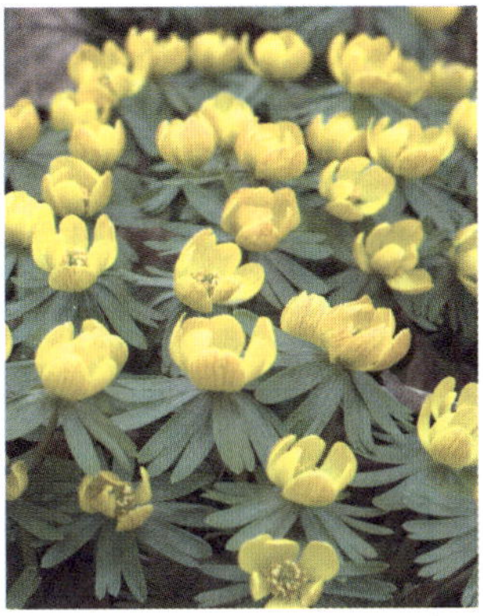

附子

药物见效。否则第二天要再次服药。

◎水泄久痢

用川乌头二枚，一枚生用，另一枚和黑豆一起煮熟，一起碾碎制成丸，如绿豆大。每次服用五丸，黄连汤送下。

◎阳虚吐血

用生地黄一斤，捣成汁，加少许酒。另以熟附子一两半，去皮脐，切成片，放入地黄汁内，石器中熬成膏，取出附片在容器中烘干，同山药三两研成粉末，再以膏调末制成梧子大小的丸。每次服用三十丸，空腹，米汤送下。

◎溲数白浊

用熟附子研成细末。每次服用二钱，放姜三片、水一盏，煎煮至六分，温水服下。

◎经水不调

用熟附子（去皮）、当归等份。每次服用三钱，以水煎服下。

◎痈疽肿毒

用川乌头（炒）、黄檗（炒）各一两，碾成末用唾液调匀涂抹患处，不要涂头。药干后用淘米水润湿。

◎疔疮肿痛

用醋和附子末涂抹患处。药干再涂。

◎手足冻裂

用附子去皮，研成粉末，以水、面调涂，很见效。

白附子

【气味】辛、甘、大温、有小毒。

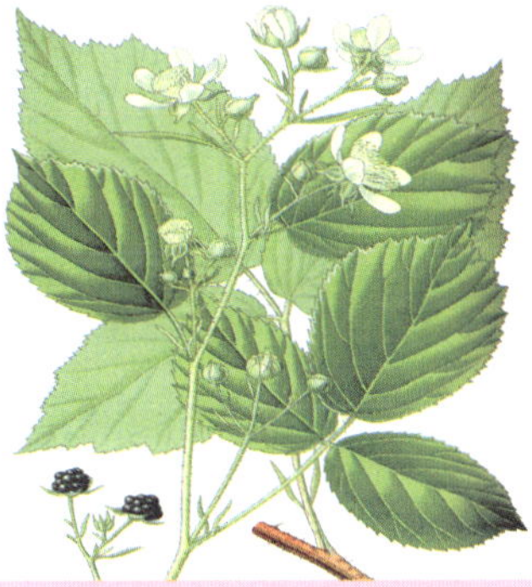

【本草附方】

◎半身不遂

用白附子、白僵蚕、全蝎等份，生研成粉末。每次服用二钱，热酒调下。

◎风痰眩晕

用白附子（炮，去皮脐）半斤，石膏煅红半斤，朱砂二两二钱半，龙脑一钱，一起研末，加粟米饭制成小豆大小的丸。每次服用三十丸，饭后服，茶或酒送下。

◎赤白汗斑

用白附子、硫磺，等份研末，加姜汁调稀，用茄子蒂蘸着抹。一日可抹数次。

◎喉痹肿痛

用白附子末、枯矾，等份研末，涂舌头上，有口水吐出。

◎偏坠疝气

用白附子一个，研末，加口水调匀敷在肚脐上，再以艾灸三壮或五壮，即愈。

◎慢脾惊风

用白附子半两、天南星半两、黑附子一钱，一起炮去皮碾为末。每次服用二钱，加生姜五片，以水煎服下。此方可治大人风，止吐化痰。

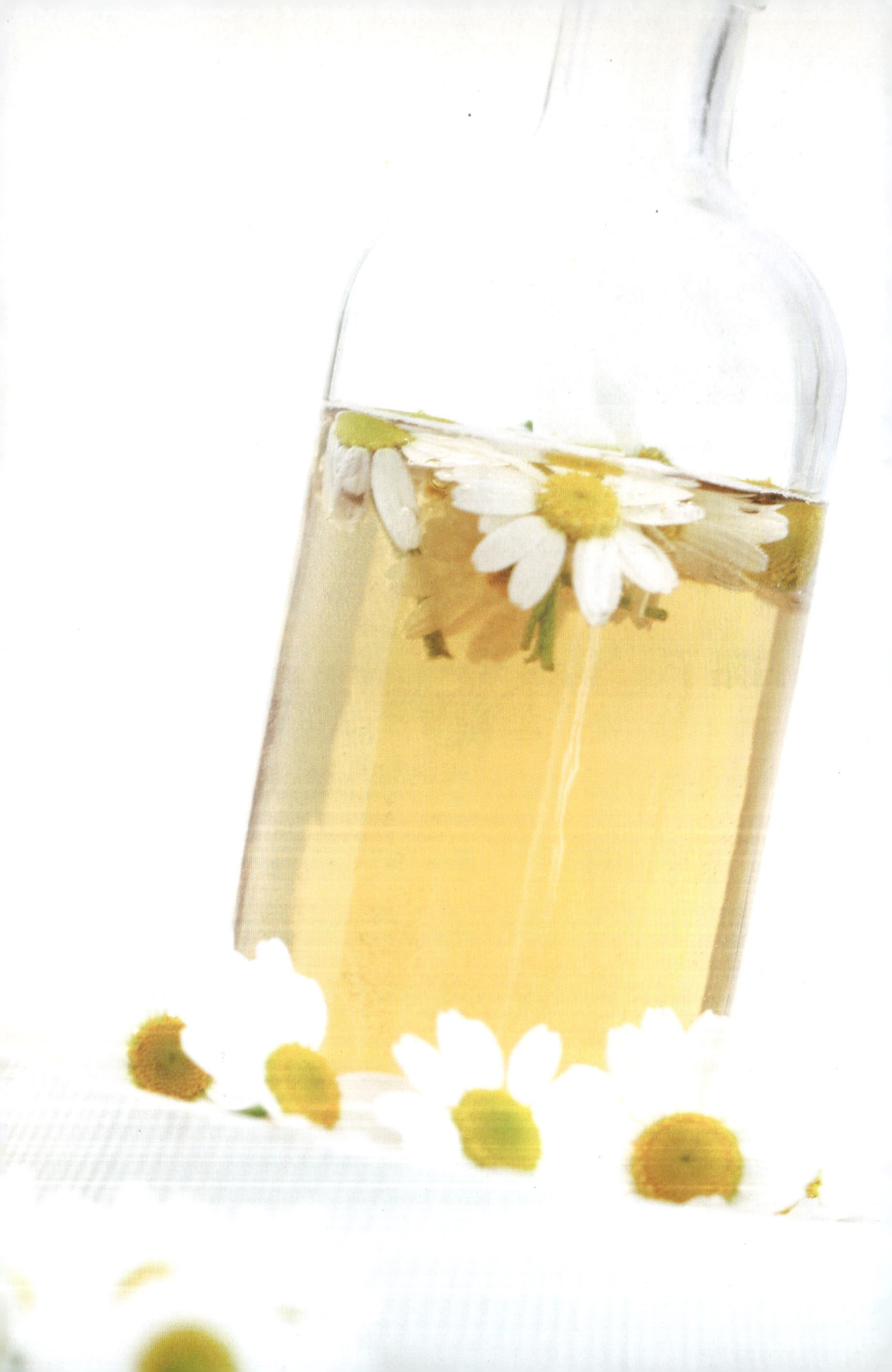

天南星

【原名】虎膏、鬼。

【气味】苦、温、有大毒。

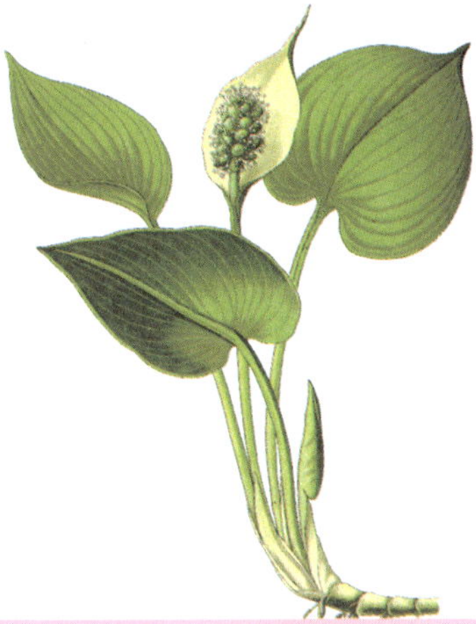

【本草附方】

◎中风口噤

用天南星研成粉末，加白龙脑等份，调匀。每次用手指点末擦牙齿二到三十遍，口自开。该方叫“开关散”或“破棺散”。

◎小儿惊风

用一两重的天南星一个，放酒中浸泡七伏时。取出，放在新瓦上，周围用炭火炙裂。放冷，出火毒。研成粉末，加朱砂一分。每次服用半钱，荆芥汤调下。每日空腹服一次。中午再服一次。该方名“坠涎散”。

◎口眼歪斜

用天南星（生）研成粉末，自然姜汁调匀。病在左，敷右侧；病在右，敷左侧。

◎角弓反张

用天南星、半夏，等份研成粉末，姜汁、竹沥灌下一钱。同时烘炙印堂。

◎痰迷心窍

用天南星一斤，先掘一土坑，以炭火三十斤烧红，倒入酒五升，渗干后，把天南星安放在内，用盆盖住，勿令走气。次日取出研成粉末，加琥珀一两，朱砂二两，一起磨细，以生姜汁调面将药制成 梧子大小的丸。每次服用三十至五十丸，煎人参、石菖蒲汤送下。一日服三次该方叫“寿星丸”。

◎吐泄不止，四肢厥逆，甚至不省人事

用天南星研成细末，每次服用三钱，加枣二枚，水二钟，煎取八成，温水服下。无效，可再服下。该方叫“回阳散”。

◎小儿解颅

用天南星炮过，去皮，研成细末，加淡醋调匀摊布上，贴囟门，再把手烘热，频频在囟门处摩熨。

◎解颐脱臼

用天南星末，调姜汁涂两颊，一晚上就能使下颚处复原。

◎喉风喉痹

用天南星一个，挖去心，放入白僵蚕七枚，纸包煨熟，研末，姜汁调服一钱。病重者灌下，有口水吐出即愈。该方叫“如圣散”。

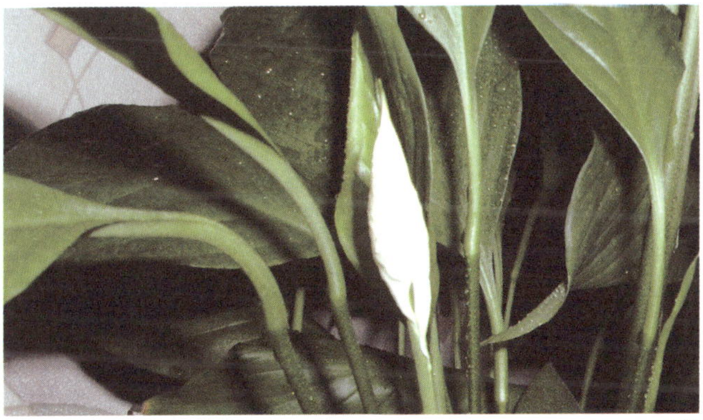

虎掌

射干

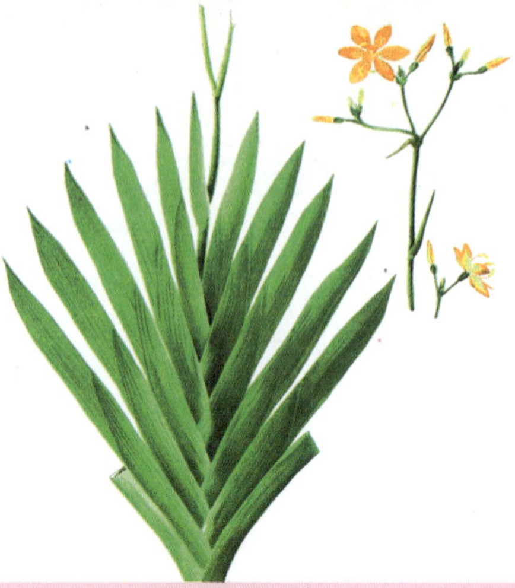

【原名】乌扇、乌、乌吹、乌蒲、凤、鬼扇，扁竹、仙人掌、紫金牛、野萱花、草姜、黄远。【气味】根：甘、平、有毒。

【本草附方】

◎咽喉肿痛

用射干花根、山豆根，阴干为末，吹入喉部，有特效。

◎喉痹不通

用射干一片，含在嘴里，咽下汁液。

◎二便不通，诸药无效

用射干根（生于水边的最好），研汁一碗，服下即通。

◎腹部积水，皮肤发黑

用射干根榨汁，服一杯，水即下。

◎阴疝肿刺

治方同上。

◎乳痈初起

取像僵蚕状射干根和萱草根，一起研成粉末，加入蜂蜜调敷，见效。

凤仙

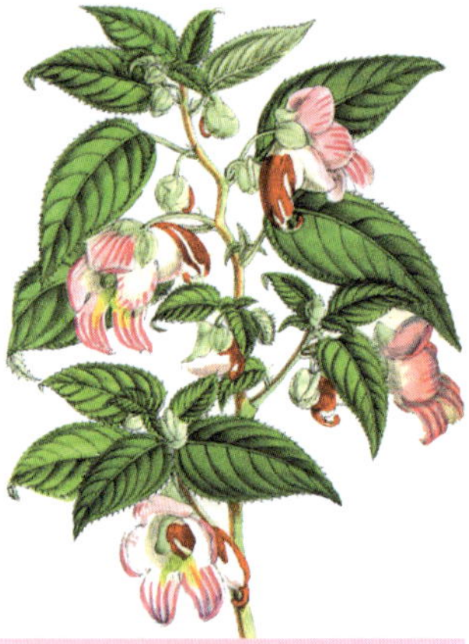

【原名】急性子、旱珍珠、金凤花、小桃红，夹竹桃、染指甲草，菊婢。【气味】子：微苦、温、有小毒。花：甘、滑、温、无毒。根、叶：苦、甘、辛、有小毒。

【本草附方】

◎噎食不下

用凤仙花子，在酒里浸泡三夜，晒干，研成粉末，加酒调成如绿豆大的丸子。每次服用八粒，温酒送下。

◎毒蛇咬伤

用凤仙花捣碎，擂酒服下。

◎咽中骨鲠

用白凤仙子研水一大呷，倒在竹筒中咽下，鲠物即可变软，或把凤仙子研末吹喉。不要沾到牙齿上，免伤牙齿。

◎打仗肿痛

用凤仙叶捣成泥，涂肿破处，药干即换，可消肿。冬季则用干叶研末，用水调匀涂抹。

羊踯躅

【原名】黄踯躅、黄杜鹃、羊不食草、闹羊花、惊羊花，老虎花、玉枝。【气味】花：辛、温、有大毒。

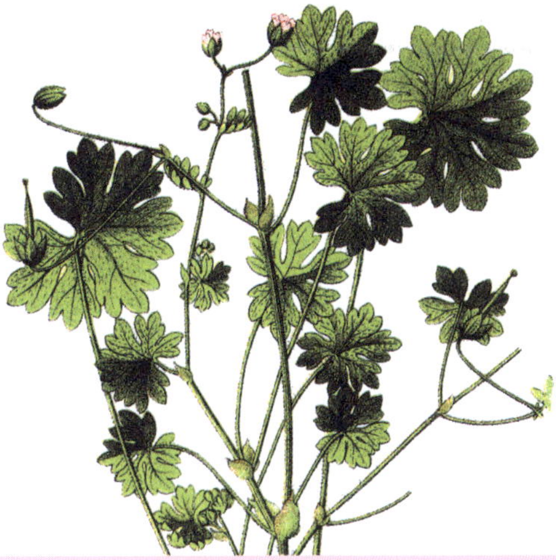

【本草附方】

◎风湿痹痛（手足身体收摄不遂，肢节疼痛，言语蹇涩）

用羊踯躅花拌酒蒸熟，晒干，研成细末。每次服用五分，以牛乳一合、酒二合调匀服下。

◎风痰注痛

用羊踯躅花、天南星，一起生捣做饼，蒸四、五遍，用布袋收存。服用时取焙为末，加蒸饼制成梧子大小的丸。每次服用三丸，温酒送下。腰脚骨痛，空腹服；手臂痛，饭后服下。

牵牛子

【原名】黑丑、草金铃、盆甑草、狗耳草。【气味】子：苦、寒、有毒。

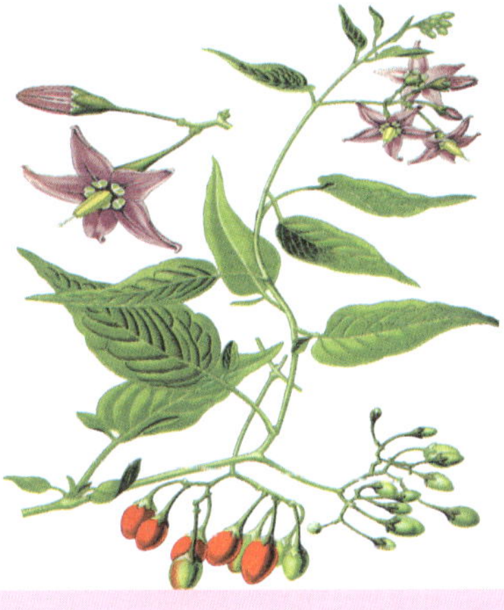

【本草附方】

◎水气浮肿，坐卧不得

用牵牛子二两，微炒，捣成末，在黑牛尿中浸泡一夜，天亮后加入葱白一把，煮开十多次，分二次服下。水从小便排出。

◎大便不通

用牵牛子半生半熟，研末。每次服用二钱，用姜汤送下。不通在以茶水送服。另方：加大黄等份。

◎水蛊胀满

用白牵牛、黑牵牛各取头末二钱，大麦面四两，制成烧饼，临睡时烙熟食下，以茶送下。降气为验。

◎小儿肿病，大小便不利

用黑牵牛、白牵牛各二两，炒取头末，加水制成如绿豆大的丸子。每次服用二十丸，萝卜熬汤送下。

◎水肿尿涩

用牵牛研成粉末，每次服用一匙，以小便通畅为度。

◎风毒脚气

用牵牛子捣成末，加入蜂蜜制成小豆大小的丸，每次服用五丸，生姜汤送下。小便通利，停止服药。

◎风热赤眼

用白牵牛末，加葱白同煮，研成如绿豆大的丸子。每次服用五丸，葱汤送下，服毕，睡半小时。

◎脸上粉刺

用黑牵牛末，调入面脂药中，每日洗抹脸部。

◎一切痈疽，无名肿毒

用黑白牵牛各一合，包在布里捣碎，加好醋一碗，熬至八成，晾一夜，第二天清晨温水服下。以大便出脓血为妙。该方叫“济世散”。

王瓜

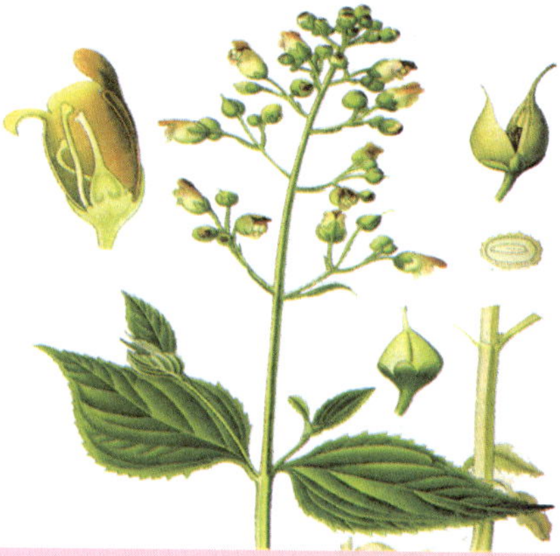

【原名】土瓜、老鸦瓜、马瓞瓜、赤雹子、野甜瓜、师姑草、公公须。【气味】根：苦、寒、无毒。子：酸、苦、平、无毒。

【本草附方】

◎小儿发黄

用王瓜根生捣汁，每次服用三合。服三次即可见效。

◎黄疸变黑

用王瓜根捣汁，清晨温水服下一小升，中午有黄水从小便排出。如未排出，可再次服药。

◎小便不通

用王瓜根捣汁，稍加水，用竹筒倒入尿道。

◎乳汁不下

用王瓜根研成粉末，每次服用一钱，酒送下。一日服二次。

◎经水不利（小腹胀痛、带下或一月两次月经）

用王瓜根、芍药、桂枝虫各三两，一起研成粉末，每次服用方寸匕，温酒送服。一日服三次。该方叫“土瓜根散”。

◎反胃吐食

用王瓜烧存性，取一钱加枣肉、平胃散末二钱，酒送下。即可吃饭。

◎筋骨痛挛

用王瓜子炒开口后，研成细末。每次服用一钱，用温酒送下。一日服二次。

◎大肠下血

用王瓜一两（烧存性），地黄二两，黄连半两，研末，加入蜂蜜制成梧子大小的丸。米汤冲服三十丸。

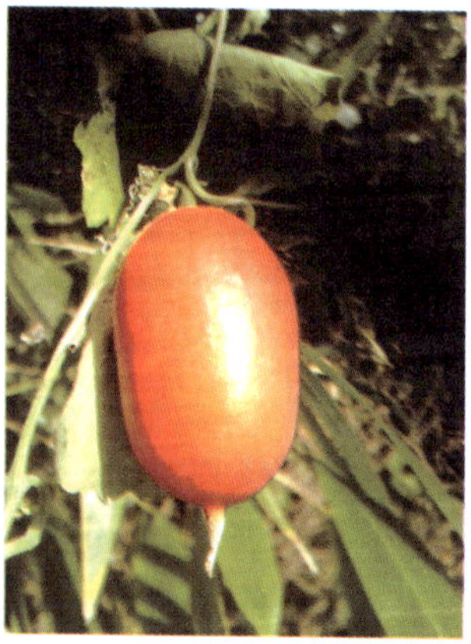

王瓜

百部

【原名】婆妇草、野天门冬。【气味】根：甘、微温、无毒。

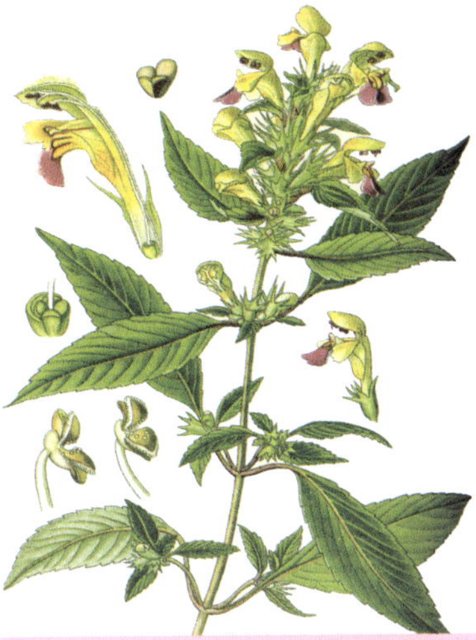

【本草附方】

◎咳嗽

用百部根泡酒，每温水服下一升，一日服三次。另方：用百部、生姜，各捣汁，等份，取二合煎服下。另方：用百部藤根捣自然汁，加入蜂蜜分成等份，用热水熬制成膏，噙咽。

◎遍身黄肿

用新鲜百部根，洗净，捣碎，敷肚脐上，以糯米饭半升，拌水酒半合，揉软，盖在药上，外用布包好。一两天之后，口内有酒气，水从小便出，可消肿。

◎熏衣去虱

和百部、秦艽，一起研成粉末，烧烟熏衣，虱自落。用上两药煮汤洗亦可。

山豆根

【原名】解毒、黄结。【气味】甘、寒、无毒。

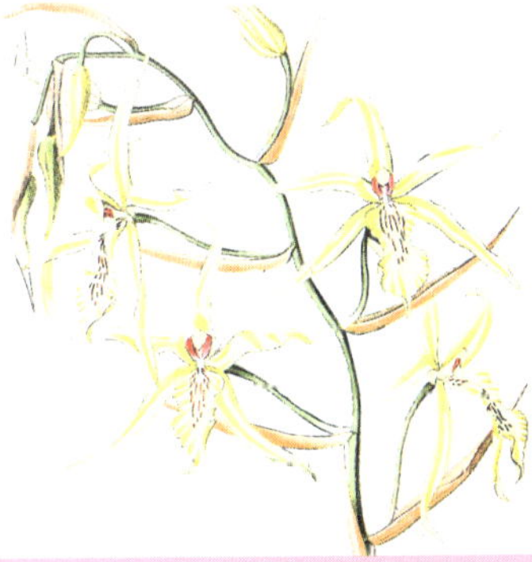

【本草附方】

◎五般急黄

用山豆根末，水送下二钱。

◎赤白下痢

用山豆根末，加入蜂蜜制成梧子大小的丸。每次服用二十丸，空腹服，白开水送下。三服后即可止痢。

◎水蛊腹大

用山豆根研成粉末，酒送下二钱。

◎头风热痛

用山豆根末，用油调和，涂两太阳穴。

◎喉中发痈

用山豆根磨醋，含口中。病重不能说话的人，不断地用鸡毛扫药汁入喉，引出涎水，即可说话。

◎疥癣虫疮

用猪油调山豆根末涂抹。

黄药子

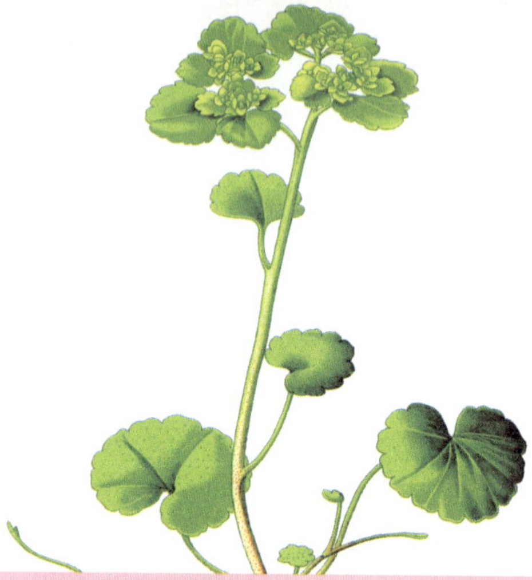

【原名】木药子、大苦、赤药、红药子。【气味】根：苦、平、无毒。

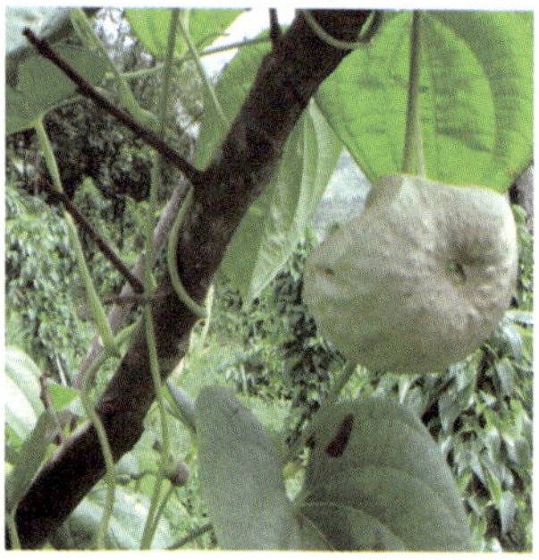

黄药子

【本草附方】

项下瘿气

用黄药子一斤，洗净，锉细，泡在一斗酒中，每日早晚饮酒一杯。忌一切毒物，且须戒怒。

◎咯血、吐血

用蒲黄、黄药子，等份研成粉末，放手掌上，频频舐食。另方：用黄药子、汉防己各一两，一起研成细末。每次服用一钱，饭后服，小麦汤送下。一日服二次。

◎天泡水疮

用黄药子研成粉末涂抹患处。

茜草

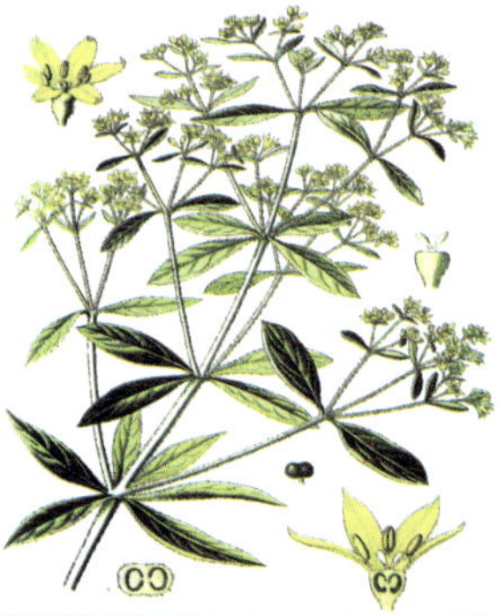

【原名】茅搜、茹芦、地血、染绯草、血见愁、风车草、过山龙、牛蔓。【气味】根：苦、寒、无毒。

【本草附方】

◎吐血不定

用茜根一两，捣成末。每次服用二钱，水煮，冷服，用水调药末二钱服亦可。

◎妇女经闭

用茜草根一两，煮酒服下。

◎解中蛊毒

用茜草根、蘘荷叶各三分，加水四升，熬成二升服下。

◎脱肛不收

用茜根、石榴皮各一把，加一碗酒，煮至七成，温水服下。

防己

【原名】解离、石解。【气味】辛、平、无毒。

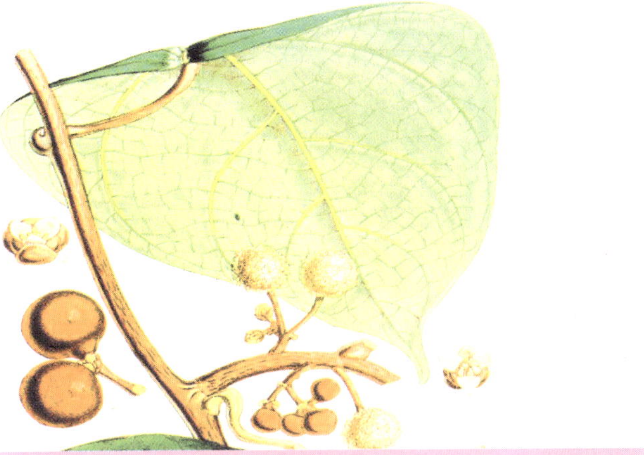

【本草附方】

◎皮肤水肿

用防己、黄芪、桂枝各三两，茯苓六两，甘草三两，混合后，每取一两，加一升水，熬制成半升服下。一日服两次，该方叫“防己茯苓汤”。

◎风湿相搏，关节沉痛

用防己一两，黄芪二两二钱半，白术七钱半，炙甘草半两，共锉为末。每取五钱，加生姜四片，枣一枚，水一盏半，熬至八成，温服。过一大段时间，再服一次。该方叫“防己黄芪汤”。

◎小便淋涩

用木防己、防风、葵子各二两，嚼碎，加水五升，熬成二升半，分三次服下。该方叫“三物木防己汤”。

◎膈间支饮（其人喘满，心不痞坚，面黑，脉沉）

用木防己三两，人参四两，桂枝二两，石膏如鸡蛋大者二枚，加水六升熬成二分，分次服下。如无效，去石膏，加硭硝及茯苓。

◎伤寒喘急

用防己、人参，等份研成粉末。每次服用二钱，桑白汤送下。

◎肺痿喘嗽

用汉防己二钱，加浆一碗水，熬至七成，慢慢饮服下。

◎咯血多痰

用汉防己、葶苈，等份研成粉末。每次服用一钱，糯米汤送下。

◎堆乱吐利

用防己、白芷，等份研成粉末，水冲服二钱。

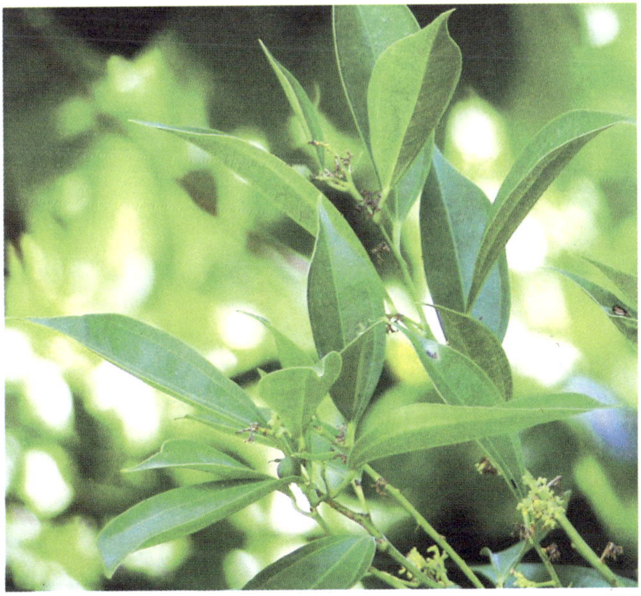

防己

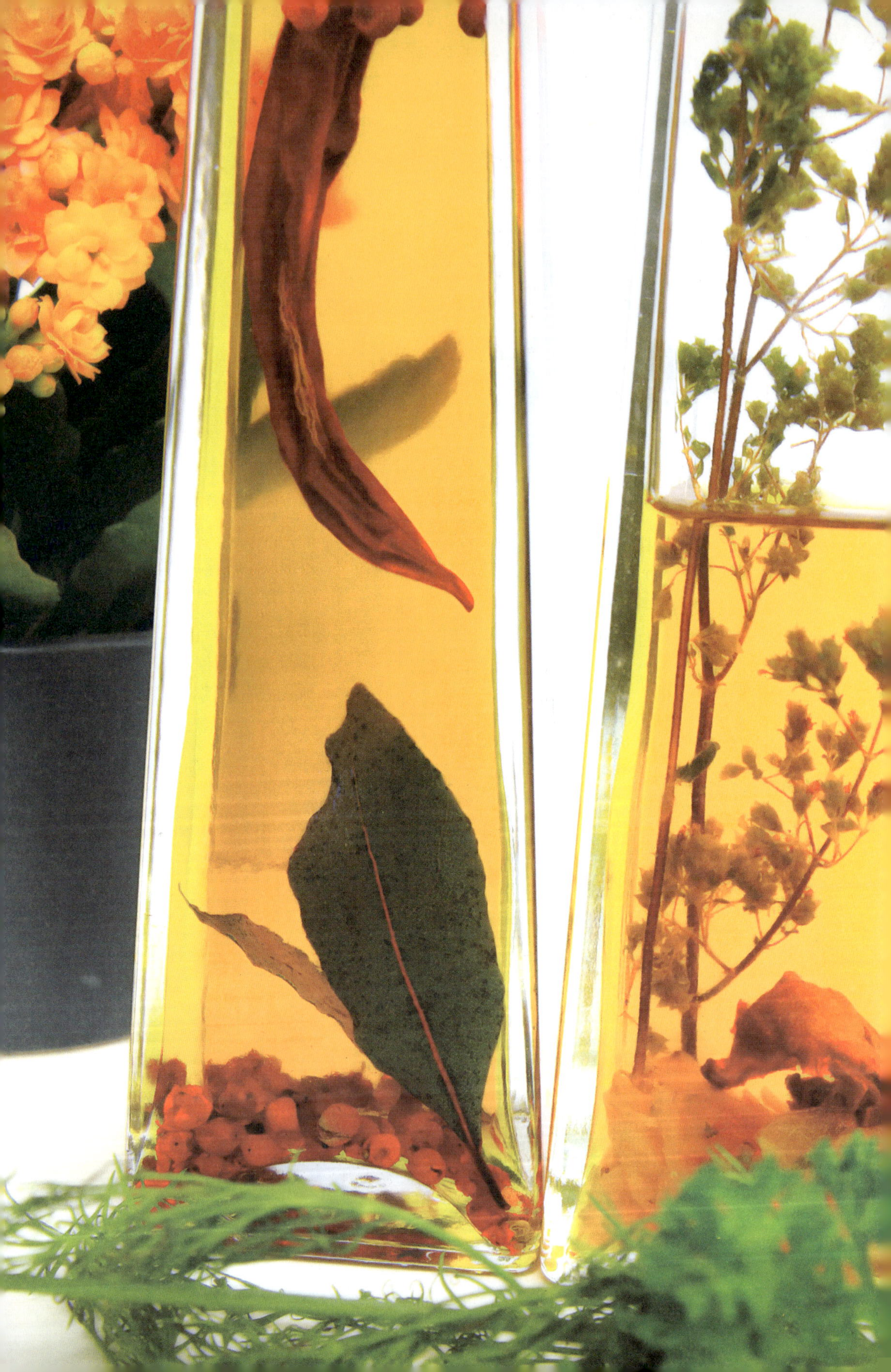

泽泻

【原名】水泻、鹄泻、及泻、渝、芒芋、禹孙。【气味】根：甘、寒、无毒。

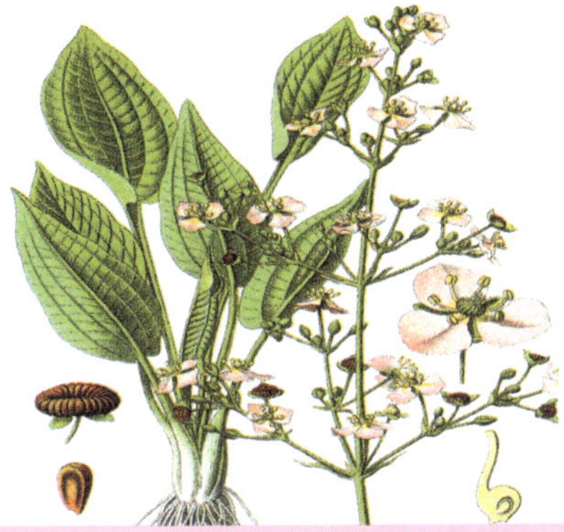

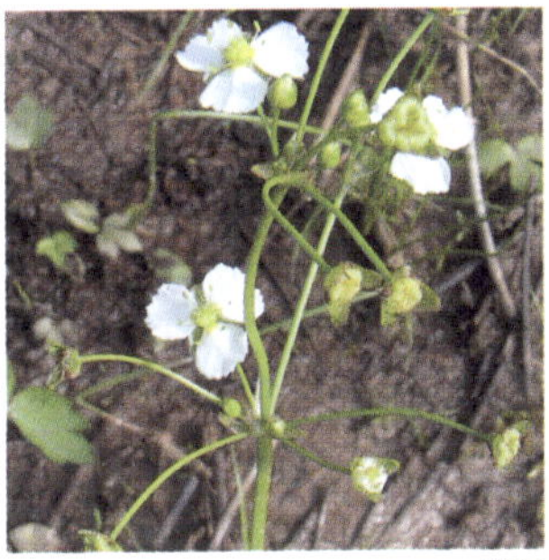

泽泻

【本草附方】

◎水湿肿胀

用白术、泽泻各一两，一起研成粉末，或制成丸子。每次服用三钱，茯苓汤送下。

◎暑天吐泻

用泽泻、白术，白茯苓各三钱，加一盏水、姜五片、灯心十根，熬至八成，温水服下。

【专家分析】

泽泻叶治风疾、难产，乳汁不出等症；泽泻果实可治风痹消渴，益肾气，除邪湿。

昨叶何草

【原名】瓦松、瓦花、向天草、赤者名铁脚婆罗门草、天王铁塔草。【气味】酸、平、无毒。

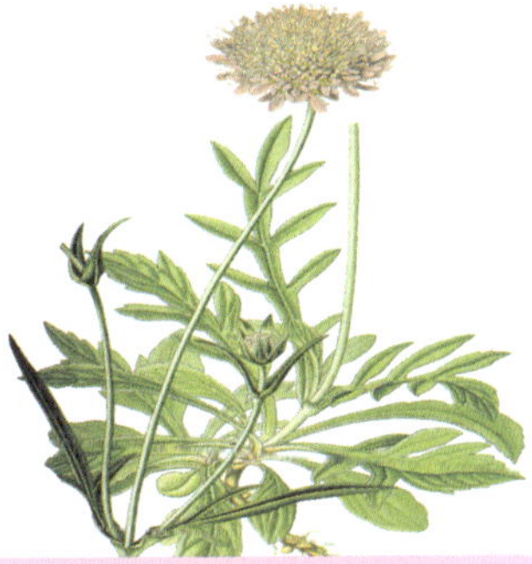

【本草附方】

◎小便沙淋

用瓦松煎浓汤，趁热熏洗小腹，约两小时后可以下沙通便。

◎通经破血

用鲜瓦松五两熬膏，当归须、干漆各一两，烧到无烟，当门子二钱，一起研成粉末，加枣肉制成梧子大小的丸。每次服用七十丸，红花汤送下。

◎头风白屑

用瓦松晒干，烧成灰调入温水中洗头。六到七次后即见效。

◎烧烫伤

用瓦松、柏叶一起捣碎，涂抹患处。

◎恶疮

用瓦松阴干，研成粉末。先用槐枝、葱白汤洗净患处，然后以药末涂抹。

小麦

【气味】小麦（小麦的果实）：甘、微寒、无毒。浮麦：甘、咸、寒、无毒。面粉：甘、温、有微毒。不能消热止烦。麦粉：甘、凉、无毒。面筋：甘、凉、无毒。麨：甘、微寒、无毒。麦苗：辛、寒、无毒。

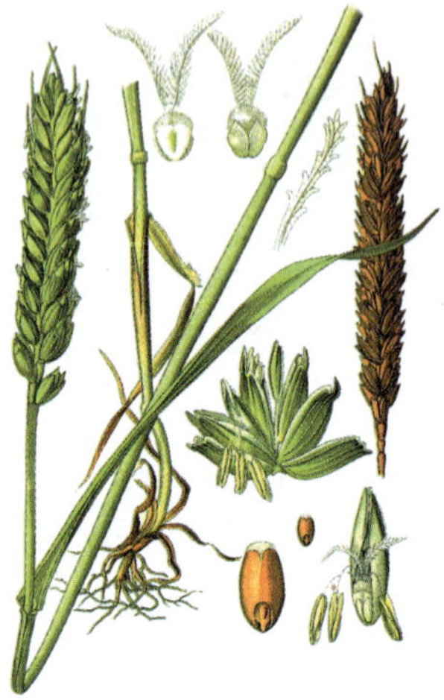

【本草附方】

◎老人五淋

用小麦一升，通草二两，加三升水熬成一升饮服下。

◎项下瘿气

用小麦一升，在一升醋中泡过，晒干后研成末，加海藻（洗净，研成粉末）三两，调匀，每次服用方寸匕，酒送下。一日服三次。

◎汤火伤灼

用小麦炒黑，研成粉末，加腻粉，调油涂伤处。不要接触冷水。

◎痈疽发背，无名肿毒

用陈年麦粉，久炒成黄黑色，冷定后，研成粉末，加陈醋调成糊，熬成黑漆状，装在瓷罐中。用的时候把药摊纸上，剪孔贴患处，疼痛渐消。以后肿毒可消，此方功用非常明显。

◎眉炼头疮

用小麦烧存性，研成粉末，调油敷在患处。

◎产后虚汗

用小麦麸、牡蛎，等份研成粉末加猪肉汁调服二钱。一日服二次。

◎身上瘢痕

春夏用大麦麸，秋冬用小麦麸，过筛取粉，调油涂抹。

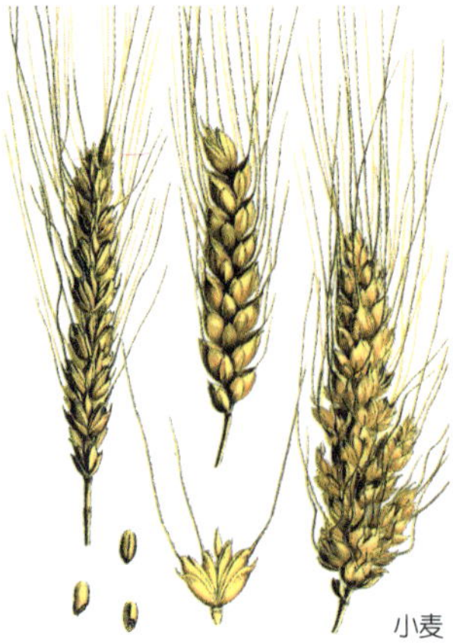
小麦

◎小便尿血

麦麸炒香，用肥猪肉蘸着吃。

◎热疮，烧烫伤

用醋拌麦麸敷贴。

◎内损吐血

用面粉略炒，用京墨汁或藕节汁调服二钱。

◎金疮血出

用生面干敷，五至七日即愈。

◎五官大出血

用白面加少许盐，冷水调服三钱。

◎咽喉肿痛，不能吞食

用白面和醋调匀，涂抹在喉外肿痛处。

◎妇人断产

用白面一升在一升酒中煮沸，去掉渣，分三次服下（来月经的前一天晚上，第二天黎明及天亮以后各服一次）。

◎乳痈不消

用白面半斤，炒黄，加荆熬成糊，涂抹，即消。

◎远行脚上生泡

用水调生面涂在泡上，一夜即消。

◎火烧成疮

用炒面加栀子仁末，用油调和涂抹患处。

◎白癜风癣

把小麦用烧热的铁器压出油，涂抹患处。

◎泄痢不固

用白面一斤，炒焦黄，每天空腹服一到二匙，温水送下。

◎一切疔肿

用猪油调面饼，盖住患处，很见效。

◎疮中恶肉

取面粉二两，巴豆五分，用水调制成饼子，然后烧成灰末，抹在患处。

◎呕秽不止

用醋调匀面粉做成三十枚弹丸，然后用开水煮熟，捞出放入浆水中。待温热时，吃二至三枚，即可。

稻

【原名】杜、糯。（本草所指的稻，是指糯而言）。

【气味】淘糯米水：甘、凉、无毒。稻米：苦（一说味甘）、温、无毒。

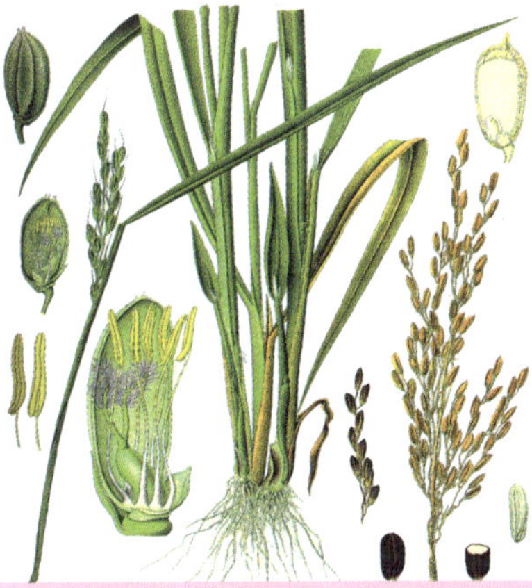

【本草附方】

◎霍乱烦渴

用糯米三合、五升水、蜜一合，煮汁服用。

◎消渴饮水

治方同上。

◎下痢禁口

用糯谷一升，炒出白花，去壳，用姜汁拌湿，再炒为末。每次服用一匙，开水送下。三服即可止痢。

◎鼻血不止

用糯米微炒黄，研成粉末，每次服用二钱，新汲水调下，该方叫“独圣散”。

◎自汗不止

用糯米、小麦麸同炒，研末。每次服用三钱，米汤送下。或煮猪肉蘸着末食。

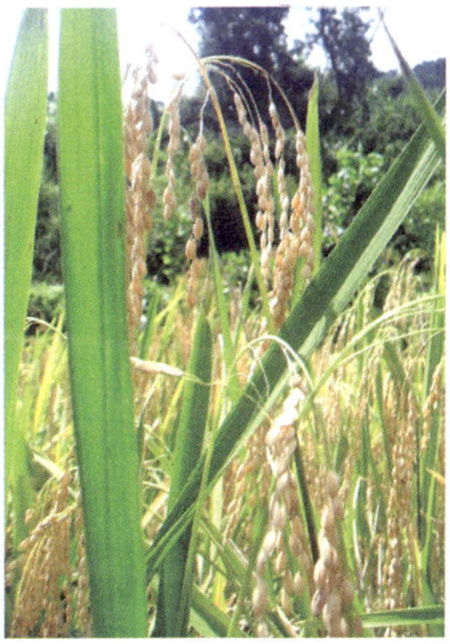

稻

◎女人白淫

用糙糯米、花椒等份，炒为末，加醋糊成梧子大小的丸。每次服用三、四十丸，饭前服，醋汤送下。

◎胎动不安，下黄水

用糯米一合，黄芪、芎穷各五钱，加一升水熬制成八合，分次服下。

◎腰痛虚寒

用糯米二升，炒热装袋中，拴靠在腰痛处。另以八角茴香泡酒内服下。

◎淘糯米水

益气，止烦渴霍乱，解毒。

薏苡仁

【原名】解蠡、芑实、苹米、回米、薏珠子。【气味】仁、根：甘、微寒、无毒。

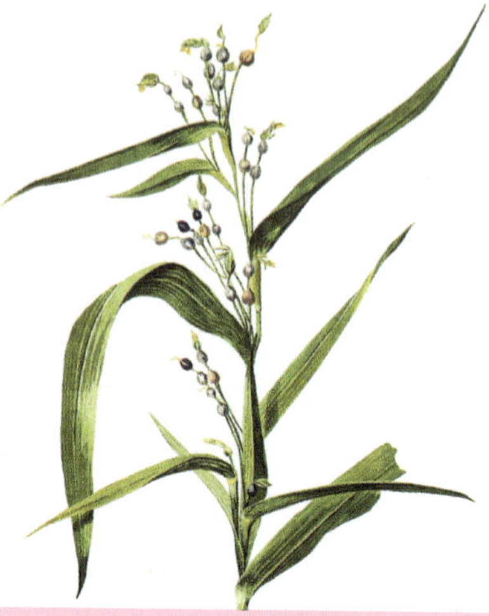

【本草附方】

◎风湿身疼，日暮加剧

用麻黄三两，杏仁二十枚，甘草、薏苡仁各一两，加四升水，熬成二升，分两次服下。

◎水肿喘急

用郁李仁二两，研成细末，用水过滤，榨取汁，煮薏苡仁饭，一日吃两次。

◎沙石热淋

用薏苡仁（子、叶、根皆可）水煎热饮，通则停药。

◎消渴饮水

用薏苡仁煮粥吃。

◎肺痿咳嗽，有脓血

用薏苡仁十两，捣碎，加三升水熬制成一升，用酒送下。

◎痈疽不溃

吞服薏苡仁一枚。

◎虫牙疼痛

用薏苡仁、桔梗研成末，点在疼痛的牙齿上。

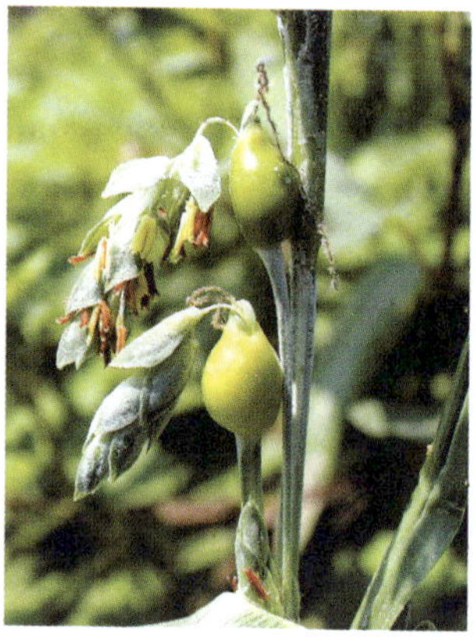

薏苡仁

◎疝疾坠痛

用薏苡（以东壁黄土炒过），加水熬成膏服下。

◎黄疸如金

用薏苡根熬汤，频频服下。

◎蛔虫心痛

用薏苡根一斤，切细，加七升水熬成三升服下，能将虫杀死排出。

◎月经不通

用薏苡根一两，用水煎服下。

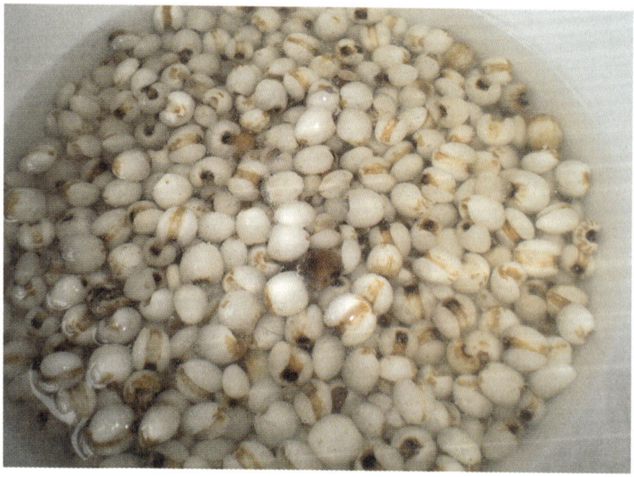

薏苡仁

阿芙蓉

【原名】阿片。俗作鸦片。【气味】酸、涩、温、微毒。

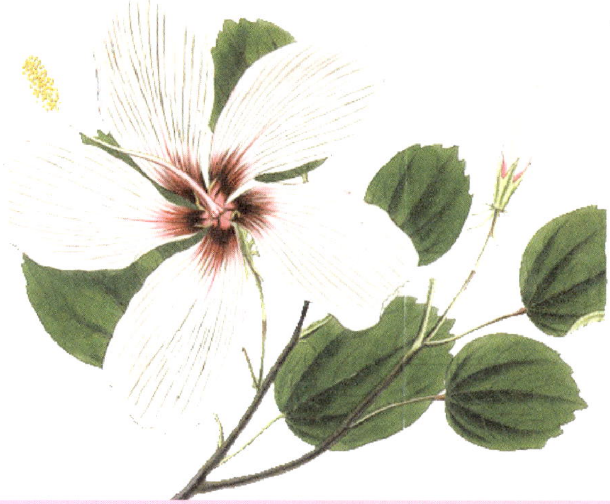

【本草附方】

◎久痢不愈

每日空腹服一次小豆大小的阿芙蓉，空腹温水化下。忌食葱蒜等物。

◎赤白痢下

用阿芙蓉、木香、黄连、白术各一分，一起研末，加饭制成小豆大小的丸。身体强壮的人每次服用一分，老人小孩半分，空腹服，米汤送下。忌食酸物、生冷、油腻、茶、酒、面。另方：罂粟花未开时，外面用两片青叶包着。花开后收外面的叶研成末。每次服用一钱，米汤送下。赤痢用红花的包叶，白痢用白花的包叶。

【专家分析】

阿芙蓉通称阿片或鸦片，可作为镇痛剂、止泻剂、催眠剂及镇静剂，常用于止前、止泻及镇咳。制剂有阿片粉、阿片流浸膏、阿片酊等。

大豆

【原名】菽。角名荚，叶名藿，茎名萁。【气味】黑大豆：甘、平、无毒。

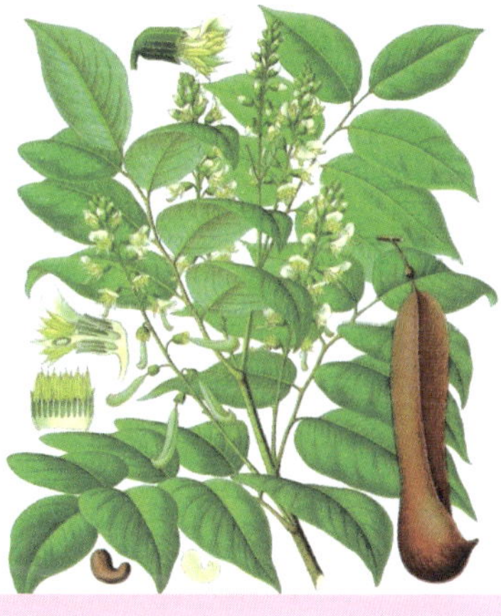

【本草附方】

◎中风口歪

用大豆三升，熬熟，至微烟出，放入瓶中，在五升酒中浸泡一天以上，服酒一升，然后盖厚被子发汗。如已噤口，可加独活半斤，稍稍捣破一起泡在酒中。产后亦宜照此服药可防风气，又可消结血。

◎热毒攻眼，赤痛睑肿

用黑豆一升，分十袋装，

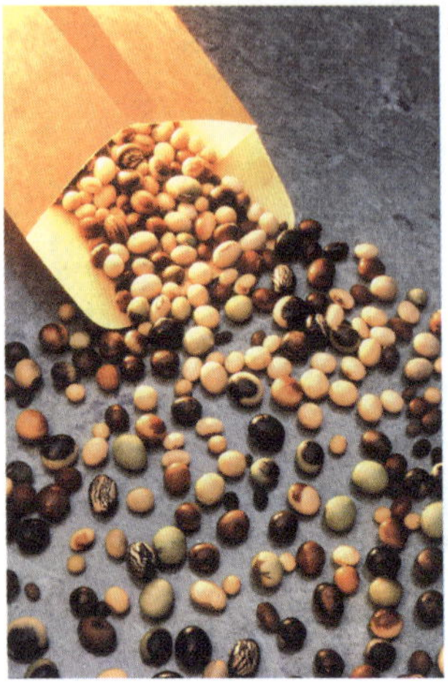
大豆

在热水中蒸，交替着热敷患处。

◎身面浮肿

用乌豆一升，加五升水熬成三升，再加五升酒，再熬成三升，分三次温服。不见效可再服下。另方：用乌豆煮至皮干，研末。每次服用二钱，米汤送下。

◎腹中痞硬

用大豆半升、生姜等份，加三升水，熬制成一升，一次服下。

◎水痢不止

用炒过的大豆一升，白术半两，一起研末。每次服用三钱，米汤送下。

◎男子便血

用黑豆一升，炒焦，研末，热酒淋过，去豆饮酒，效果好。

◎一切下血

用黑豆在皂角汤中微浸，炒熟后去掉皮，研末，加炼猪油制成梧子大小的丸。每次服用三十丸，陈米汤送下。

◎折伤堕坠、瘀血在腹

用大豆五升，加一斗水，煮汁成二升，一次服完。三服即可痊愈。

◎牙齿疼痛

用黑豆煮酒，频频漱口。

◎胞衣不下

用大豆半升，加醇酒三升，熬成一升半，分三次服下。

◎身如虫行

大豆用水浸泡绞浆，每天早晨洗瘙痒处。

赤小豆

【原名】赤豆、红豆，叶名藿。【气味】甘、酸、平、无毒。

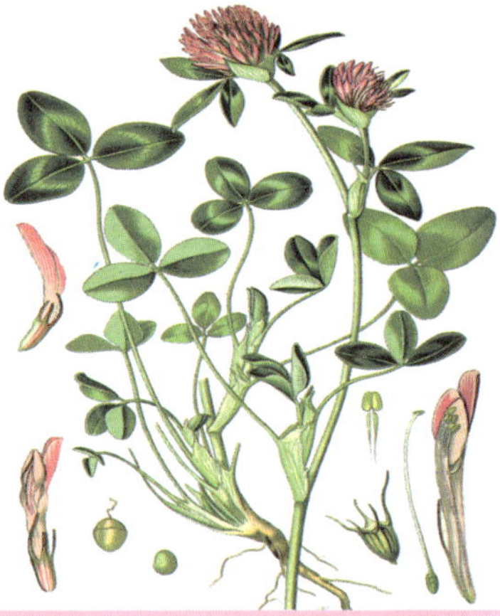

【本草附方】

◎水气肿胀

用赤小豆五合，大蒜一颗，生姜五钱，商陆根一条，一起捣破，在水里煮烂，去药，空腹食豆，慢慢把汁喝下，肿胀可消。另方：用赤小豆一斗煮到极烂，取汁五升，趁热泡脚和膝盖。若肿胀已到腹部，只要吃小豆就可以了。

◎水谷痢疾

用小豆一合，溶蜡三两，一次服下，很见效。

◎牙齿疼痛

用赤小豆擦牙吐涎及吹鼻中。另方：加少许铜青。另方：加少许花硷。

◎肠痔下血

用小豆三升，苦酒五升，煮熟晒干，再浸至酒尽乃止，

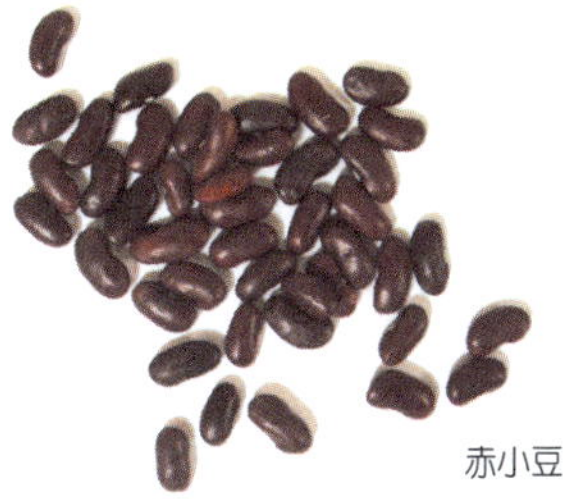

赤小豆

然后把小豆研成细末。每次服用一钱，酒送下。一日服三次。

◎乳汁不通

喝赤小豆煮的汤汁。

◎前疽初作

把赤小豆末用水调匀涂抹患处。

◎肋颊热肿

用赤小豆和蜜调匀，涂抹患处，一夜即消。或加芙蓉叶末更好。

◎丹毒如火

用赤小豆末调鸡蛋白，经常涂抹。

◎小便频数

用小豆叶一斤，在豉汁中熬成汤吃下。

◎小儿遗尿

用小豆叶捣汁服下。

大豆豉

【气味】（淡豉）苦、寒、无毒。蒲州豉：咸、寒、无毒。

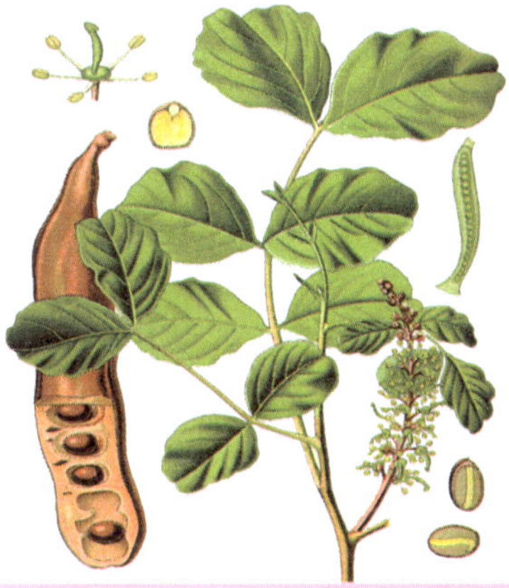

【本草附方】

◎伤寒发汗

用葱白一虎口，豉一升，用棉包裹住，加三升水，熬成一升，一次服下。如不出汗，再服一次，并加葛根三两。如果还是不出汗须再服，并加麻黄三两。另方：用葱汤煮米粥，加盐豉吃下，取汗。另方：用豉一升，加童子尿三升，熬成一升，分次服，取汗。

◎伤寒不解，胸中闷恶

用豉一升，盐一合，加水四升，熬成一升半，分次服，取吐。

◎血痢不止

用豉、大蒜等份，揉成梧子大小的丸。每次服用三十丸盐水汤送下。

◎疟疾寒热

煮豉汤饮服，大吐即愈。

◎盗汗不止

用豉一升，微炒香，放三升清酒中泡三天，取汁服（冷热均可）。如无效，可多服几剂。

◎咳喘痰积

用淡豆豉一两，蒸过，捣极烂，加砒霜末一钱，枯白矾三钱，制成如绿豆大小的丸。每次服用七丸，病甚者九丸，小儿五丸，冷茶或冷水送下。

◎膝挛骨痛

用豉三、五升，九蒸九晒，泡酒中，每空腹饮适量。

◎喉痹不语

煮豉汁一升服，盖被发汗。同时把桂末放在舌下含咽。

◎口舌生疮，胸膈疼痛

用焦豉末含一夜即愈。

◎胎动

用豉汁炒服下。

小儿丹毒

用豉炒至烟尽，研成粉末，用油调和涂抹。

◎筋骨跌伤

用豉三升、水三升，熬制成浓汁饮服下。

◎服药过量

饮豉汁。

◎阴茎生疮

用豉一分，蚯蚓湿泥二分，用水调匀，敷在患处，干了就换。禁热食、酒蒜等。

◎背痈

用香豉三升，加少量水捣成泥，按照肿处大小作饼，厚约三分，敷贴疮上，留孔，以艾火烘炙。勿令肉破，一日两次。

酒

【气味】米酒：苦、甘、辛、大热、有毒。

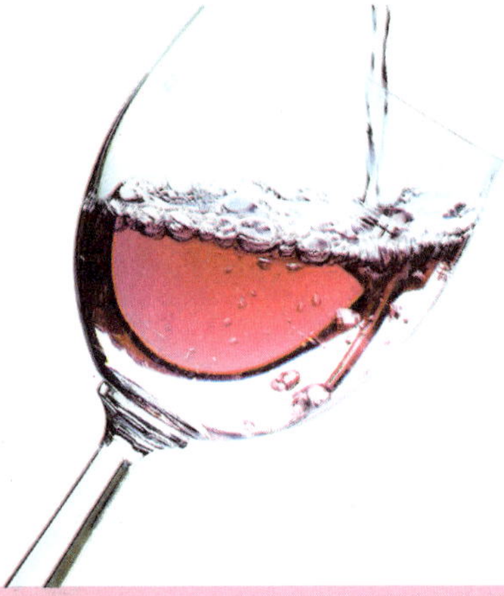

【本草附方】

◎米酒

行药势，通血脉，润皮肤，散湿气，祛风下气，解马肉、桐油毒。

◎愈疟酒

治诸疟疾，频频温饮。

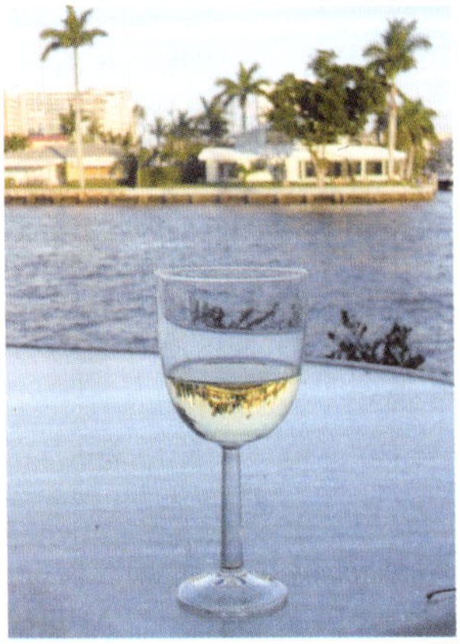

酒

◎五加皮酒

祛风湿痿痹，壮筋骨，填精髓。

◎薏苡仁酒

祛风湿，强筋骨，健脾胃。

◎女贞皮酒

治风虚，补腰膝。

◎地黄酒

补虚弱，壮筋骨，通血脉，治腹痛，变白发。

◎当归酒

和血脉，坚筋骨，止诸痛，调经水。

◎菖蒲酒

治风痹，通血脉，疗骨痿。

◎枸杞酒

补虚弱，益精气，去冷风，壮阳道，止目泪，健腰脚。

◎人参酒

补中益气，通治诸虚。

◎茯苓酒

治头风虚眩，暖腰膝，主五劳七伤。

◎桑椹酒

补五脏，明耳目，治水肿。

◎蜜酒

治风疹、风癣。

◎蓼酒

久服聪耳明目、脾胃健壮。

◎姜酒

治偏风发热，心腹冷痛。

◎葱豉酒

解烦热，补虚劳，治伤寒头痛寒热及冷痢肠痛，解肌发汗。

◎茴香酒

治肾气痛，偏坠牵引及心腹痛。

◎缩砂酒

消食，和中，下气，治心腹痛。

◎茵陈酒

治风疾，筋骨挛急。

◎百部酒

治一世新旧咳嗽。

◎豆淋酒

破血去风，治男子中风口歪、阴毒腹痛及小便尿血。亦治妇女产后一切中风疾病。

◎虎骨酒

治臂胫疼痛，历节风，肾虚，膀胱寒痛。

◎花蛇酒

治诸风顽痹，瘫痪挛急、恶疮疥癣。

◎海藻酒

治瘿气。

◎松节酒

治冷风虚弱，筋骨挛痛、脚气缓痹。

◎竹叶酒

治诸风热病。

◎麻仁酒

治骨髓风毒痛，脚气缓痹。

◎红曲酒

治腹中及产后淤血。

◎蝮蛇酒

治恶疮诸痿，恶风顽痹，癫疾。

◎鹿茸酒

治阳虚痿弱，小便频数，劳损诸虚。

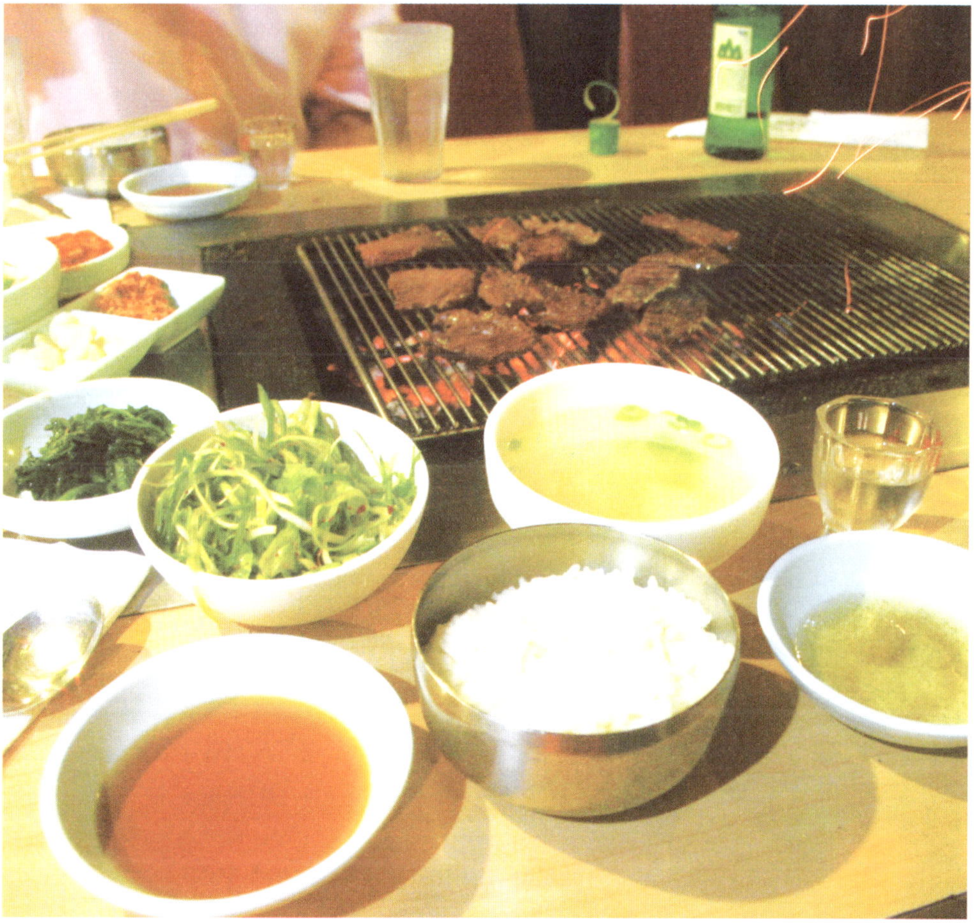

膳食

韭

【原名】草钟乳、起阳草。

【气味】韭：辛、微酸、温、涩、无毒。韭子：辛、甘、温、无毒。

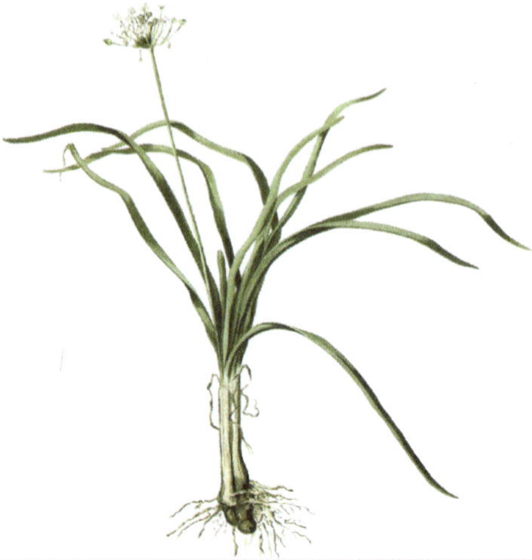

【本草附方】

◎胸痹急痛

用生韭或根五斤，洗净捣汁服用。

◎阴阳易病

用鼠尿十四滴，韭根一大把，水二盏，一起煮烂，去掉药渣，再煮开二次，温服，得汗即愈，无汗可再服一剂。

◎喘息欲绝

取韭汁一升饮下。

◎夜出盗汗

用韭根四十九根。加二升水熬成一升，一次服下。

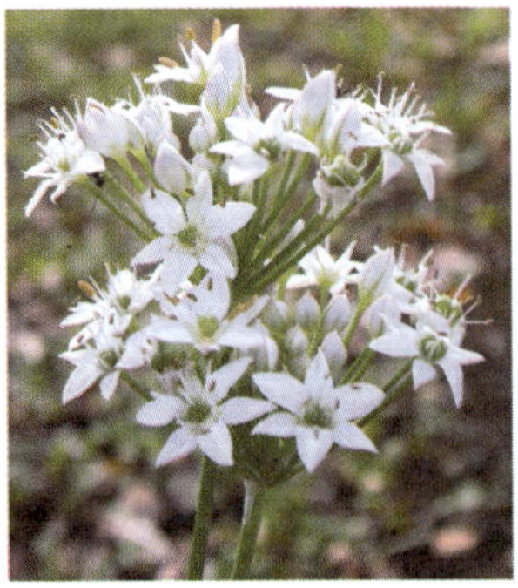
韭

◎消渴引饮

每天取韭苗三到五两，或炒或作羹食用，加一些酱也可，但不可加盐。吃至十斤即见效。此方不宜在清明节之后用。

◎水谷痢疾

多吃韭菜汤，或煮粥，炒吃都行。

◎赤白带下

用韭根捣汁，加童子尿浸泡一夜，空腹，温服。

◎五般疮癣

用大韭根炒存性，捣为末。调猪油涂抹。

◎金疮出血

用韭汁拌风化石灰，晒干，研成粉末，敷疮上。

◎漆疮作痒

用韭叶捣碎敷上。

◎耳出汁

用韭汁滴耳中,一日三次。

◎食物中毒

用生韭汁数升可解。

◎梦遗溺白

每日生吞韭子一、二十粒，盐水汤送下。另方：用韭子二两，微炒为末，饭前服一匙，温酒送下。

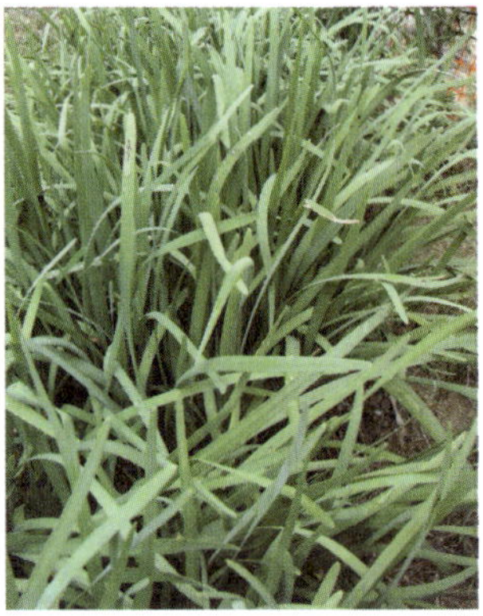
韭

◎遗尿床上

用韭子一升、稻米二斗，一斗七升水煮粥，取汁六升，分三次服下。

◎玉茎强中

用韭子、破故纸各一两，一起研成细末。每取三钱加水一盏，煎服下。一日服三次即愈。

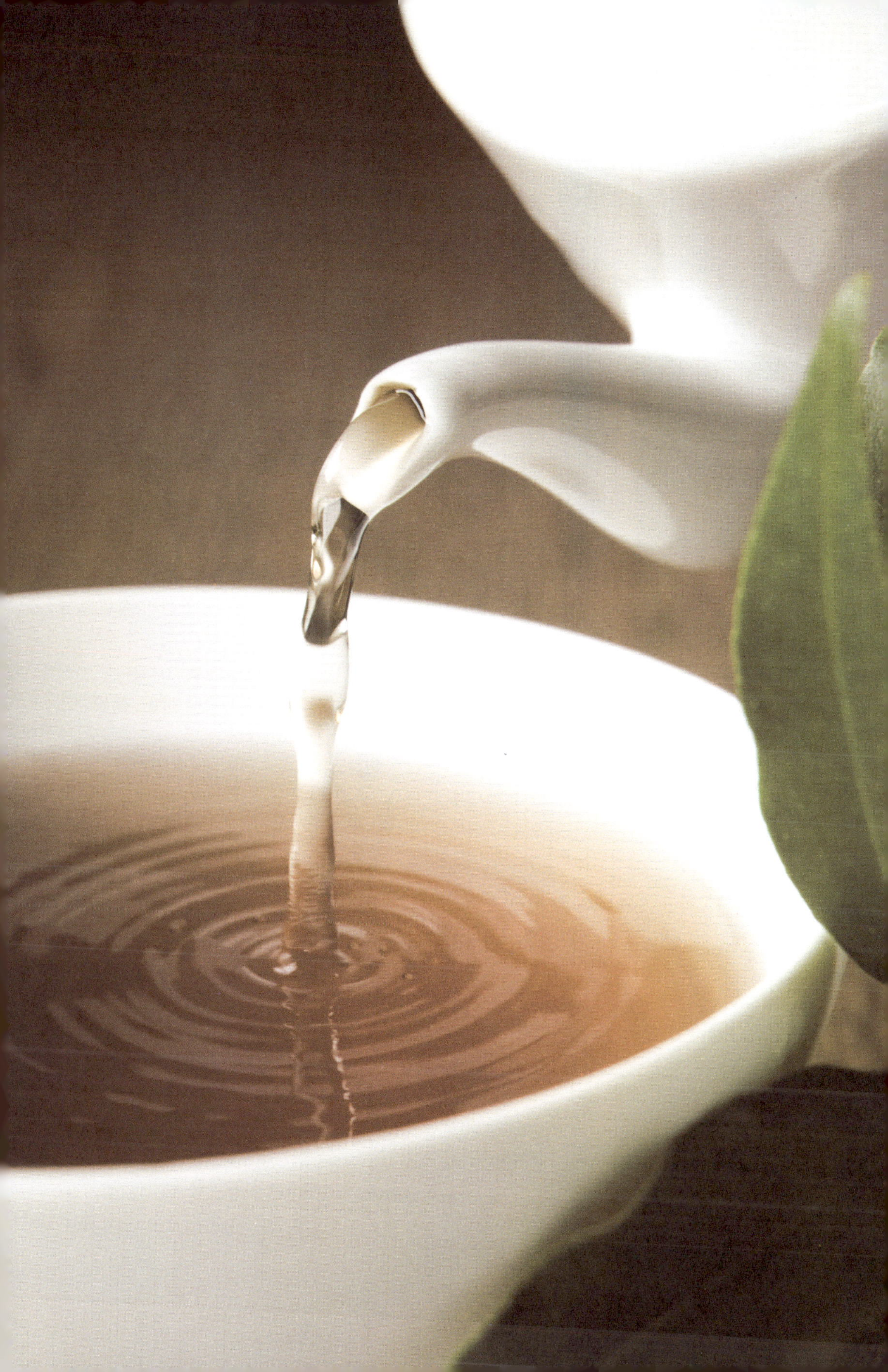

薤

【原名】钓子、火葱、菜芝、鸿荟。【气味】薤白：辛、苦、温、滑、无毒。

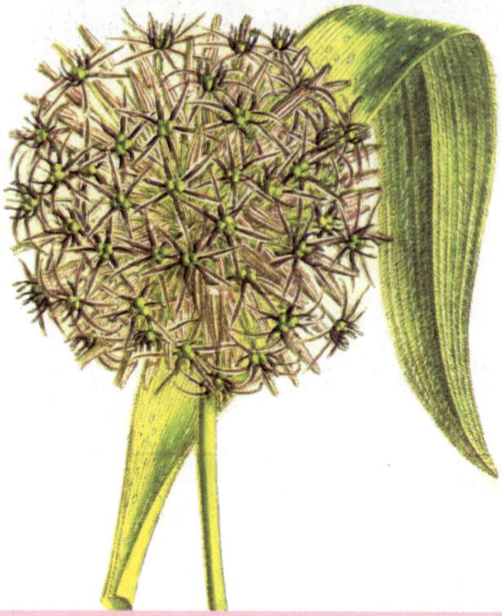

【本草附方】

◎胸痹刺痛

用栝楼实一枚，薤白半斤，加白酒七升熬成二升，分二次服下。该方叫“栝楼薤白汤”。另方：薤白四两，半夏一合，生姜一两，枳实半两，栝楼实半枚，嚼碎，加醋三升煎一升，温服。

◎奔豚气痛

用薤白捣汁饮服下。

◎赤白痢下

用薤白一把，和米一起煮粥吃。

◎妊娠胎动

用薤白一升，当归四两，加水五升煮取二升，分二次服下。

◎产后诸痢

吃薤白，与羊肾同炒吃，效果更好。

◎疥疮痛痒

煮薤叶，捣碎后涂抹患处。

◎咽喉肿痛

用薤根加醋，捣碎敷在肿痛处。

蒜

【原名】小蒜、茆蒜、荤菜。【气味】根：辛、温、有小毒。

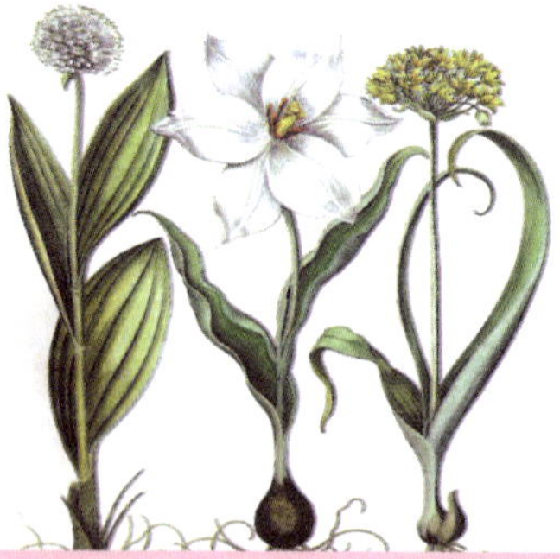

【本草附方】

◎时气温病（初得头痛，壮热脉大）

用小蒜一升捣汁三合，一次服下。无效可再服一次。

◎霍乱胀满（不得吐泻）

用小蒜一升，三升水煮取一升，一次服下。

◎积年心痛

用浓醋熬小蒜，勿蘸盐，饱食，很见效。

◎止截疟疾

用小蒜不定量，碾为泥，加少许黄丹，制成芡子大小的丸。每次服用一丸，新汲水送下。

◎恶核肿结

用小蒜、吴茱萸等份，捣碎敷在患处。

◎小儿白秃（头上团团白色）

用蒜切口，每日擦抹患处。

芥

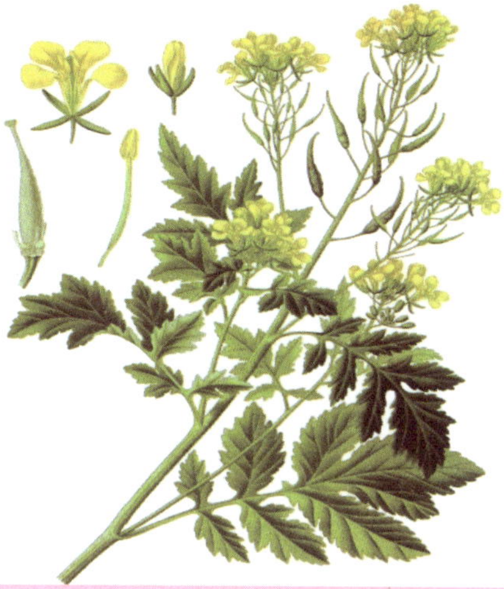

【气味】（茎、叶）辛、温、无毒。子：辛、热、无毒。

【本草附方】

◎牙龈肿烂

用芥菜秆烧存性，研成粉末，经常敷在患处，即愈。

◎漆疮搔痒

把芥菜熬汤，洗患处。

◎痔疮肿痛

用芥菜捣碎，做成饼，坐在饼上。

◎雀目不见

真紫芥菜子，炒黑研末，羊肝一具分为八服，每服撒芥末三钱，用笋壳包裹煮熟，冷食，以汁送服。

◎感寒无汗

用水调芥菜子末填在肚脐内，另用热物隔着衣服熨烫，出汗即可见效。

◎中风口噤，舌缩

用芥菜子一升，研细，加二升醋熬制成一升，敷颔颊部很见效。

◎喉痹肿痛

把芥菜子末用水调匀，敷在喉下。药干即换。

◎眉毛不生

用芥菜子、半夏，等份研末，加生姜自然汁调匀涂抹眉毛处，数次可生。

◎反胃吐食

取芥菜子末方寸匕，酒送下。一日服三次。

◎腰脊胀痛

用芥菜子末调酒敷贴胀痛处。

◎一切痛肿

用猪胆汁调芥菜子末贴上。一日换药三次，以猪油代胆汁亦可。

◎热毒瘰疬

用小芥子末，调醋敷贴，毒消须停敷，否则伤皮肉。

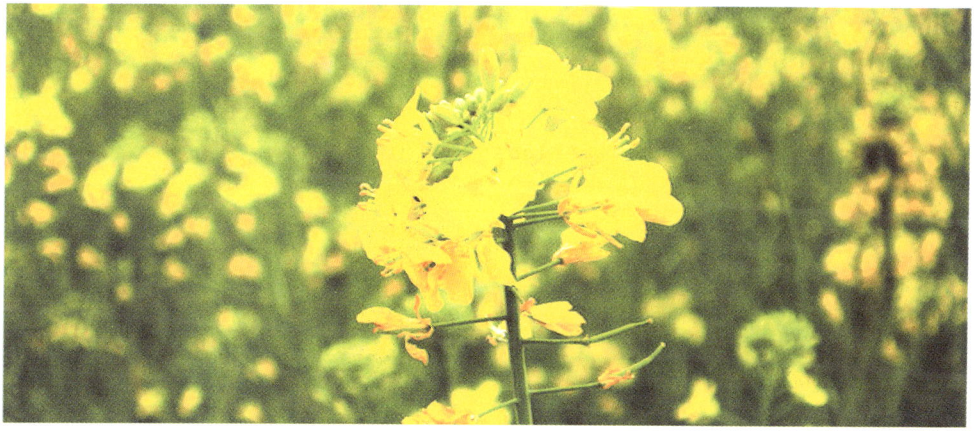

芥菜

芜菁

【原名】蔓菁、九英菘、诸葛菜。【气味】根、叶：苦、温、无毒。子：苦、辛、平、无毒。

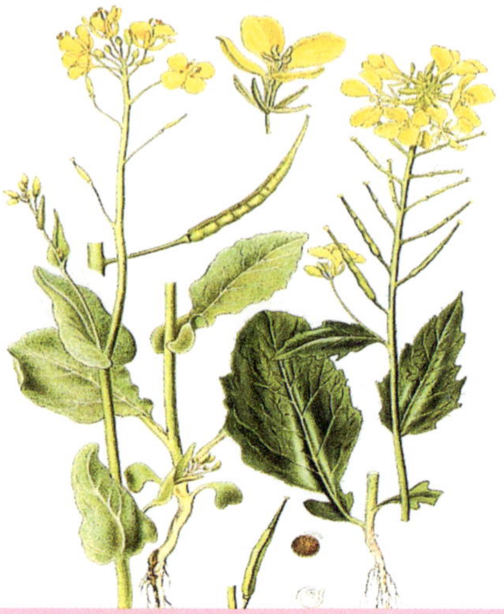

【本草附方】

◎一切肿毒

用生芜菁一握，加盐少许，一起捣碎敷在患处，一日换三次。另方：用未沾水的芜菁叶烧成灰，调猪油涂抹。

◎乳痈寒热

取芜菁根、叶，去土，不用水洗，和盐捣碎涂抹患处，药热即换。冬天只须用根即可。病人应避风。

◎阴肿如斗

用生芜菁根捣碎涂抹。

◎明目益气

用芜菁子一升，九升水，煮到汁尽，晒干，如此反复三次，研末。每次服用方寸匕，水送下。一日服三次。亦可用末煮粥吃。

◎补肝明目

用芜菁子（淘过）一斤，黄精二斤，和匀，九蒸九晒，研末。每次服用二钱，空腹服下，米汤送下。一日服二次。另方：芜菁子二升，决明子一升，和匀，以酒五升煮干，晒干后碾成末。每次服用二钱，温水调下。一日服二次。

◎黄疸如金，眼睛发黄，小便赤

用生芜菁子研末，热水冲服方寸匕。一日服三次。

◎急黄黄疸，腹结不通

用芜菁捣为末，用水冲服下。服后打嚏，鼻中出黄水及泻下则愈。以芜菁子榨油，每次服用一杯更好。

◎二便不通，胀闷欲死

用芜菁子油一合，空腹服下即通。用汗出，勿惊怪。

◎妊娠尿涩

用芜菁子末，水冲服一匙。一日服二次。

◎背疽不愈

愈而复发。用芜菁子捣碎涂抹。一日换一次。

◎眉毛脱落

用芜菁子四两，炒过，研成粉末，调醋涂抹。

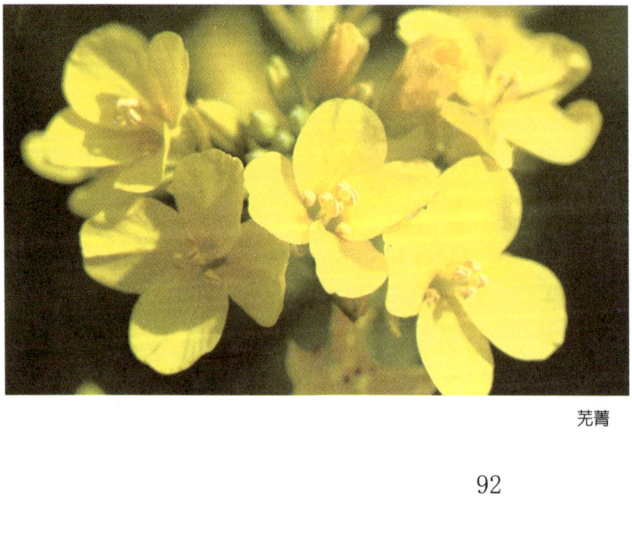

芜菁

萝卜

【原名】芦、萝卜、紫花菘、温菘、土酥。【气味】温、无毒。根：辛、甘，叶：辛、苦。

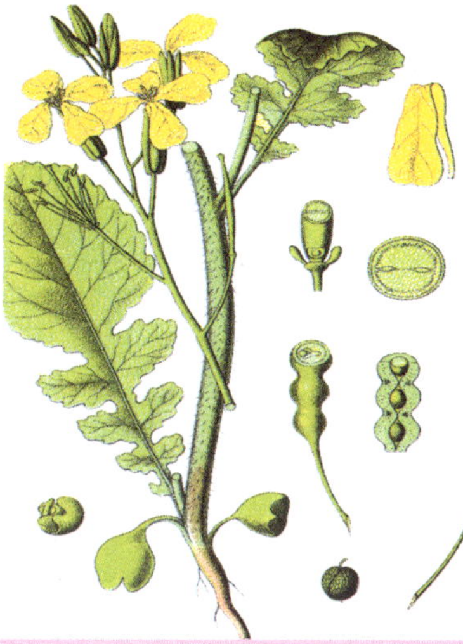

【本草附方】

◎反胃噎疾

用蜂蜜煎萝卜慢慢嚼咽。

◎肺痿咳血

用萝卜和羊肉或鲫鱼煮熟，经常食用，很见效。

◎鼻血不止

用萝卜捣汁半碗，加酒少许，热服，并以汁注入鼻中。或先将酒煎开，加萝卜再煎，饮服下。

◎下痢禁口

用萝卜捣汁一小盏，加入蜜一盏、水一盏同煎。早服一次，午服一次，晚用米汤送下阿胶丸百粒。如无萝卜，以子加水捣汁亦可。另方：加枯矾七分同煎。另方：只用萝卜菜熬汤，每次饮服下。另方：用萝卜片不拘新旧，蘸着蜜含口中，咽汁，味淡再换。如想进食，可喝一点肉粥。

◎大肠便血

用大萝卜皮烧存性，荷叶烧存性，蒲黄生用，等份研成粉末。每次服用一钱，米汤送下。

◎沙石诸淋，疼不可忍

用萝卜切片，泡蜜中，泡一会就拿出，炙干数次，不可过焦，细嚼后，盐水汤送下。服三次，该方叫“瞑眩膏”。

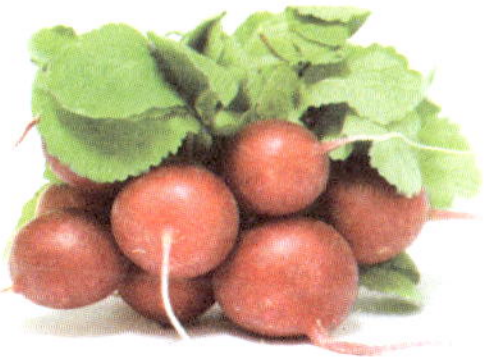

萝卜

◎遍体浮肿

用萝卜、浮麦等份，泡汤饮服下。

◎偏正头痛

用生萝卜汁一小杯，让病人侧卧，随头痛的左右侧注入鼻中，效果显著。

◎满口烂疮

用萝卜自然汁经常漱口，吐去涎汁。很有效。

◎汤火灼伤

用生萝卜捣汁涂抹。

◎久嗽痰喘

用萝卜子（炒）、杏仁（去皮尖，炒），等份研成粉末，加蒸饼制成麻子大小的丸。每次服用三、五丸，时时噙咽。

◎风秘气秘

用萝卜炒一合，加水捣碎，和皂荚末二钱服下，即通。

◎牙齿疼痛

用萝卜子十四粒，生研，用人乳调匀，左侧痛点右鼻空，右侧痛点左鼻空。

◎疮疹不出

用萝卜子生研成粉末，米汤送下二钱。

生姜

【气味】辛、微温、无毒。

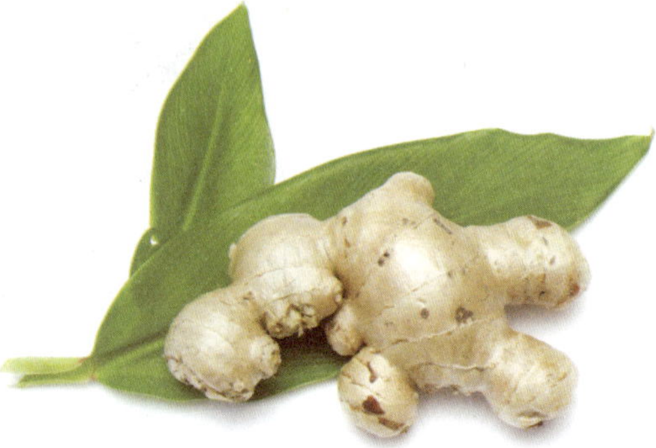

【本草附方】

◎疟疾寒热（脾胃聚痰，发为寒热）

用生姜四两，捣取自然汁一酒杯，露一夜。发病当天清晨饮服即可止疟，未止再服下。

◎寒热痰嗽

刚刚发病时烧姜一块含咽。

◎霍乱转筋，入腹欲死

用生姜三两，捣碎，加一升酒煮取三两，煮沸后服，同时把姜捣碎贴痛处。

◎胸胁满痛

用生姜一斤，捣渣留汁，把渣炒热，包布中熨痛处。渣冷则加汁再次炒热，继续推熨。

◎大便不通

把生姜削成长约二寸的小条，涂盐插入肛门内即可通便。

◎湿热发黄

用生姜随时擦身，加茵陈蒿擦，更好。

◎满口烂疮

用生姜自然汁漱口，再吐出，反复多次。或用生姜研末，抹在疮上亦可。

◎牙齿疼痛

用老生姜瓦焙，加枯矾末擦痛处。

◎中诸药毒

饮生姜汁可解。

◎刀斧金疮

用生姜嚼烂敷伤处。

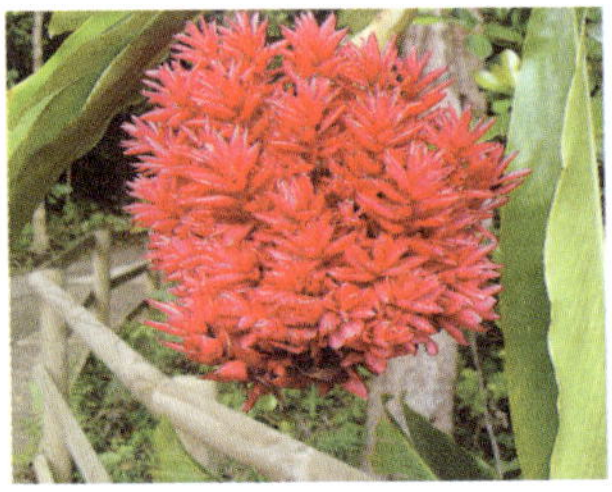

生姜

◎闪扭手足

用生姜、葱白捣碎后和面炒热敷在患处。

◎跌扑伤损

用姜汁和酒调生面敷贴。

◎腋下狐臭

用姜汁涂抹，可断根。

◎赤白癜风

用生姜经常擦搓。

◎两耳冻疮

用生姜自然汁熬膏涂抹。

◎诸毒痔漏，久不结痂

用生姜连皮切成大片，涂白矾末，炙焦，研成粉末，敷在患处。

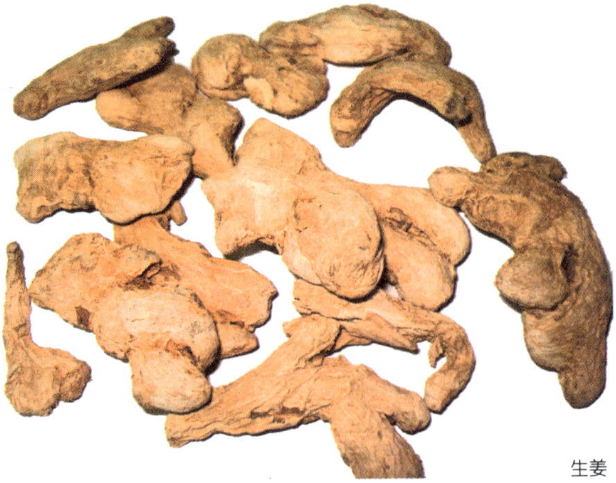

生姜

胡荽

【原名】香荽、胡菜、荽。【气味】根、叶：辛、温、微毒。子：辛、酸、平、无毒。

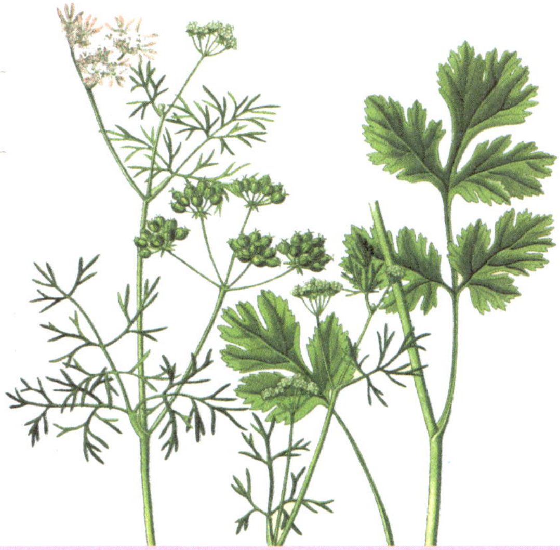

【本草附方】

◎痘疹不快

胡荽二两，切碎，放入两碗酒中煎沸，盖严不要漏气。待冷却后，去掉药渣。含酒喷涂，从患者颈背，一直到两足，不要喷头和脸。

◎孩子赤丹

用胡荽捣汁涂抹。

◎产后无乳

用干胡荽熬汤饮服下。

◎小便不通

用胡荽二两，葵根一握加二升水熬制成一升，再加滑石末一两，分三、四次服下。

◎肛门脱出

用胡荽一升切碎，烧烟熏患处即入。

◎痢及泻血

用胡荽子一合，炒过，捣为末。每次服用二钱。赤痢以砂糖水送下，白痢以姜汤送下，泻血以开水送下。一日服药二次。

◎蛇虫螫伤

用胡荽苗、合口椒等份，捣碎涂抹。

◎五痔作痛

以胡荽子炒为末，每次服用二钱，空腹，温酒送服。

◎牙齿疼痛

用胡荽子五升，加水五升煮取一升，含漱。

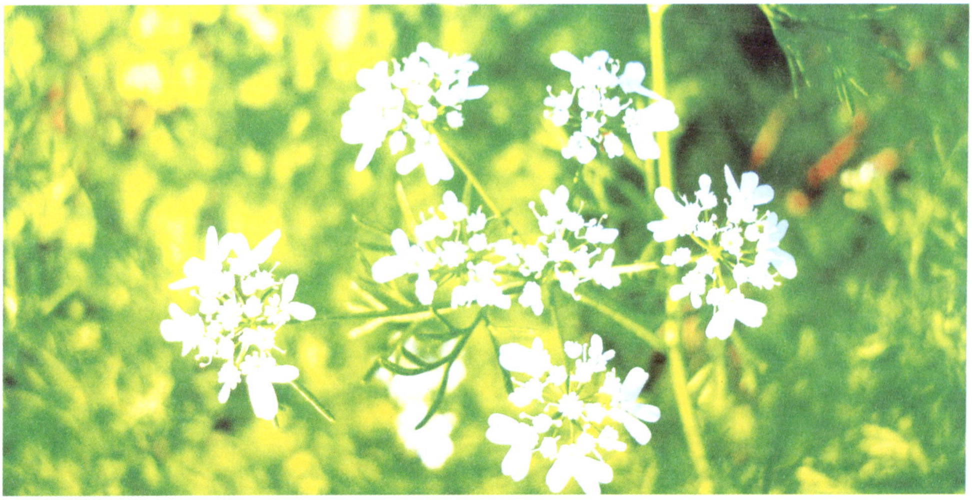

胡荽

苦菜

【原名】名荼、苦苣、苦荬、游冬、褊巨、老鹳菜、天香菜。

【气味】苦、寒、无毒。

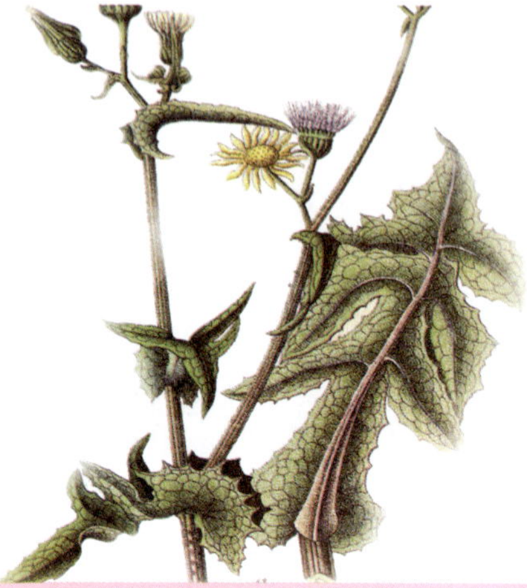

【本草附方】

◎喉痹肿痛

用苦菜捣汁半碗，加开水泡灯心，取半碗汁，调匀服下。

◎血淋尿血

用苦菜一把，加酒、水各半煎服下。

◎对口恶疮

用苦菜擂汁一钟，加姜汁一匙，酒送下。同时以药渣敷疮一两次，即愈。

◎赤白痢下

用苦菜根煮服下。

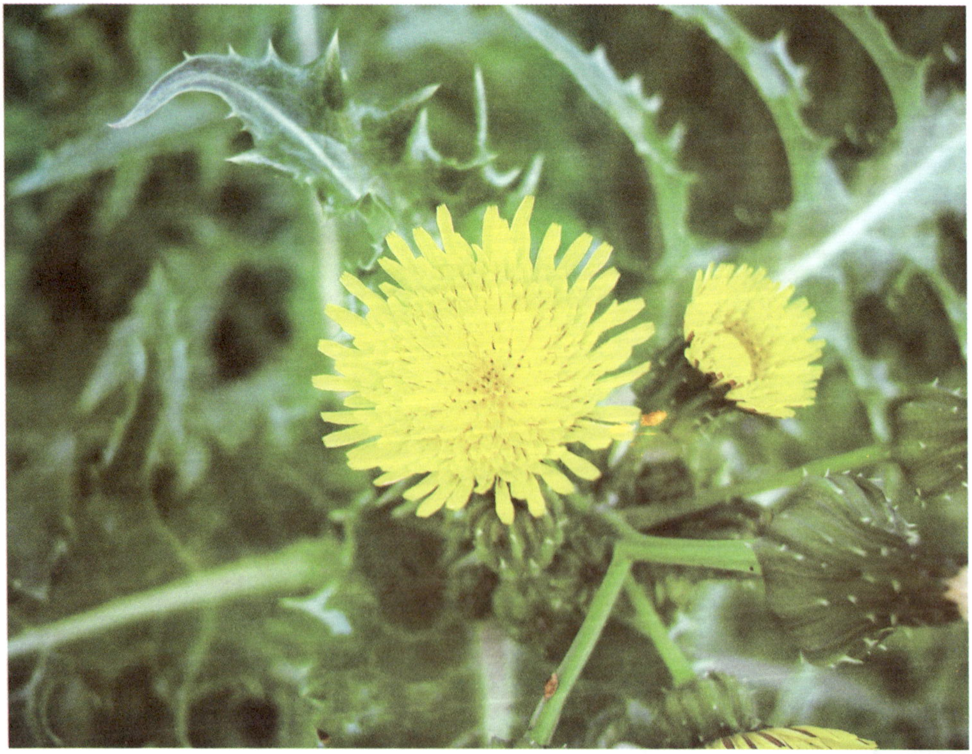

苦菜花

莴苣

【原名】莴菜、千金菜【气味】苦、冷、微毒。

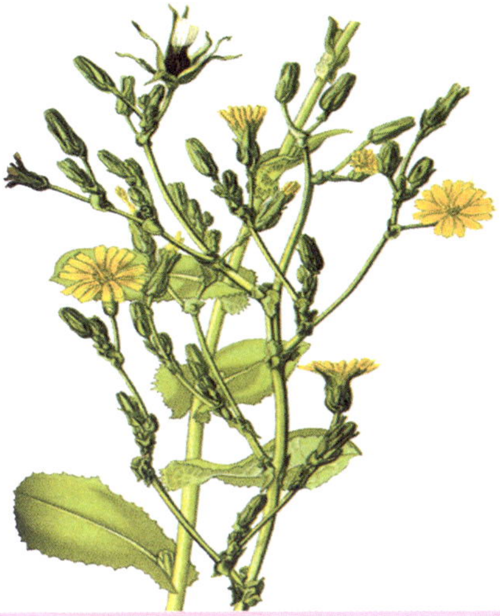

【本草附方】

◎闪损腰痛

用白莴苣子（炒）三两，白粟米（炒）一撮，乳香、没药、乌梅肉各半两，一起研末，加炼蜜制成弹子大小的丸。每嚼一丸，热酒送下。

◎乳汁不通

用莴苣菜煮酒服下。另方：莴苣子一合，生甘草三钱，和糯米、粳米各半合一起煮粥经常食用。

◎小便不通

用莴苣菜捣碎，或用莴苣子捣成饼，贴脐中即通。

◎百虫入耳

用莴苣捣汁滴入耳朵，虫自出。

◎阴囊肿痛

用莴苣子一合，捣成末，加水一盏，煮开五次，温服。

百合

【原名】藩、蒜脑薯。【气味】（根）甘、平、无毒。

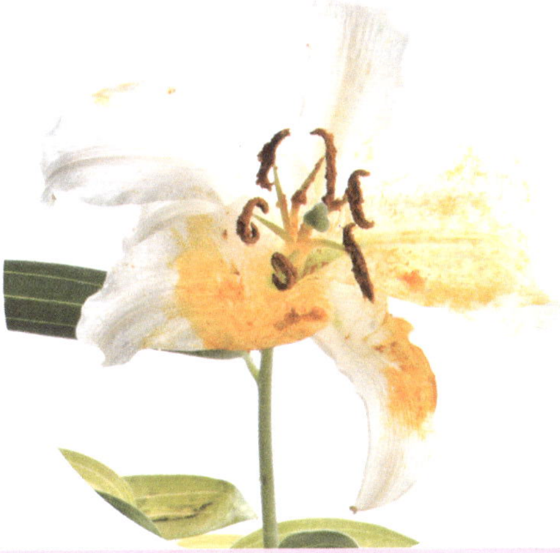

【本草附方】

◎面合病

如已发汗用百合一枚，水泡一夜，次日清晨以泉水煮取一升；另用知母三两，加二升水煮取一升。百合汁、知母汁合在一起熬成一升半，分次服下。该方叫“百合知母汤”。

如已吐过，则用百合七枚，水泡一夜，次日清晨以泉二升水煮取一升，加鸡蛋清一个，分两次服下。该方叫“百合鸡子汤”。

如已泻过，则用百合七枚，水泡一夜，次日清晨以泉水二升煮取一升。另方：用代赭石一两、滑石三两，加水二升煮取一升，同百合汁一起再熬成一升半，分两次服下。该方叫“百合代赭汤”。

如病未经汗、吐下者，则用百合一枚，水泡一天，次日清晨以泉水二升煮取一升；另以生地黄汁一升，令两汁合熬成一升半，分两次服下。该方叫“百合地黄汤”。

如病已变成消渴者，则用百合一升在水一半中泡一夜，取汁温洗病人，洗毕，令病人吃白汤饼。

如病已变成热症，则用百合一两、滑石三两，一起研成粉末，饮服方寸匕，微泻即见药效。

如病已变成腹满作痛，则用百合炒为末，每次服用一匙，水送下。一日服二次。

◎肺脏热，烦闷咳嗽

用新百合四两，加入蜂蜜蒸软，时时含一片吞津。

◎肺病吐血

用新百合捣汁，水送下。煮百合吃亦可。

◎游风隐疹

用盐泥二两，百合半两、黄丹二钱，醋一分，唾液四分，一起捣碎，调和成糊状，贴在患处。

◎天泡湿疮

把生百合捣碎，涂抹在患处，二日即见效。或用百合花晒干，研成细末，用菜油调和均匀，涂抹在患处亦很见效。

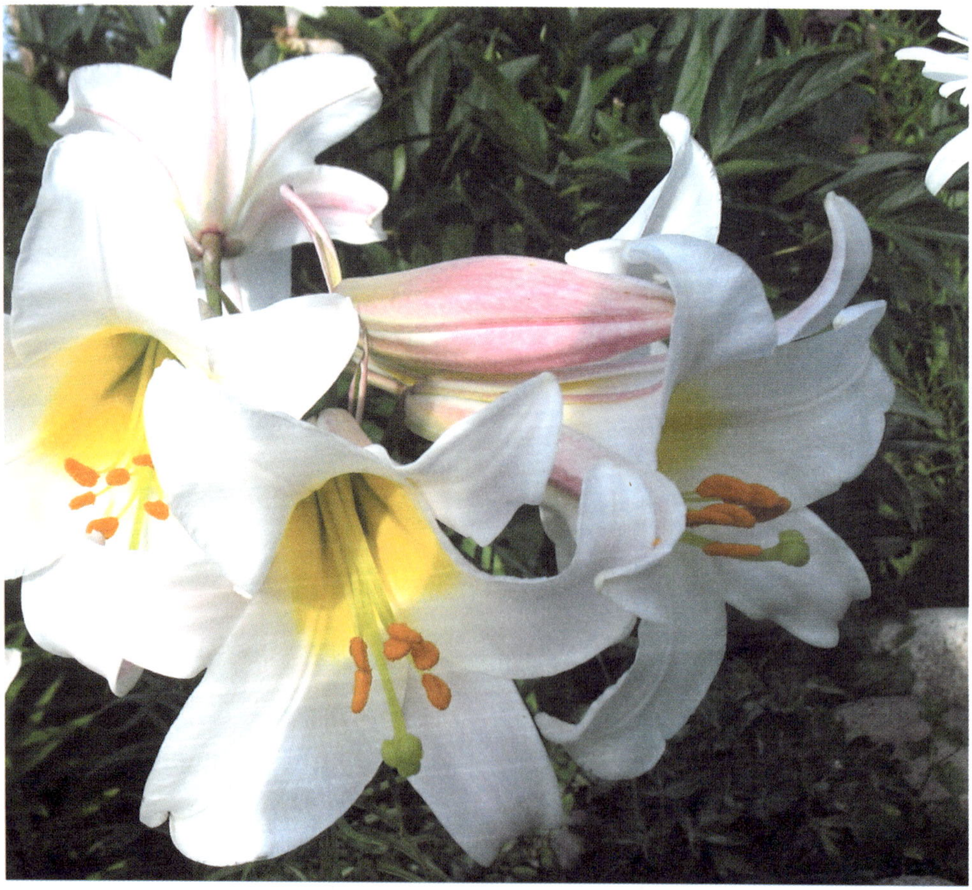

百合

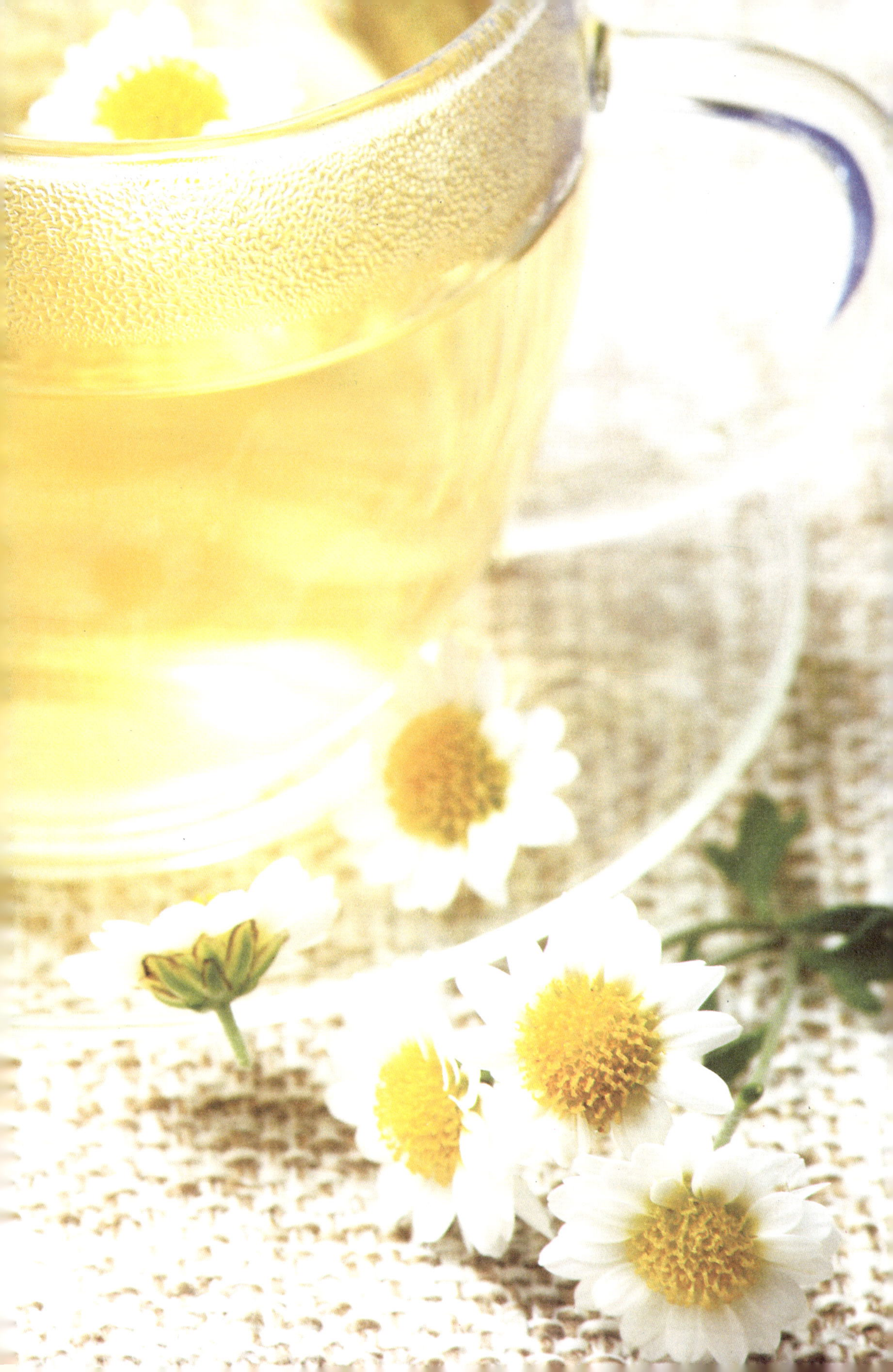

苦瓠

【原名】苦瓠、匏瓜。【气味】瓤、子：苦、寒、有毒。

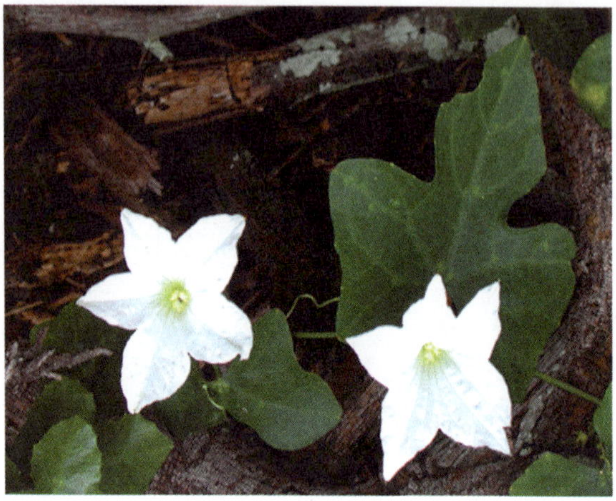

【本草附方】

◎黄疸肿满

用苦瓠瓤熬黄为末，每次服用半钱，一日服一次，十天病愈。另方：用苦瓠瓤如在枣大小，泡童子尿中一个时辰，取出两小团塞鼻孔中，深吸气。有黄水排出，几次后即愈。

◎大水胀满，头面肿大

用苦瓠瓤一两，微炒，研成末状。每天服一钱，稀饭送下。另方：用苦瓠白瓤，搓捻成豆粒大小，用面裹住煮开。空腹服七枚，当用水排出，人转瘦好愈。二年内忌咸物。

◎通身水肿

用苦瓠膜五分，大枣七枚，一同捣成丸。先服三丸，隔一小时左右，再服三丸，用水排出后再服一丸。另方：用苦瓠膜（炒）二两，苦葶苈五分，捣碎，制成小豆大小的丸。每次服用五丸，一日服三次，用水排出为止。

◎小便不通

用苦瓠子三十枚（炒），蝼蛄三个（焙），一起研成粉末。每次服用一钱，冷水送下。

◎风痰头痛

取苦瓠榨汁，用苇管灌入鼻中，其气上冲脑门，不久恶涎流下，病可治愈。如在治疗过程中出现头晕现象，属正常现象。用干苦瓠膜浸汁，或用苦瓠子研成末状，点入鼻中亦很见效。

◎风虫牙痛

用苦瓠子半升，加五升水熬制成三升，含漱。和茎叶熬汁含漱亦可。

◎恶疮癣癞

用苦瓠一枚煮汁涂抹。

◎痔疮肿痛

用苦瓠、苦荬菜熬汤，先熏后洗。洗后用熊胆、密陀僧、胆矾、片脑末合研成粉末，敷在患处。

◎耳朵出脓

用干瓠子一分，黄连半钱，一起研末。先把耳朵揩净，点末少许入耳。一日二次。

◎一切瘘疮

用霜后收采和晒干的苦瓠花研末，敷在患处。

苦瓠

胡瓜

【原名】苦黄瓜。【气味】甘、寒、有小毒。

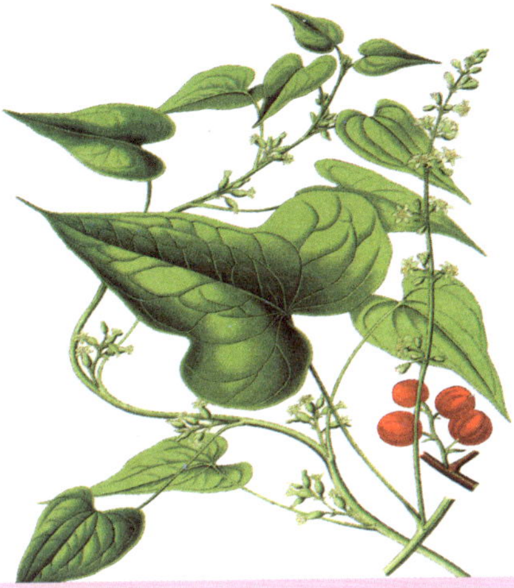

【本草附方】

◎水病肚胀，四肢浮肿

用胡瓜一个，切开，连子用醋把煮一半至烂，空腹吃下，一次吃完。不久即可把水排出。

◎咽喉肿痛

用老黄瓜一个，去子，填满硭硝，阴干后碾为末。取少量吹入喉内。

◎火眼赤痛

用老黄瓜一条，上开小孔，去瓤，填满硭硝，悬挂阴凉处，等硝透出来后，刮下收存。点眼，效果佳。

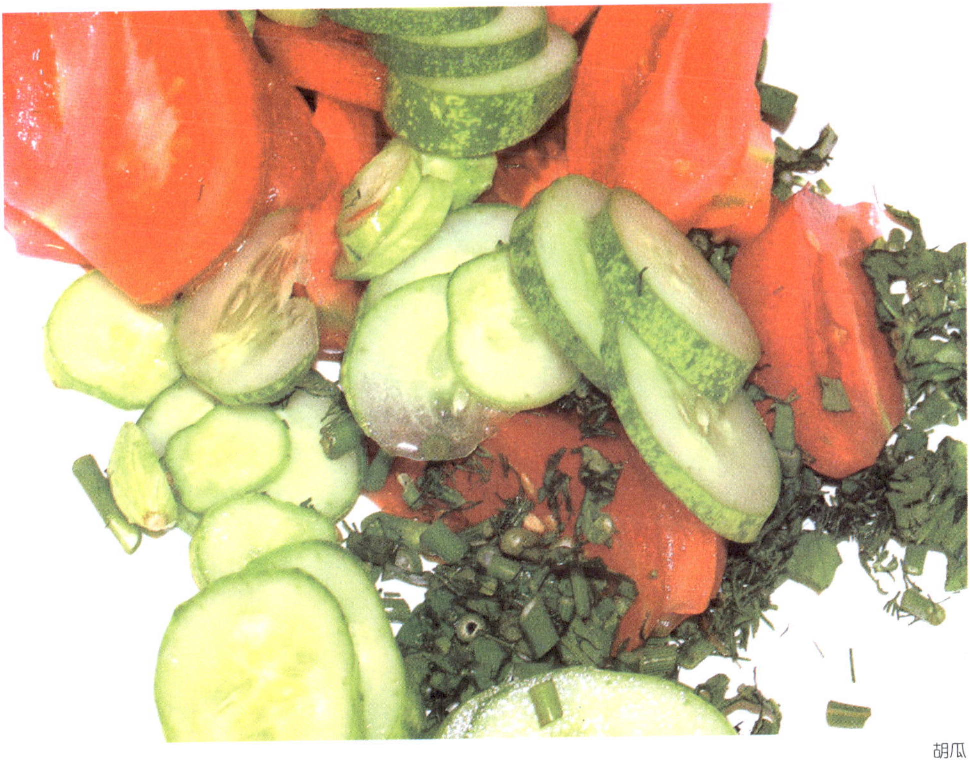

胡瓜

丝瓜

【原名】天丝瓜、天罗、布瓜、蛮撤、鱼。【气味】瓜：甘、平、无毒。

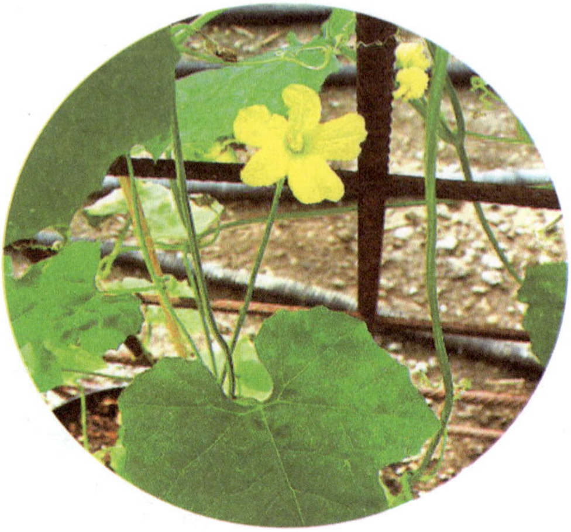

【本草附方】

◎痘疮不快

用老丝瓜根蒂三寸，连皮烧存性，研成粉末，砂糖水送下。

◎痈疽不敛，疮口很深

用丝瓜捣成汁时常涂抹。

◎风热肋肿

用丝瓜烧存性，研成粉末，水调涂抹。

◎坐板疮

用线瓜皮在容器中烘干，研成粉末，烧酒调匀涂抹。

◎手足冻疮

用老丝瓜烧存性，调腊猪油涂抹。

◎痔漏脱肛

用丝瓜烧灰，多年石灰、雄黄各五钱，一起研成粉末，以猪胆、鸡蛋清及香油调药敷贴，直至脱肠收上。

◎肠风下血

用霜后干丝瓜烧存性，研成粉末，空腹服二钱，酒送下。

◎血崩不止

用老丝瓜烧灰、棕榈烧灰等份，盐酒或盐水汤送下。

◎乳汁不通

用丝瓜连子烧存性，研成粉末，酒送下一、二钱，盖着被子发汗，即可通乳汁。

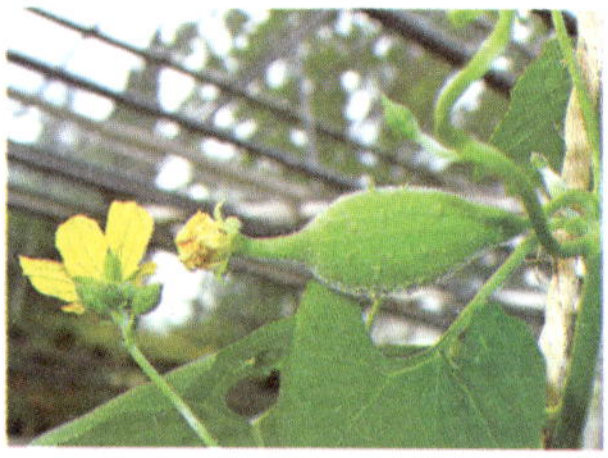

丝瓜

◎小肠气痛，绕脐冲心

用老丝瓜连蒂烧存性，研成粉末。每次服用三钱，热酒调下。病重者服两三次即消。

◎卵肿偏坠

用老丝瓜烧存性，研成粉末，炼蜜调成膏。每晚以好酒送服一匙。

◎腰痛不止

用丝瓜子炒焦，捣碎，酒送下。以渣敷痛处。

◎喉闭肿痛

用丝瓜研汁灌下。

◎化痰止咳

用丝瓜烧存性，研末，加枣制成弹子大小的丸。每次服用一丸，温酒送下。

◎风气牙痛

用生丝瓜一个，擦盐火烧存性，研成粉末频频擦牙，涎尽即愈。如腮肿，可用末调水敷贴。此方治蛀牙无效。

◎刀疮神药

用古石灰、新石灰、丝瓜根叶、韭菜根各等份，捣至极烂，做成饼，阴干，研末，涂抹患处。止血、定痛，生肌，用特效。

◎诸疮久溃

用丝瓜老根熬水洗抹。

木耳

【原名】木软、木菌、树鸡、木蛾。【气味】甘、平、有小毒。

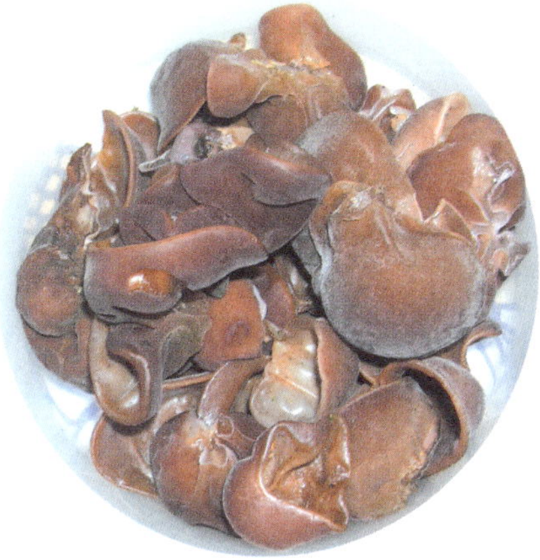

【本草附方】

◎眼流冷泪

用木耳一两（烧存性），木贼一两，一起研末。每次服用二钱，以清淘米以水煎服下。

◎瘰疬溃粒

用桑耳五钱，水红豆一两，百草霜三钱，青苔二钱，片脑一分，一起研末，以蛋清调匀涂抹。敷前，以车前、艾叶、桑皮熬汤洗患处。

◎崩中漏下

用木耳半斤，炒见烟，研成细末。每次服用二钱一分，加头发灰三分，好酒调服下。

◎新久泄痢

用干木耳一两（炒），鹿角胶二钱半（炒），一起研末。每次服用三钱，温酒调下。一日服二次。

◎一切牙痛

用木耳、荆芥等份，熬汤频频漱口。

◎脱肛泻血

用桑耳一两，熟附子一两，研末，加炼蜜制成梧子大小的丸。每次服用二十丸，米汤送下。

◎月水不断

把桑耳在容器中烘干、研成粉末，每次服用二钱，饭前服，热酒送下。一日服二次。

◎赤白带下

用桑耳切碎，酒煎服下。

◎蛔虫心痛

用槐木耳烧存性，研末，用水服下像枣一样大的一块。若不止痛，饮热水一升，蛔虫即可打下。

◎肺痈咳血

用柘耳一两，研成粉末，同百齿霜二钱，加糊调成梧子大小的丸。每次服用三十丸，米汤送下。

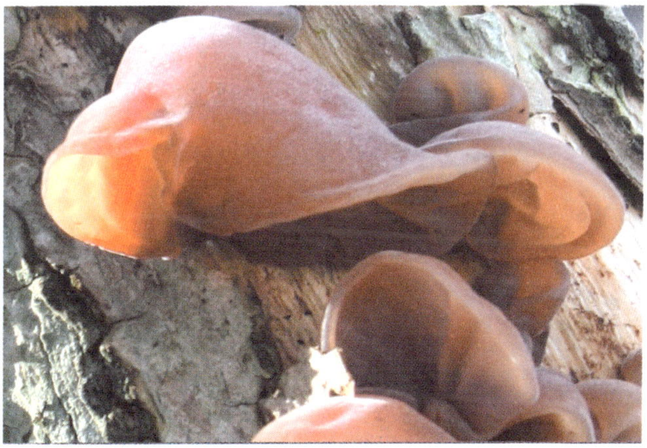

木耳

杏

【原名】甜梅。【气味】核仁：甘、苦、温、冷、利，有小毒。

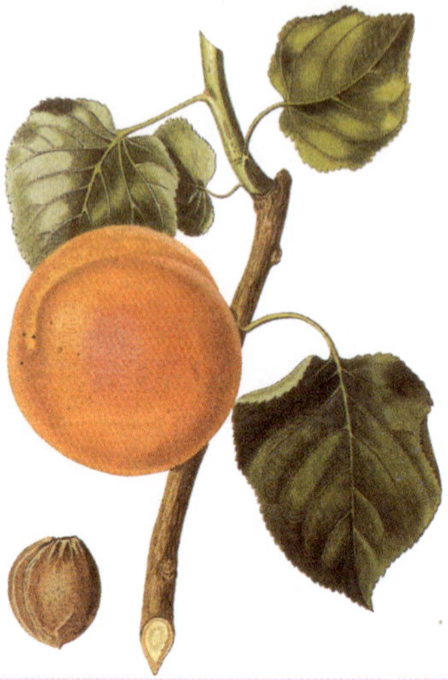

【本草附方】

◎咳嗽寒热

用杏仁半斤，去皮尖，在童子尿中浸泡七日，捞出，温水淘洗，研成泥状，加童子尿三升熬如膏。每次服用一钱，热水送下。

◎上气喘急

用杏仁、桃仁各半两，去皮尖，炒研，加水调生面制成梧子大小的丸。每次服用十丸，姜蜜汤送下。以微泻为度。

◎喘促浮肿，小便淋沥

用杏仁一两，去皮尖，熬后磨细，和米煮粥，空腹吃二合。

◎头面风肿

用杏仁捣成膏，和鸡蛋黄一起调匀，涂布上，包住头面。药干再涂。七、八次即可痊愈。

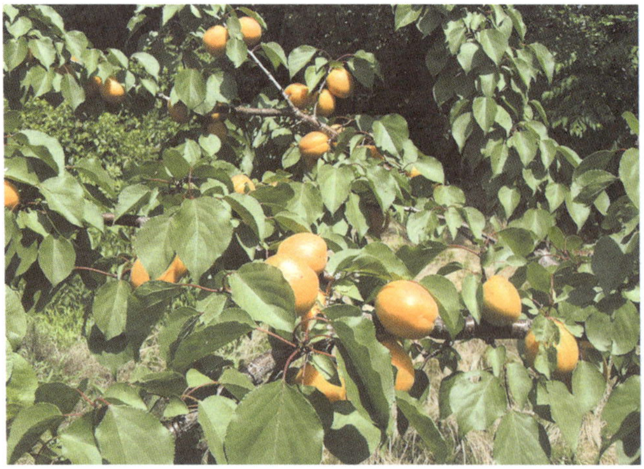

杏

◎偏风不遂，失音不语

生吞杏仁七枚，逐日增加到四十九枚，周而复始。食后饮竹沥，直到病愈。

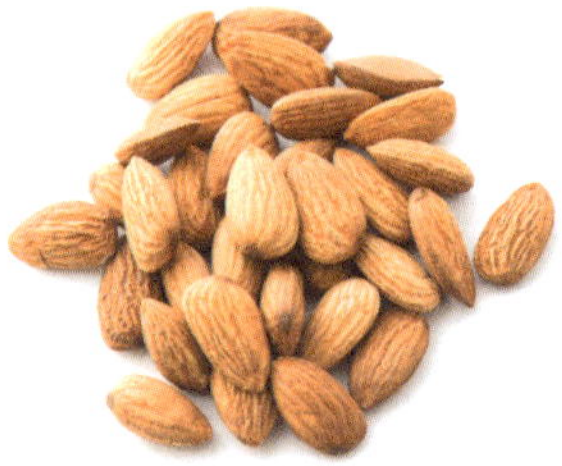

◎喉痹痰嗽

把杏仁去皮、熬黄，取三分，加桂末一分，研成泥状含在嘴里咽汁。

◎肺病咯血

用杏仁四十个，以黄蜡炒黄，研青黛一钱加入，捣碎，包在切开的柿饼中，外裹湿纸，煨熟吃下。

◎血崩不止

用甜杏仁上的黄皮，烧存性，研末。每次服用三钱，空腹，热酒送下。

◎痔疮下血

用杏仁（去皮尖及双仁者）加三升水，研磨出汁，滤汁，熬至一半，下大米煮粥吃。

◎耳出脓汁

用杏仁炒黑，捣成膏，裹棉中塞耳内。一日换药三、四次。

◎鼻中生疮

用杏仁研成粉末，调乳汁涂抹。

◎虫牙

用杏仁烧存性，碾成末塞到虫孔中，杀虫去风，其痛可止。重者两次可见效。

◎目中翳遮（但瞳子未破）

用杏仁三升，去皮，面裹作三包，火灰中煨熟，去面，研烂，压去油。每取一钱，加铜绿一钱，调均匀，点眼。

◎目生胬肉，或痒或痛，渐掩瞳仁

用生杏仁七枚，去皮细嚼，吐于掌中，趁热以用棉包裹箸头蘸着药点胬肉上，不过四五次可见效。另方：用杏仁研膏，人乳化开，一日点三次。另方：用杏仁（去皮）二钱半，腻粉半钱，研匀，以用棉包裹箸头蘸着药点胬肉上。

◎小儿脐烂成风

用杏仁去皮，研烂，涂抹患处。

◎停食不化，气满膨胀

用红杏仁三百粒，巴豆二十粒，同炒色变，去豆不用，把杏仁研成末状，桔皮汤调下。

◎白癜风

用杏仁连皮尖，每晨嚼几粒擦患处令发赤，临卧时再如法擦一次。

◎诸疮肿痛

用杏仁去皮，研烂，滤取膏，加轻粉、用麻油调和均匀，涂抹患处，效果很好。

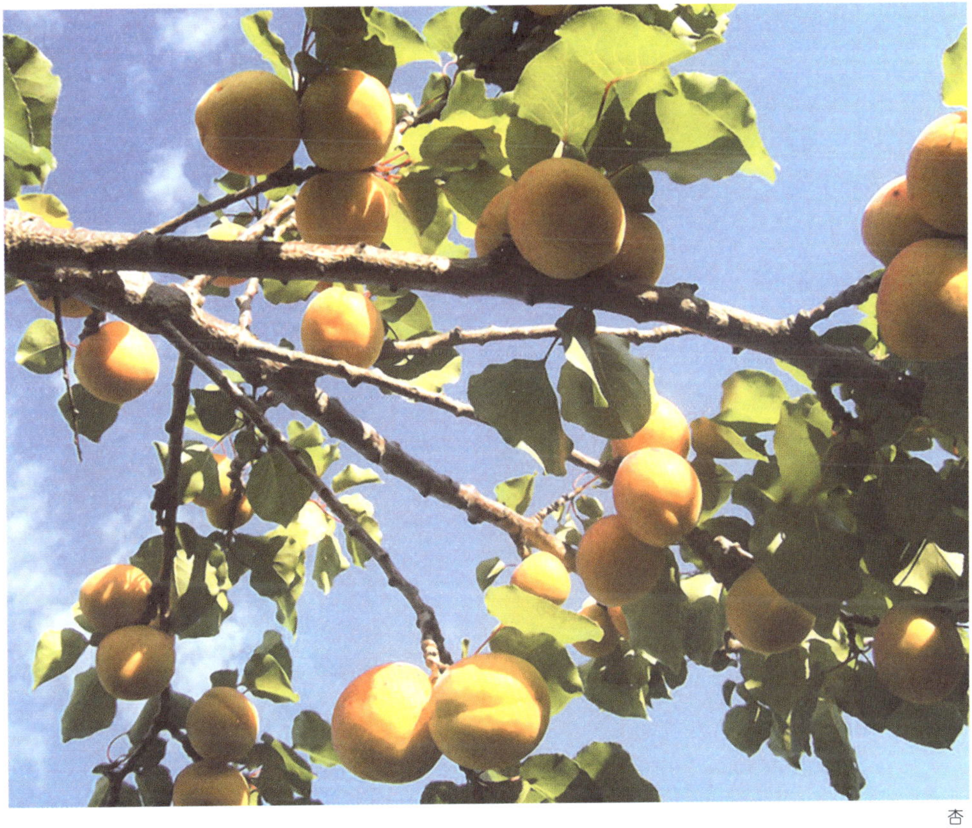

杏

桃

【原名】桃枭：桃奴、枭景、神桃。

【气味】核仁：苦、甘、平、毒。桃枭：苦、微温、有小毒。桃花：苦、平、无毒。桃叶：苦、平、无毒。茎及白皮：苦、平、无毒。桃胶：苦、平、无毒。

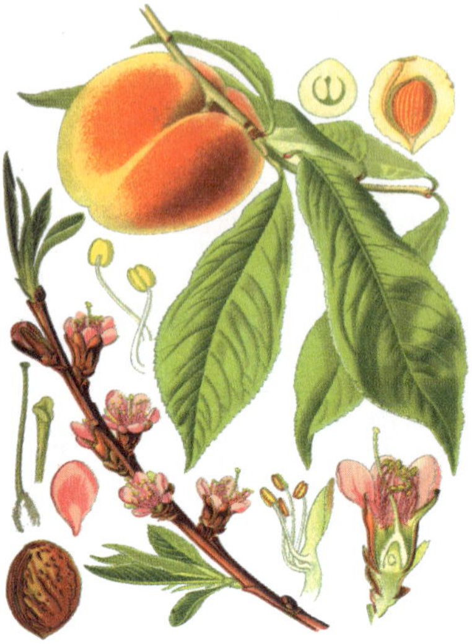

【本草附方】

◎小儿耳聍

用桃炒后研成粉末，用棉包裹塞耳内。

◎大便不快，里急后重

用桃仁三两（去皮），吴茱萸二两，食盐一两，一起炒熟，挑出茱萸、食盐，单取桃仁几粒细嚼。

◎偏风不遂

用桃仁二千七百枚，去皮尖及双仁，放在三升好酒中浸泡二十一日，取出晒干，捣细，做成梧子大小的丸。每次服用二十丸，用原来的酒送下。

◎上气咳嗽，胸满气喘

用桃仁三两，去掉皮和尖。加一升水研汁，和粳米二合煮粥食。

◎卒然心痛

用桃仁七枚，去皮尖研成泥状，加水一合，服之。

◎崩中漏下

用桃核烧存性，研末，每次服用方寸匕，酒送下。一日服三次。

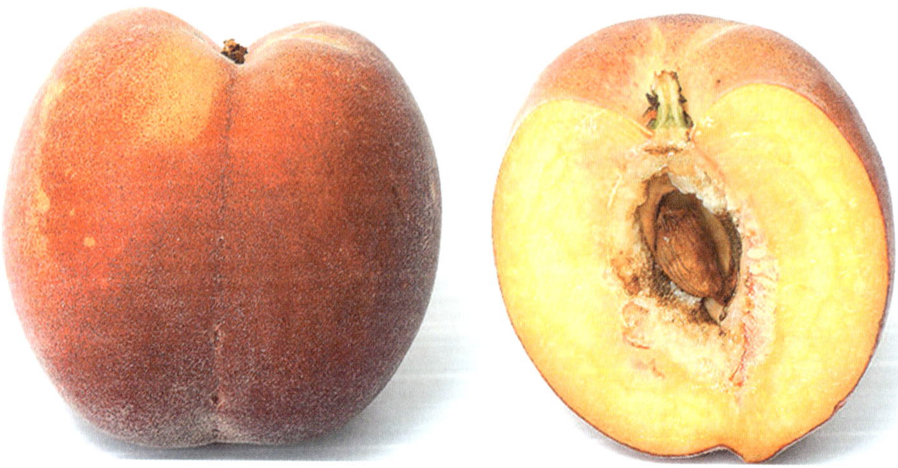

桃

◎五种疟疾

用桃奴十四枚，巴豆七粒，黑豆一两，研匀，加冷水调成梧子大小的丸，朱砂为衣。发病当天清晨服一丸，水送下。服药两次即可痊愈。该方叫“家宝通神丸”。

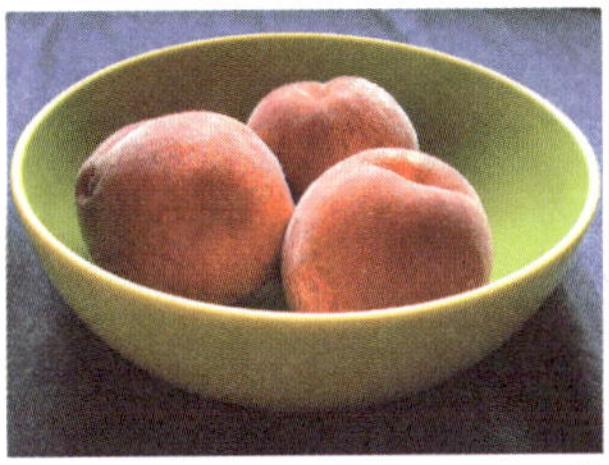

桃

◎盗汗不止

用干桃子一个，葱根七个，霜梅二个，灯心二根，陈皮一钱，稻根、大麦芽各一撮，加水二钟煎服下。

◎大便艰难

把桃花碾为末，水送下，一匙即通。

◎腰脊作痛

取桃花一斗一升，二斗水，曲六升，米六斗，煮熟用常法酿酒。每次服用一升，一日服三次。

◎面上粉刺

用桃花、丹砂各三两，一起研末。每次服用一钱，空腹服，水送下。一日服三次，十日就有感觉，二十日小便将排出黑汁，脸上就会光滑白皙。

◎鼻内生疮

用桃叶嫩心捣碎塞鼻内。没有桃叶的话可以用桃枝替代。

◎身面癣疮

在中午有阳光的时候，用桃叶捣汁抹在患处。

◎黄疸如金

选取筷子粗细的桃根一小把，切细，煎浓汤，空腹一次服完。黄散后，经常喝一杯清酒，则眼黄可消散。忌食热面、猪、鱼等物。

◎肺热喘急

用桃皮、芫花各二升，加四升水熬成一升。用布巾包裹绞出药汁，趁热抹在胸口、四肢等处。

◎卒患瘰疬

取桃树白皮贴疮上，炙二、七壮，很见效。

◎水肿尿短

用桃皮三斤，去内外皮，加水二斗煮取一斗。以汁一半泡秫米一斗，加一半泡女曲一升，如常法酿酒。每次服用一合，一日服三次，以体中用热见药效。小便多，是病将愈的迹象。忌食生冷及一切毒物。

◎妇女经闭

用桃树根、牛蒡根、马鞭草根、牛膝、蓬各一斤，锉细，以三斗水熬制成一斗，去掉药渣，更以慢熬制成饴状收存，每次服用一匙，热酒调下。

◎牙疼颊肿

用桃白皮、柳白皮、槐白皮各等份，用酒煎煮后，趁热漱口，冷即吐去。反复几次即可。

◎虚热作渴

取弹丸大小的桃胶一块含口中，止渴。

◎石淋作痛

取桃木胶如枣子大小的一块，夏以冷水三合，冬以开水三合调服下。一日服三次，就会有石排出。石尽即停药。

◎血淋作痛

用桃胶（炒）、木通、石膏各一钱，加水一盏，熬至七分，饭后服下，效果较好。

◎产后下痢，里急后重

用桃胶（在容器中烘干）、沉香、蒲黄（炒）各等份，一起研成细末。每次服用二钱，饭前服下，米汤送服。

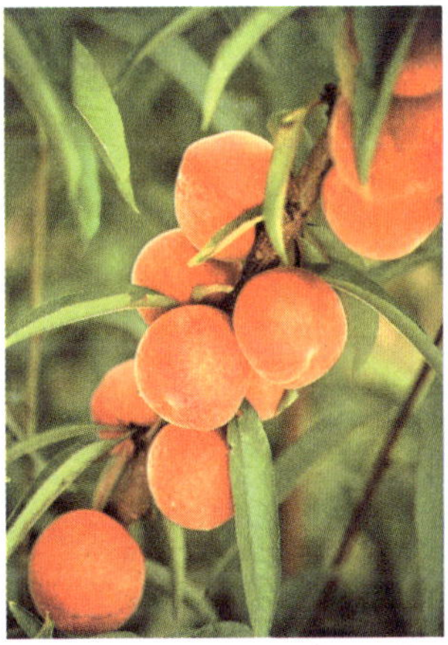

桃

木瓜

【原名】茂。【气味】酸、温、无毒。

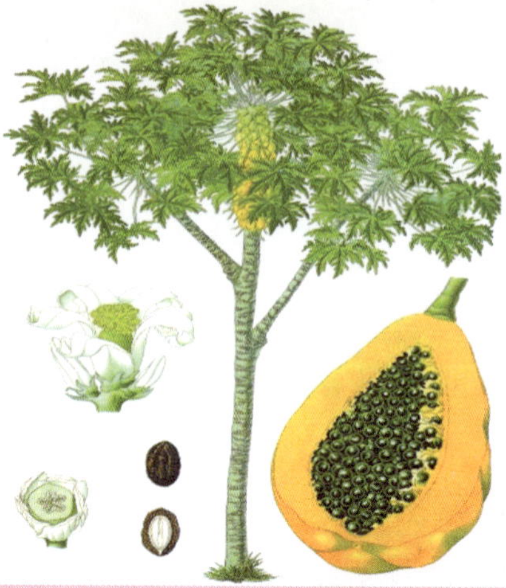

【本草附方】

◎项强筋急，不可转侧

用木瓜二个，取盖去瓤留住皮，填入没药二两、乳香二钱半，盖严，捆好，蒸烂，捣成膏。每次服用三钱，用生地黄汁半盏，无灰酒二盏，温服送下。

◎脚筋挛痛

用木瓜数枚，加酒、水各半，煮烂，捣成膏趁热贴痛处，外用棉布包好。一日换药三、五次。

◎霍乱转筋

用木瓜一两，酒一升，煮服下。忌酒的人可以熬汤喝。

◎治肝、肾、脾三经气虚

用大木瓜四个，取盖去瓤。一个填入黄芪、续断末各半两，一个填入苍术、橘皮末各半两，一个填入乌药、黄松节末各半两（黄松节即茯神中心木），一个填入威灵仙、苦葶苈末各半两。各瓜以原盖盖好，酒中浸透，然后取出甑蒸，晒干。三浸、三蒸、三晒，最后捣成粉末，以榆皮末、水，糊制成梧子大小的丸。每次服用五十丸，温酒或盐水汤送下。

◎肾虚胀痛

用木瓜三十枚，去掉皮核，挖空，用甘菊花末、青盐末各一斤填满，蒸熟后捣成膏状，再加入新艾茸二斤调和，制成梧子大小的丸，每次服用三十丸，米汤送下。一日服二次。

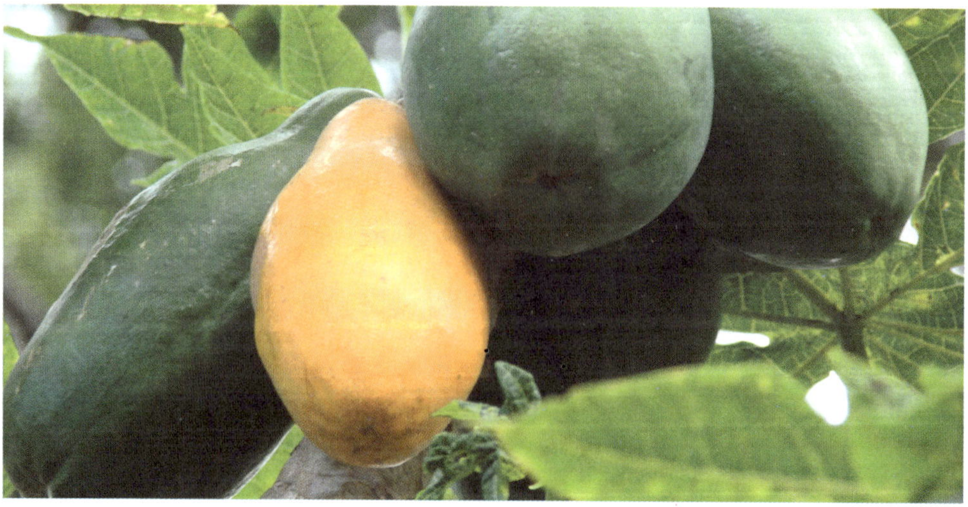

木瓜

杨梅

【原名】求。【气味】酸、甘、温、无毒。

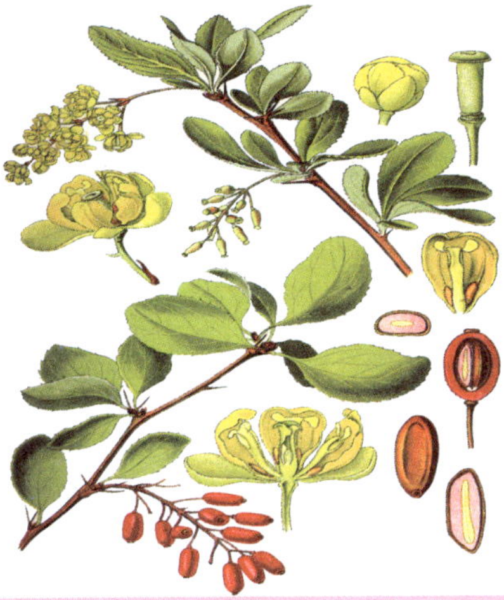

【本草附方】

◎下痢不止

用杨梅烧过，研成粉末，每次服用二钱，米汤送下。一日服二次。

◎头痛不止

用少量杨梅末吸入鼻孔，打喷嚏，很见效。

◎一切损伤，止血生肌

用盐藏杨梅和核捣成泥状，制成小块收存。用小块研成末状涂抹伤口，即可见效。

◎恶疮疥癣

用杨梅树皮及根熬汤成洗。

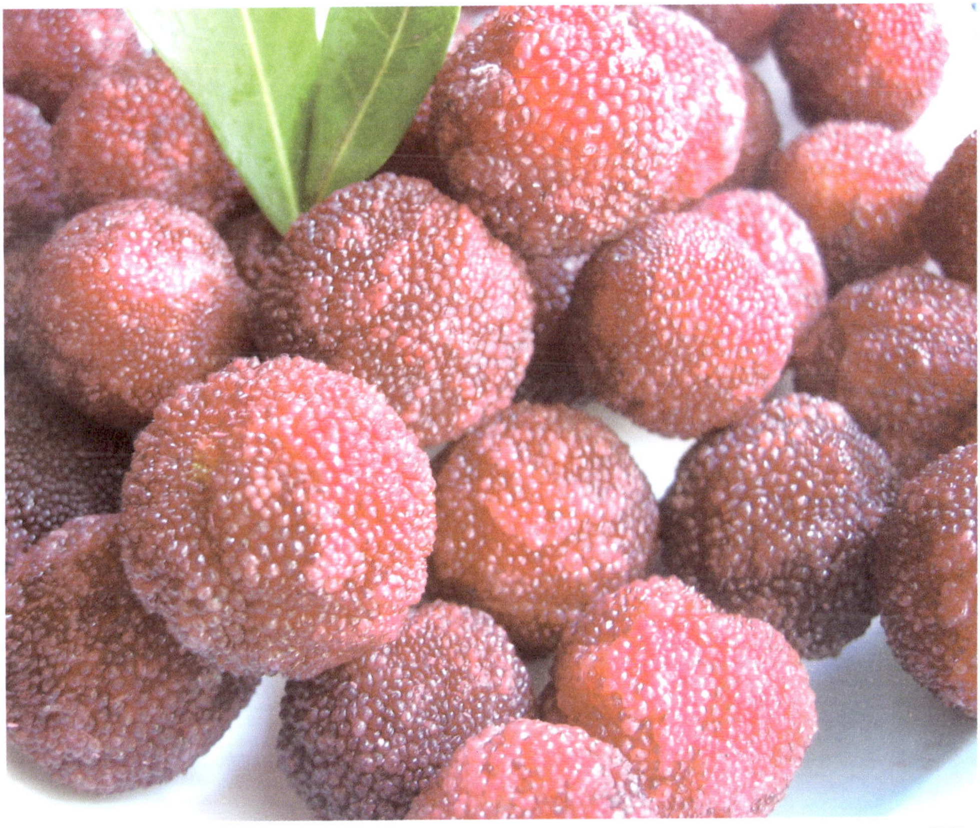

杨梅

银杏

【原名】白果、鸭脚子。

【气味】核仁：甘、苦、平、涩、无毒。

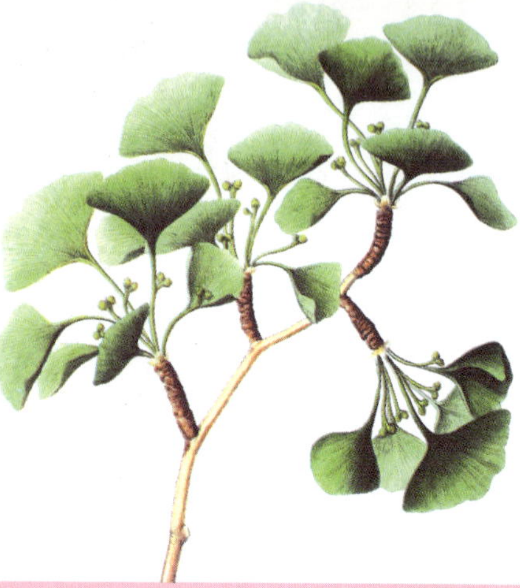

【本草附方】

◎寒嗽痰喘

用银杏七个煨熟后，和熟艾一起做成七个丸子，每个白果中放入艾丸一颗，用纸包裹再次煨香，去艾吃下。

◎咳嗽失声

用银杏仁四两，白茯苓、桑白皮各二两，乌豆半升（炒），蜜半斤，一起煮熟，晒干后碾成末状，以乳汁半碗拌湿，九蒸九晒，制成绿豆大小的丸，每次服用三、五十丸，开水送下。效果很好。

◎小便频数

用银杏十四枚，一半生，一半煨，吃下后可见药效。

◎小便白浊

用生银杏仁十枚，用水服下。一日服一次。病愈为止。

◎赤白带下

用银杏、莲肉、江米各五钱，胡椒一钱半，一起研成粉末，用一只乌骨鸡，去内脏填入药，在砂锅里煮烂，空腹服下。

◎肠风下血

用银杏煨熟，出火气后，米汤送下。

◎虫牙

每次饭后嚼生银杏一两个，很见效。

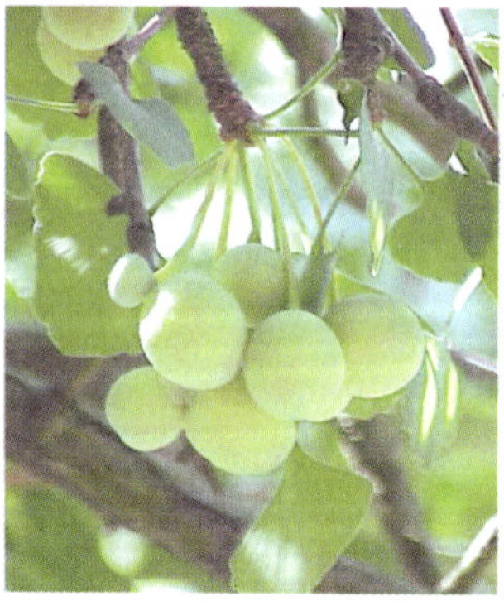

银杏

◎手足皲裂

用生银杏嚼烂，晚上涂抹在裂口处。

◎头面癣疮

把生银杏仁切断，经常涂抹患处，直至病愈。

◎乳痈溃烂

用银杏仁四两研酒服下，用四两研成末敷在患处。

◎哮喘痰嗽

银杏二十一个（炒黄），麻黄三钱，苏子二钱，款冬花、法制半夏、桑白皮（蜜炙）各二钱，杏仁（去皮尖）、黄芩（微炒）各一钱半，甘草一钱，水三钟，熬制成二钟，随时分作二次服下，不用姜。另方：用白果五个，麻黄二钱半，甘草（炙）二钱，加水一钟半，熬至八分，临睡时服下。该方叫“鸭掌散”。

【专家分析】

银杏的叶也有药用价值，能止泻杀虫，还可以治高血压及冠心病，带绿色胚芽的白果毒性最大，曾经有小儿吃五至十粒即中毒死亡。根据文献资料记载，银杏中毒后，可用生甘草二两，或用白果皮一两熬药服下，可解毒。

荔枝

【原名】离枝、丹荔。

【气味】实：甘、平、无毒。核：甘、温、涩、无毒。

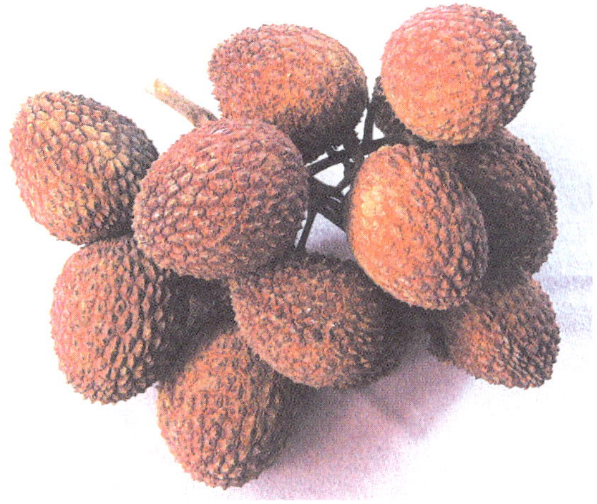

【本草附方】

◎痘疮不发

用荔枝肉泡酒喝，荔枝肉也吃下。忌食生冷食品。

◎风牙疼痛

用荔枝连壳烧存性，研成末状擦牙即止。

◎脾痛不止

用荔枝核碾成末，每次服用二钱，用醋送下。数服即愈。

◎疝气肿痛

用荔枝核四十九个，陈皮（连白）九钱，硫磺四钱，一起研末，加盐水调面糊成丸子如绿豆大。遇痛时，空腹，酒服九丸。不过三服见效。该方叫“玉环来笑丹”。另方：用荔枝核（炒黑）、大茴香（炒），等份研成粉末。每次服用一钱，温酒送下。

◎肾肿如斗

用荔枝核、青桔皮、茴香等份，分开炒，研成粉末，酒送下二钱，一日服三次。

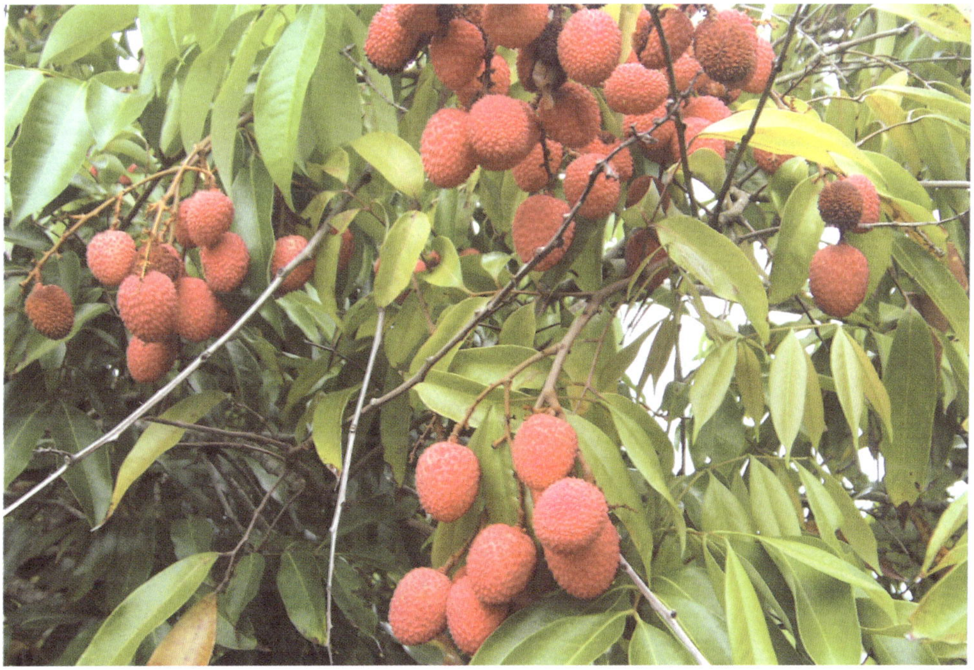

荔枝

马槟榔

【原名】马金囊、马金南、紫槟榔。【气味】核仁：苦、甘、寒、无毒。

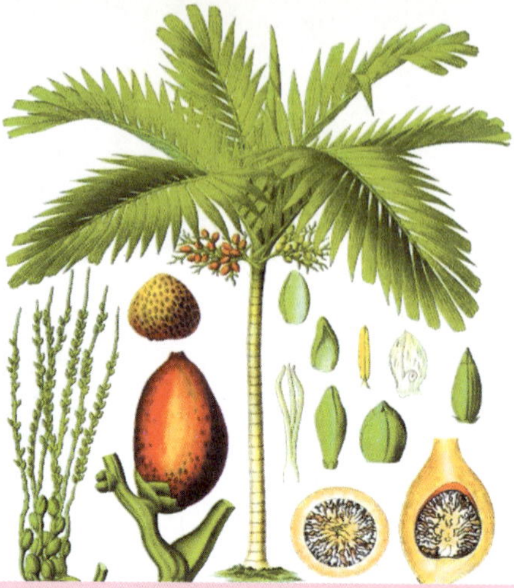

【本草附方】

◎难产

临时细嚼马槟榔核仁数枚，用井华水送下，不久即可分娩。

◎断产（绝育）

常嚼马槟榔二枚，水送下，久之子宫变冷，自不受孕。

◎恶疮肿毒

用马槟榔一枚，冷水送下，另用一两枚嚼敷在患处。

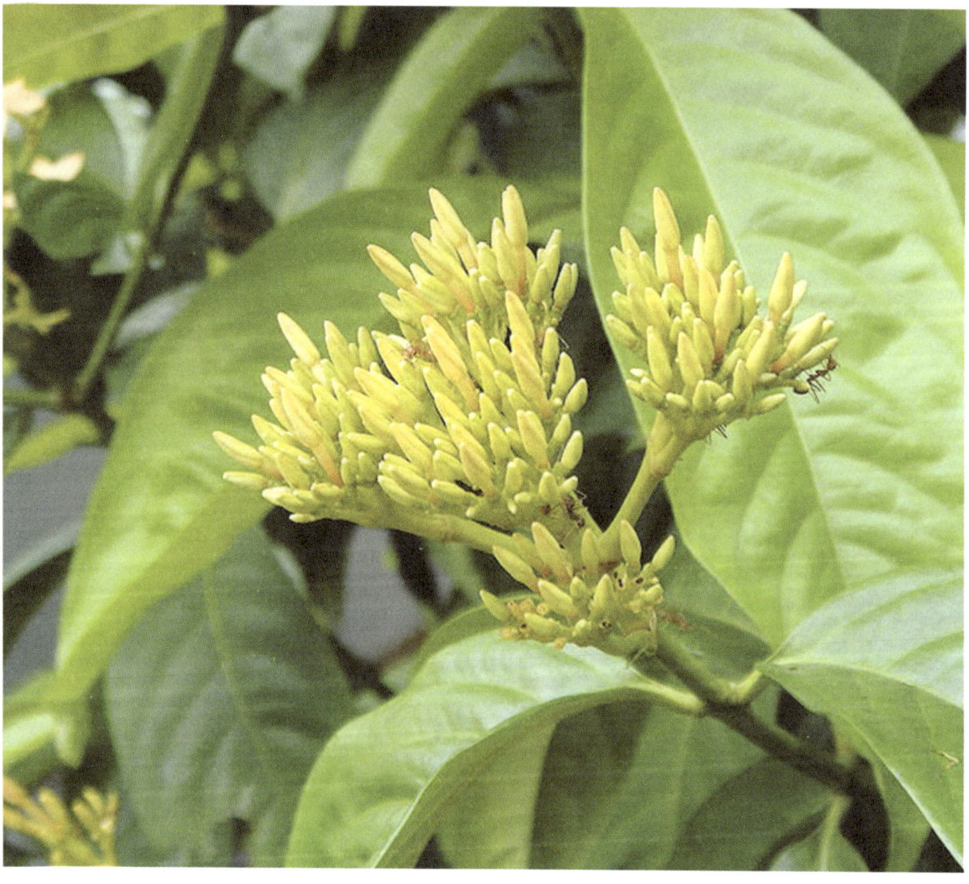

马槟榔

蜀椒

【原名】巴椒、汉椒、川椒、南椒、点椒。

【气味】椒红：辛、温、有毒。椒目：苦、寒、无毒。

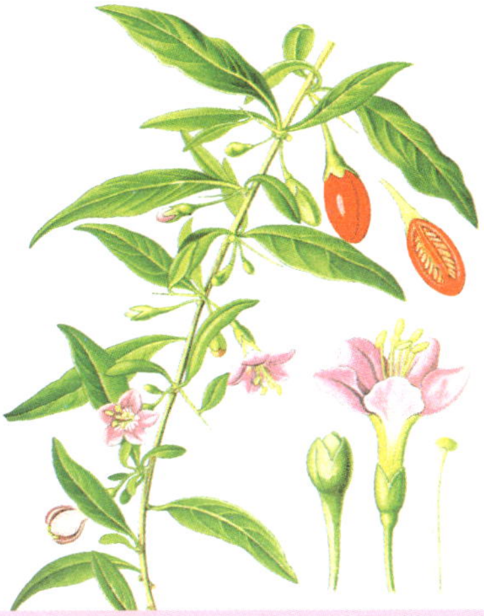

【本草附方】

◎水气肿满

把椒目炒后捣成膏状，每次服用一匙，用酒送下。

◎崩中带下

把椒目炒过，碾细，每次服用一勺，用温酒送下。

◎眼生黑花，年久不治

用椒目（炒）一两，苍术（炒）一两，一起研成粉末，加醋糊制成梧子大小的丸。每次服用二十丸，醋汤送下。

◎元脏伤惫，目暗耳聋

用蜀椒，去目及合口者，炒出汗，晒干后捣取椒红一斤，另用生地黄捣出汁，熬至一升，和椒末做成梧子大小的丸。每次服用三十丸，空腹，温酒送下。

◎腹内虚冷

用开口的生椒四十粒，在浆水中浸泡一夜，空腹，用水送下。经常服用，可暖脏腑，黑发明目。

◎寒湿脚气

用川椒两、三升，包裹在薄的纱布中，每天在上面轻踩，很见效。

◎疮肿作痛

用生椒末、釜下土、荞麦粉，等份研成粉末，调醋涂抹。

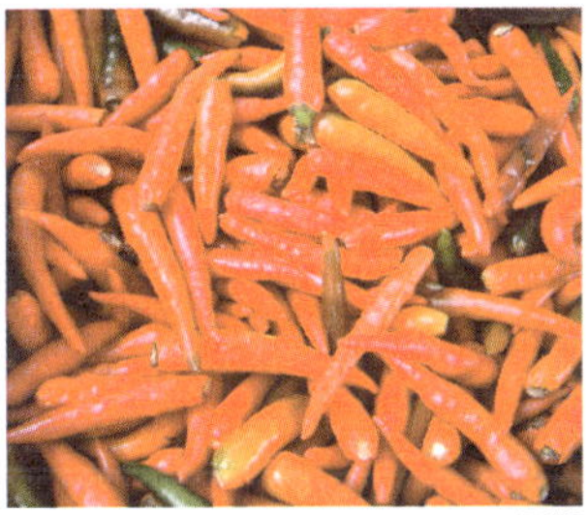

蜀椒

◎手足皲痛

用椒四合，水煮，去掉药渣，浸泡皲痛处，约过半餐饭时间，出水晾干。待一会，再次浸泡，过一段时间出水晾干，涂上猪、羊脑髓，很见效。

◎漆疮作痒

用川椒熬汤洗。另方：嚼川椒涂在患处，即可。如果涂在鼻上，则不生漆疮。

◎久冷不痢（或不痢，只是腰腹冷）

用川椒三升，在醋中浸一夜，取出，用一升和曲三升拌作粥吃。

◎风虫牙痛

花椒四钱加皂角五十个，醋一碗，熬汁漱口。

◎痔漏脱肛

每日空腹嚼川椒一钱，凉水送下，三、五次即收。

◎肾风囊痒

把川椒、杏仁研成膏，涂在掌心，握住阴囊躺下，可见效。

【专家分析】

椒有小毒，不适合多吃，但每天食用少量，对身体有益无害，可延长寿命。住在湿气重的地方，每日早上吞服七八粒，可避免蛔虫寄生及寒湿痹痛等症。

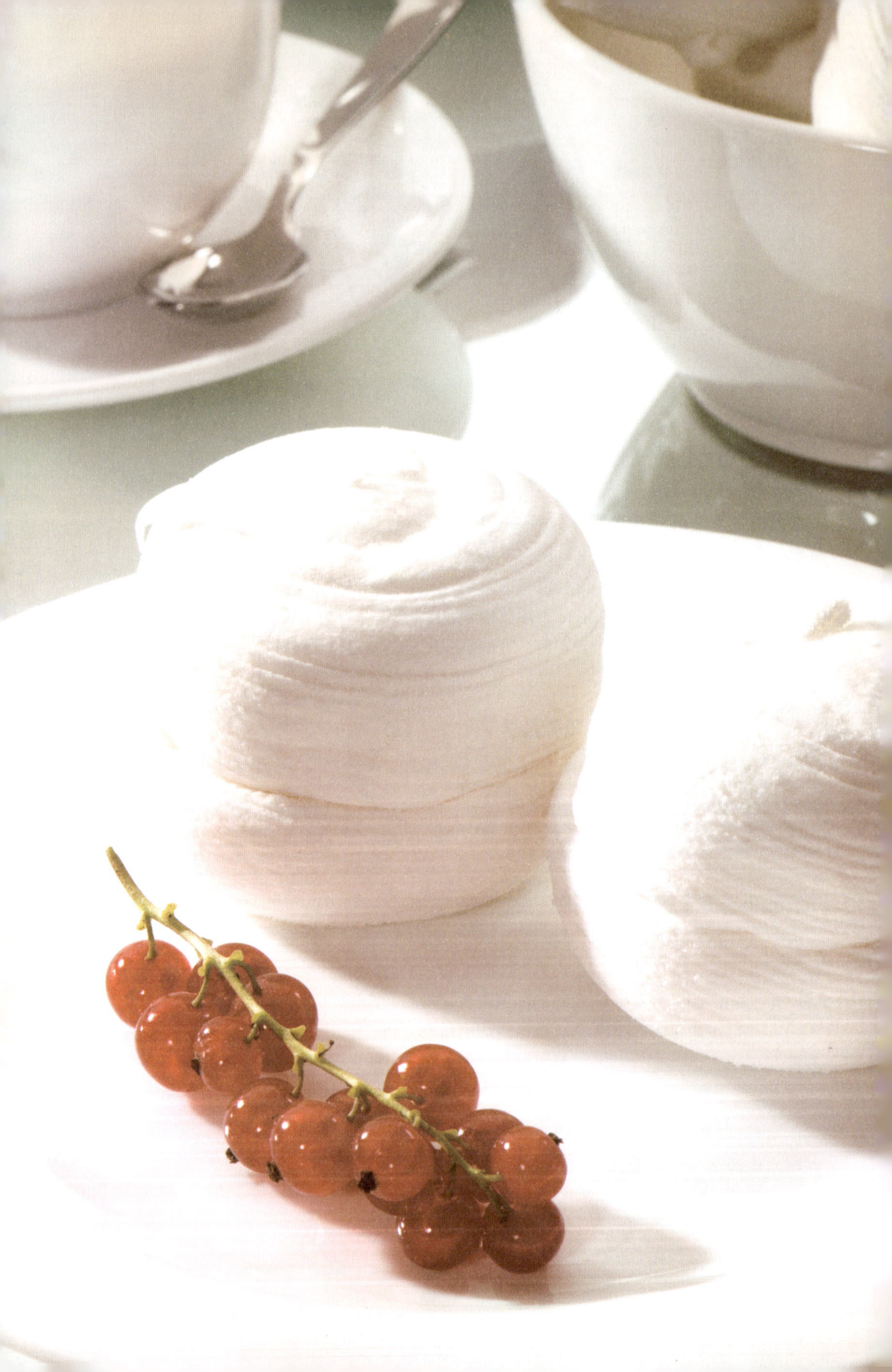

吴茱萸

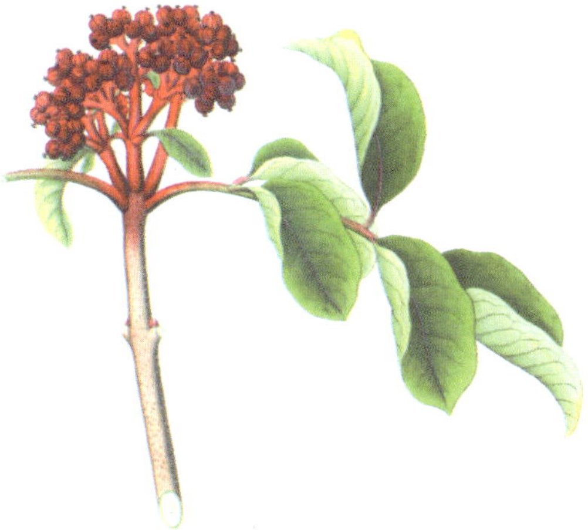

【气味】辛、温、有小毒。

【本草附方】

◎**贼风口偏**

用吴茱萸一升，姜豉三升，清酒五升，一起煮开多次，冷后每次服用半升。一日服三次。微汗即愈。

◎**全身发痒**

用吴茱萸一升，加酒五升，熬成一升半，趁热擦洗身体，可止痒。

◎**冬月感寒**

用吴茱萸五钱熬汤服，出汗即止。

◎**呕涎水痛**

用吴茱萸一升，生姜一两，枣二十枚，人参一两，加水五升熬制成三升，每次服用七合，一日服二次，该方叫“吴茱萸汤”。

◎**心腹冷痛**

用吴茱萸五合，加三升酒煮开，分三次服下。

◎**小肠疝气**

用去梗的吴茱萸四两泡酒，四两泡醋，四两泡开水，四两泡童子尿。一夜后，都取出在容器中烘干，加泽泻二两，一起研成粉末，以酒糊调成梧子大小的丸。每次服用五十丸，空腹，盐水汤或酒送下。该方叫“夺命丹”，也叫“星斗丸”。

◎**妇女阴寒，久不受孕**

用吴茱萸、川椒各一升，一起研成粉末，加炼蜜制成弹子大小的丸。用棉包裹塞入阴道中，让子宫打开即可受孕。

◎**胃气虚冷，口吐酸水**

用吴茱萸在开水中泡七次，取出在容器中烘干，加干姜（炮），等份研成粉末。每次服用一钱，热汤送下。

◎**转筋入腹**

用吴茱萸（炒）二两，加酒二碗，熬制成一碗，分二次服下。得泻即愈。

◎**老人多年水泄**

用吴茱萸三钱，泡过，

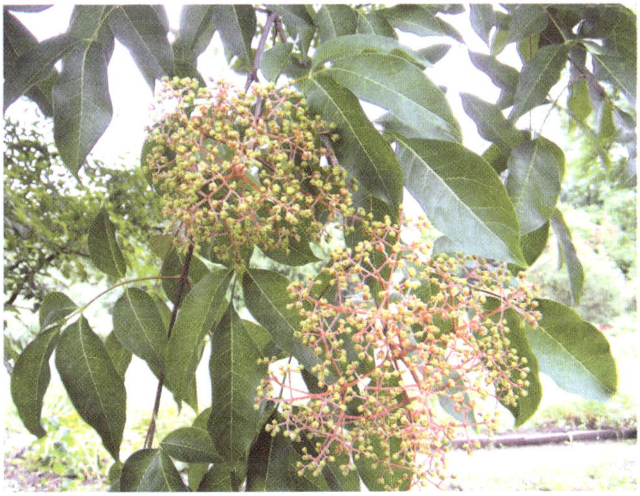

吴茱萸

取出，加水熬煮，放一点盐后服下。

◎赤白下痢（脾胃受湿，下痢腹痛，米谷不化）

用吴茱萸、黄连、白芍药各一两，同炒为末，加蒸饼制成梧子大小的丸。每次服用二、三十丸，米汤送下。该方叫“戊巳丸”。

另方：用川黄连二两，吴茱萸二两（汤沁七次），同炒香，分别研成粉末，各与粟米饭制成梧子大小的丸，收存备用。每次服用三十丸。赤痢，以甘草汤送下黄连丸；白痢，以干姜汤送下茱萸丸；赤白痢，两丸各用十五粒，米汤送下。该方叫“变通丸”。

另方：用吴茱萸二两、黄连二两，同炒香，各自为末。以百草霜二两，加饭同黄连制成丸；以白芍药末二两，加饭同吴茱萸制成丸子，如梧子大小，收存备用。每次服用五十丸。赤痢，以乌梅汤送下连霜丸；白痢，以米汤送下茱芍丸；赤白痢，两种药丸各服二十五粒。该方叫“二色丸”。

◎腹中积块

用吴茱萸三升，捣碎，和酒一起煮熟，取出用软布包裹在积块处热敷。冷了就换，直至积块消除。

◎老小风疹

用吴茱萸煮酒涂抹患处。

◎痈疽发背

把一升吴茱萸捣成末状，和苦酒一起调匀，涂在布上贴患处。

【专家分析】

吴茱萸可温中、散寒、下气、开郁。近年来在临床应用上，也用来治蛲虫病。临床实践证明吴茱萸有明显的止痛、止呕作用。

葡萄

【原名】蒲桃、草龙珠。【气味】甘、平、涩、无毒。

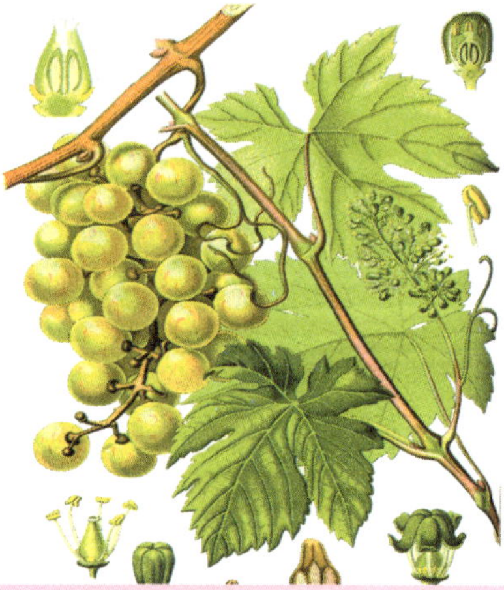

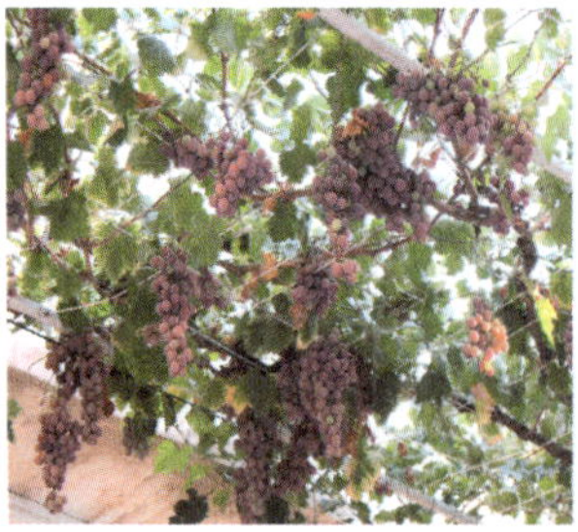

葡萄

【本草附方】

◎热淋涩痛

捣取葡萄的自然汁，生藕的自然汁，生地黄的自然汁，各五合，再加白砂蜜五合，调和均匀，每次温水服下一碗。

◎水肿

用葡萄嫩心十四个，蝼蛄七个（去头尾），一起研碎，放七日，晒干研成粉末。每次服用半钱，淡酒调下。热天服此方，效果更好。

芡实

【原名】鸡头、雁喙、雁头、鸿头、鸡雍、水流黄。【气味】甘、平、涩、无毒。

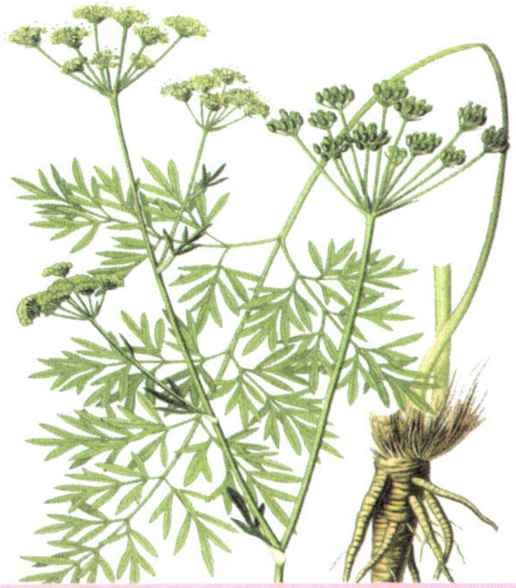

【本草附方】

◎小便频数，遗精

用秋石、白茯苓、芡实、莲子，各二两，一起研成细末。加蒸熟的枣制成梧子大小的丸。每次服用三十丸，空腹服，用盐水汤送下。

◎浊病

用芡实粉、白茯苓粉，化黄蜡和蜜，做成梧子大小的丸。每次服用百丸，盐水汤送下。该方叫“分清丸”。

【专家分析】

芡茎：鸡头菜、菜能止烦渴，除虚热。芡根，切片煮熟，盐醋调食，能治偏坠气块。

乌芋

【原名】凫茈、凫茨、荸荠、黑三棱、芍、地栗。【气味】（根）甘、微寒、滑、无毒。

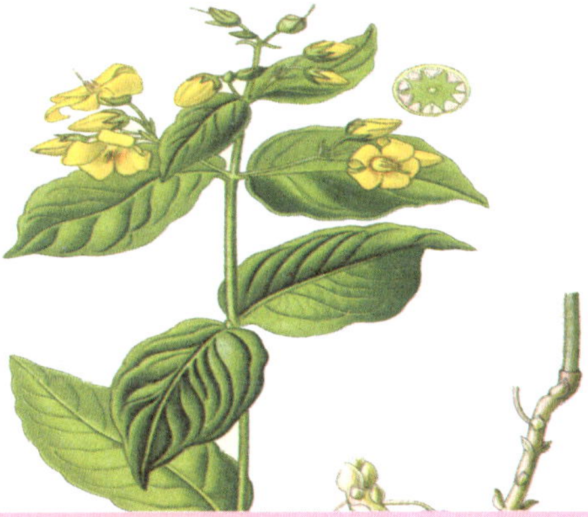

【本草附方】

◎大便下血

用乌芋捣汁大半钟，加半钟好酒，空腹温服。几天后可见效。

◎下痢赤白

用完好的乌芋洗净，拭干，不要破损，泡入好酒中，密封收存。用时取两枚细嚼，空腹用泡过的酒送下。

◎妇女血崩

按病人年龄一岁用乌芋一个，烧存性，研成粉末，用酒冲服下。

◎小儿口疮

用乌芋烧存性，研成末状涂抹。

◎误吞铜片

用生乌芋研汁，慢慢喝下，能将铜消化成水。

乌药

【原名】旁其、矮樟。【气味】根：辛、温、无毒。

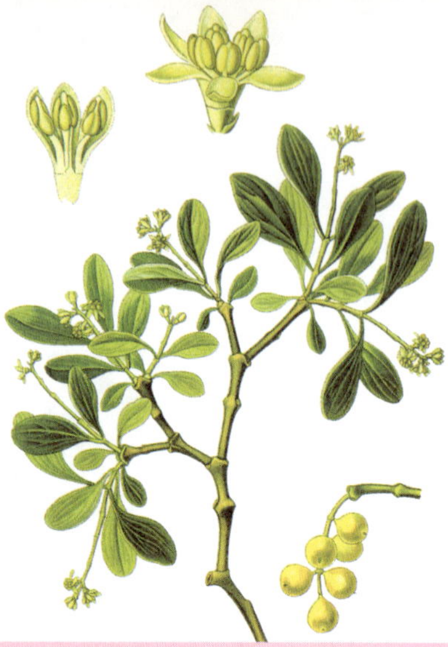

【本草附方】

◎风湿麻痹

用乌药一百两，沉香五十两，人参三两，甘草四两，一起研末。每次服用半钱，空腹服，姜盐水汤送下。该方叫“乌沉汤”。

◎男妇诸病

用香附、乌药，等份研成粉末，每次服用一至二钱，饮食不进，姜枣汤送下；疟疾，干姜白盐水汤送下；腹中用虫，槟榔汤送下；头风虚肿，茶汤送下；妇女冷气，米汤送下；产后血攻心、脾痛，童子尿送下；妇女血海痛，男子疝痛，茴香汤送下。

◎一切气痛

用乌药（酒浸一夜后炒）、茴香（炒）、青桔皮（去白，炒）、良姜（炒），等份研成粉末，用温酒和童子尿调和服下。

◎小儿慢惊，昏沉或抽搐

用乌药磨水灌服下。

◎小肠疝气

用乌药一两，升麻八钱，加水一钟，熬制成一钟，露一宿，煨热，空腹服下。

◎脚气扯痛

把乌药刮成屑状，在酒中浸泡一夜，第二天早上空腹用温水服下。

◎血痢泻血

用乌药烧存性，研末，加陈米饭制成梧子大小的丸。每次服用三十丸，米汤送下。

◎咽喉闭痛

用生乌药，加二盏酸醋，熬制成一盏，先含在嘴里然后咽下，吐出痰涎，即愈。

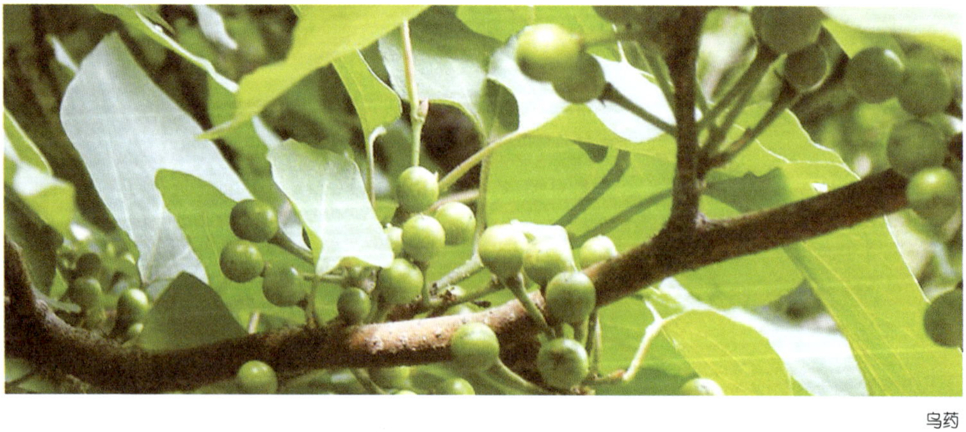

乌药

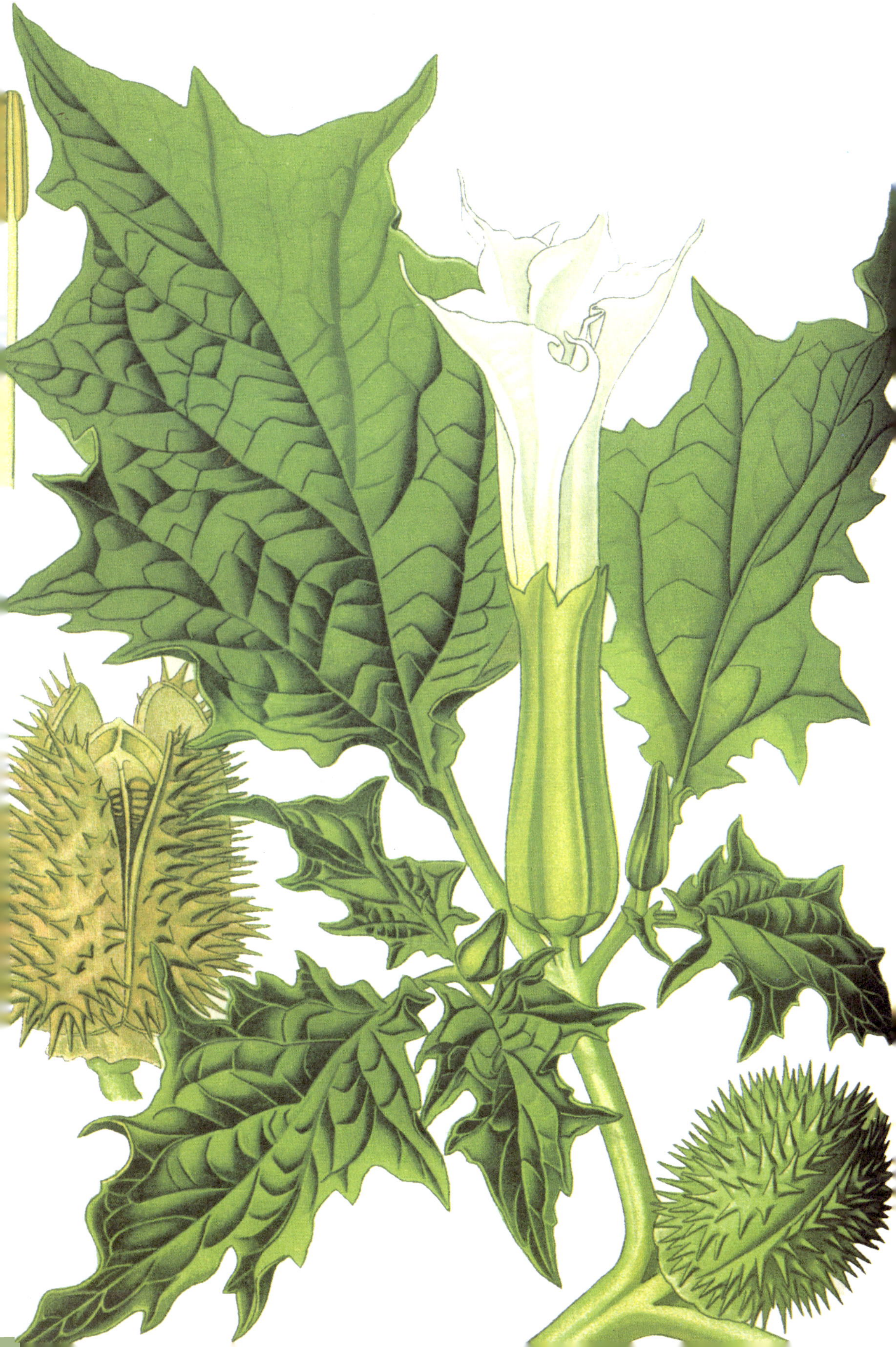

没药

【原名】末药【气味】苦、平、无毒。

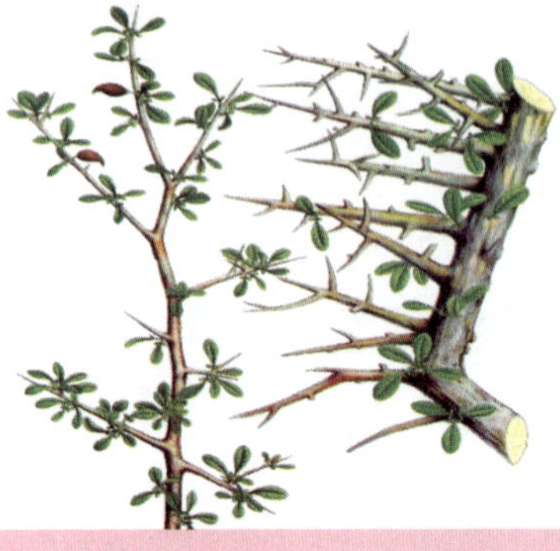

【本草附方】

◎妇女血晕

用没药末一钱,用酒送下。

◎关节疼痛

用没药末半两，虎胫骨（酥炙，研成末状）三两，和匀，每次服用二钱，温酒调下。

◎筋骨损伤

用米粉四两，炒黄，加入没药，乳香末各半两，用酒调成膏状，敷贴痛处。

◎金刃所伤

用乳香、没药各一钱，用半盏童子尿、半盏酒，温化服下。

◎产后恶血

用没药、血竭末各一钱，童子尿、温酒各半盏，煮开后送下。隔段时间再服一次，恶血自下。

麒麟竭

【原名】血竭。【气味】甘、咸、平、无毒。

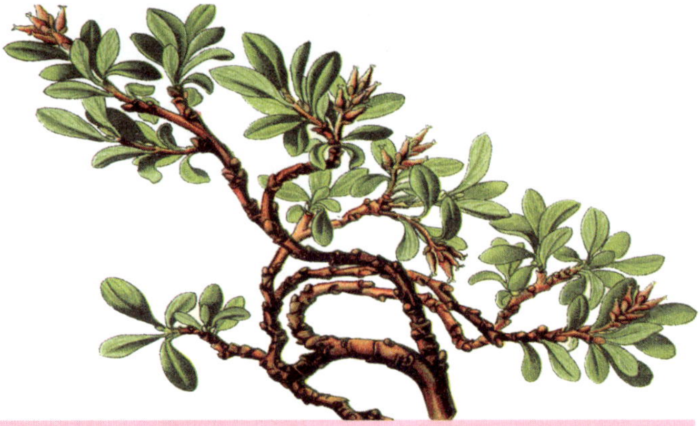

【本草附方】

◎白虎风痛（两膝热肿）

用麒麟竭、硫磺末各一两，每次服用一钱，温酒送下。

◎新久脚气

用麒麟竭、乳香，等份研成末状，取木瓜一个，挖一孔，放入药末，再用面包瓜，在砂锅中煮烂，和面捣成梧子大小的丸。每次服用三十丸，温酒送下，忌生冷。

◎慢惊风寒

用麒麟竭末半两，乳香二钱半，一起捣匀，熬化制成梧子大小的丸。每次服用一丸，薄荷熬汤送下（夏天则用人参汤）。

◎鼻血不止

用麒麟竭、蒲黄，等份研成粉末，吹入鼻内。

◎刀伤出血

治方同上。

◎产后血晕

用麒麟竭一两，研末。每次服用二钱，温酒送下。

龙脑香

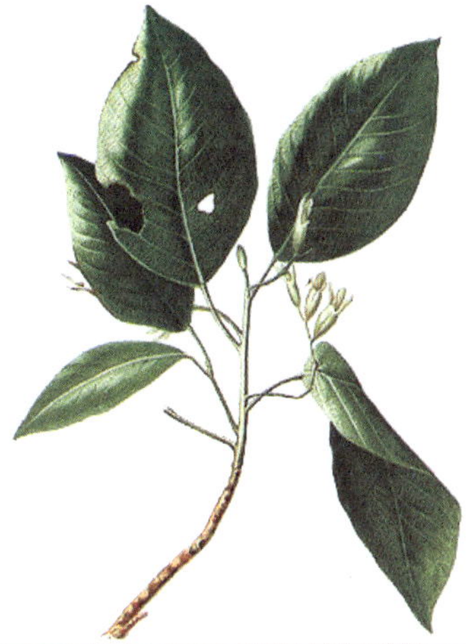

【原名】片脑、羯婆罗香。膏名婆律香（按：即现在通称的冰片）。

【气味】辛、苦、微寒、无毒。

【本草附方】

◎目生肤翳

用龙脑末一两，每天点眼三至五次。

◎头目风热

用龙脑末半两、南蓬砂末一两，经常点入两鼻孔中。

◎头脑疼痛

把一钱龙脑香卷在纸中作成捻子，烧烟熏鼻，吐出痰涎，即可转好。

◎牙齿疼痛

用龙脑香、朱砂各少许擦牙，痛即止。

◎风热喉痹

用灯心一钱、黄柏五分，并烧存性，白矾七分（煅过）、龙脑香三分，一起研末。每次服用一两分，吹入喉中患处，效果显著。

◎中风牙闭

用龙脑香、天南星，等份研成末状，每次服用二、三分，擦牙二、三十遍，口即可开。

◎内外痔疮

用龙脑香一、二分，加葱汁化匀涂抹。

樟脑

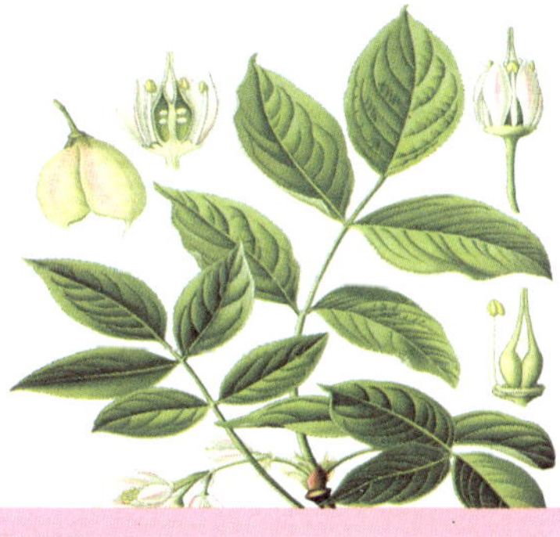

【原名】韶脑。

【气味】辛、热、无毒。

【本草附方】

◎牙齿虫痛

用樟脑、黄丹、肥皂（去皮核）等份研匀，加入蜂蜜调成丸子，塞入病齿孔中。另方：用樟脑、朱砂等份擦牙、效果不错。

◎脚气肿痛

用樟脑二两，乌头三两，一起研成粉末，加醋糊制成弹子大小的丸。每次取一丸，放足心下踩住，再用微火烘脚，脚上盖覆加暖，汗出如涎，即见效。

◎小儿秃疮

用樟脑一钱，花椒二钱，芝麻二两，一起研末涂抹患处。

椿樗

【原名】山樗名栲、虎目树、大眼桐。【气味】白皮及根皮：苦、温、无毒。

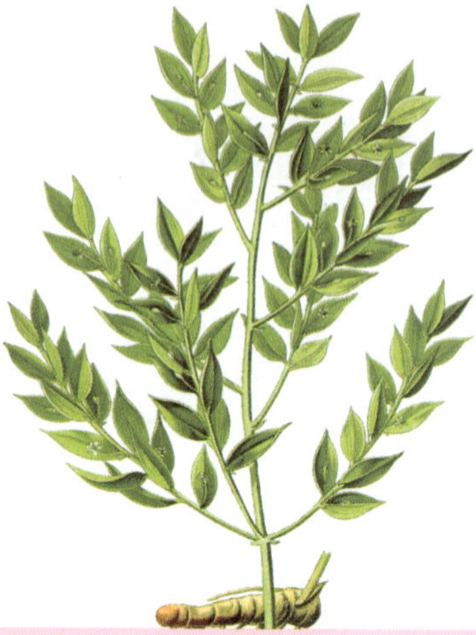

【本草附方】

◎小儿疳疾

把椿樗白皮晒干，取二两研末，另以粟米淘净，研成浓汁，和末制成梧子大小的丸。十岁小儿可服三、四丸，米汤送下。其他年龄的小儿酌量加减。另外，还以丸纳竹筒中，吹入鼻内。

◎止痢

用椿樗根白皮，水漂三日，去黄皮，焙为末。每一两，加木香二钱，以粳米饭调药成丸。每次服用一钱二分，空腹，米汤送下。另方：用椿樗根白皮、诃黎勒各半两，丁香三十个，一起研成粉末，加醋糊制成梧子大小的丸。每次服用五十丸，米汤送下。

◎水谷下痢

取一两椿樗根，碾碎，筛过，用好面和皂角揉成丸子，加水煮熟。每日空腹十枚。有特效。

◎下血经年

用椿樗根三钱，加水一盏熬至七成，再加酒半盏，服下。或做成丸子服下亦可。

◎女人白带

椿樗根白皮一两半，干姜（炒黑）、白芍药（炒黑）、黄蘗（炒黑）各二钱，一起研成粉末，加粥制成梧子大小的丸。每次服用一百丸，空腹服，开水送下。另方：用椿樗根白皮、滑石，等份研成粉末，加粥制成梧子大小的丸。每次服用一百丸，空腹服，开水送下。

◎男子白浊

治方同上。

◎脏毒下痢

用洗过的香椿樗，刮取皮，晒干研成末，用水送下一钱，立刻见效。

【专家分析】

凤眼草，就是椿樗的果实，治肠风泻血等症；烧灰洗头，可明目。

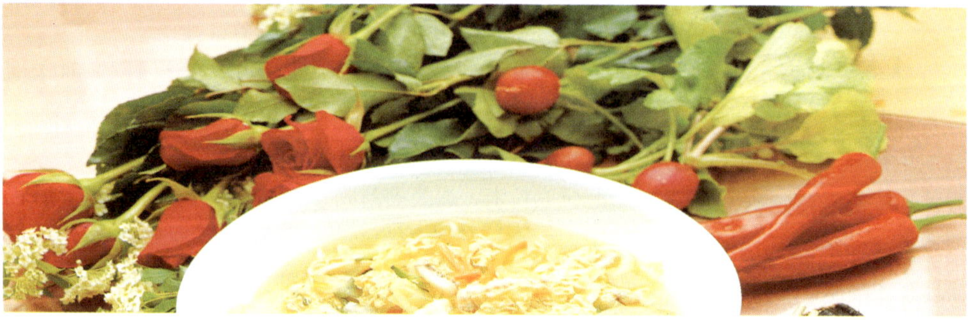

膳食

罂子桐

【原名】虎子桐、荏桐、油桐。【气味】桐油：甘、微辛、寒、有大毒。

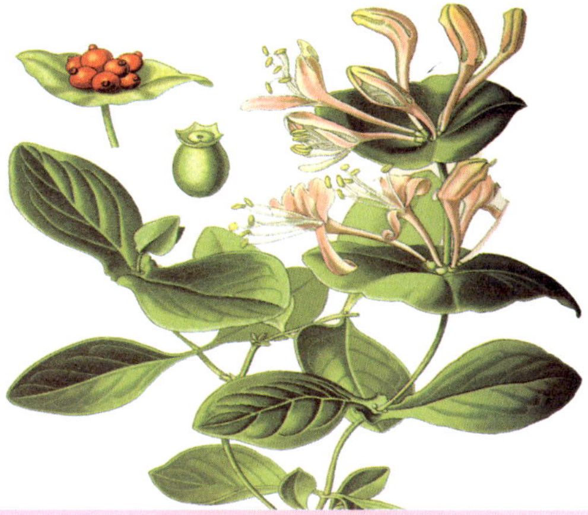

【本草附方】

◎痈肿初起

把罂子桐油点灯，放入竹筒内，用烟熏患处，出黄水即可消肿。

◎血风臁疮

把胡粉煅过，研末，调桐油成膏状，摊纸上贴患处。

◎脚肚癣疮

用罂子桐油、人乳，等份敷抹，数次即愈。

◎酒糟赤鼻

用罂子桐油调黄丹、雄黄涂抹。

◎冻疮皲裂

用罂子桐油一碗，人发一绺，熬化。收存瓶中。每次温水洗患处令软，然后抹上药。

秦皮

【原名】石檀、盆桂，苦树、苦枥。【气味】皮：苦、微寒、无毒。

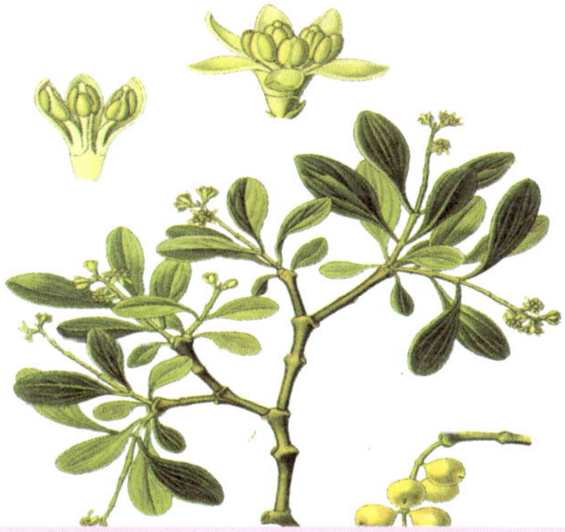

【本草附方】

◎血痢多年

用秦皮、鼠尾草、蔷薇根等份，一起熬煮，去掉药渣，再熬浓制成梧子大小的丸。每次服用五、六丸。一日服二次。

◎赤眼生翳

用秦皮一两，加一升半水熬成七合，澄清后，每日煮温洗眼。此方中也可以加滑石、黄连等份。

◎眼睛突然肿痛

用秦皮、黄连各一两，苦竹叶半升，加二升半水，熬成八合，饭后温水服下。

◎眼长挑针

把秦皮锉细，和砂糖水一起煎，调大黄末一钱服，微泻见效。

合欢

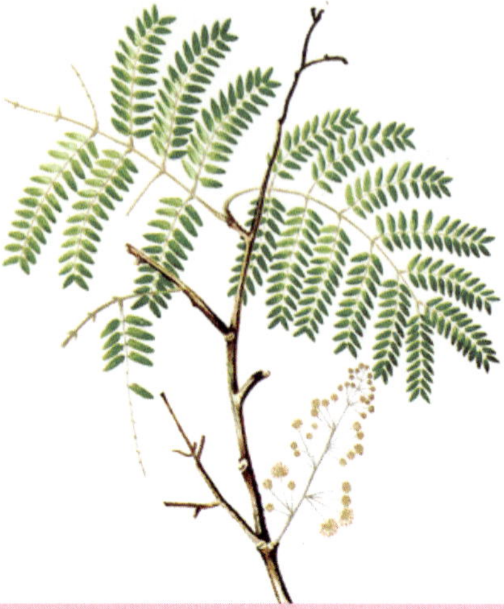

【原名】合昏、夜合、青裳、萌葛、乌赖树。

【气味】木皮：甘、平、无毒。

【本草附方】

◎肺痈唾浊

用手掌大小的合欢皮，加三升水，熬成一半，分二次服下。

◎跌打损伤

用合欢皮，把粗皮去掉，炒成黑色，取四两，与芥菜子（炒）一两，一起研末，每次服用二钱，卧时服，温酒送下，另以药末敷伤处，能助接骨。

◎小儿撮口

用合欢花枝熬成浓汁，揩洗口腔。

◎中风挛缩

用合欢枝、柏枝、槐枝、桑枝、石榴枝各五两，生锉；另取糯米五升、黑豆五升、羌活二两，防风五钱、细曲七升半。先以水五斗煎五枝，取汗二斗五升浸米、豆蒸熟，加曲与防风、羌活，照常法酿。封二十日后，压汁饮服，每饮五合，常用酒气即可，不宜过醉致吐。

皂荚

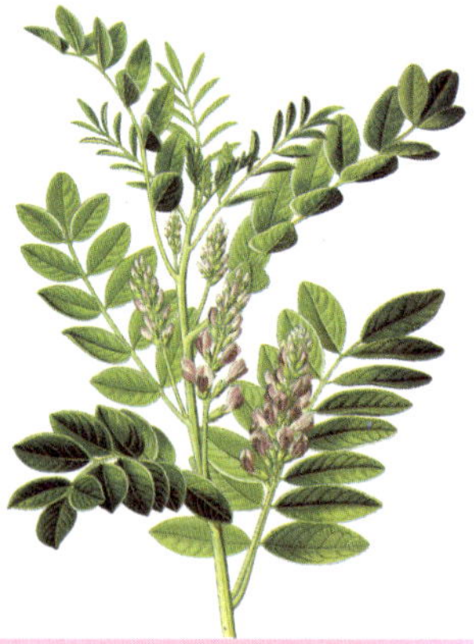

【原名】皂角、鸡栖子、乌犀、悬刀。【气味】皂荚：辛、咸、温、有小毒。皂角子：辛、温、无毒。皂角刺：辛、温、无毒。木皮、根皮：辛、温、无毒。

【本草附方】

◎腰脚风痛、不能履地

用皂角子一千二百个，洗净，酥少许熬香，研成细末，加入蜂蜜制成梧子大小的丸。每次服用三十丸，空腹服，以蒺藜子、酸仁汤送下。

◎大肠虚秘（时泻时秘）

治方同上，服至百丸，以通为度。

◎下痢不止

用皂角子瓦焙为末，加米糊制成梧子大小的丸。每次服用四五十丸，陈茶送下。

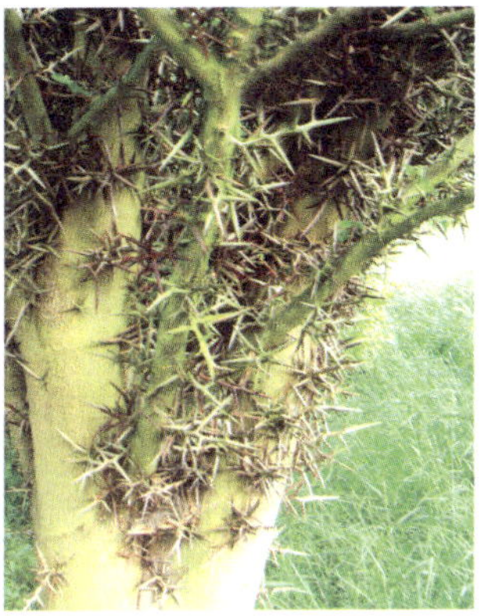

皂荚

◎肠风下血

用皂角子、槐实各一两，加粘谷糠炒香，去糠，研成粉末，每次服用一钱，陈粟为汤送下。该方叫“神效散”。

◎里急后重

用无蛀的皂角子（米糠炒过），加枳壳（炒过），等份研末，以饭和末制成梧子大小的丸。每次服用三十丸，热汤送下。

◎小儿流涎

用皂角子仁半两，半夏（姜汤泡七次）五钱二分，一起研成粉末，加姜汁调成麻子大小的丸。每次服用五丸，温水送下。

◎妇女难产

吞皂角子二枚。

◎痰喘咳嗽

用去掉皮和子的长皂荚三根，一荚中装半夏十粒，一荚中装中巴豆，蜜制半夏。再一起火炙成黄色，研成粉末。每用二、三分，临睡时用姜汁调服下，有特效。

◎牙病喘息、喉中用声

用肥皂荚两条，酥炙取肉，研末，加入蜂蜜制成小豆大小的丸。每次服用一丸，以微泻为度，不泻再服药。一日服一次。

◎腹部肿痛

把皂荚去掉皮和子，炙黄后研成末，加一斗酒，煮开以后喝下。一日服三次。

◎二便不通

用皂荚炙过，去皮、子，研末，加酒、面糊成丸子。每次服用五十丸。酒送下。另方：用皂荚烧过，研成粉末，稀饭送下三钱，立通。另方：用皂荚烧出烟，放在桶内人坐桶上受烟熏。亦很见效。

◎黄肿气喘

用没有被虫子蛀过的皂角，去掉皮和子，抹上醋，炙焦为末，取一钱，加巴豆（去油膜）七枚，以淡醋研成末，制成麻子大小的丸。每次服用三丸，饭后服，陈桔皮汤送下。一日服三次，隔二日增药一丸，以愈为度。

◎身面卒肿

用皂荚去皮炙黄。锉取三升，放一斗酒中浸透后煮沸。每次服用一升，一日服三次。

◎脚气肿痛

用皂角、赤小豆，一起研成粉末，酒醋调匀贴患处。

◎卒病头痛

用皂角研成末状，吹入鼻中，令打喷嚏。

◎风热牙痛

用皂角一条，去子，装满盐，再加少许白矾，用黄泥封固，火煅后研末，每日擦牙。

◎风虫牙痛

用皂荚研成末状涂齿上，有涎即吐去。另方：用

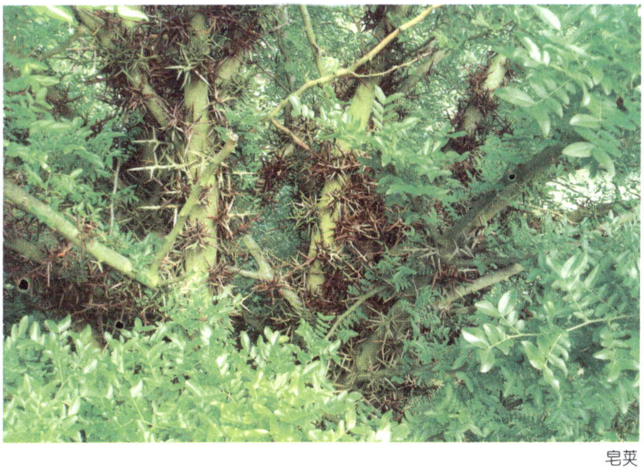

皂荚

皂荚、食盐，等份研成细末，每日擦牙。

◎肠风下血

用长皂角五条，去皮、子，酥炙三次，研末，精羊肉十两，细切，捣碎，和皂角末制成梧子大小的丸。每次服用二十丸，温水送下。

◎大肠脱肛

用没有虫蛀的皂角五条，捣碎，加水揉出汁浸泡，取上汁，烧热，烫腰肚上下，令皂角气行，即可停止。另取皂角去皮，酥炙为末，加枣肉制成丸子，米汤送下三十丸。

◎肾囊偏痛

把皂角连皮研末，用水调和涂抹痛处。

◎肛门肿痛

用皂角七片，煨黄，去皮，出火毒后研末。每次服用五钱，空腹，温酒送下。

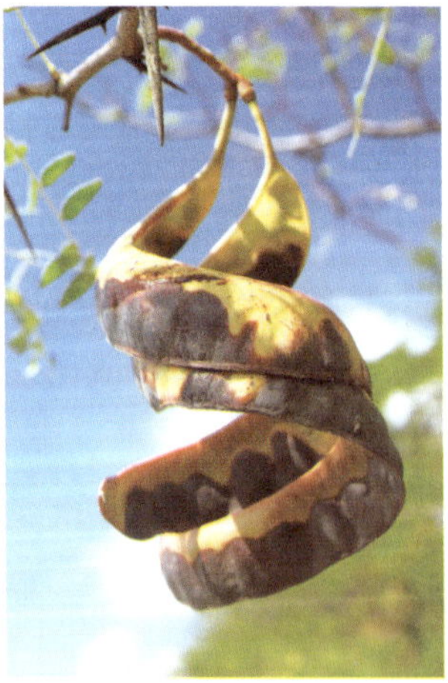

皂荚

另方：把炒焦的皂角和炒过的水粉，等份研末，用热醋调匀，摊在布上贴患处，经常用水润湿。

◎妇女吹乳

把皂角去皮，蜜炙，研末，酒送下一钱。

◎疔肿恶疮

把皂角去皮，酥炙焦。

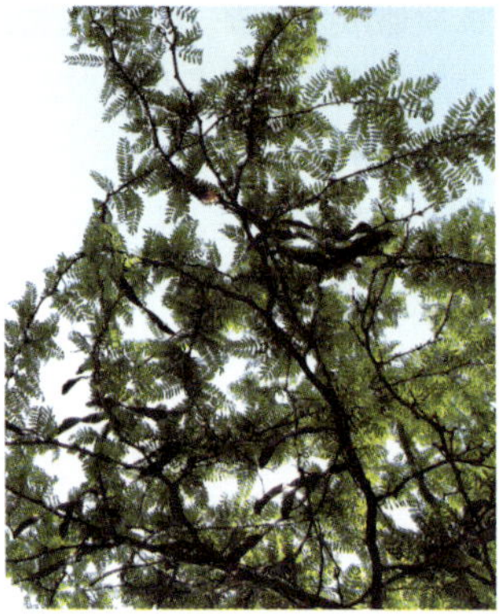

皂荚

研末，加麝香、人粪各少许，调匀涂抹患处，几天后疮根拔出。

◎小儿头疮

把皂角烧黑研末，剃去疮痂涂抹。几次即愈。

◎足上风疮（甚痒）

把皂角炙热烙患处。

◎积年疥疮

把皂角放在猪肚内煮熟，去掉皂角，只吃猪肚。

◎鱼骨鲠咽

把皂角研成末状，吹鼻取嚏。

◎肾风阴痒

用稻草烧皂角，用烟熏患处十多次，痒即止。用皂角子仁研末，涂抹患处，几日即可痊愈。

◎小便淋闭

用皂角刺（烧存性）、破故纸，等份研末，用适量的酒送下。

◎肠风下血

用皂角刺灰二两，胡桃仁、破故纸（炒）、槐花（炒）各一两，一起研末。每次服用一钱，米汤送下。

◎伤风下痢（伤风久不愈，下痢脓血一日数十次）

用皂角刺、枳实(麸炒)、槐花生用，各半两，一起研末，加炼蜜做成梧子大小的丸。每次服用三十丸，米汤送下。一天服二次。

◎胎衣不下

把皂角刺烧为灰，酒送下三钱，另嚼葵子三、五粒，患处如针刺即时见效。

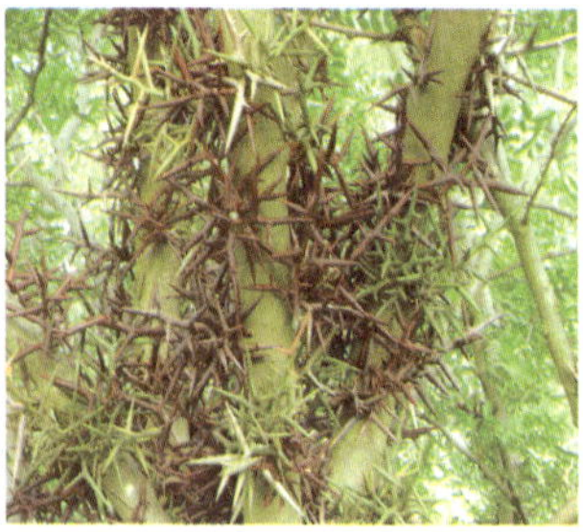

皂荚

◎妇人乳痛

用皂角刺（烧存性）一两，蚌粉一钱，一起研成细末，每次服用一钱，温酒送下。

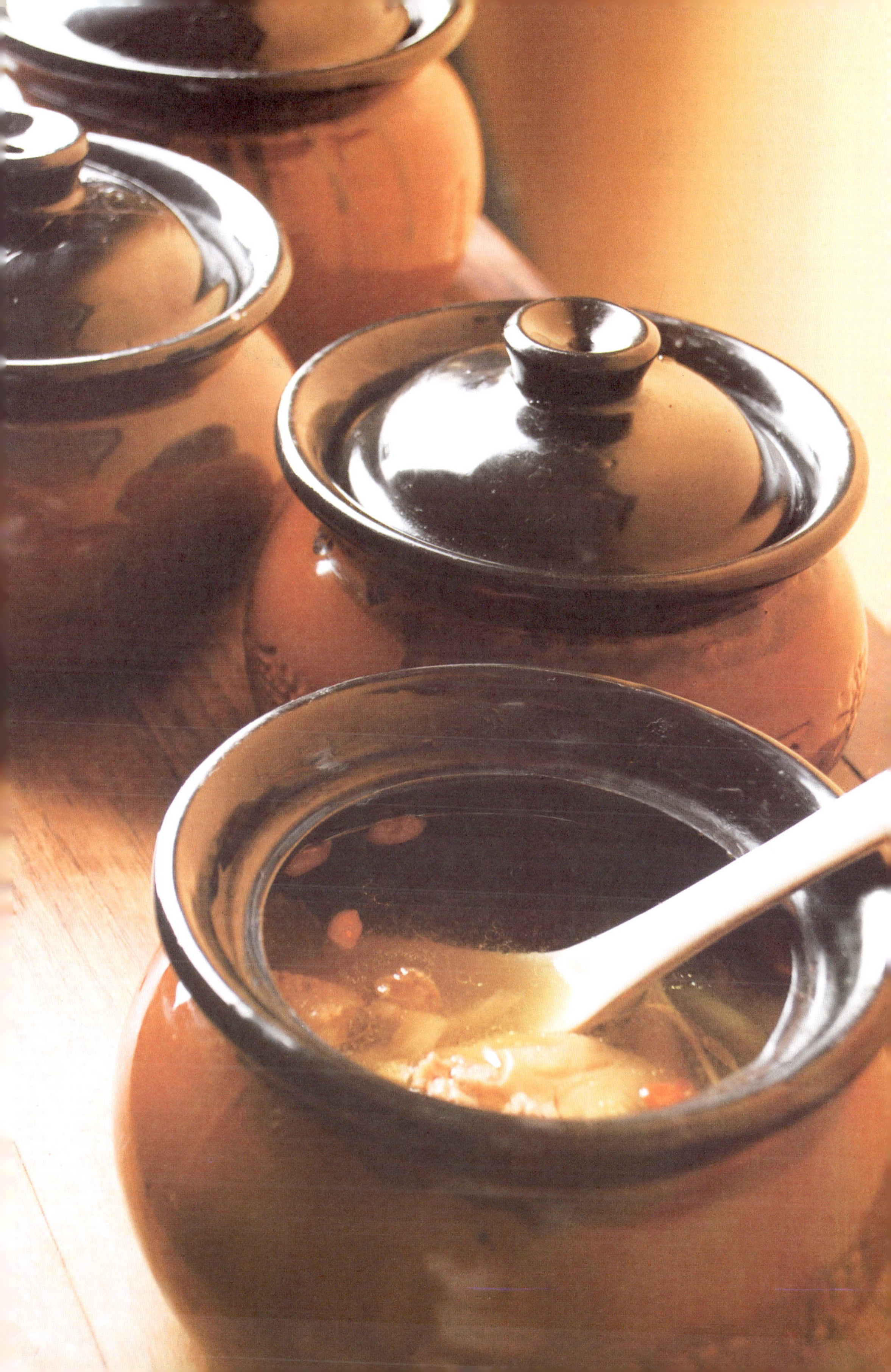

肥皂荚

【气味】荚：辛、温、微毒。

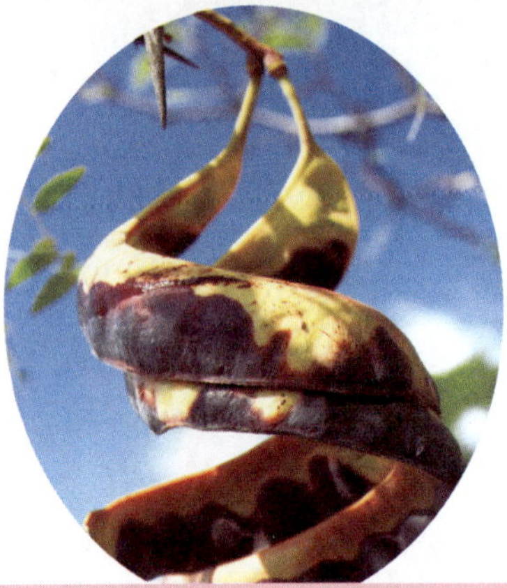

【本草附方】

◎肠风下血

用独子肥皂荚(烧存性)一片，研末，加糊调成丸子，陈米汤送下。

◎下痢噤口

用肥皂荚一枚，用盐填实，烧存性，研成细末。取少许放入白米稀饭内吃下，很见效。

◎风虚牙肿

用独子肥皂，用盐填实，烧存性，研末，涂抹痛牙。也可加入樟脑十五文。

◎头耳诸疮、眉癣

用肥皂（煅存性）一钱，枯矾一分，研匀，调香油涂抹。

◎小儿头疮出脓

用肥皂烧存性，加入腻粉，用麻油调和涂抹患处。

◎腊梨头疮

用独核肥皂荚，去核，填入砂糖，加巴豆二枚扎紧，用盐泥包好，煅存性，去泥留药，再加槟榔、轻粉五、七分，研匀，用香油调和涂抹患处。涂药前，先用荚灰浸汁洗头，再用温水再洗一遍，擦干后涂药。

◎癣疮不愈

用川槿皮熬汤，把去掉核及内膜的肥皂浸泡在汤中，时时涂抹患处。

◎阴茎湿痒

用肥皂荚一个，烧存性，用香油调和涂抹。

榆

【原名】零榆。白者名粉。【气味】白皮：甘、平、滑利、无毒。

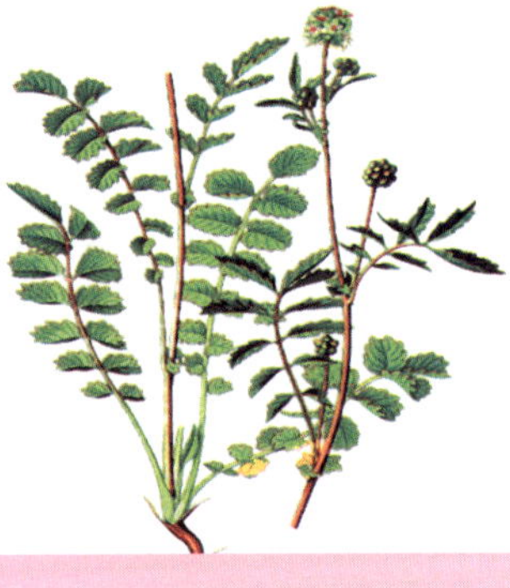

【本草附方】

◎气喘不止

用榆白皮阴干，焙为末，每天早晚用末二钱，水五合，熬制成胶状服下。

◎虚劳白浊

用榆白皮二升，加水二斗，熬成五升，分五次服下。

◎小便气淋

用榆枝，石燕子煮水，每天喝一些。

◎五淋涩痛

用榆白皮阴干，焙研，每取五我，加水五合，熬成胶状。一日服二次。

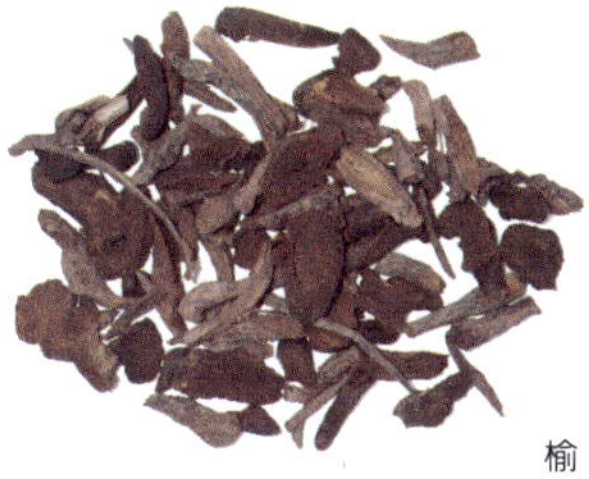

榆

◎口渴多尿

用去掉黑皮的榆皮二斤，一斗加水，熬成一升。每次服用三合，一日服三次。

◎身体暴肿

用榆皮捣为末，和米一起煮粥吃，以小便能畅为效。

◎堕胎下血

用榆白皮、当归（焙）各半两，加生姜以水煎服下。

◎胎死腹中或母因病欲堕胎

用榆白皮煮汁服二升。

◎身首生疮

把榆白皮研成粉末，调油涂抹。

◎火伤成疮

用嚼过的榆白皮涂抹患处。

◎五色丹毒（又名游肿）

把榆白皮研末，用鸡蛋清调和涂抹患处。

◎痈疽发背

把榆根白皮切细，用清水洗净，捣至极烂，调香油敷抹，留出疮头透气。药干则以苦茶润湿，若药已不黏，须另换新调的药。

◎小儿瘰疬

用榆白皮生捣如泥，封涂抹患处。经常换药。

乌臼木

【原名】鸦臼（通称乌桕）。【气味】苦、微温、无毒。

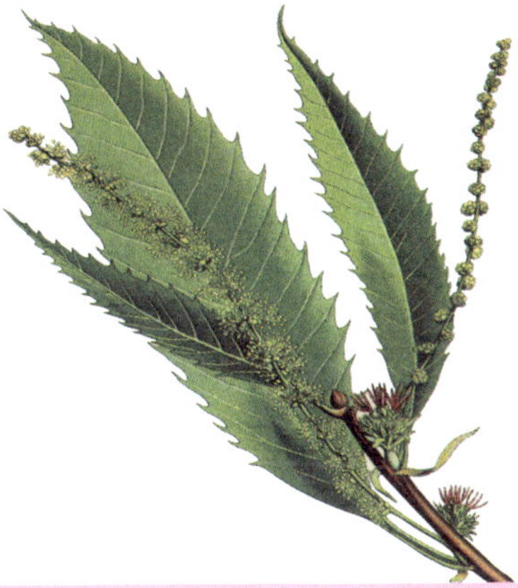

【本草附方】

◎小便不通

用乌臼木根皮，熬汤饮服下。

◎大便不通

用乌桕根一寸。劈破，煮半碗水服下，立通。不宜多吃。

◎大、小便均不通

用乌桕根白皮，晒干后研末。先用硭硝二两熬汤服，取吐，再以热水送下乌桕根皮末二钱。

◎水气虚肿，小便涩

用乌臼木根皮、槟榔、木通各二两，一起研成粉末。每次服用二钱，米汤送下。

◎脚气湿疮

用乌臼木根白皮研成粉末涂抹。过一会，有涎出，即是见效。

◎婴儿胎疮

把水边乌臼木根皮晒干，研末，加少许雄黄末，用生油调和涂抹。

◎疔肿欲死

用乌臼木捣取自然汁，取一至二碗喝下，下泻去毒即愈。未泻再服下。冬季无叶，可用根代。

【专家分析】

乌臼木根皮的主要作用是泻下逐水，所以现在临床上当做消除腹水和治疗晚期血吸虫病的药物。但不可多服，气虚的人也应忌用。

桑

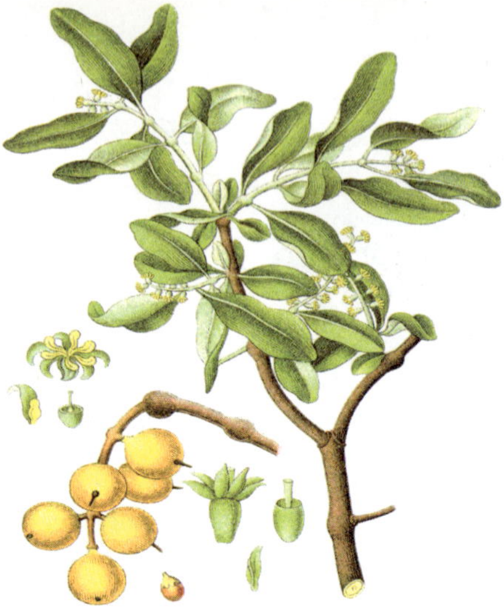

【原名】椹。【气味】桑根白皮：甘寒、无毒。桑叶：苦、甘、寒、有小毒。桑枝：苦、平。桑柴灰：辛、寒、有小毒。

【本草附方】

◎目赤肿痛

把桑柴灰一两，黄连半两，一起研成粉末。每用一钱泡汤，澄清后洗眼。

◎洗青盲眼

用桑柴灰熬汤洗眼，坚持服用很见效。另方：取青桑叶在容器中烘干研末，熬汁趁热洗目，坚持用必有效。

◎身面水肿，坐卧不得

用桑枝烧灰淋汁煮赤小豆，饥饿时即吃豆，不喝豆汤。

◎白癜驳风

用桑柴灰二斗，蒸于甑内，取锅中热水清洗患处。几次即愈。

◎头风白屑

用桑柴灰淋汁洗头。

◎水气脚气

把桑条二两炒香，加一升水熬至二合，每日空腹喝下。

◎风热臂痛

把一小升桑枝，切细，炒过，加三升水，熬制成二升，一日服尽（有人臂痛，诸药不效，服此数剂即愈）。

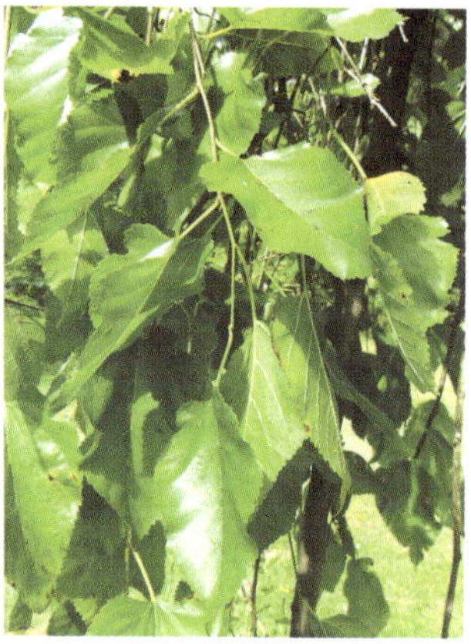

桑

◎紫白癜风

用桑枝十斤，益母草三斤，加五斗水，熬成五斤，去掉药渣，再熬成膏。每于天临睡时用温酒服半合，以愈为度。

◎风眼多泪

取冬季不落的桑叶，每日煮水洗目。或加硭硝也可。

◎眼红涩痛

把桑叶研末，卷入纸中烧烟熏鼻，很见效。

◎头发不长

用桑叶、麻叶煮淘米水洗头。七次后，头发可迅速生长。

◎吐血不止

把晚桑叶在容器中烘干，研成细末，凉茶送下三钱，血止后，宜服补肝、肺的药物。

◎肺毒风疮

用好桑叶洗净。蒸熟一宿，晒干，研成粉末，水调服二钱。

◎痈口不收

把黄的桑叶，研成末状涂抹患处。

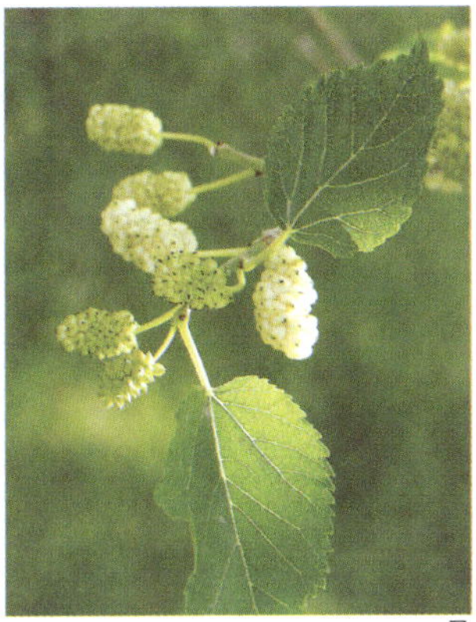

桑

◎烧烫伤疮

用经过霜打的桑叶烧存性，研成粉末，用油调和涂抹患处。数日即可痊愈。

◎消渴尿多

用长入地下三尺的桑根，剥取白皮，炙至黄黑，锉碎，用水煮成浓汁，随意饮服，亦可加一点米同煮，但不能用盐。

◎手足麻木

用霜降后的桑叶煮水洗手足。

◎水肿胀满

用桑心皮切细，加二斗水，煮一斗汁，放入桑椹，再煮成五升，加糯米饭五升酿酒，喝下。该方叫“桑椹酒”。

◎瘰疬结核

用熟透发黑的桑椹二斗，榨汁，熬成膏。每次服用一匙。白汤调下。一日服三次，该方叫“文武膏”。

◎咳嗽吐血

用一斤新鲜的桑根白皮，在淘米水中浸泡三天，刮去黄皮，锉细，加糯米四两，在容器中烘干研成末。每次服用一钱，米汤送下。

◎小儿丹毒

把桑根白皮煮汁洗浴，或研成粉末，用羊膏调和涂抹患处。

◎产后下血

用桑白皮，炙过，煮水喝下。

◎月经后带红不断

锯桑根取屑一撮，用酒冲服下。一日服三次。

◎跌伤

用桑根白皮五斤，研末，取一升，熬制成膏，敷伤处，痛即止。亦无宿血。

◎刀伤成疮

用新桑白皮烧灰，与马粪调匀涂疮上，换药数次即愈。

◎发枯不润

用桑根白皮、柏叶各一斤，熬汁洗头，很见效。

◎小儿流涎（脾热，胸膈有痰）

用新桑根白皮捣取自然汁服下。

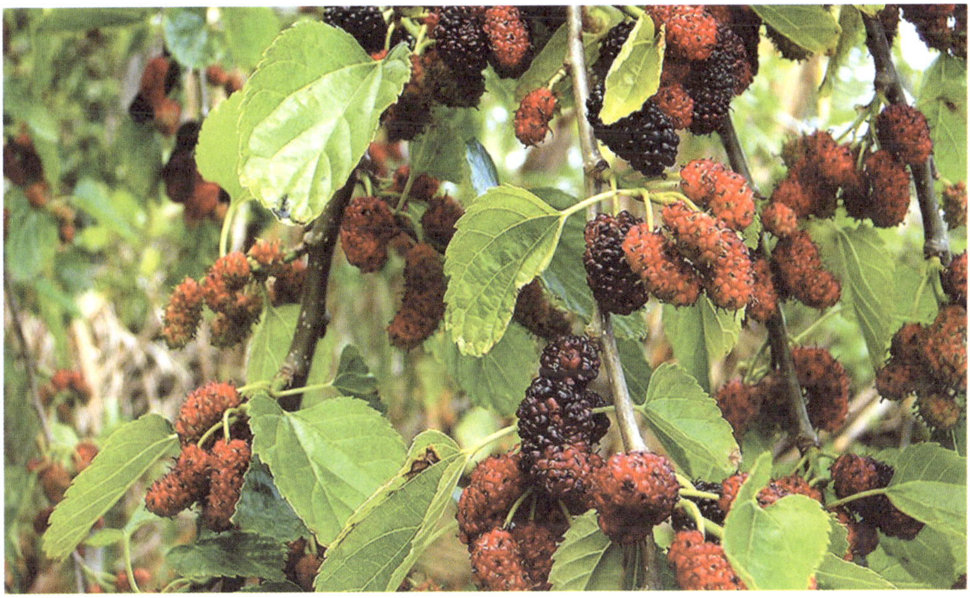

桑白皮

楮

【原名】构、构桑。【气味】楮实：甘、寒、无毒。楮叶：甘、凉、无毒。树白皮：甘、平、无毒。皮间白汁：甘、平、无毒。

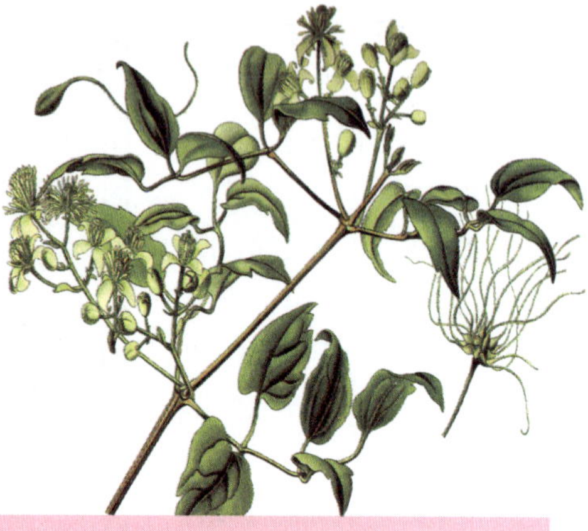

【本草附方】

◎水气蛊胀

先把楮实一斗，水二斗，熬成膏状；另外取茯苓三两、白丁香一两半，一起研成细末，将药膏和药末调匀，制成梧子大小的丸。从少到多，服到小便清利，腹胀减轻为度，后服“治中汤”续治，忌食甘苦补药等。该方名“楮实子丸”。

◎肝热生翳

把楮实子研成粉末，饭后以蜜汤送下一钱。一日服二次。

◎喉痹喉风

把楮实阴干，每次取一个，研末，水送下。病重者可服两个。

◎身面石疽（状如痄子而皮略厚）

把楮实捣碎，涂在抹患处。

◎目昏难视

用楮实、荆芥穗，各五百枚，一起研末，加炼蜜制成弹子大小的丸。每次嚼服一丸，饭后用薄荷汤送下，一日服三次。

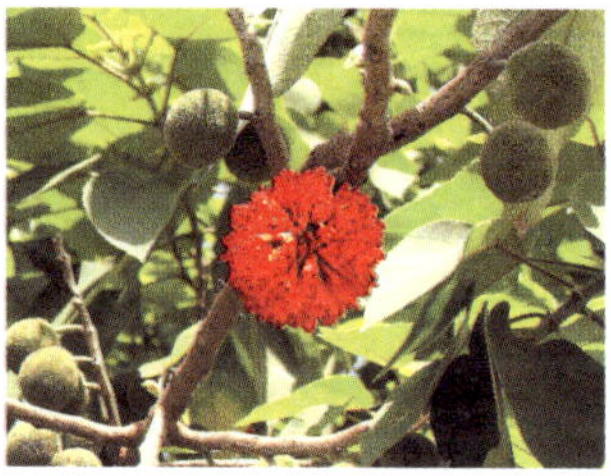

楮

◎老少瘴痢，日夜十余次

用干楮叶三两，捣为末。每次服用一匙，乌梅汤送下。一日服二次另取羊肉裹药末塞肛门内，痢出即止。

◎脱肛不收

把楮叶阴干，研末，每次服用二钱，米汤调下，同时将药末敷在脱肛上。

◎小便白浊

把楮叶研成末，加蒸饼制成梧子大小的丸。每次服用三十丸，开水送下。

◎全身水肿

用楮叶熬叶成膏，每次服用一匙，空腹服下。一日服三次。

◎虚肥面肿（削脚不肿）

用楮叶八两，加一斗水，煮取六升，去掉药渣，用汁煮米粥，经常食用。

◎中风不语

用楮枝叶锉细，用酒煮成汁。频频适量饮用。

◎吐血鼻血

用楮叶捣汁一、二升，常常温热，适量饮用。

◎一切眼翳

用春末的楮叶，晒干，研成粉末，加少许麝香。每取黍米一大团点眼内，翳自脱落。

◎木肾疝气

用楮叶、雄黄，等份研成末，加酒糊制成梧子大小的丸。每次服用五十丸，温酒送下。

◎癣疮湿痒

用楮叶捣碎涂抹。

◎痔瘘肿痛

用楮叶捣碎封涂患处。

◎蛇咬伤

把楮叶、麻叶一起捣碎，取汁涂抹伤处。

◎肠风下血

把秋季的楮皮阴干，研末，用酒送下三钱，或加入少许麝香。一日服二次。

◎血痢血崩

用楮树皮、荆芥，等份研成粉末，冷醋调服一钱，血崩，煎服下。

◎风水浮肿

用楮白皮、猪苓、木通各二钱，桑白皮三钱，陈橘皮一钱，生姜三片，加水二钟，煎服下。一日服一剂。

◎膀胱石水

用楮根白皮、桑根白皮各二升，白术四两，黑大豆五升，加水一斗，煮取四升，再加清酒二升，熬成三升。每次服用一匙，一日两次。

◎目中翳膜

把楮白皮晒干，烧灰。研成粉末。每次点少许。一日点三、五次。

栀子

【原名】木丹、越桃、鲜支。【气味】苦、寒、无毒。

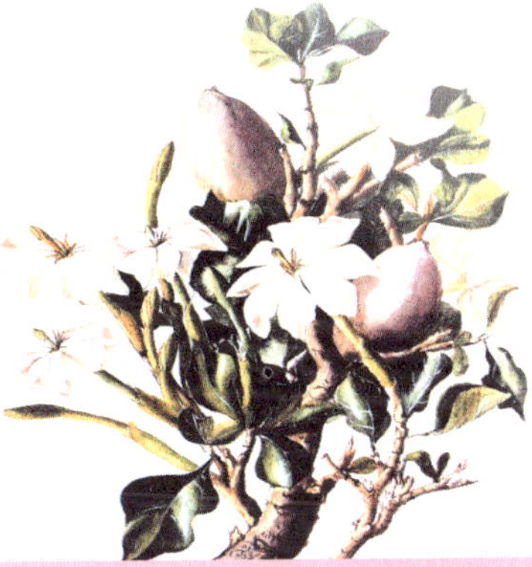

【本草附方】

◎鼻中流血

用山栀子烧灰吹入鼻中，可止血。

◎小便不通

用栀子仁十四个，独头蒜一个，盐少许，一起捣碎贴脐上及阴囊，过一会即通。

◎血淋涩痛

用生栀子、滑石等份，葱汤送下。

◎下泻鲜血

用栀子仁烧灰，水送下一匙。

◎热毒血痢

用栀子十四枚，去皮，捣成末，加入蜂蜜制成梧子大小的丸。每次服用三丸，一日服三次，疗效显著。也可用水煎服下。

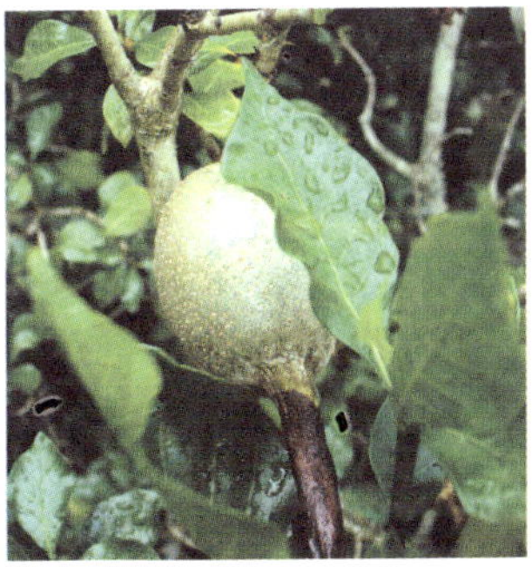

栀子

◎临产下痢

把栀子烧过，研末，米汤送下三钱。如果上焦热，则连壳一起使用。

◎霍乱转筋，心腹胀满，吐泻不得

用栀子十四枚，烧过，研末，熟酒送下。

◎胃脘火痛

用大栀子七枚炒焦，加水一盏，熬至七分，加入生姜汁喝下，可止痛。此病如复发，还要加服玄明粉一钱，才能止痛。

◎风痰头痛

用蜜调和栀子末，浓敷舌上，得吐即止痛。

◎小儿狂躁

用栀子仁七枚，豆豉五钱，加一碗水，熬至七成，服下，或吐或不吐，均很见效。

◎伤折肿痛

用栀子、白面同捣碎，涂抹痛处，甚效。

◎赤眼肠秘

用山栀子七个，钻孔煨熟，加一升水，熬至半升，去掉药渣，放入大黄末三钱，温服。

◎眉中练癣

把栀子烧过，研末，用油调和，涂抹患处。

◎汤荡火烧

用栀子末和鸡蛋清调匀，浓涂抹伤处。

酸枣

【原名】山枣。【气味】酸、平、无毒。

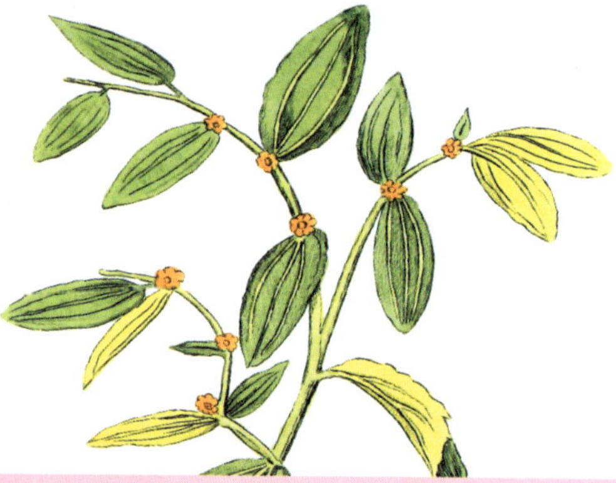

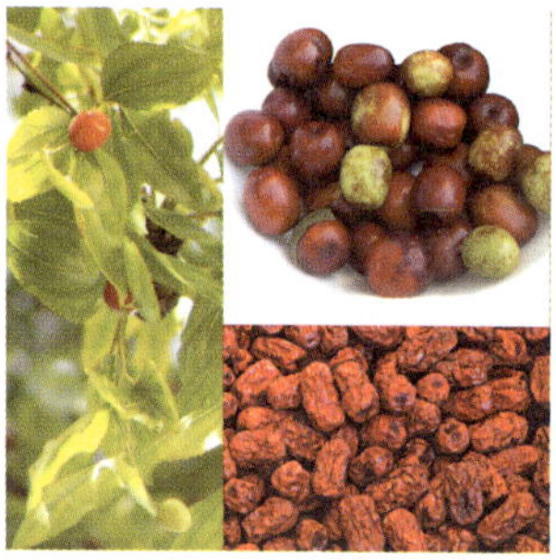

酸枣

【本草附方】

◎胆风沉睡（胆风毒气，虚实不调，昏沉多睡）

用酸枣仁一两（生用），蜡茶二两，涂上生姜汁炙微焦，研末。每取二钱，加水七分熬至六分，温服。

◎胆虚不眠（心多惊悸）

把一两酸枣仁炒香，捣碎。每次服用二钱，竹叶汤调下。另方：再加人参一两，辰砂半两，乳香二钱半，调炼蜜制成丸子服下。

◎振悸不眠

用酸枣仁二升，茯苓、白术、人参、甘草各二两，生姜六两，加八升水，熬成三分，分次服下。该方叫“酸枣仁汤”。

◎虚烦不眠

用酸枣仁二升，提母、干姜、茯苓、川芎各二两，甘草（炙）一两，先以水一斗煮枣仁，得汁七升，再放入其余各药同煮，最后得汁三升，分次服下。该方叫“酸枣仁汤”。

◎骨蒸不眠

用酸枣仁一两，加水二盏，研绞取汁，下粳米二合煮粥。粥熟后，再下地黄汁一合，煮匀吃下。

◎睡中汗出

用酸枣仁、人参、茯苓，等份研末，每次服用一钱，米汤送下。

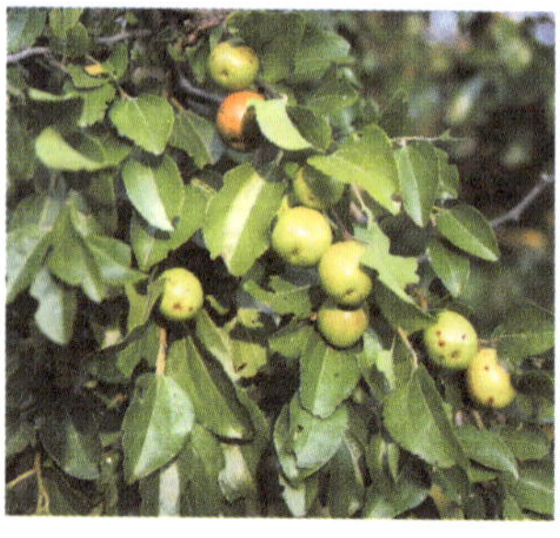

酸枣

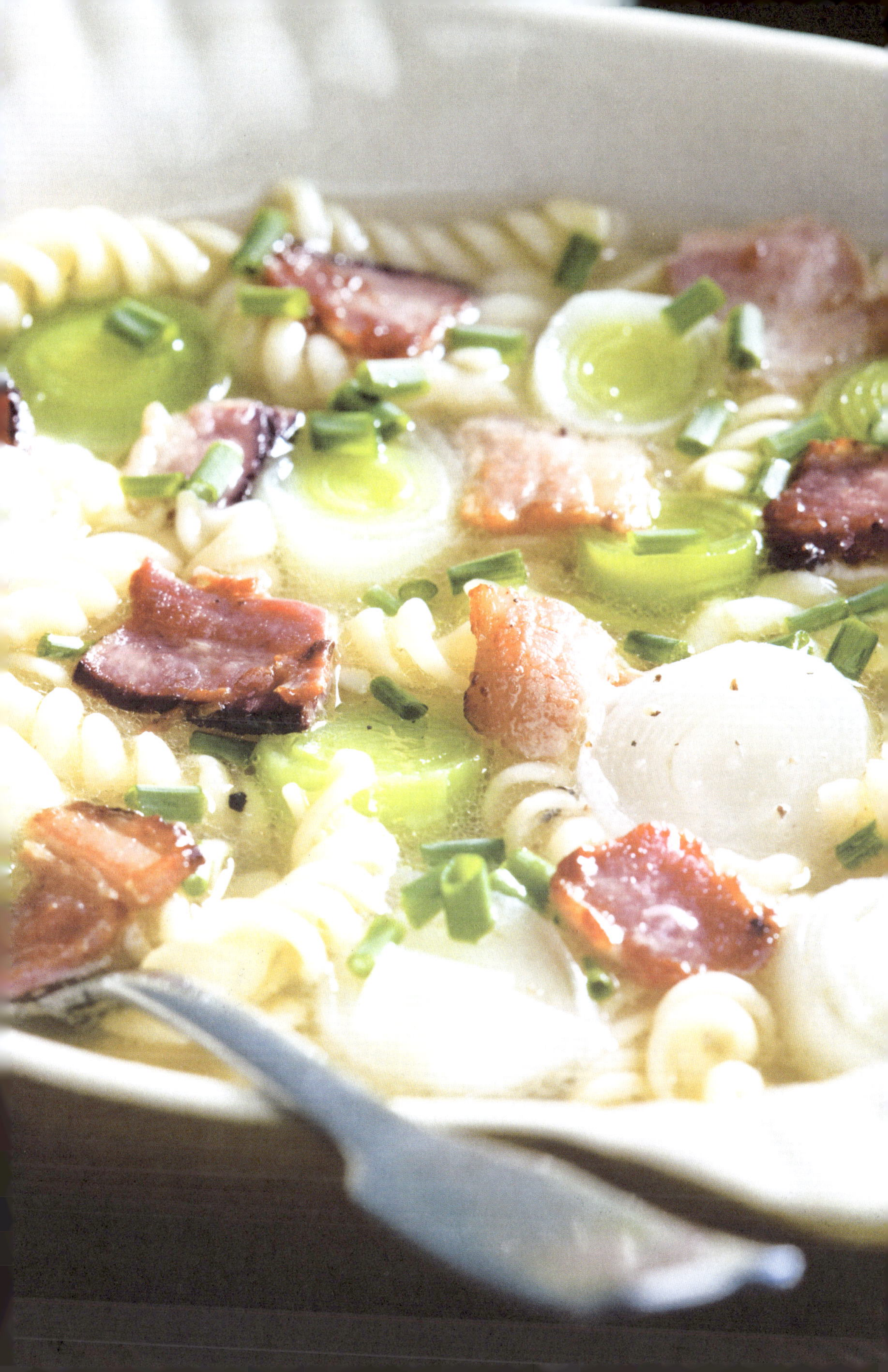

白棘

【原名】棘刺、棘针、赤龙爪，花名刺原。

【气味】辛、寒、无毒。

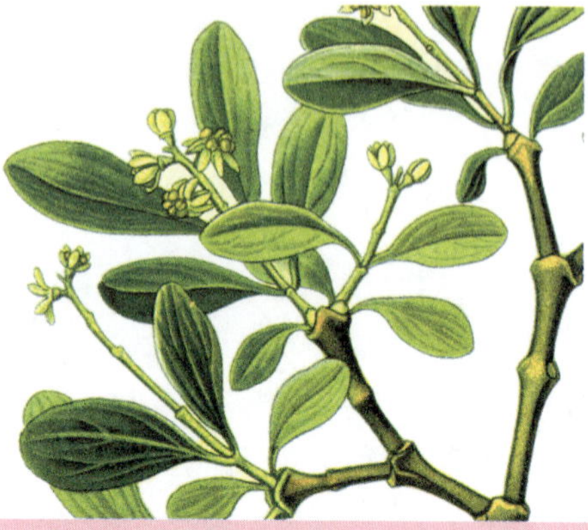

【本草附方】

◎龋齿腐朽

用白棘二百枚（朽落地者），加三升水，熬成一升，含在嘴里漱口。或烧棘涂病齿，再敷雄黄末。

◎肾脏虚冷，腹胁刺痛

用焙过的白棘一合，槟榔二钱半，水一盏，熬至五分，再加好酒半盏，煮开几次后，分两次服下。

◎睫毛倒生

用白棘一百二十个，地龙二条，木贼一百二十节，木鳖子仁二个，一起炒制，研成细末，先摘去倒毛，每日以用鼻子吸药末，三至五次。睫毛即不再倒生。

◎诸肿有脓

把白棘烧成灰，用水送下一钱。一夜之间，肿即可出头。

◎小便尿血

用白棘三升，加五升水，煮取二升，分三次服下。

◎痢前痔漏

治方同上。

◎小儿口噤，惊风不乳

把白棘烧为灰，研成末，用水送下一钱。

◎小儿丹肿

用水煮白棘根汁洗抹肿处。

蕤仁

【气味】甘、温、无毒。

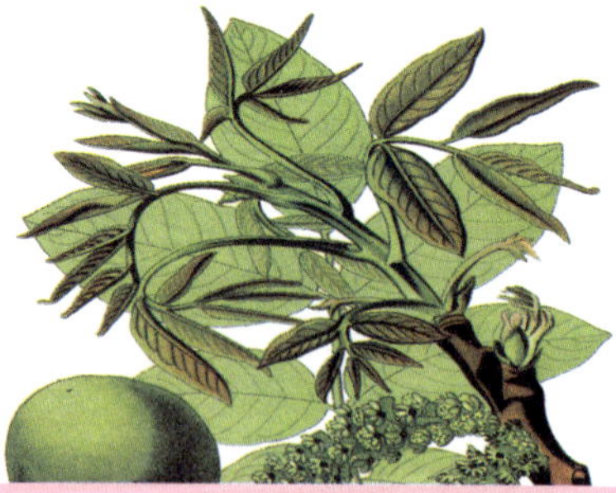

【本草附方】

◎多种眼疾

用蕤仁（去油）三钱，甘草、防风各六钱，黄连五钱，先将三药煎取浓汁，再下蕤仁，煎制成膏，每日点眼。该方名“百点膏”。

◎眼目昏暗

用蕤仁（去皮，压去油）二两，脑子二钱半，一起研匀，加生蜜六钱，收存点眼。该方叫“春雪膏”。

◎目翳

用蕤仁(去油)五分，盐一分，猪胰子五钱，一起捣成泥状，收存点眼，能取下翳膜。另方：用蕤仁(去油)一两，加白蓬砂一钱、麝香二分，研匀收存，去翳甚效。

金樱子

【原名】刺梨子、山石榴、山鸡头子。

【气味】酸、涩、平、无毒。

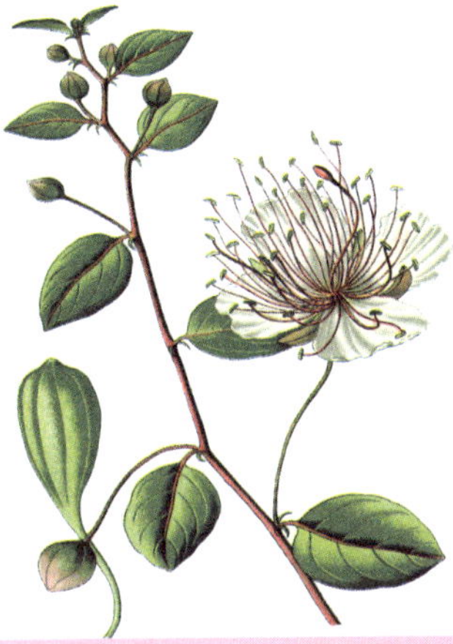

【本草附方】

◎活血强身

摘取霜后的金樱子果实，削去刺，挖去核，用水淘洗后，再捣碎，放入大锅水中熬制。不能断火。熬至水减半时，过滤，继续熬制成膏。每次服用一匙，用暖酒一盏送下。

◎补血益精

用金樱子（去刺及子，焙过）四两，缩砂二两，一起研末，加炼蜜制成梧子大小的丸。每次服用五十丸，空腹，温酒送下。

◎久痢不止

用罂粟壳（醋炒）、金樱子等份研末，加入蜂蜜制成芡子大小的丸。每次服用五至七丸，陈皮熬汤化下。

◎痈肿不消

把金樱子嫩叶捣烂，加少许盐涂肿处，留出疮头透气。

◎刀伤出血

夏季采金樱子叶、桑叶、苎叶，等份，阴干，研末，敷伤处，血止口合。该方叫"军中一捻金"。

◎驱寸白虫

用金樱子根二两，锉细，加糯米三十粒，注入二升水熬至五合，空腹服，不久虫即泻下。

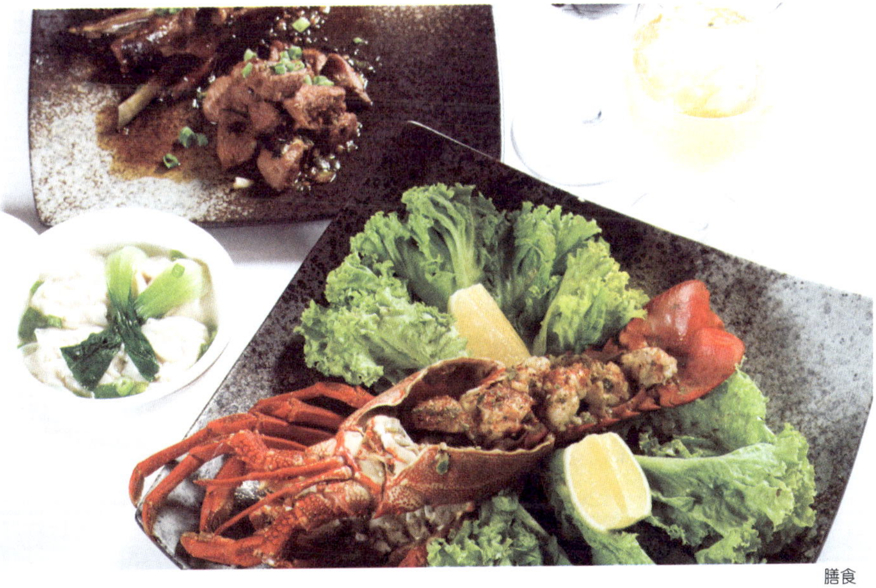

膳食

郁李

【原名】车下李、爵李、雀梅、常棣。【气味】酸、平、无毒。

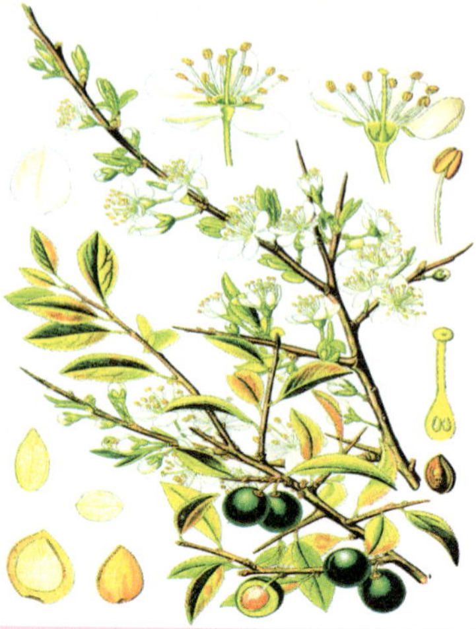

【本草附方】

◎小儿闭结，二便不通

用大黄（酒浸后炒过），郁李仁（去皮，研末）各一钱，滑石末一两，一起捣碎制成黍米大小的丸。二岁小儿服三丸，其他儿童根据情况加减，开水送下。

◎皮肤血汗

用去皮的郁李仁一钱，研末，用鹅梨汁送下。

◎肿满气急，睡卧不得

用郁李仁一合，捣成末，和面做饼吃，吃下即可通便，气泄出后即愈。

◎脚气浮肿（心腹胀满，二便不通，气急喘息）

取郁李仁十二分，捣碎，加水研磨，绞取汁液，薏苡三合，捣碎如粟大小。一起煮粥吃下。

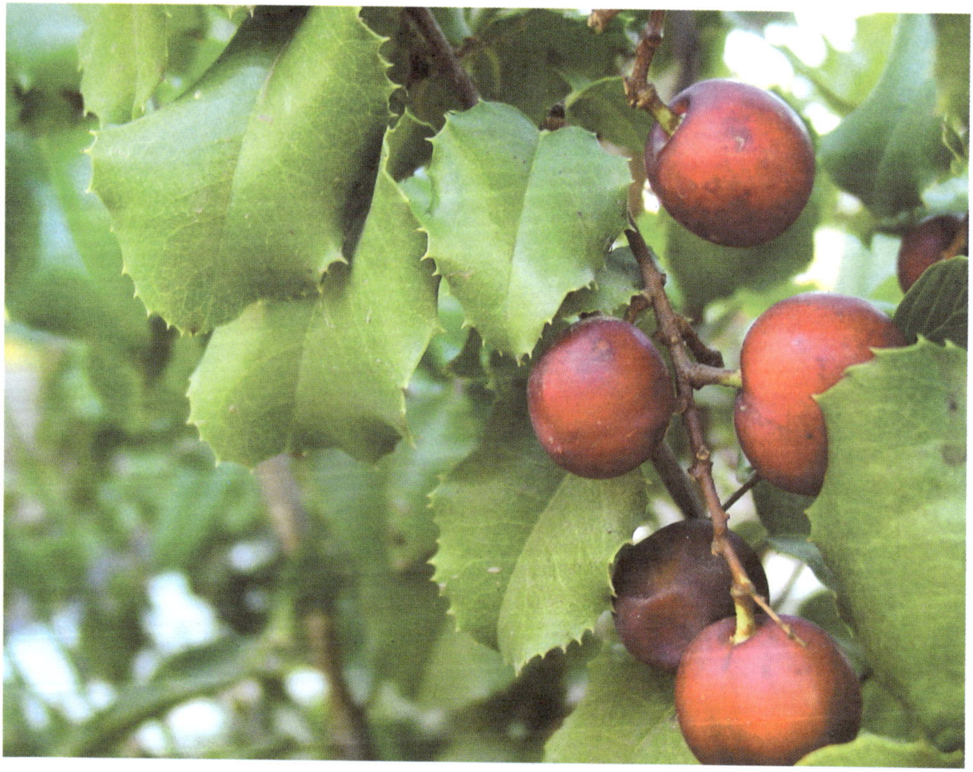

郁李仁

五加

【原名】五佳、五花、文章草、白刺、追风使、木骨、金盐、豺漆，豺节。【气味】根皮、茎：温、辛、无毒。

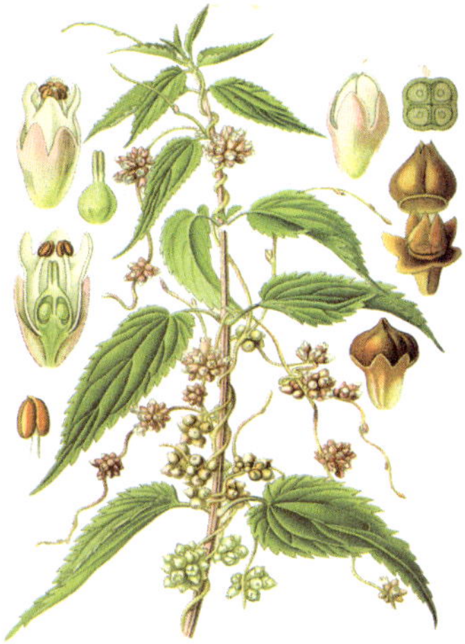

【本草附方】

◎风湿痿痹

把五加皮、地榆（刮去粗皮）各一斤，装入袋内，放入好酒二斗中，装坛密封，放大锅中水煮，坛上放米一合，米熟即把坛取出。等火毒出过，取药渣晒干，制成丸子，每日清晨服五十丸，药酒送下，临卧时再服一次。此方能祛风湿、壮筋骨、顺气化痰、添精补髓等。

◎虚劳不足

用五加皮、枸杞根白皮各一斗，加一石五斗水，熬成七斗。其中，用四斗浸泡一斗曲，用三斗拌饭，按照常法酿酒，熟后常喝。

◎男妇脚气

用五加皮四两，浸酒中，远志（去心）四两，亦浸酒中。几日后，取药晒干研成末，加酒糊制成梧子大小的丸。每次服用四五十丸，空腹，温酒送下。该方叫“五加皮丸”。

◎小儿行迟（三岁小儿还不会走路）

用五加皮五钱，牛膝，木瓜各二钱半，一起研末。每次服用五分，米汤加几滴酒调和服下。

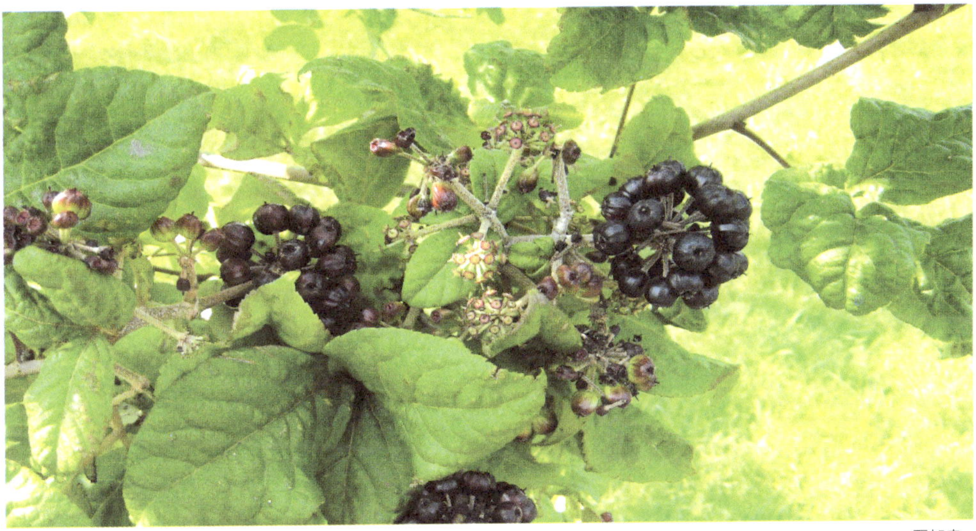

五加皮

木槿

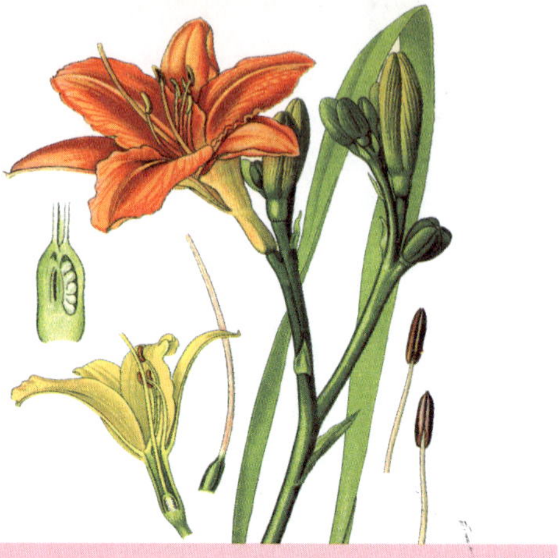

【原名】日及、朝开暮落花、藩篱草、花奴玉蒸。【气味】甘、平、滑、无毒。

【本草附方】

◎赤白带下

把二两木槿皮，切细，加白酒一碗半，熬制成一碗，空腹服下。

◎头面钱癣

把木槿树皮研成粉末，用醋调匀，隔水熬成膏涂抹患处。

◎牛皮风癣

用木槿皮一两，大风子仁十五个，半夏五钱（锉细），放在二碗水中浸泡七宿，取出加入轻粉一钱，一起研末，涂癣。有臭水流出即愈。

◎痔疮肿痛

用木槿皮或叶熬汤先熏后洗。

◎大肠脱肛

先取木槿根熬汤，熏洗患处，后用白矾、五倍子调敷。

◎下痢噤口

把红木槿花，去蒂，阴干研末，煎面饼两个，蘸着末吃下。

木芙蓉

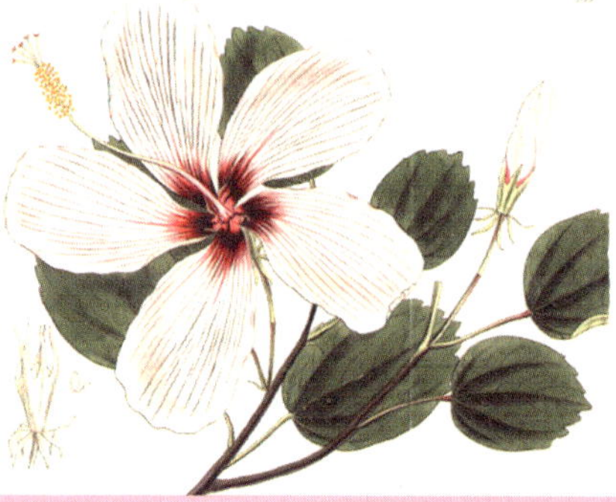

【原名】地芙蓉、木莲、华木、桦木、拒霜。【气味】（叶并花）微辛、平、无毒。

【本草附方】

◎赤眼肿痛

把木芙蓉叶研末，用水调匀贴太阳穴中。该方叫“清凉膏”。

◎月经不止

将木芙蓉花、莲蓬壳，等份研成细末，每次服用二钱，米汤送下。

◎偏坠作痛

将木芙蓉叶、黄檗各二钱，一起研末，用木鳖子仁一个，加醋磨汁，涂抹阴囊，其痛自止。

◎痈疽肿毒

把木芙蓉叶、苍耳（烧存性）等份，研成末状，蜜水调匀涂抹在患处四围。

◎头上癞疮

先用松毛、柳枝熬汤，洗净患处。再把木芙蓉皮研成粉末，用香油调和涂抹患处。

琥珀

【原名】江珠。【气味】甘、平、无毒。

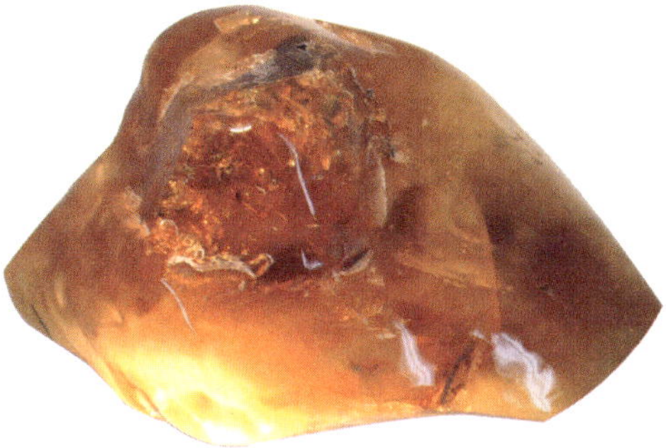

【本草附方】

◎镇心明目，止血生肌

将琥珀一两，鳖甲一两，京三棱一两，延胡索半两，没药半两，大黄五分，一起煎煮捣成散。每次服用三钱匕，空腹，酒送下。一日服二次，该方叫“琥珀散”。

◎症瘕气块，产后血晕

治方同上。

◎小儿胎痫

将琥珀、朱砂各少许，全蝎一枚，一起研末，以麦门冬汤调二三分送下。另方：将琥珀、防风各一钱，朱砂半钱，一起研末，用猪乳调和一字，涂入口中。

◎小便淋沥

用琥珀末二钱、麝香少许，白开水或萱草熬汤送下。年老和体虚的人，可用人参汤送下。亦可加入蜂蜜调末制成丸子。用赤茯苓汤送下。

◎小便尿血

将琥珀研成末。每次服用二钱，灯心汤送下。

◎从高坠下，有淤血在内

刮取琥珀屑。用酒送下方寸匕，或加蒲黄亦可。一日服四、五次。

猪苓

【原名】地乌桃。【气味】甘、平、无毒。

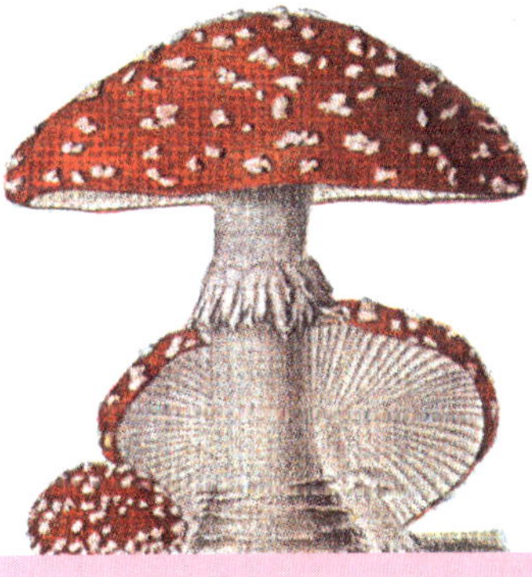

【本草附方】

◎通身肿满，小便不利

将猪苓五两，研末，每次服用方寸匕，热水送下。一日服三次。

◎伤寒口渴

将猪苓、茯苓、泽泻、滑石、阿胶各一两，加水四升，熬成二升。每次服用七合。一日服三次，该方叫“猪苓汤”。

【专家分析】

猪苓是真菌类多孔菌科，植物猪苓菌的菌核，常寄生于枫树、柞树、桦树、椴树等的树干或根部。李时珍曾说：“猪苓淡渗，利小便与茯苓同功，但入补药，不如茯苓也。”

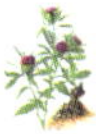

雷丸

【原名】雷实、雷矢、竹苓。【气味】苦、寒、有小毒辣。

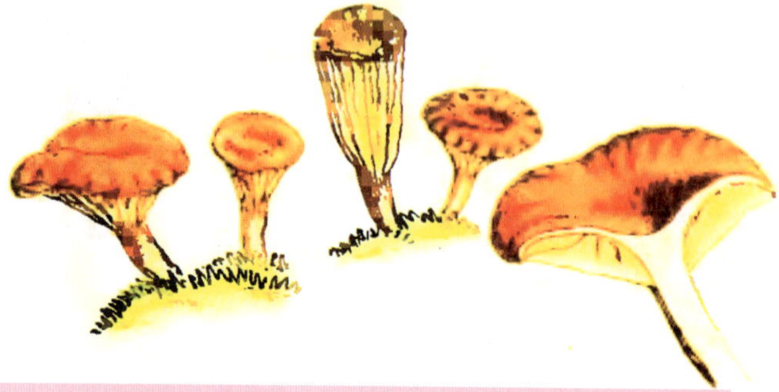

【本草附方】

◎下寸白虫（绦虫）

用雷丸，水浸，去皮，切细，焙为末。清晨时，吃炙肉少许，随即以稀粥送下药末一钱匕，上半月服药，效果较好。

◎小儿出汗，有热

将雷丸四两，研末，加粉半斤，拌匀扑身上。

【专家分析】

雷丸是真菌类多孔菌科植物雷丸菌的菌核，对于驱杀绦虫，疗效很好。又说可治蛔虫病和钩虫病。

桑上寄生

【原名】寄屑、寓木、宛童、茑。【气味】苦、平、无毒。

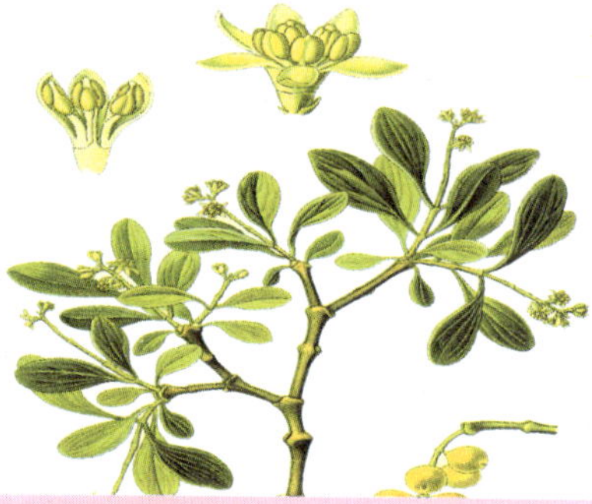

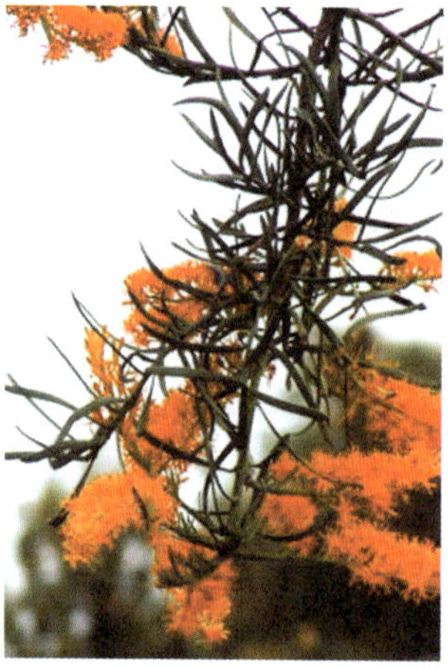

桑上寄生

【本草附方】

◎膈气

将生桑上寄生捣汁一盏，服下。

◎下血后虚、腰膝无力

把桑上寄生研末，每次服用一钱，开水冲下。

◎胎动腹痛

将桑上寄生一两半，阿胶（炒）半两，艾叶半两，加水一盏半，熬制成一盏，去掉药渣温水服下。去艾叶亦可。

◎毒痢脓血

将桑上寄生二两，防风、川芎各二钱半，炙甘草三钱，一起研末。加一碗水，熬至八分，连渣服下。

【专家分析】

桑上寄生有降压作用。可治疗高血压。

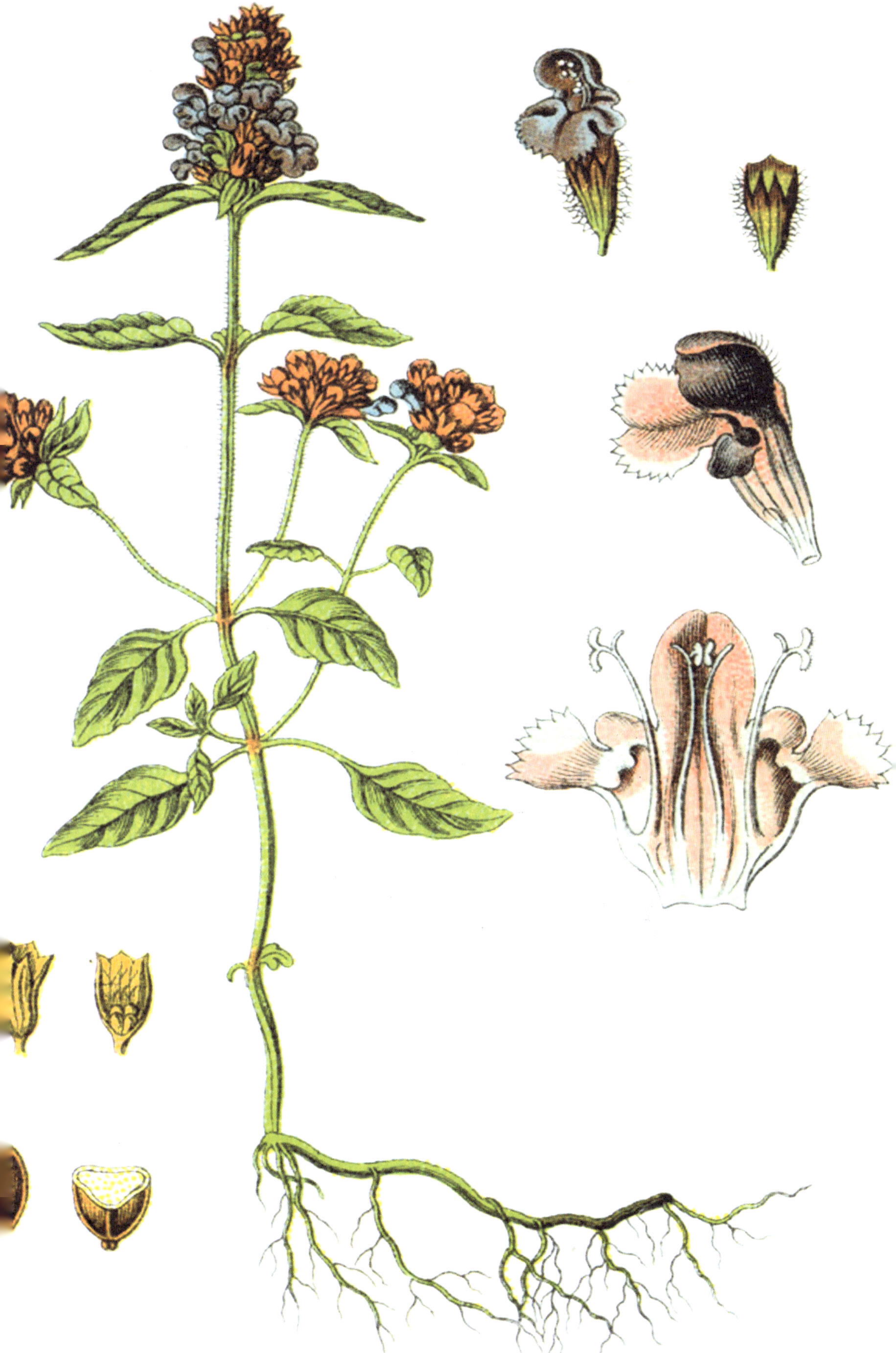

竹

【气味】竹叶：（堇竹叶）：苦、平、无毒。（淡竹叶）：辛、平、大寒、无毒。（苦竹叶）：苦、冷、无毒。竹茹（淡竹茹）：甘、微寒、无毒。竹沥（淡竹沥）：甘、大寒、无毒。

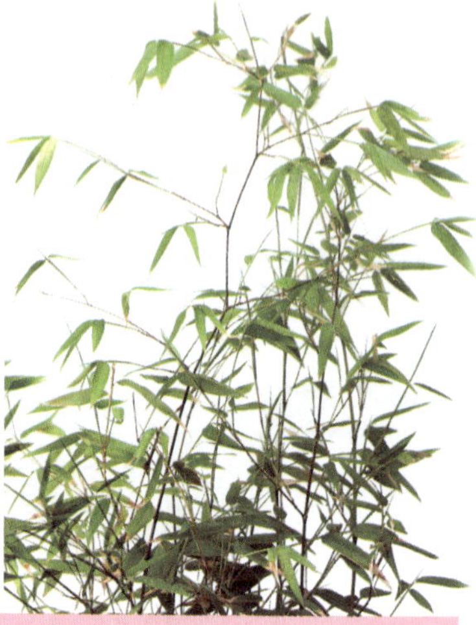

【本草附方】

◎上气发热

将竹叶二斤，橘皮三两，加水一斗，熬成五升，慢慢饮服下。三天服一剂。

◎时行发黄

将竹叶五升（切细），小麦七升，石膏三两，加水一斗半，煮取七升，慢慢喝下。服尽一剂即可痊愈。

◎牙齿出血

将淡竹叶煎浓汁含漱。

◎脱肛不收

用淡竹叶煎浓汁热洗。

◎小儿头疮、耳疮

用苦竹叶烧成灰，研末，用油调和，涂抹患处。

◎伤寒劳复，卵肿股痛

用竹茹一升，加三升水，煮沸几次后，服汁。

◎妇女劳复

将淡竹青茹半斤，栝楼二两，加二升水，熬制成一升，分两次服下。

◎妇女损胎

将青竹茹五两，加酒一升，熬制成五合服下。

◎月水不断

将青竹茹微炙，研末。每次服用三钱，加一碗水煎服下。

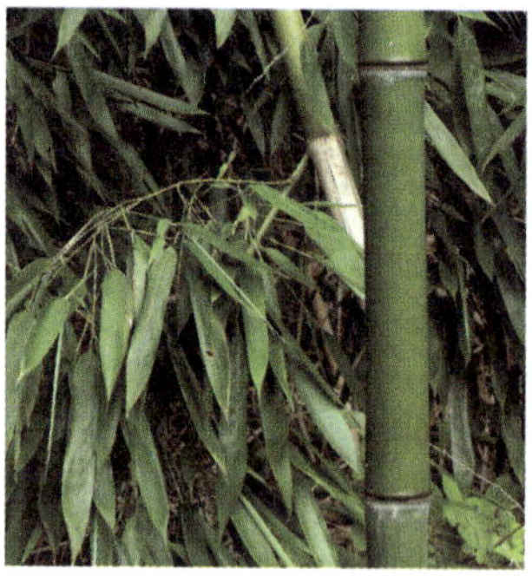

竹

◎小儿热痛，口噤体热

用竹茹三两，加醋三升，熬制成一升。每次服用一合。

◎伤损内痛

用青竹茹、乱发各一团，炭火炙煎为末，加酒一升，煮开三次服下。三服即可痊愈。

◎中风口噤

用竹沥、姜汁等份研成末，每日饮服下。

◎产后中风口噤、身直面青，手足反张。

以竹沥饮一两次，即可恢复。

◎小儿伤寒

用淡竹沥、葛根汁各六合，让小儿慢慢喝下。

◎咳嗽肺痿

将淡竹沥一合服下。一日服三、五次，以愈为度。

◎产后虚汗

用淡竹沥三合，温水服下。过一会，再服一次。

◎赤目眦痛，眼不得开

将苦竹沥五合，黄连二分，用棉包裹浸泡一夜，时常点眼，令热泪出。

◎突然牙痛

用苦竹烧一头，另一头出汁，取汁涂抹痛处。

保健先排毒

BAO JIAN XIAN PAI DU

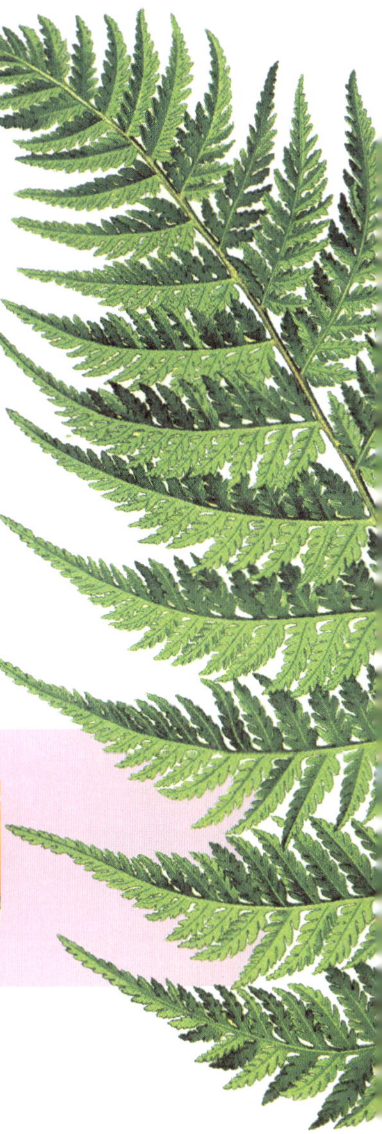

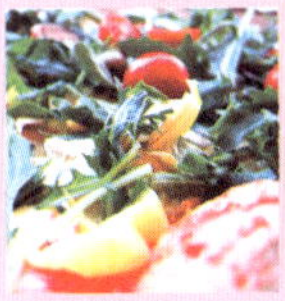

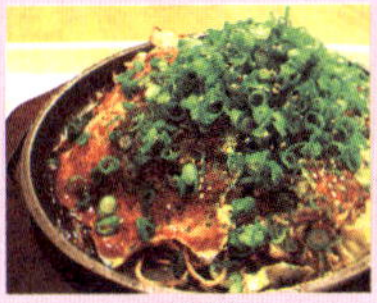

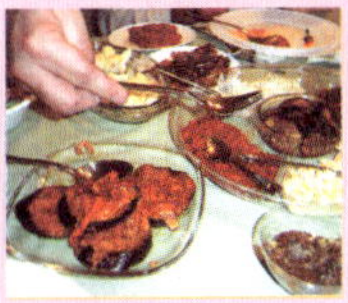

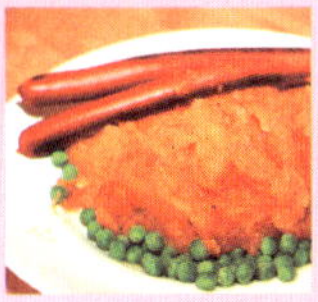

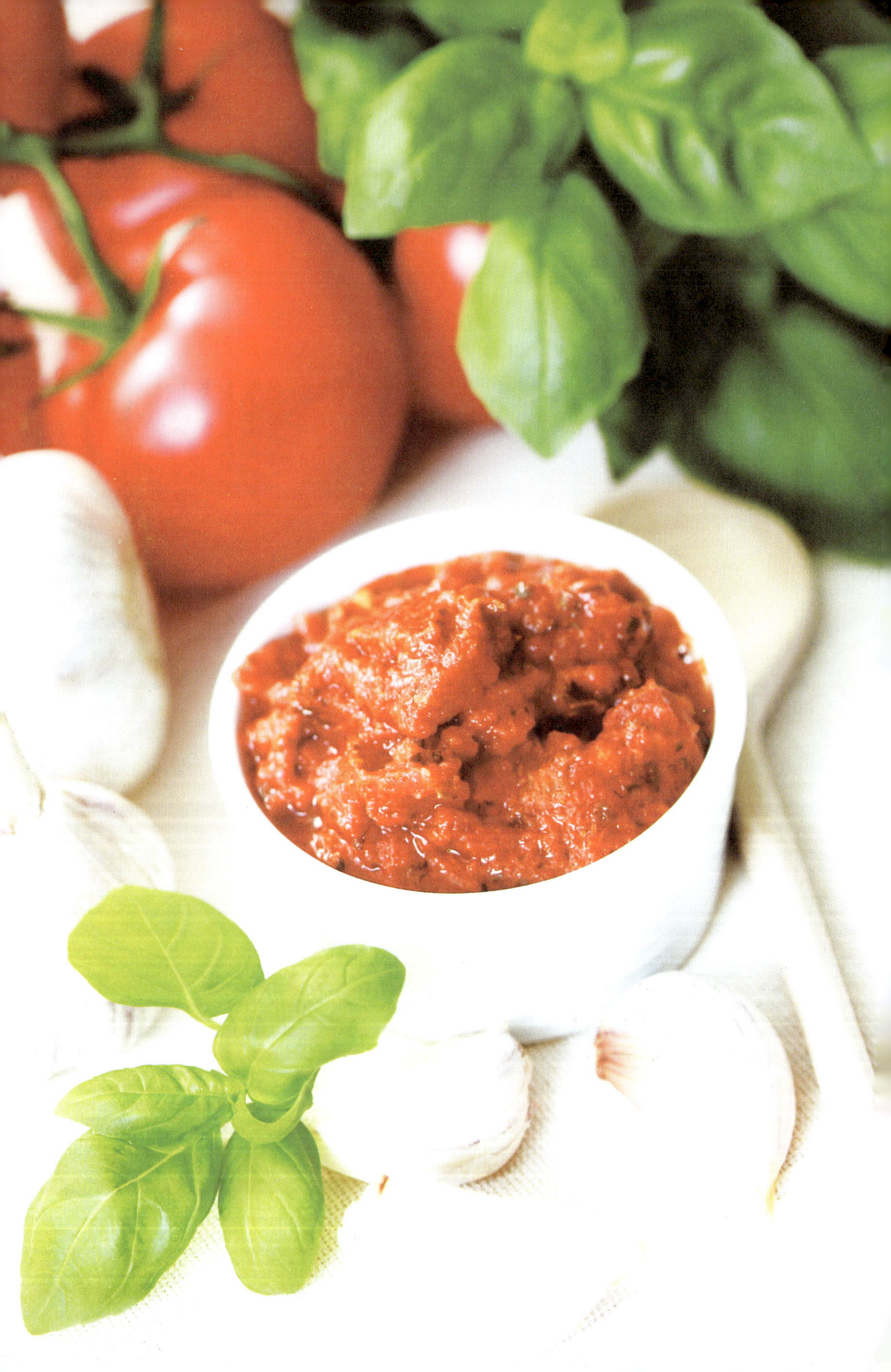

野菊

【原名】苦薏。【气味】根、叶、茎、花：苦、辛、温、有小毒。

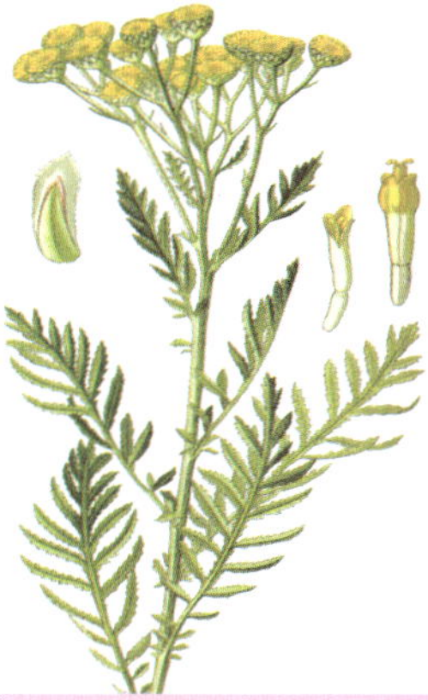

【本草附方】

◎无名肿毒

用野菊花连茎捣碎，酒煎，趁热服，让汗发出；另以药渣敷在患处。另方：野菊花茎叶、苍耳草各一握，共捣碎，加入酒一碗，绞取汁；仍以药渣敷在患处，要出汗才好。另方：夏日采苍耳叶，秋日采野菊花，一起研成粉末。每次服用三钱，酒送下。

◎天泡湿疮

用野菊花根、枣木，一起熬汤洗患处。

◎瘰疬未破

将野菊花根捣碎，煮酒内服；以药渣敷在患处。

大青

【气味】（茎、叶）苦、大寒、无毒。

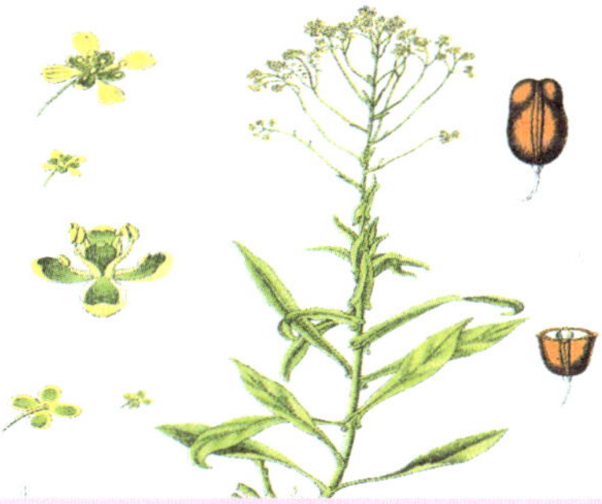

【本草附方】

◎喉风喉痹

用大青叶捣汁灌服下。

◎小儿口疮

将大青十八铢、黄连十二铢，加三升水，熬成一升服下。一日服二次，病愈为止。

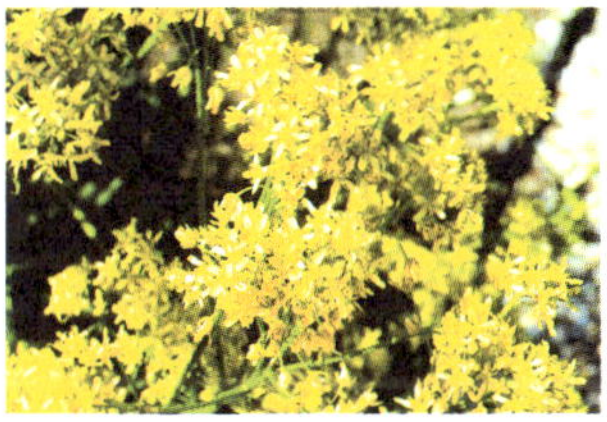

大青

◎热病下痢

将大青四两，甘草、赤石脂各三两，胶二两，豉八合，加水一斗，熬成三升，分三次服下。该方叫“大青汤”。

◎热病发狂

将大青一两，阿胶、甘草各二钱半，豉二合，分三次煎服下。该方叫“大青四物汤”。另方：大青七钱半，犀角二钱半，栀子十枚，豉两撮，分二次煎服（每次服用以一碗水半，熬至八成）。该方叫“犀角大青汤”。

【专家分析】

李时珍说：“大青气寒，味寒苦咸，能解心胃热毒。”

枲耳

【原名】常思、苍耳、卷耳、爵耳、猪耳、耳、地葵、羊负来、道人头、进贤菜、喝起草、野茄、缣丝草。【气味】实：甘、温、有小毒。茎、叶：苦、辛、微寒、有小毒。

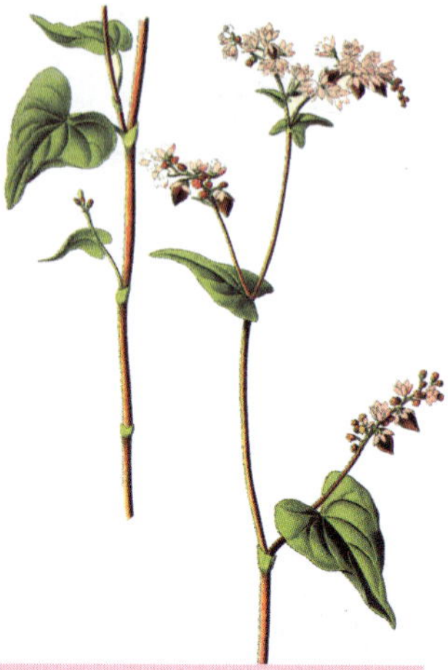

【本草附方】

◎久疟不愈

将枲耳子或根、茎，焙过，研成粉末，加酒糊制成梧子大小的丸。每次服用三十丸，酒送下。一日服二次。用生枲耳捣汁服亦可。

◎大腹水肿，小便不利

将枲耳子灰、葶苈末等份。每次服用二钱，水送下。一日服两次。

◎风湿挛痹

将枲耳子三两，炒为末，加一升水半，煎取七合，去滓咽下。

◎牙齿痛肿

将枲耳子五升，加水一斗，煮取五升，趁热含漱，冷即吐去，另换热汁。用茎、叶煮水含漱或水中加少量盐都很见效。

◎鼻渊流涕

将枲耳子（炒）研成粉末，每次服用一、二钱，开水送下。

◎眼目昏暗

将枲耳子一升，研末，加白米半升，煮粥每天吃。

◎肿毒疔疖，无头恶疮

每年五月采枲耳根叶数担，洗净，晒萎，锉细，

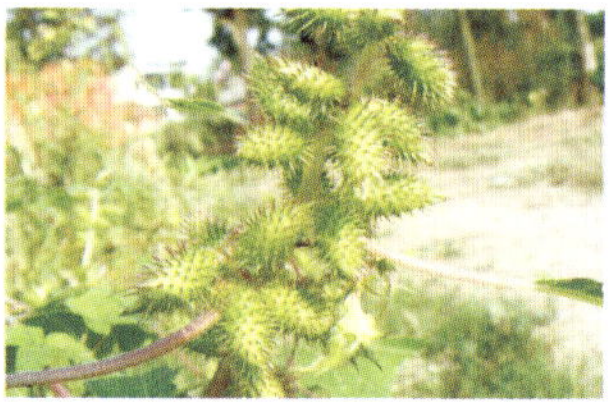

枲耳

入水煮烂，去滓留汁，武火煎滚，文火煎稠，搅成膏，密封收存。称为“万应膏”。用时取出敷贴患处。牙疼，用此膏敷牙。喉痹，用此膏含化。

◎诸风头运

将枲耳叶，晒干，研末。每次服用一钱，酒调下。若有呕吐，则以蜜和药末制成梧子大小的丸。每次服用二十丸。十日后病愈。

◎大风疠疾

将嫩枲耳、荷叶，等份研末。每次服用二钱，温酒送下。一日服二次。另方：用枲耳叶为末，加大枫子油制成梧子大小的丸。每次服用三、四十丸，茶送下。一日服二次。

◎鼻血不止

将枲耳茎叶捣汁一小碗服下。

◎痔疮

将枲耳茎、叶，研末，每次服用一匙，水送下。

【专家分析】

元代李杲说：“枲耳其用有四：治风湿瘾疹，咽喉风热，散诸肿疮疡之毒，利凝滞腰膝之风是也。”

天名精

【原名】天蔓菁、天门精。

【气味】(叶、根)甘、寒、无毒。李时珍说:『微辛、甘、有小毒』。

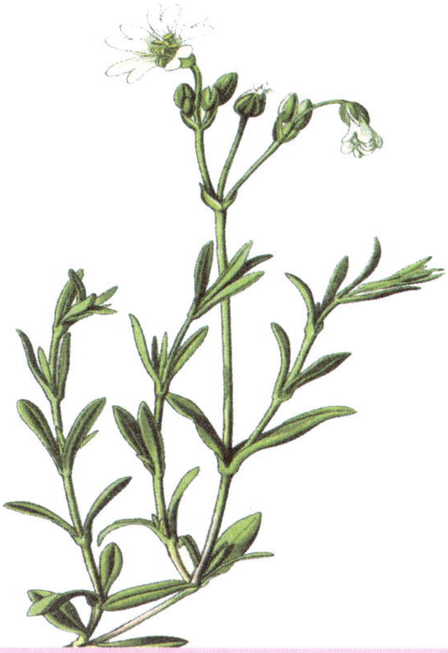

【本草附方】

◎疔疮肿毒

用天名精和酒糟一起,捣碎敷在患处。

◎男女吐血

将天名精晒干,研末。每次服用一、二钱,茅花泡汤调服下。

◎咽喉肿塞,痰涎壅滞

将天名精根、叶捣汁,鹅毛蘸取扫入喉部。另方:用天名精、鼓捶草一同捣汁灌下。灌喉不行,可灌鼻。用吐就好。另方:天名精(春夏用茎,秋冬用根)一把,青矾半两,同研成粉末,点患处,食吐脓血、痰涎即愈。

◎风毒瘰疬

将天名精捣碎敷在患处,药干后即更换。

◎小儿蛔虫

将天名精研为细末,每次服用一匙,肥肉汤送下。

希莶

【原名】希仙、火锨草、猪膏母、虎膏、狗膏、粘糊菜。

【气味】苦、寒、有小毒。一说:辛、苦、平、无毒。

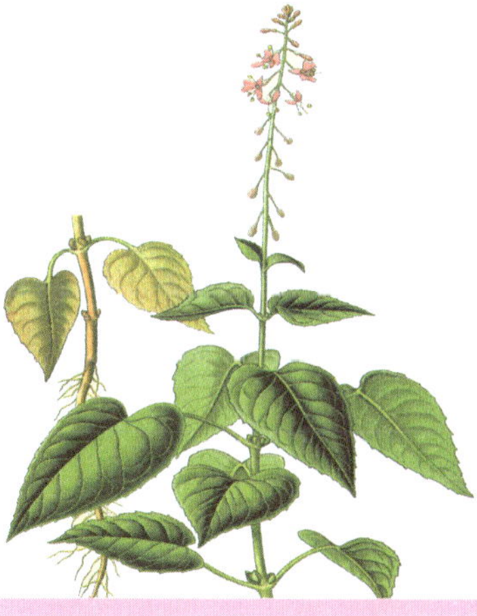

【本草附方】

◎中风

夏日采希莶枝、叶,洗净,九蒸九曝,但不宜太燥,碾碎为末,加炼蜜制成梧子大小的丸。每次服用二、三十丸,空腹,温酒或米汤送下。服后须吃饭三、五匙压药。连服数月,必见效。该方叫“莶丸”。

◎风寒下泻

将希莶草研成粉末,加

醋、糊制成梧子大小的丸。每次服用三十丸，白开水送下。该方叫“火锨丸”。

◎痈疽肿毒

将希莶草一两，乳香一两，白矾（烧）半两，一起研末。每次服用二钱，热酒调下。毒重者连服三次，汗出即是见效。

◎疔疮发背

用希莶草、五叶草（五爪龙）、小蓟、大蒜等份，捣碎，加热酒一碗，榨汁服下，得汗即效。

◎反胃吐食

用希莶草焙过，研成粉末，加入蜂蜜制成梧子大小的丸。每次服用五十丸，热汤送下。

【专家分析】

李时珍说：“生捣汁服则令人吐，故云有小毒。九蒸九曝则补人去痹，故云无毒。”

甘蕉

【原名】芭蕉、天苴、芭苴。

【气味】甘、大寒、无毒。

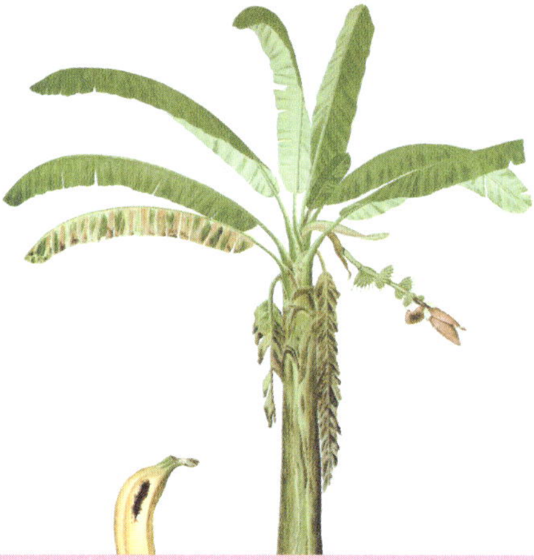

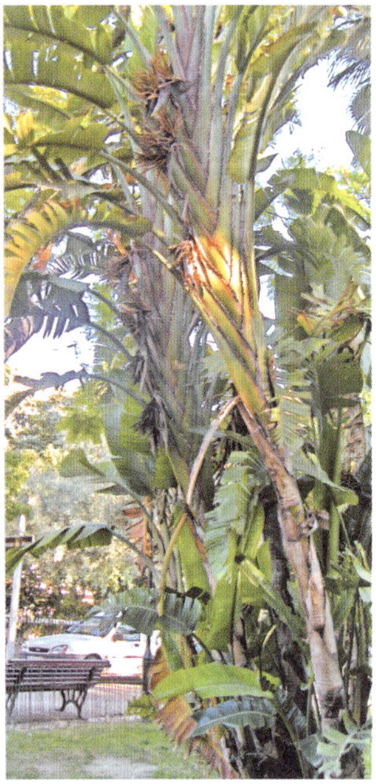

甘蕉

【本草附方】

◎一切肿毒

将芭蕉根捣碎涂抹患处。

◎赤游风疹

治方同上。

◎风虫牙痛

将芭蕉根取汁一碗，煎热含漱。

◎消渴饮水

将芭蕉根捣汁，随时饮一两合。

◎血淋涩痛

将芭蕉根、旱莲草等份，以水煎服下。一日服两次。

◎肿毒初发

将芭蕉叶烧存性，研成末状，和生姜汁涂抹。

◎心痹疼痛

将芭蕉花烧存性，研成末状。每次服用二钱，盐水汤送下。

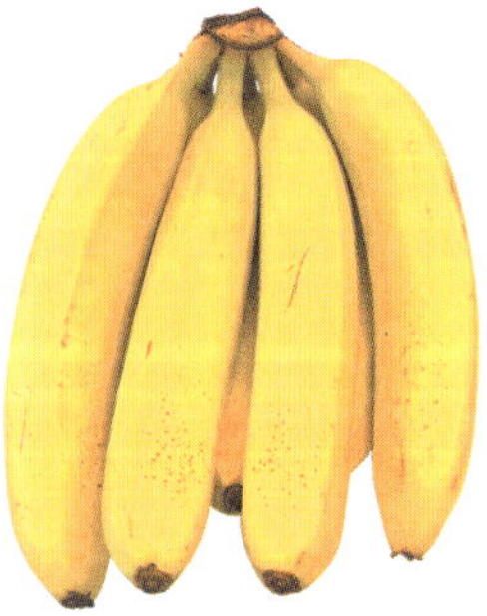

甘蕉

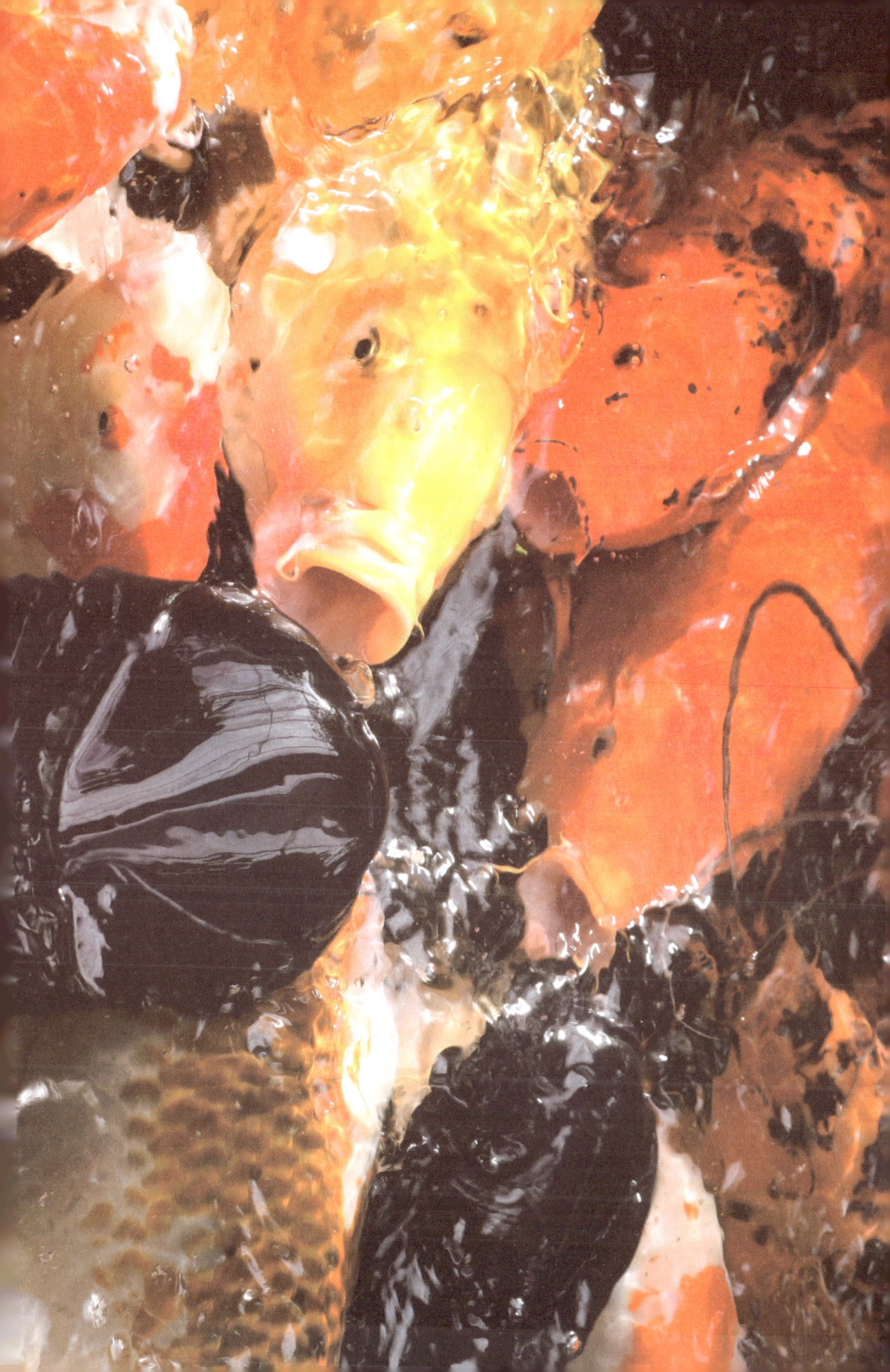

牛膝

【原名】牛茎、百倍、山苋菜、对节菜。【气味】根：苦、酸、平、无毒。

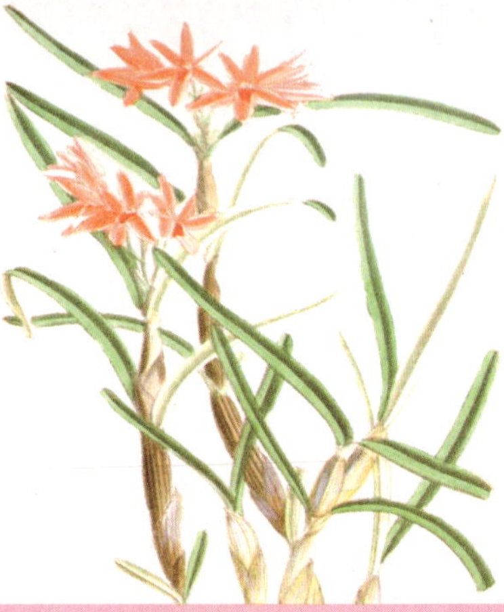

【本草附方】

◎劳疟积久

用长牛膝一把，生切，加水六升，熬成二升，分三次服完（清晨一服，未发疟前一服，临发疟时一服）。

◎消渴不止

用牛膝五两，研末，浸入生地黄汁五升中。日晒夜浸，直到汁尽。加入蜂蜜制成梧子大小的丸。每次服用三十丸，空腹服，温酒送下。久服于身体有益。

◎妇女血病

将牛膝一两（在酒中浸一夜，烘干），干漆一两（炒令烟尽），一起研末，加生地黄汁一升，慢火上熬成浓糊，团成梧子大小的丸。每次服用三丸，空腹服，米汤送下。该方叫“万病丸”。

◎胞衣不下

将牛膝八两，葵子三合，加水九升，熬制成三升。分三次服下。

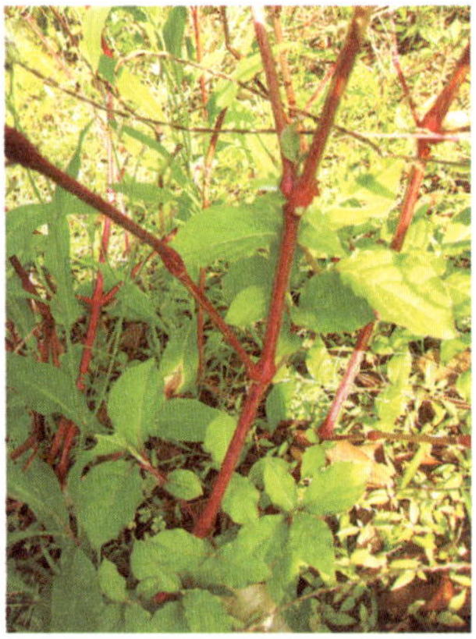

牛膝

◎产后尿血

用川牛膝水煎常服下。

◎口舌疮烂

将牛膝浸酒含漱，亦可煎饮。

◎牙齿疼痛

将牛膝研成末状含漱，亦可用牛膝烧灰敷在患处。

◎卒得恶疮

将牛膝根捣敷。

◎痈疖已溃

将牛膝根略刮去皮，插入疮口中，留半寸在外，以嫩橘叶及地锦草各一把，捣碎后涂疮上。

【专家分析】

李时珍说：“牛膝乃足厥阴、少阴之药。所主之药，大抵得酒则能补肝、肾，生用则能去恶血，二者而已。其治腰膝骨痛、足痿阴消，失溺、久疟、伤中少气诸病，非取其补肝肾之功欤？其治症瘕、心腹诸痛、痈肿恶疮、金疮折伤、喉齿、淋痛、尿血、经候、胎产诸病，非取其去恶血之功欤？”

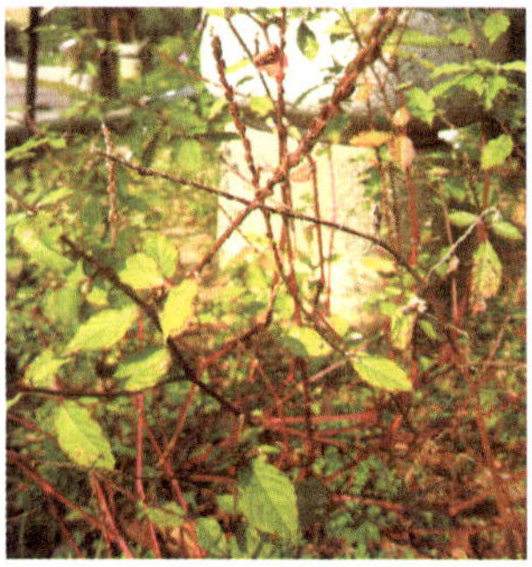

牛膝

葵

【原名】露葵、滑菜。【气味】苗：甘、寒、滑、无毒。

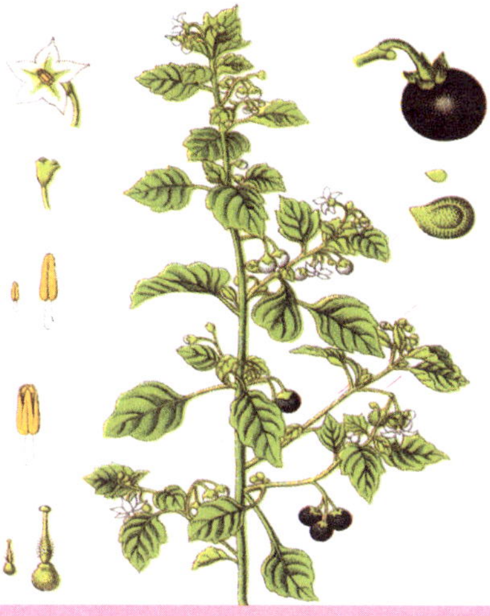

【本草附方】

◎天行斑疮

煮葵菜叶，与蒜齑合吃，有效。

◎瘘疮不合

先以温热的淘米水洗净患处，再用葵叶微火烘暖贴上，贴过二、三百叶，把脓引尽，即可合口生肉。忌鱼、蒜、房事。

◎汤火伤疮

将葵叶研成粉末，敷在患处。

◎二便不通

将生冬葵根二斤，捣汁三合，生姜四两，取汁一合，调和均匀后分二次服下。连服数剂即通。

◎消渴引饮，小便不利

将葵根五两，加水三碗煮汁，天明后服下。一日服一次。

◎胎漏下血，血尽子死

将葵根、茎，烧灰，酒冲服一匙。一日服三次。

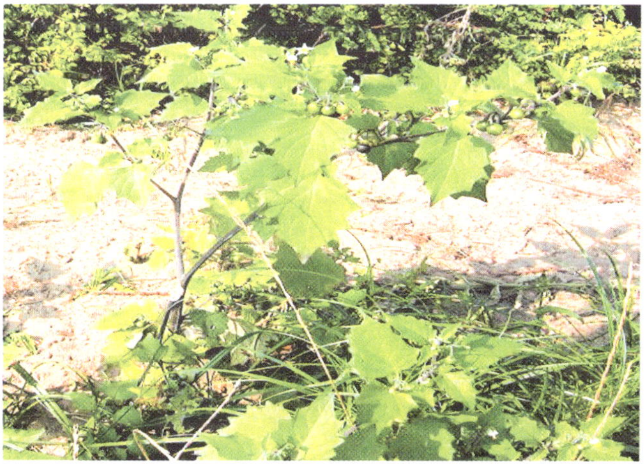

葵

◎妒乳乳痈

将葵茎及子，研末，酒冲服一匙。一日服二次。

◎身面疳疮，出黄汁

用葵根烧灰，和猪油涂抹。

◎产后淋沥

将葵子一合、朴硝八分，加二升水，熬制成八合，一顿服下。

◎生产困闷

将葵子一合，捣破，加二升水，熬成半升，一次服，不久便可分娩。

◎乳汁不通

将葵子、缩砂仁，等份研末，热酒送下二钱，极验。

◎胞衣不下

将葵子一合，牛膝一两，加二升水，熬制成一升服下。

◎脸上生疮

将葵子、柏子仁、茯苓、瓜瓣各一两，一起研成粉末，每次服用一匙，饭后服，酒送下。一日服三次。

决明

【原名】马蹄决明。【气味】（子）咸、平、无毒。

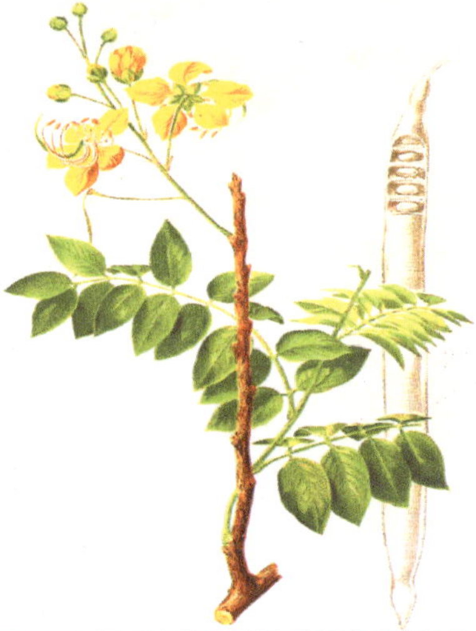

【本草附方】

◎青盲、雀目

将决明一升，地肤子五两，一起研末，加米汤制成梧子大小的丸，每次服用二、三十丸，米汤送下。

◎目赤肿块

将决明子炒过，研末，加茶调匀敷太阳穴，药干即换，一夜肿消。

◎背疮初起

将决明子一升（碾碎），生甘草一两，加三升水，熬成一升，分二次服下。

◎多年失明

将决明子二升，研末，每次服用方寸匕，饭后服，稀粥送下。

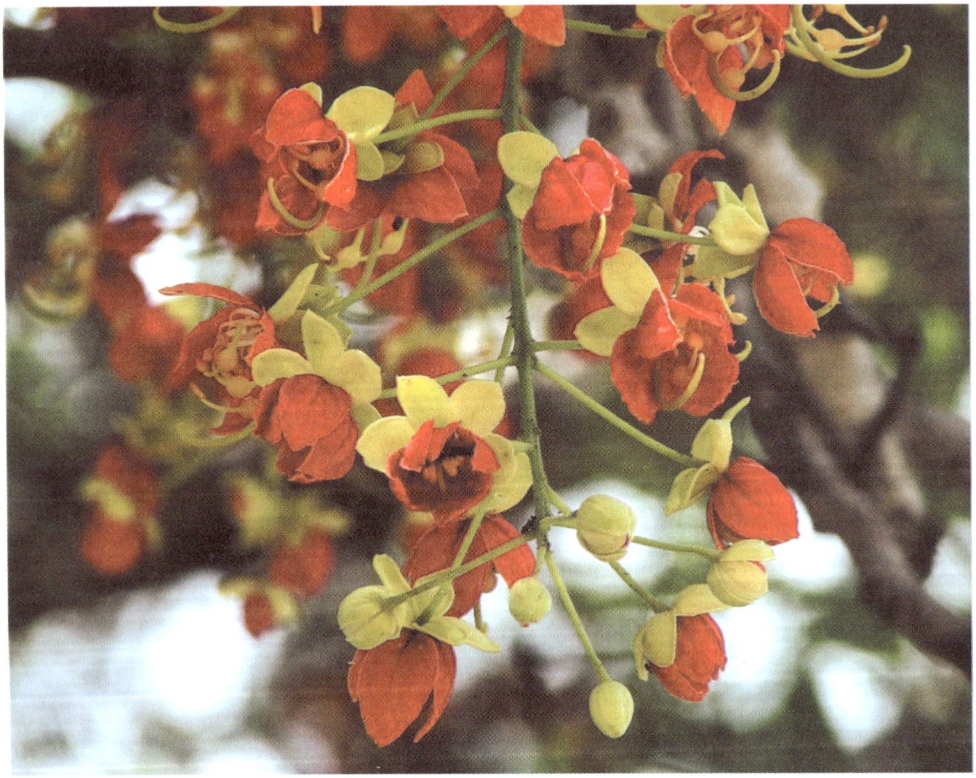

决明子

马鞭草

【原名】龙牙草、凤颈草。

【气味】（苗、叶）苦、微寒、无毒。

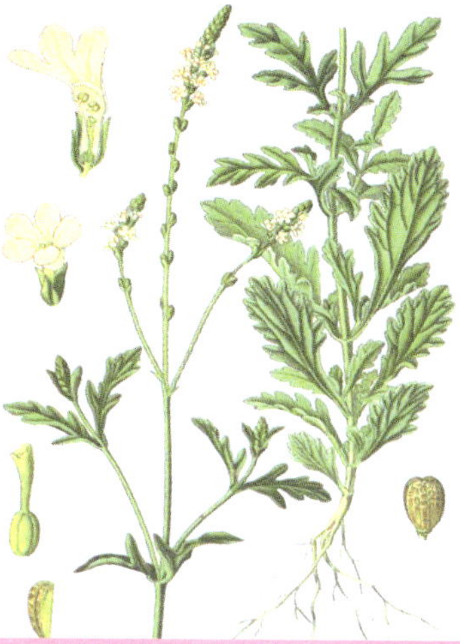

【本草附方】

◎疟疾寒热

将马鞭草捣汁五合，加酒二合，分二次服下。

◎鼓胀烦渴，身干黑瘦

将马鞭草锉细，晒干，加酒或水同煮至味出，去掉药渣，温服。

◎大腹水肿

将马鞭草、鼠尾草各十斤，加水一石，煮取五斗，去掉药渣，再次浓煎，加粉制成大豆大小的丸。每次服用二、三丸，渐加至四、五丸，效果很好。

◎阴囊肿痛

将马鞭草捣碎，涂抹。

◎人疥、马疥

将马鞭草捣汁，生饮半碗，忌触铁器，十日内愈。

◎妇女经闭，结成瘕块

将马鞭草的根和苗五斤，锉细，加水五斗，熬制成一斗，去掉药渣熬成膏，每次服用半匙，温酒化下。一日服二次。

◎乳痈肿痛

将马鞭草一握、酒一碗、生姜一块，共捣汁内服，以渣敷在患处。

◎赤白下痢

将马鞭草五钱，陈茶一撮，以水煎服，极效。病初起时，用马鞭草根、在容器中烘干，碾碎成末，每次服用一匙，米汤送下。

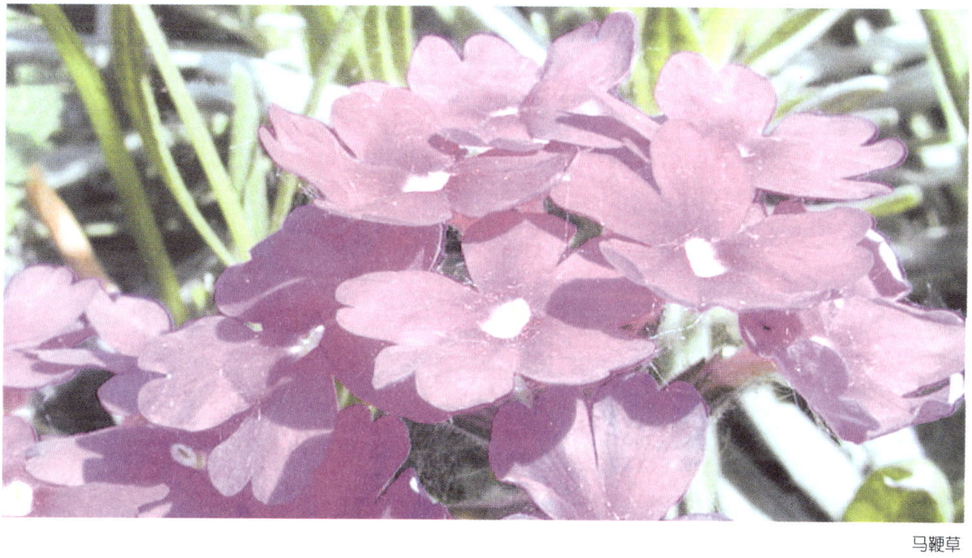

马鞭草

鼠尾草

【原名】乌草、小青，山陵翘。【气味】花、叶：苦、微寒、无毒。

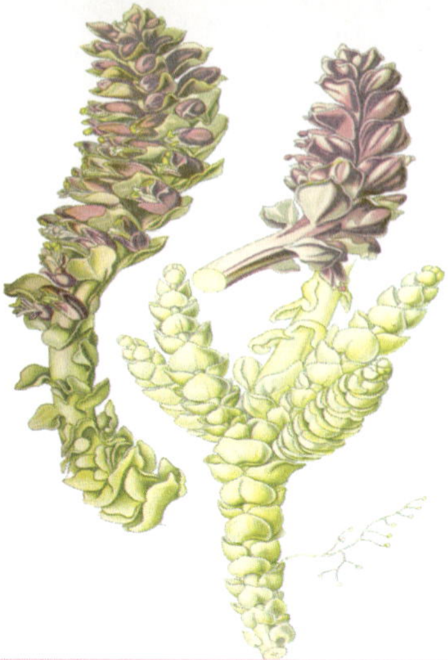

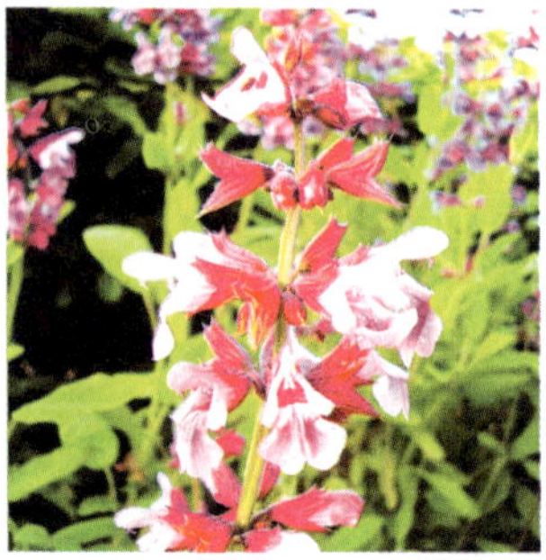

鼠尾草

【本草附方】

◎大腹水蛊

方见“马鞭草”条。

◎久痢休息

将鼠尾草花捣成末，每次服用一钱，水送下。

◎长期下血

将鼠尾草、地榆各二两，加二升水，熬成一升，一次服完。病达二十年者，不过两服即可痊愈，将药研成粉末，用水冲服亦可。

◎反花恶疮

将鼠尾草根切细，和猪油捣碎敷在患处。

连翘

【原名】异翘、旱莲子、兰华、三廉；根名连轺、竹根。【气味】茎、叶：苦、平、无毒。翘根：甘、寒、平、有小毒。

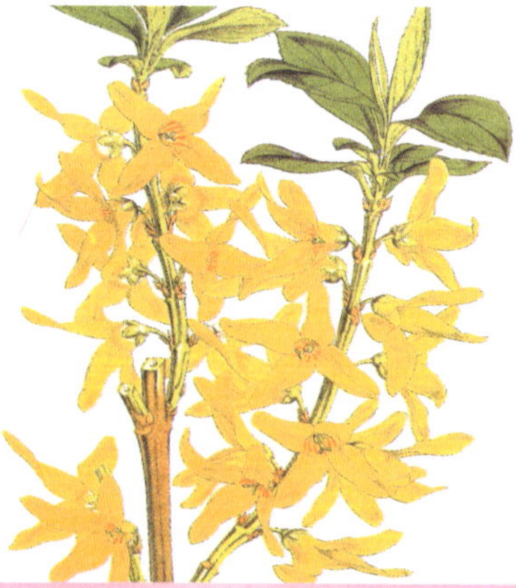

【本草附方】

◎痈疽肿毒

将连翘草及根各一升，加水一斗六升，熬成三升服下。出汗为见效。

◎瘰疬结核

将连翘、脂订等份研成粉末，随时吞服下。

◎痔疮肿痛

将连翘熬汤熏洗，后以绿矾加麝香少许敷贴。

【专家分析】

连翘可清热解毒，是疮家的良药。

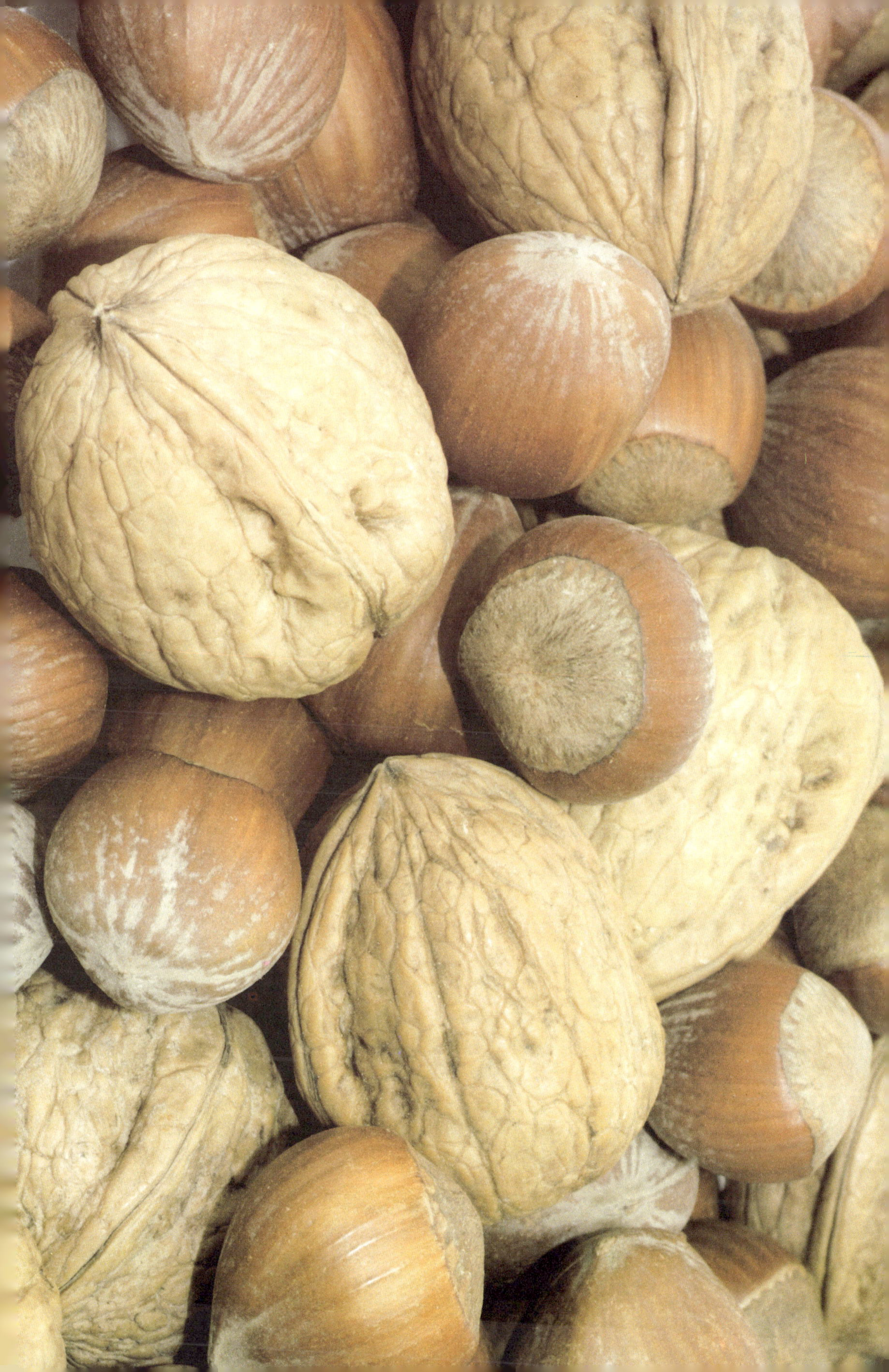

蒴翟

【原名】朔吊。接骨草。

【气味】酸、温、有毒。

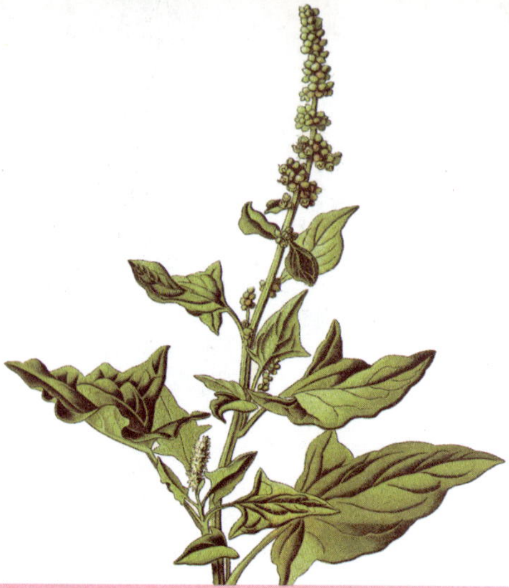

【本草附方】

◎手足偏风

取蒴翟叶，用火烤热，厚铺床上，趁热睡卧。叶冷则换。冬月取根碾碎，熬热后用。

◎风湿冷痹

治方同上。

◎寒湿腰痛

治方同上。

◎脚气胫肿，骨痛

将蒴翟根研碎，加酒醋一起蒸熟。封裹肿痛处，一两日即消。

◎浑身水肿，坐卧不得

将蒴翟根，去皮，捣汁一合，和酒一合暖服，微有吐泻为效。

◎头风旋运

将蒴翟、独活、白石膏各一两，枳实（炒）七钱半。每取三钱，加酒一盏，熬至六分，服下。

◎产后恶露不尽

将蒴翟二十两，锉细，加水一半斗，熬成三升，分三次服下。

◎疟疾不止

将蒴翟一握，火炙变红色，以水浓煎一碗，发病前服下。

◎腹内突然有硬块，极痛

将蒴翟根一小束，洗净切细，泡在酒二升中三晚，每温水服下五合至一升，一日服三次。

◎鳖瘕坚硬

将蒴翟根白皮一握，捣成汁，和水服下。

◎一切风疹

将蒴翟叶捣碎敷抹。

◎丹毒

将蒴翟叶捣碎敷抹。

◎痈肿恶肉

将蒴翟灰、石灰，分别淋水取汁，然后混合，浓熬制成膏，敷在患处。能蚀掉恶肉，亦去痣瘢。膏制成后十日后即失效了。

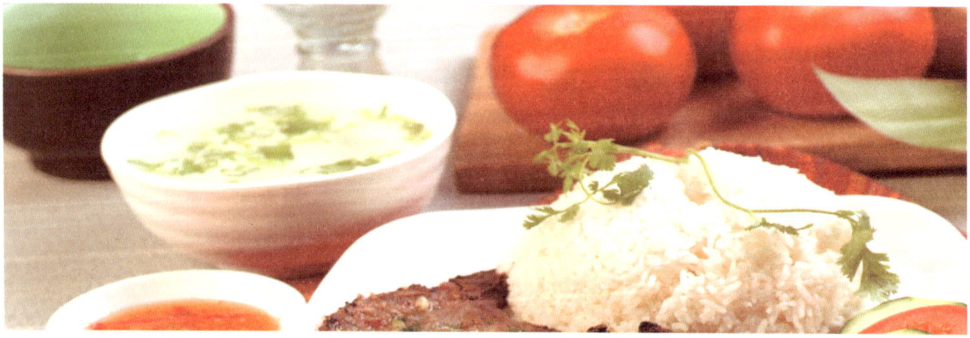

膳食

蓝

【气味】蓼蓝实：苦、寒、无毒。蓼蓝叶汁：苦、甘、寒、无毒。吴蓝：苦、甘、冷、无毒。

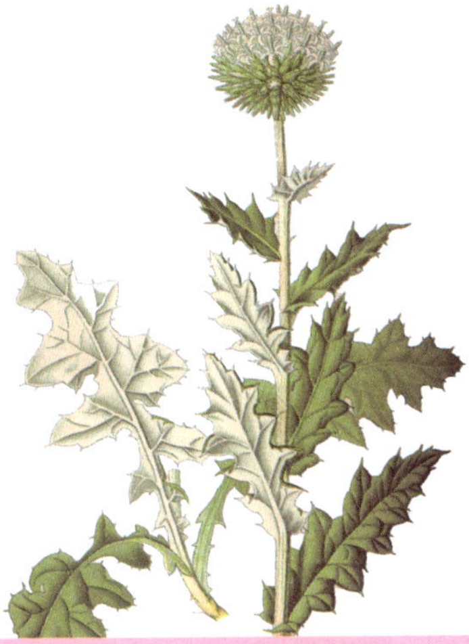

【本草附方】

◎小儿赤痢

捣蓝汁二升，分四次服下。

◎惊痫发热

将干蓝、凝水石，等份研成粉末，加水调匀敷头上。

◎咳嗽气冲

将蓝叶泡水，捣碎取汁一升，空腹服下。过一会儿，用杏仁研成汁煮米粥。一两日后，再照上法服药，吃粥，待痰吐尽，病可治愈。

◎腹中鳖瘕

将蓝叶一升捣碎，加三升水绞汁。每次服用一升，一日服二次。

◎服药过量，中毒烦闷

将蓝叶捣汁服下。

◎唇边生疮，年久不愈

将蓝叶一斤捣汁洗几次，很见效。

◎天泡热疮

将蓝叶捣敷。

◎疮疹疼痛

将板蓝根一两，甘草一分，一起研末。每次服用半钱或一钱，取雄鸡冠血三、两点，同温酒少许调下。

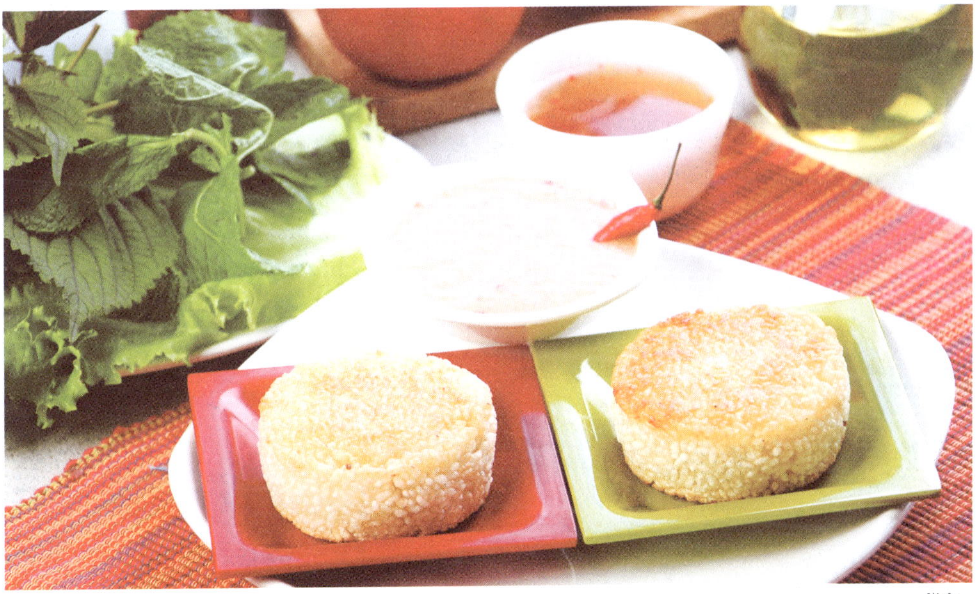

膳食

紫花地丁

【原名】箭头草、独行虎、羊角子、米布袋。【气味】苦、辛、寒、无毒。

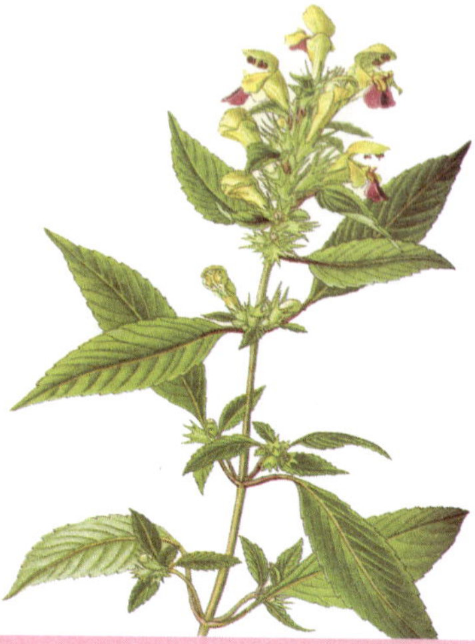

【本草附方】

◎黄疸内热

将紫花地丁，研末，每次服用三钱，酒送下。

◎痈疽恶疮

将紫花地丁（连根）、苍耳叶，等份，捣碎，加酒一杯，搅汁服下。

◎痈疽发背

将三伏天收取的紫花地丁草，碾碎，和白面，放醋中泡一夜，贴疮上，很见效。

◎疔疮肿毒

将紫花地丁草、葱头、生蜜一起捣碎贴患处。另方：用紫花地丁根，去粗皮，同白蒺藜一起研末。加油调匀涂抹患处。

◎喉痹肿痛

将紫花地丁叶，加酱少许，研成膏，点入喉部，取吐为效。

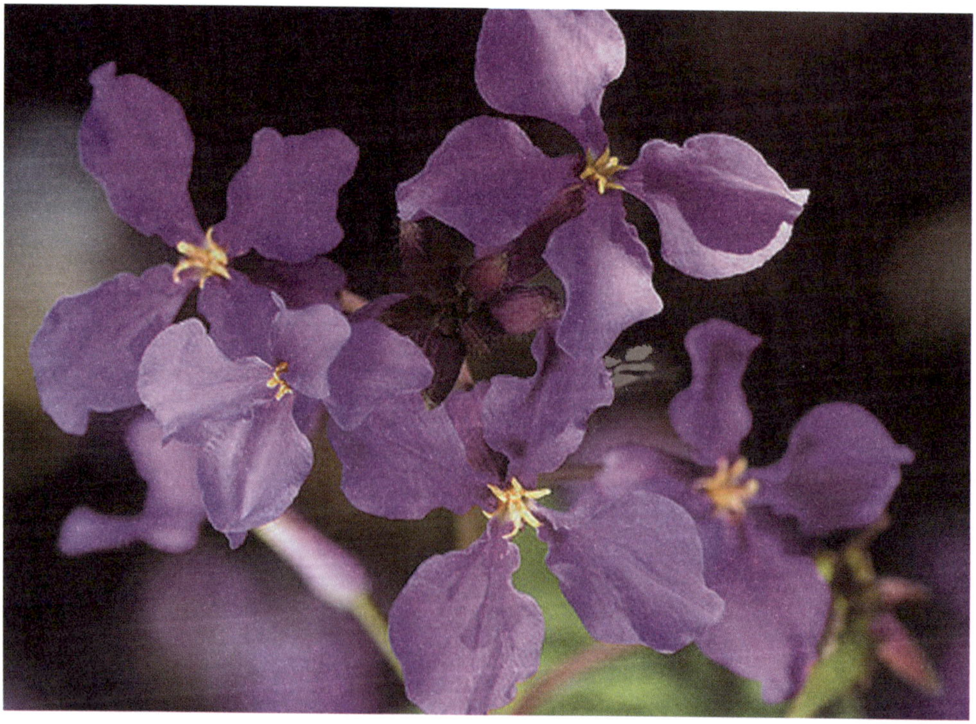

紫花地丁

蜀漆

蜀漆是常山的苗，与常山功用相同。【气味】辛、平、有毒。

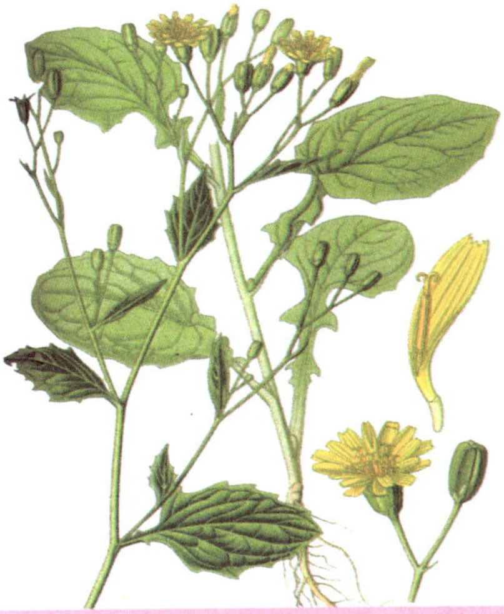

【本草附方】

◎截疟诸汤

将蜀漆三两，浆三升水，泡一夜，煎取一升。发病前一次服完，能吐为好。另方：用蜀漆一两，秫米一百粒，加水六升，熬成三升，分三次服（先一夜、未发时、临发时各一次）。另方：蜀漆（酒煮后晒干）、知母、贝母草果各一钱半，加水一杯，煎半熟，五更时热服下。药渣泡酒，发病前取饮。

◎截疟诸酒

将蜀漆一两，酒一升，泡两三日后，分三次服完：清早一服，过一会儿再服，发病前第三次服下。另方：治间日疟：蜀漆一钱二分、大黄二钱半、炙甘草一钱二分，加一碗水半，熬至五成，叫做“醇”，发病日，五更温服；原药再加一碗水，熬至五成，未发病之日温服。该方叫“醇汤”，甚验。另方：治久疟不止：蜀漆一钱半，槟榔一钱，丁香五分，乌梅一个，酒一盏，泡药一夜，五更时饮下。一服便止，永不发病。

◎截疟诸丸

蜀漆三两，研末。加鸡蛋清制成梧子大小的丸。瓦器内煮熟，取出晒干收存。每次服用二十丸，竹叶汤送上，五更一服，天明后一服，发病前一服，该方叫“恒山丸”。数年不愈的疟疾，服两剂即愈；一月左右者，只须一剂。另方：蜀漆捣成末，取三两，黄丹一两，加白蜜共捣匀，制成梧子大小的丸。病发前服三丸，过一会儿再服三丸，临归病时又服三丸，酒送下，该方叫“丹砂丸”。另方：蜀漆二两、黄丹半两、乌梅（连核瓦焙）一两，一起研成粉末，加糯米粉糊成梧子大小的丸。每次服用三五十丸，凉酒送下。

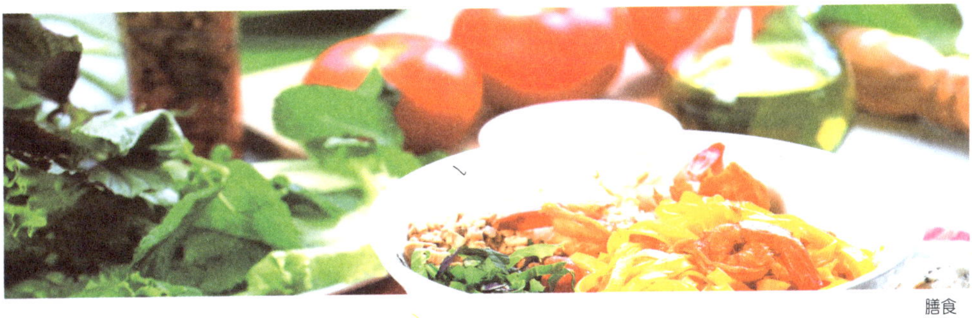

膳食

先一夜一服，天明时一服，午后才进食，该方叫“黄丹丸”。另方：用蜀漆三两、知母一两、甘划一两，一起研成粉末，加入蜂蜜制成梧子大小的丸。发病前服十丸，稍后服七丸，再后服五、六丸。另方：治一切疟，用蜀漆四两，炒存性，草果二两，炒存性，一起研成粉末，加薄糊制成梧子大小的丸。每卧时服五十丸，冷酒送下。五更时再服一次。忌鹅羊热物，该方叫“瞻仰丸”。另方：蜀漆八两，酒浸后先蒸后焙，加要槟榔二两，生研成末状，烂糊做丸，如梧子大小。如上方服法服丸子，该方叫“胜金丸”。另方：蜀漆、槟榔各一两，生研，加穿山甲的甲片（煨焦）一两半，共研成末。以糯米粉和药末制成梧子大小的丸，黄丹为衣。每次服用三十至五十丸，服法同上，该方叫“二圣丸”。

◎牡疟

用蜀漆一钱半、甘草一钱、麻黄二钱、牡蛎粉二钱，先以水二杯，煎麻黄、蜀漆，去沫，再将其余各药倒入同熬至一杯，未发病前温水服下，得吐则疟止。

◎妊娠疟疾

用蜀漆（酒蒸）、石膏（煅）各研，乌梅（炒）五分，甘草四分，加一碗水、一酒碗泡一夜，天明时温水服下。

◎小儿惊风暴死

用蜀漆（炒）二钱，牡蛎一钱二分，浆米煎服下。吐出痰涎即愈。该方叫“千金汤”。

【专家分析】

根据现代的临床实践，蜀漆的抗疟作用比蜀葵强。

菟丝子

【原名】菟缕、菟、菟芦丘、赤纲、玉女唐蒙、火焰草、野狐丝、金线草。【气味】子：辛、甘平、无毒。

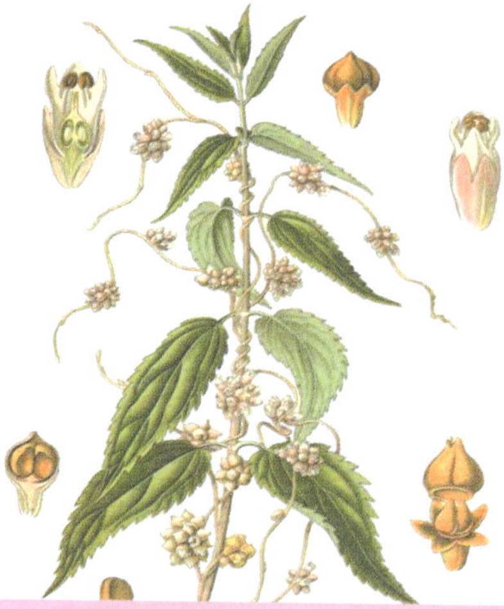

【本草附方】

◎消渴不止

用菟丝子熬汁随意饮服，以止为度。

◎白浊遗精

将菟丝子五两，白茯苓三两，石莲肉二两，一起研成粉末，加酒、糊酒成梧子大小的丸。每次服用三十至九十丸，空腹服，盐水汤送下。该方叫“茯菟丸”。

◎小便淋沥

用菟丝子煮汁饮服下。

◎小便赤浊

将菟丝子、麦门冬，等份研末，加入蜂蜜制成梧子大小的丸，每次服用七十丸，盐水汤送下。

◎腰膝疼痛

将菟丝子（洗过）一两，

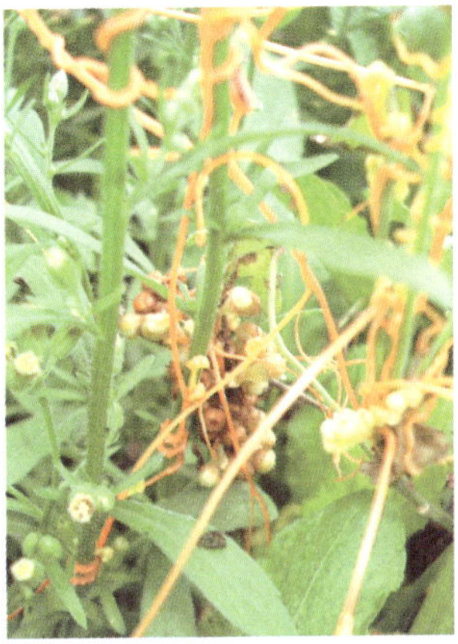

菟丝子

牛膝二两，酒泡过，取出晾干，研末，将原酒煮糊调药制成梧子大小的丸。每次服用二、三十丸，空腹服，酒送下。

◎肝伤目暗

将菟丝子三两，泡酒中三天，取出晾干，研末，以鸡蛋白和药成丸，如梧子大小。每次服用二十丸，空腹服，温酒送下。

◎身面卒肿

将菟丝子一升，在酒五升中浸泡两三夜，每饮一升。一日三次，肿不消，继续服药。

◎眉炼癣疮

将菟丝子炒过，研末，加油调匀敷疮上。

◎痔如虫咬

将菟丝子熬成黄黑色，研成粉末，加蛋清调匀涂抹。

营实墙蘼

【原名】蔷薇、山棘、牛棘、牛勒、刺花。【气味】营实即蔷薇子：酸、温、无毒。根：苦、涩、冷、无毒。

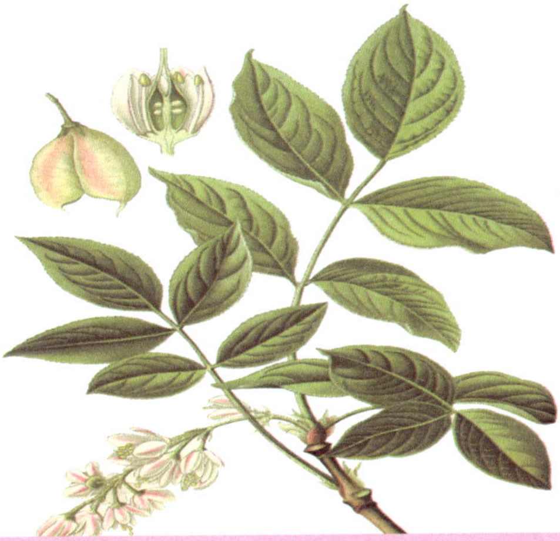

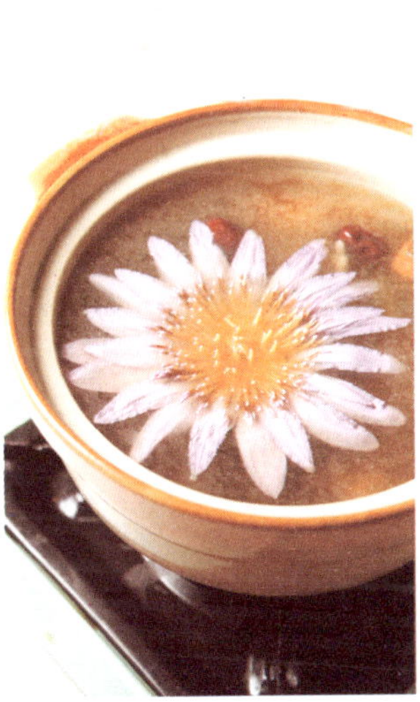

膳食

【本草附方】

◎消渴尿多

用蔷薇根一把，水煎，每日服用。

◎口咽痛痒

将营实蔷薇根皮、射干各一两，甘草（炙）半两，每取二钱，以水煎服下。

◎口舌糜烂

将营实蔷薇根，去土，熬成浓汁，温含口中，冷即吐去。

◎痈肿疖毒

将营实蔷薇皮交替炙热熨患处。

◎刀伤肿痛

将营实蔷薇根烧灰，每次服用一匙，开水送下。一日服三次。

◎眼热昏暗

用营实、枸杞子、地肤子各二两，一起研成粉末。每次服用三钱，温酒送下。

何首乌

【原名】交藤、夜合、地精、陈知白、马肝广、桃柳藤、九真藤、赤葛、疮帚、红内消。

【气味】根：苦、涩、微温、无毒。

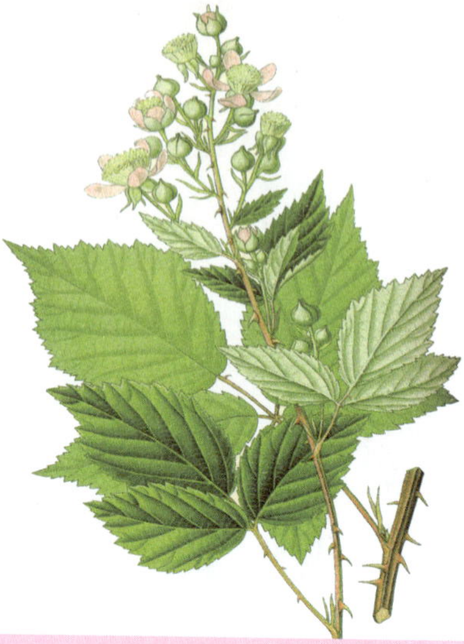

【本草附方】

◎骨软风疾

将何首乌（以有花纹者为最好）、牛膝各一斤，同在好酒中泡七夜，取出晒干，捣碎，加枣肉制成梧子大小的丸。每次服用三十至五十丸。空腹，温酒送下。

◎皮里作痛

将何首乌末，姜汁调成膏涂抹，抹后用布包住，以火烘鞋底熨按。

◎自汗不止

将何首乌末，调唾液，封脐上。

◎肠风下血

将何首乌二两，研末。每次服用二钱，饭前服，米汤送下。

◎痈疽毒疮

将何首乌不限量，在文武火上熬煎，加酒等量，再煎开几次后，存酒，随时饮用；取药渣在容器中烘干，研成粉末，以酒煮面调成梧子大小的丸。每次服用三十丸，空腹，温酒送下。病愈后，药可常服下。

◎破伤血出

将何首乌末敷上即止，有特效。

◎瘰疬结核

用何首乌根洗净，每日生嚼，并取叶捣碎涂抹患处。

◎大风疠疾

将何首乌（以大而有花纹者为好）一斤，泡淘米水中七天，反复蒸、晒数次，加胡麻四两，再蒸再晒，研末，每次服用二钱，酒送下，一日服二次。

◎疥癣满身

将何首乌、艾叶，等份，水煎浓汤洗浴，可以解痛、生肌肉。用何首乌茎、叶熬汤洗浴，也有效。

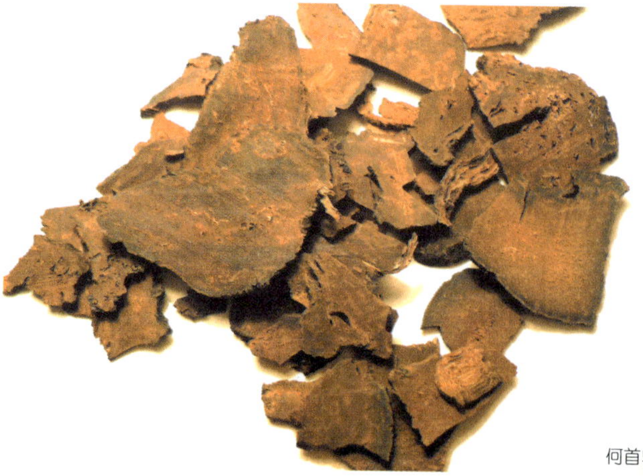

何首乌

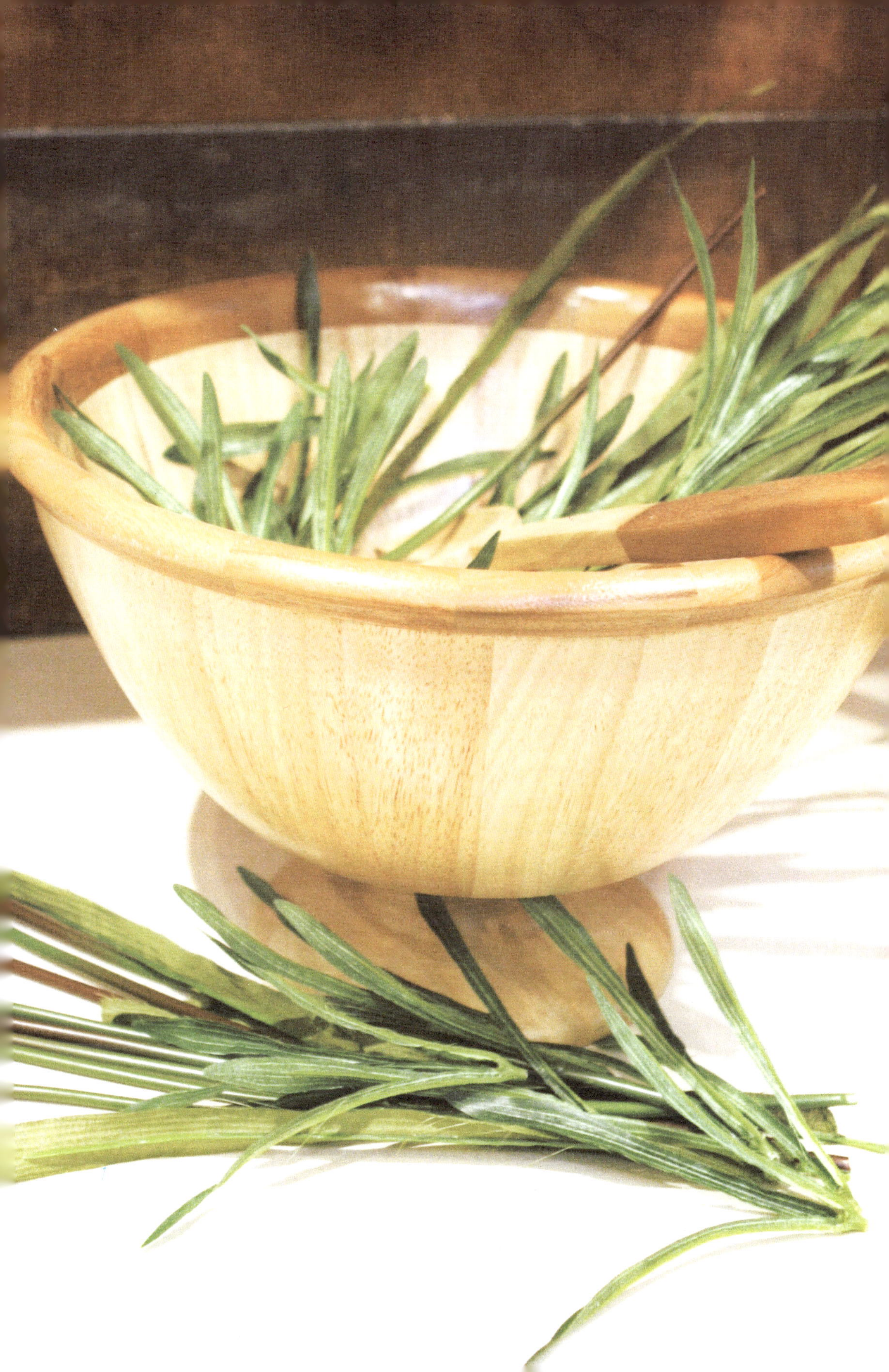

白蔹

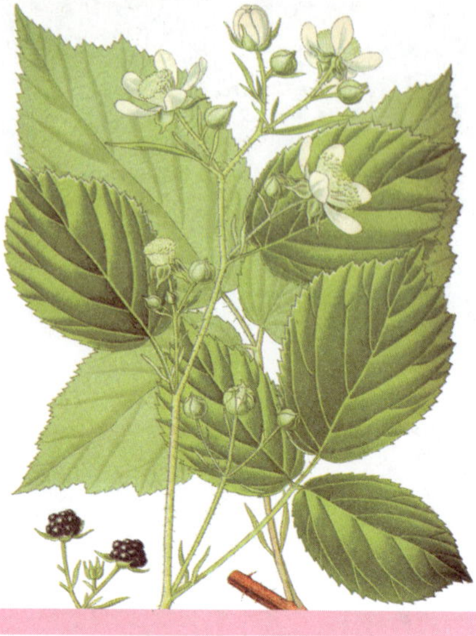

【原名】土萆解、刺猪苓、山猪粪、草禹余粮、仙遗粮、冷饭团、硬饭、山地栗。

【气味】根：甘、淡、平、无毒。

【本草附方】

◎疔疮初起

用水调白蔹末涂抹。

◎一切痈肿

将白蔹、赤小豆、网草，一起研末，加鸡蛋清调匀涂抹。另方：用白蔹二分，藜芦一分，一起研末，酒调涂抹。一日三次。

◎脸上粉刺

将白蔹二分，藜芦一分，共研成末状，酒调涂抹。一日三次。

◎冻耳成疮

将白蔹、黄檗，等份研末，加生油调匀抹耳。

◎烧烫伤

将白蔹研成末状涂抹。

◎风痹筋急

将白蔹二分，熟附子一分，一起研末。每次服用一小撮，酒送下。一日服二次。以身中暖和为度。忌食猪肉、冷水。

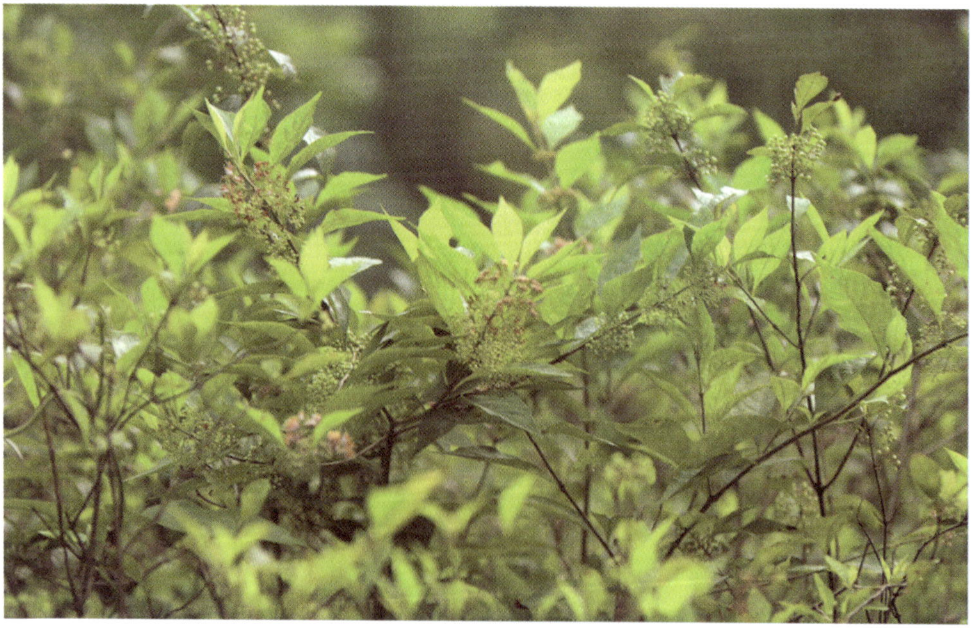

膳食

忍冬

【原名】金银藤、鸳鸯藤、鹭鸶藤，老翁须、左缠藤、金钗股、通灵草、蜜桶藤、金银花。【气味】甘、温、无毒。

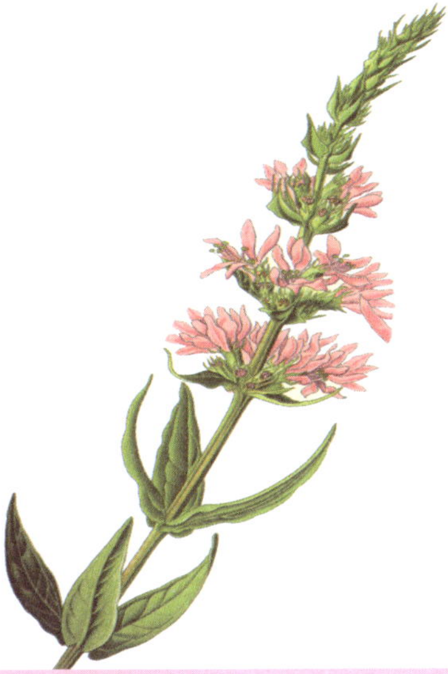

【本草附方】

◎消渴愈后

将忍冬全草(根、茎、花、叶皆可）不拘多少，放入瓶中，加酒浸泡，用糠火煨一夜，取出晒干，加甘草少许，一起研末，用泡药的酒调面糊，制成梧子大小的丸。每次服用五十至百丸，开水或酒送下。该方叫“忍冬丸”。

◎一切肿毒

将忍冬的花及茎叶，取自然汁半碗熬至八分，服下。同时用药渣敷在患处。

◎恶疮不愈

将忍冬藤一把，捣烂，加雄黄五分，水二升，放入瓦罐中煎熬，用纸密封数重，穿一小孔，令气出。把疮口对孔热熏，待疮口流出大量黄水后，再用生肌药，病可治愈。

◎热毒血痢

将忍冬藤，切碎，用水煎浓汁，饮服下。

◎身上发青

将金银花一两，煮水服下。

◎脚气作痛

将忍冬为末。每次服用二钱，热酒调下。

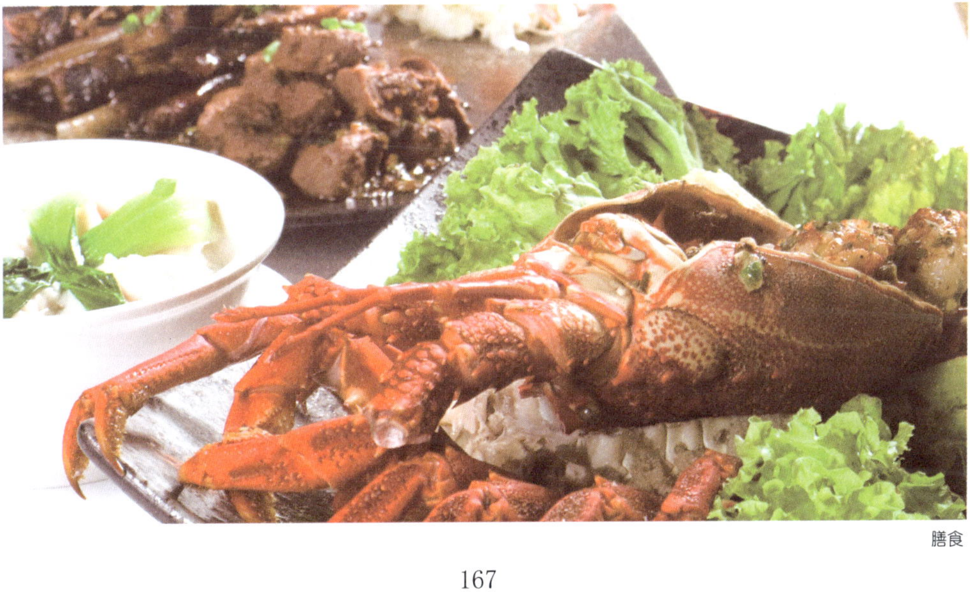

膳食

菖蒲

【原名】昌阳、尧韭、水剑草。【气味】根：辛、温、无毒。

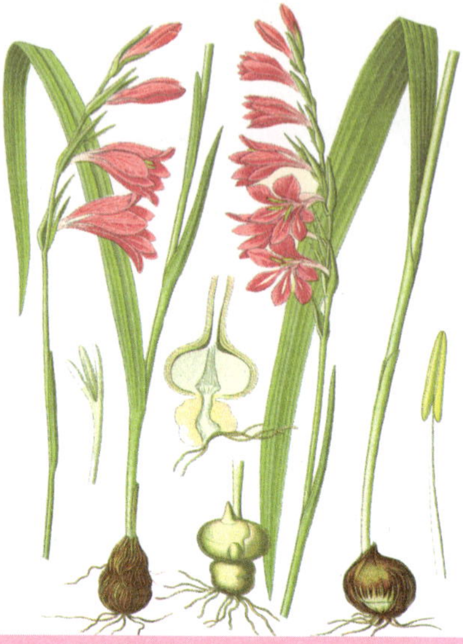

【本草附方】

◎喉痹肿痛

用菖蒲根嚼汁，烧铁秤锤淬酒一杯饮服下。

◎诸疾鼓胀

将石菖蒲八两，锉细，斑蝥四两，去翅足，一同炒黄后，去掉斑蝥，研为细末，加醋糊制成梧子大小的丸。每次服用三十至五十丸，温水送下。

◎肺损吐血

将九节菖蒲末、白面等份，每次服用三钱，新汲水送下。一日服一次。

◎赤白带下

将石菖蒲、破故纸等份，共炒为末。饭后二钱，以菖蒲泡酒调服下。一日服一次。

◎产后崩中

将菖蒲一两半，加酒二碗，熬制成一碗，去掉药渣，分三次服下。饭前温服。

◎病后耳聋

用菖蒲汁滴耳中。

◎眼睑桃针

用菖蒲根同盐一起，研成粉末，敷在患处。

◎痈疽

将生菖蒲捣碎贴疮上。如疮干燥，则以菖蒲研成末状，加水调匀涂抹。

◎热毒湿疮

将菖蒲三斗，晒干，研末，撒床上，令病人裸卧，遍体着药，再盖衣被，既不粘衣，又可得睡，其疮如失。

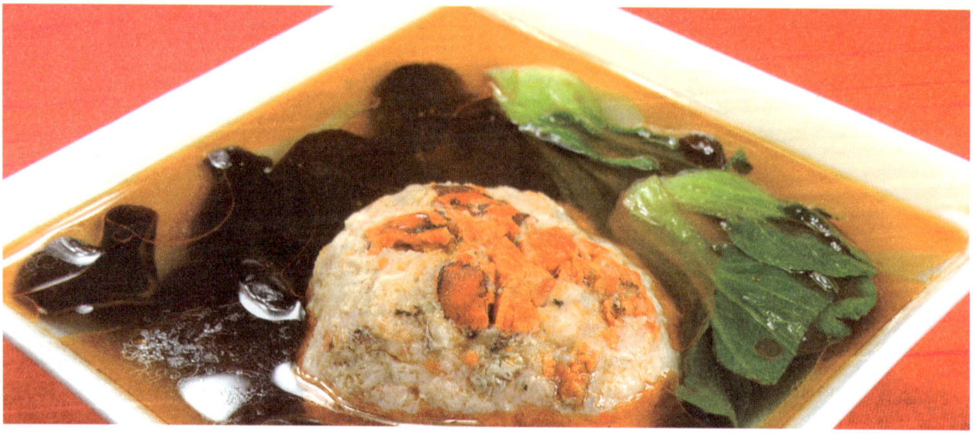

膳食

水萍

【气味】辛、寒、无毒。

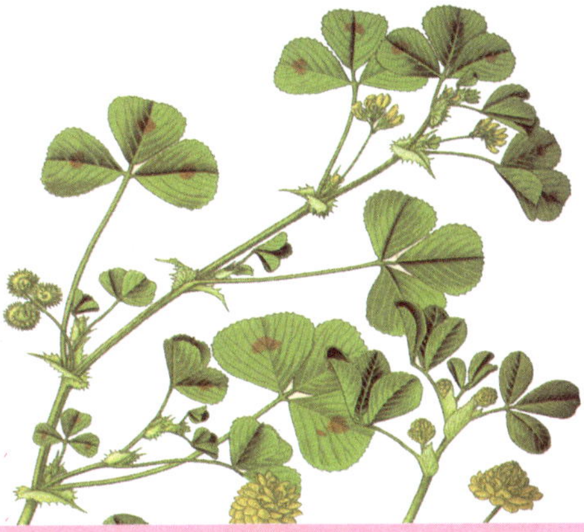

【本草附方】

◎夹惊伤寒

将紫背水萍一钱，犀角屑半钱，钩藤钩二十一个，一起研末。每次服用半钱，蜜水调下，以出汗为度。

◎中水毒病

将水萍晒干，研末，每次服用一匙，水送下。

◎消渴饮水

用水萍捣汁服下。另方：将干浮萍、栝楼根，等份研成粉末，加入乳汁制成梧子大小的丸，每次空腹服二十丸。患病三年者，服药数日即可痊愈。

◎水气洪肿，小便不利

将水萍晒干，研末。每次服用方寸匕，开水送下。一日服二次。

◎吐血不止

将紫背水萍（炽）半两，黄芪（炙）二钱半，一起研成细末。每次服用一钱，姜蜜水调下。

◎大肠脱肛

将紫背水萍为末，干敷在患处。该方叫“水圣散”。

◎风热瘾疹

将水萍（蒸过，在容器中烘干）、牛蒡子（酒煮，晒干，炒）各一两，一起研末。每次服用一至二钱，薄荷汤送下。一日服二次。

◎风热丹毒

将水萍捣汁涂抹。

◎汗斑癜风

夏季收紫背水萍晒干，每次用四两煮水洗浴，并以萍直接涂抹。水中加汉防已二钱亦可。

◎大风疠疾

春末采水萍草，淘三、五次，窨三、五日，焙为末。避日光收存。每次服用三钱，饭前服，温酒送下。忌食猪、鱼、鸡、蒜。又方：取紫背水萍，晒干研末，取半升加消风散五两。每次服用五钱，水煎，频频饮用。同时以水萍熬汤洗浴。

◎烧烟去蚊

夏季取水萍阴干烧成灰，可将蚊虫熏去。

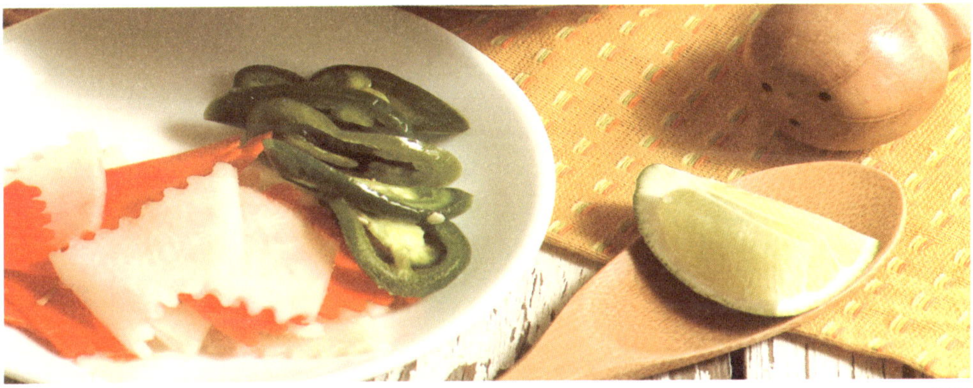

膳食

海藻

【原名】单、落首、海萝。【气味】苦、咸、寒、无毒。

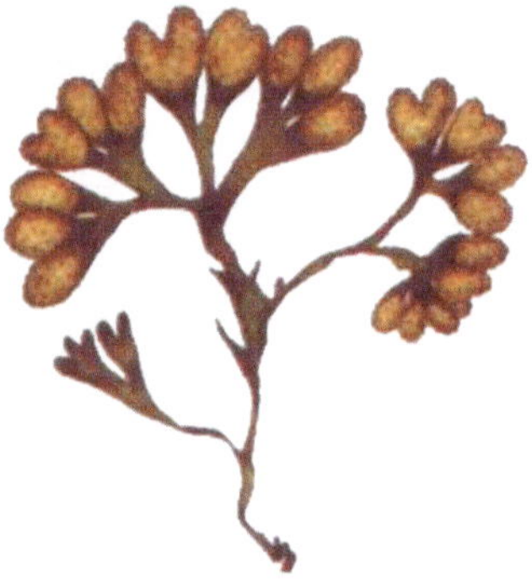

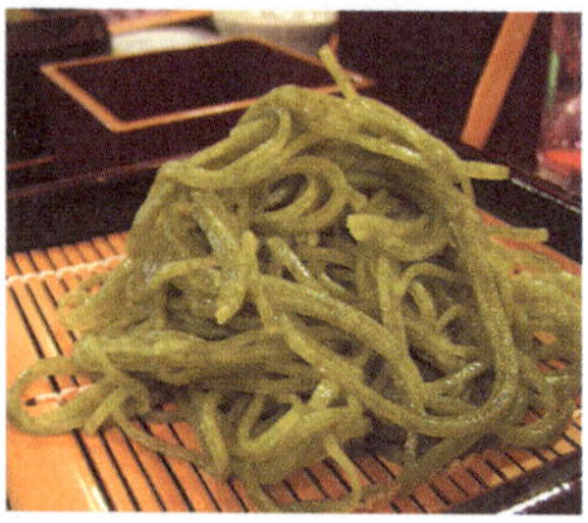

海藻

【本草附方】

◎项下瘰疬

将海藻一斤，装薄布袋中，泡酒二升。每次服用二合，一日服三次。药渣晒干，研末，每次服用一匙。一日服三次，此酒名“海藻酒”。连服几剂，即消瘰疬。

◎蛇盘瘰疬，头项交接

将海藻（荞面炒）、白僵蚕（炒），等份研成粉末，加白梅汤调成如绿豆大的丸子。每次服用六十丸，米汤送下。毒气必泄。

翻白草

【原名】鸡腿根、天藕。【气味】根：甘、微苦、平、无毒。

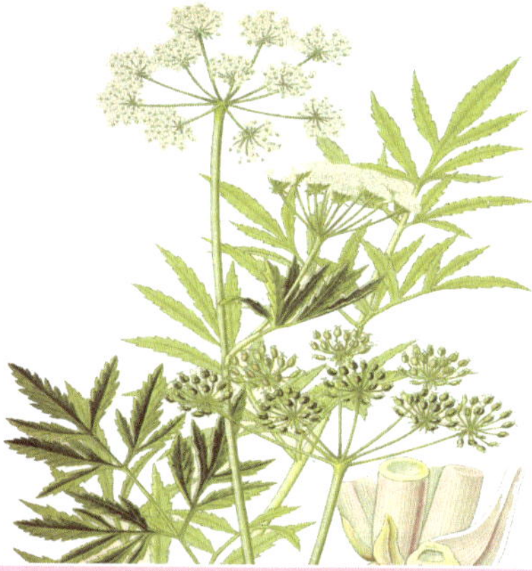

【本草附方】

◎崩中下血

将翻白草根一两，碾碎，加酒二盏熬制成一盏服下。

◎疟疾寒热

将翻白草根五七个，煮酒服下。

◎吐血

将翻白草五七根，切细，加水二杯熬制成一杯，服下。

◎无名肿毒

治方同上。

◎疔疮初起

用翻白草十根，酒煎服，出汗即愈。

◎浑身疥癞

夏季采翻白草，每次用一把煮水洗浴。

蒲公英

【原名】耨草、金簪草、黄花地丁。【气味】（苗）甘、平、无毒。

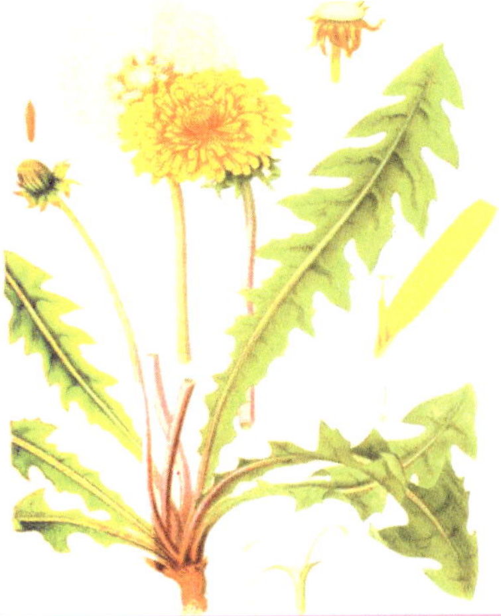

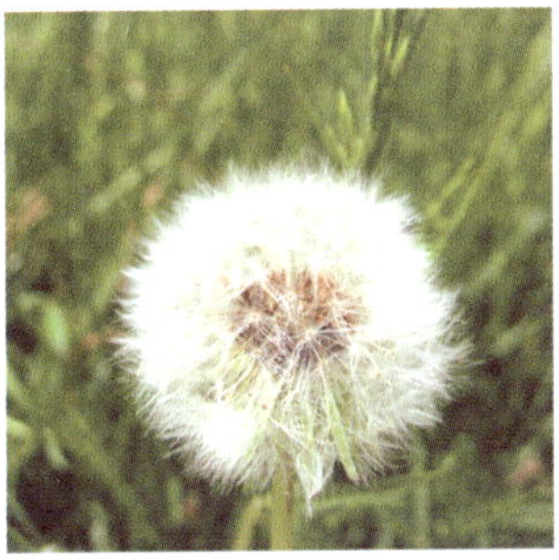

蒲公英

【本草附方】

◎乳痈红肿

将蒲公英一两，捣碎，加水二碗熬制成一碗，饭前服下。

◎疳疮疔毒

将蒲公茎，捣碎涂抹患处，同时又捣汁和酒煎服下。

【专家分析】

蒲公项可清热解毒、消肿散结。过去多用以治疗乳痈及疮肿等，近年临床实践上还用它配合其他药物治疗痰热、喉痛、小便热淋、目赤肿痛、湿热黄疸等病。

蕺

【原名】菜、鱼腥草。【气味】（叶）辛、微温、有小毒。

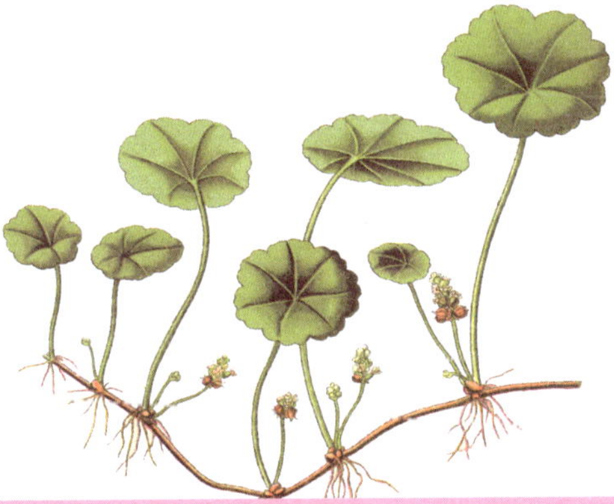

【本草附方】

◎背疮热肿

用蕺菜捣汁涂，留孔以泄热毒。

◎痔疮肿痛

将蕺一把，熬汤熏洗。洗后，以蕺包敷在患处。

◎疔疮作痛

将蕺捣碎敷上。初敷一段时间，会感觉疼痛，须忍住，不可去药。痛后一、二日即愈。

◎小儿脱肛

先以朴硝水洗过患处，然后把蕺捣如泥，放芭蕉叶上，令病孩坐药，脱肛自入。

◎风虫牙痛

将蕺、花椒、菜子油等份，捣匀，加泥少许，制成小丸，如豆大。左牙痛，塞左耳，右牙痛，塞右耳；左

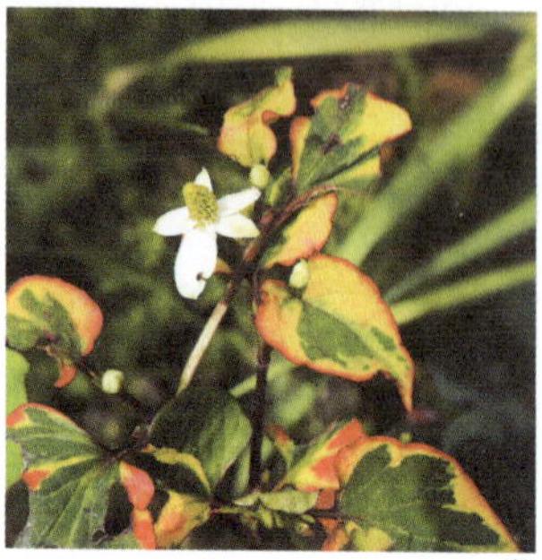

蕺

右牙都痛时，不能同时塞两耳，须轮流换塞，否则有损听觉。

◎蛇虫咬伤

将蕺、皱面草、槐树叶、草决明，一起捣碎涂抹。

【专家分析】

蕺具有良好的清热解毒作用，是治痈肿的要药。近年临床上又用它来治大叶性肺炎、急性支气管炎及肠炎、腹泻尿路感染等疾患，颇用疗效。

冬瓜

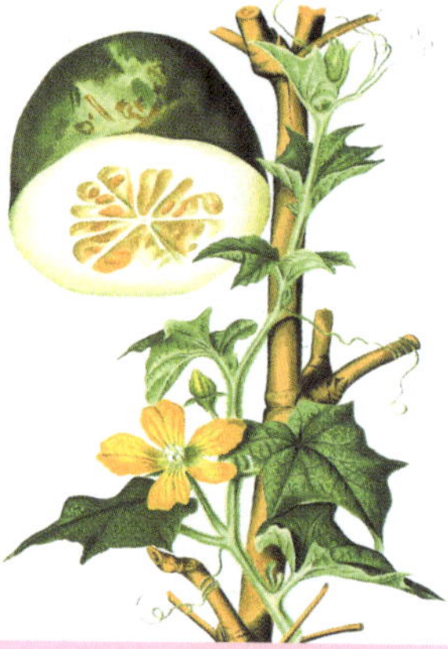

【原名】白瓜、水芝、地芝。【气味】白冬瓜：甘、微寒、无毒。瓜练：甘、平、无毒。白瓜子：甘、平、无毒。

【本草附方】

◎消渴不止

冬瓜一枚，削皮，埋湿地中一日，取出破开，饮其汁水。或将瓜烧熟，绞汁饮服亦可。

◎浮肿喘满

将大冬瓜一枚，切盖去瓤，填入赤小豆，加盖封固，晒干，埋糯糠中火煨，火尽后，取瓜切片，同豆在容器中烘干为末，加水、糊制成梧子大小的丸。每次服用七十丸，煎冬瓜子汤送下。一日服三次，以小便畅通为度。

◎痔疮肿痛

用冬瓜熬汤清洗患处。

◎热毒、痱子

用冬瓜切片抹涂。

◎消渴烦乱

用干冬瓜瓤一两煮水服下。

◎水肿，小便少

用冬瓜瓤煮水服下。

◎补肝明目

将冬瓜仁七升，包布袋内，投煮沸汤中几次，取出晒干，再在清酒中泡两晚。晒干研末。每天服方寸匕。另方：取瓜子三、五升，去皮为丸，每日空腹服十丸。

◎男子白浊

将陈冬瓜仁（炒）研成粉末。每次服用五钱，空腹服，米汤送下。

◎女子白带

治方同上。

◎跌打损伤

用干冬瓜皮一两，真牛皮胶一两，锉入锅内，炒存性，研末。每次服用五钱，好酒热后送下。服药后盖厚被静卧，有微汗，痛即减。

◎损伤腰痛

用冬瓜皮烧研，酒送下一钱。

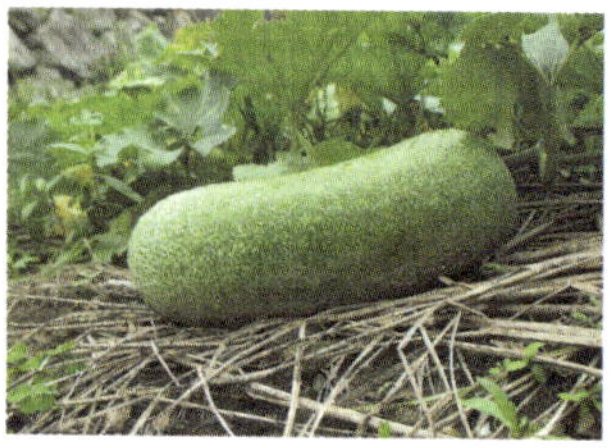

冬瓜

橄榄

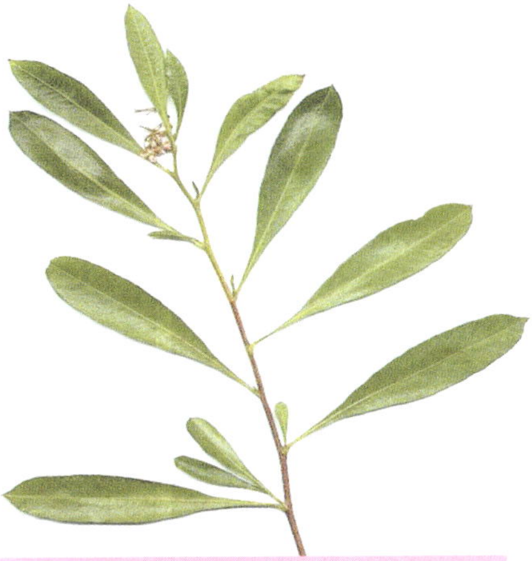

【原名】青果、忠果、谏果。【气味】实：酸、甘、温、无毒。榄仁：甘、平、无毒。核：甘、涩、温、无毒。

【本草附方】

◎唇裂生疮

用橄榄炒、研细，调猪油涂抹。

◎牙齿脓血

用橄榄烧、研细，加麝香少许涂抹患处。

◎唇吻燥痛

取橄榄仁研烂涂抹。

◎耳足冻疮

用橄榄核烧、研细，调油涂抹。

◎肠风下血

把橄榄核在灯上烧存性，研末，每次服用二钱，陈米汤调下。

◎阴囊肿痛

将橄榄核、荔枝核、山楂核等份，烧存性，研末。每次服用二钱，空腹茴香汤调下。

酢浆草

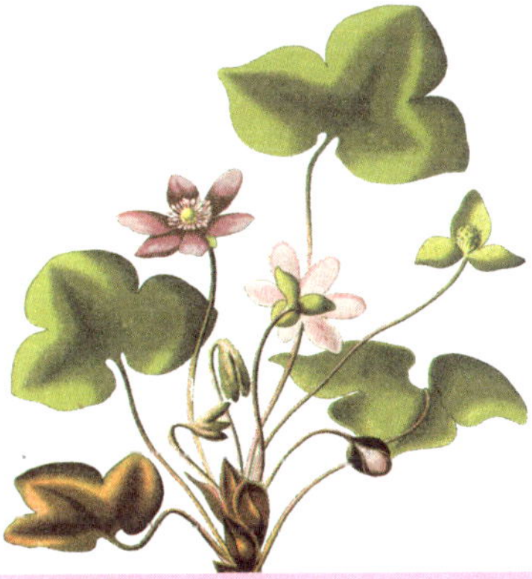

【原名】酸浆、三叶酸、三角酸、酸母、醋母、酸箕、鸠酸、雀林草、小酸茅、赤孙施。【气味】酸、寒、无毒。

【本草附方】

◎小便血淋

将酢浆草捣汁，煎五苓散服下。

◎二便不通

将酢浆草一把，车前草一把，共捣取汁，加砂糖一钱调服下。不通可再服下。

◎赤白带下

将酢浆草阴干，研成细末。每取三匙，空腹，温酒送下。

◎痔疮出血

将酢浆草一大把，加二升水，煮取一升服下。一日服三次，很见效。

◎癣疮作痒

将酢浆草涂抹，数次即愈。

◎牙齿肿痛

将酢浆草一把，洗净，加川椒（去核）四十九粒，同捣碎，捏成豆子大小的粒。每以一粒塞痛处，有效果。

胡麻

【原名】巨胜、方茎、狗虱、油麻、脂麻。叶名青蘘，茎名麻皆。【气味】甘、平、无毒。

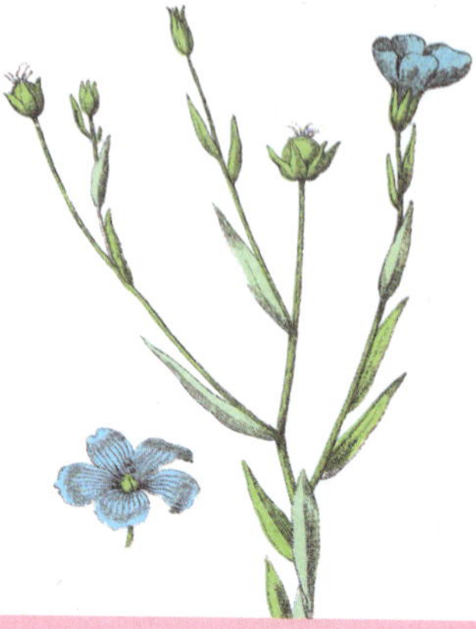

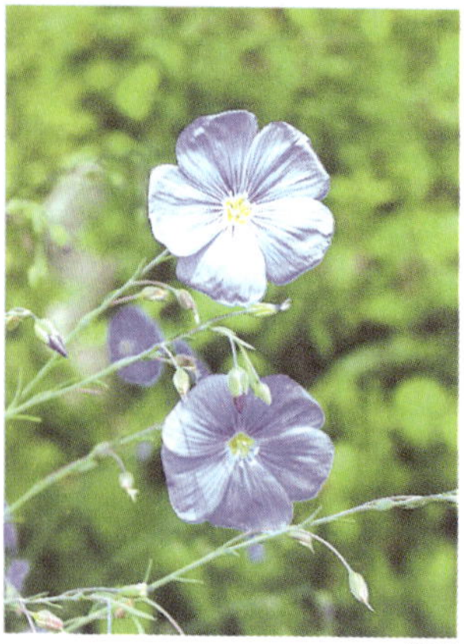

胡麻

【本草附方】

◎腰脚疼痛

将新胡麻一升，熬香后，捣碎。每日吞服适量，以姜汁、蜜汤或温酒送下均可。

◎痔疮肿痛

将胡麻子熬汤洗。

◎手脚酸痛，微肿

将胡麻熬熟，研末，取五升加酒一升，泡一夜后随意饮用。

◎偶感风寒

将胡麻炒焦，趁热捣碎泡酒饮用。饮后暖卧，以出微汗为好。

◎热淋茎痛

将胡麻子、蔓菁子各五合，炒黄，装袋中，以三升水浸泡，每次饭前取服一钱。

◎疔肿恶疮

将胡麻（烧灰）、针砂，等份研成粉末，加醋调敷在患处。

◎坐板疮疥

用生胡麻嚼烂涂抹。

◎妇女乳少

将胡麻炒过，研成粉末，加盐少许服下。

◎汤火烧灼

将胡麻生研如泥，涂抹伤处。

◎痈疮不合

将胡麻炒黑。捣碎涂抹。

◎漏胎难产

将麻油半两，蜜一两，同煎开多次，温水服下，胎滑即下。他药无益。

◎眉毛不生

将胡麻花阴干，研成粉末，泡麻油中，每日擦取眉部。

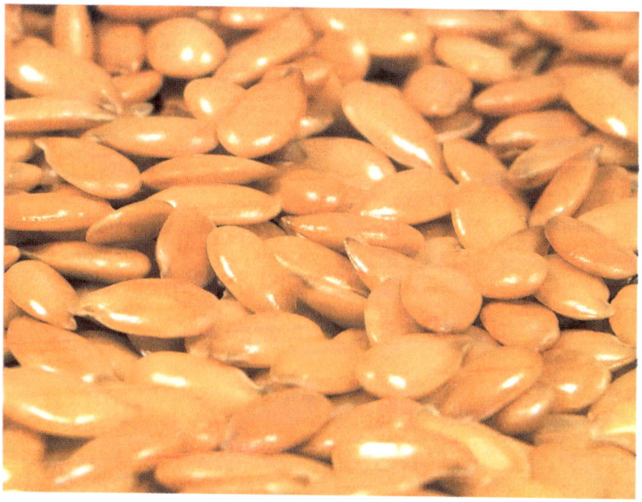

胡麻

绿豆

【气味】绿豆：甘、寒、无毒。绿豆粉：甘、凉、平、无毒。豆皮：甘、寒、无毒。豆芽：甘、平、无毒。

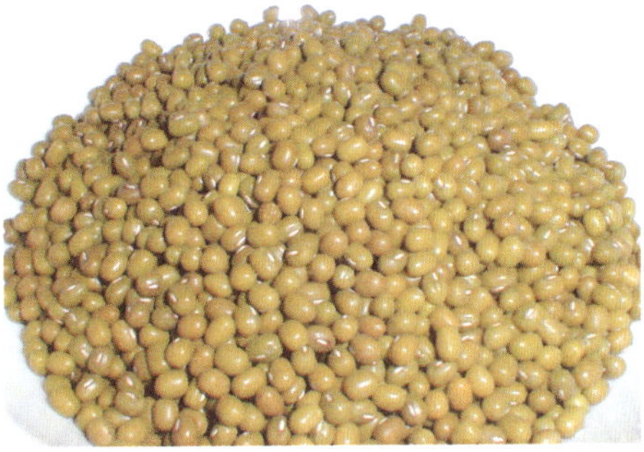

【本草附方】

◎小儿丹肿

将绿豆五钱，大黄二钱，一起研末，加生薄荷汁和蜜，调匀涂抹患处。

◎十种水气

将绿豆二合半，大附子一只（去皮脐，切作两片），加水三碗，煮熟，临睡时空腹食豆。次日将原附子两片又各切为二，再以绿豆二合半如前法煮食。第三日照第一日，第四日照第二日食豆。水从便下，肿自消。未消可多吃几次，忌食生冷、毒物、盐、酒。

◎消渴引饮

用绿豆煮粥吃。

◎痘后痈毒

将绿豆、赤小豆、黑大豆，等份研成粉末，加醋调匀，时时扫涂抹患处。该方叫“三豆膏”。

◎肿毒初起

用绿豆粉炒成黄黑色，加皂荚粉一两，醋调敷。皮破者，用油调。

◎霍乱吐利

将绿豆粉、白糖各二两，新汲水调服即愈。

◎解砒石毒

将绿豆粉、寒水石等份，加蓝根汁调服三至五钱。

◎暑月痱疮

用绿豆粉二两，滑石一两，调匀扑患处。药中亦可加蛤粉二两。

◎赤痢不止

用大麻子，加水研磨，过滤取汁，煮绿豆吃，效果很好。煮粥吃也可。

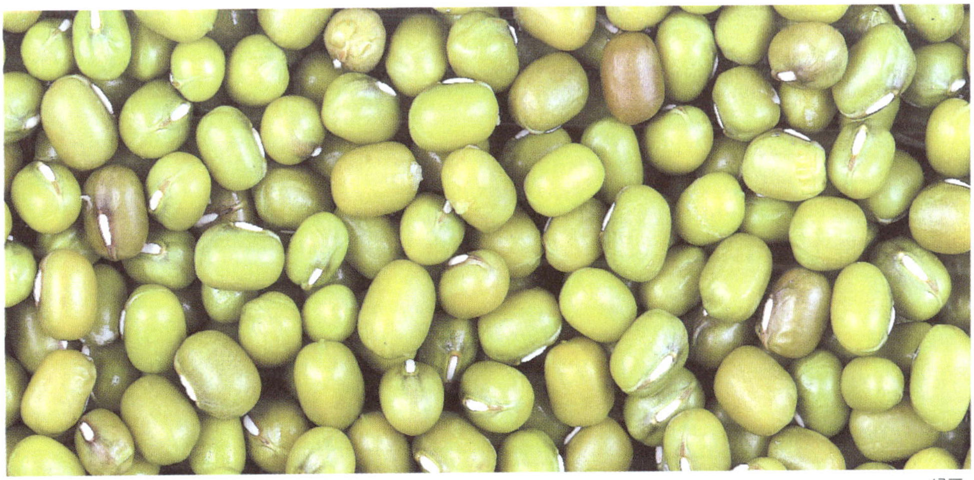

绿豆

扁豆

【原名】沿篱豆、蛾眉豆。（其种子有黑、白二种，白者温）而黑者稍冷。入药用白扁豆。【气味】白扁豆：甘、微温、无毒。

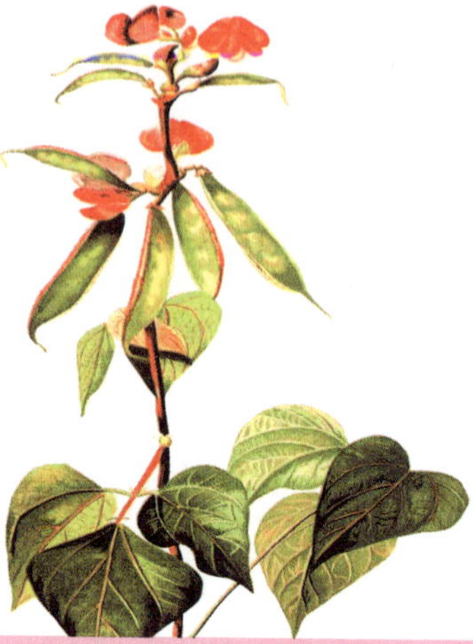

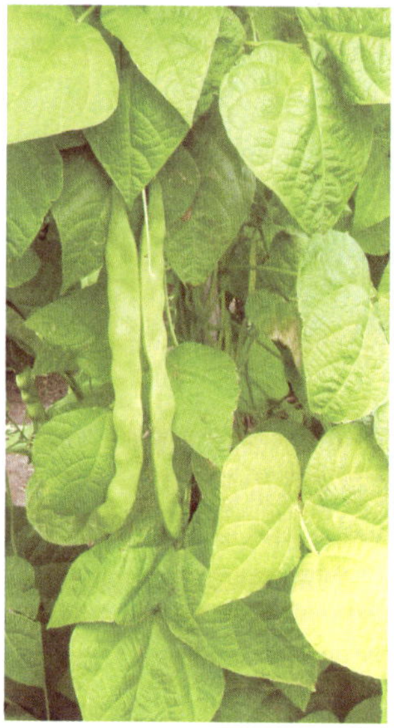

扁豆

【本草附方】

◎霍乱吐痢

将扁豆、香薷各一升，加水六升熬成二升，分次服下。

◎赤白带下

将白扁豆炒为末，每次服用二钱，米汤送下。

◎堕胎中毒

将生白扁豆，去皮，研末，米汤送下一匙。

◎中砒霜毒

将白扁豆生研，加水绞取汁饮服下。

◎血崩不止

将白扁豆花，在容器中烘干为末。每次服用二钱，空腹服，炒米煮汤加盐少许送下。

◎一切泄痢

将白扁豆花焙（正开放者），择取洁净的，勿以水洗，只以滚水烫过后，即和猪脊肉一条，葱一根，胡椒七粒，加酱汁一起拌匀，将烫花的水和面，包成小馄饨，炙熟食下。

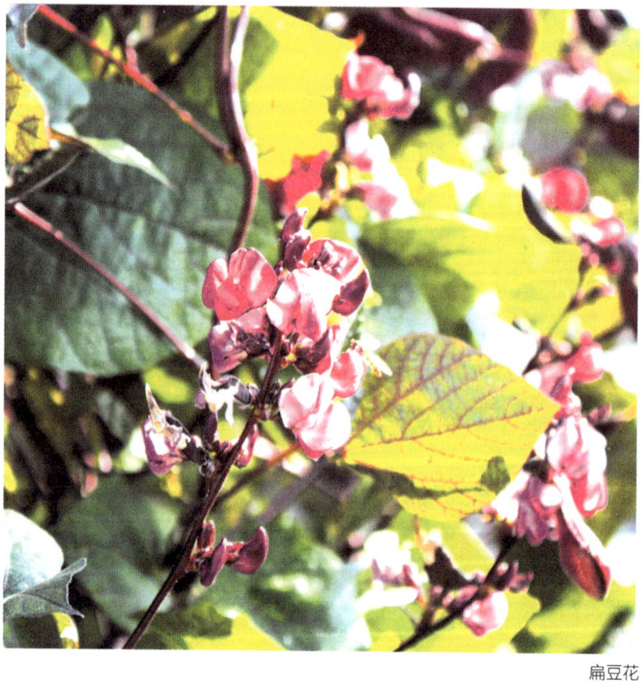

扁豆花

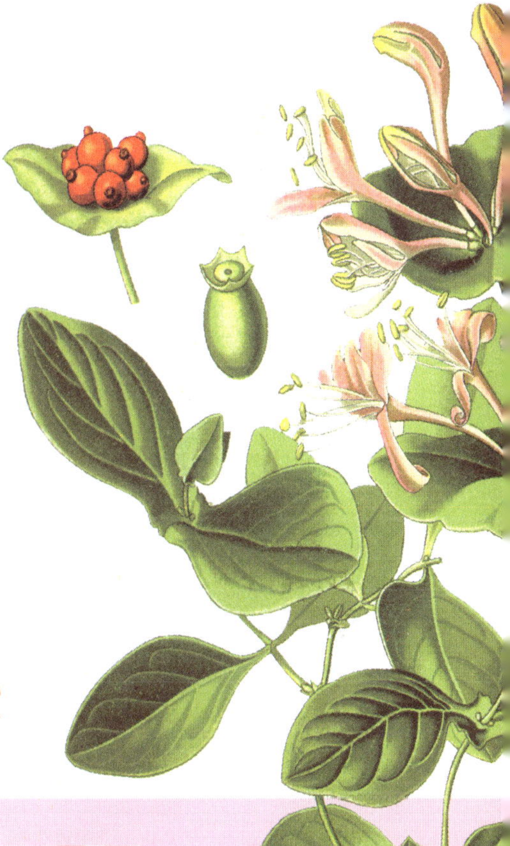

本草祛热

BEN CAO QU RE

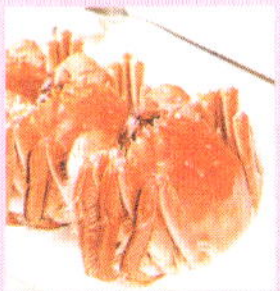 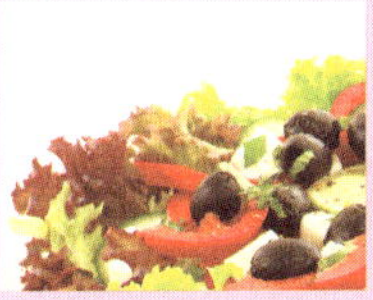 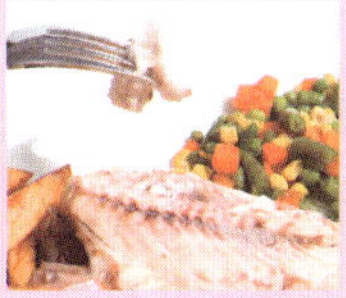 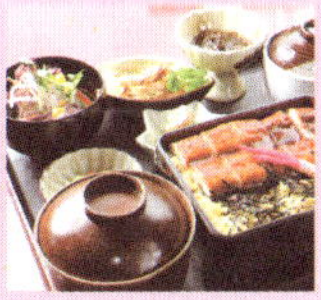

络石

【原名】石鲮、石龙藤、悬石、耐冬、云花、云丹、云英、石血、云珠。【气味】苦、温、无毒。

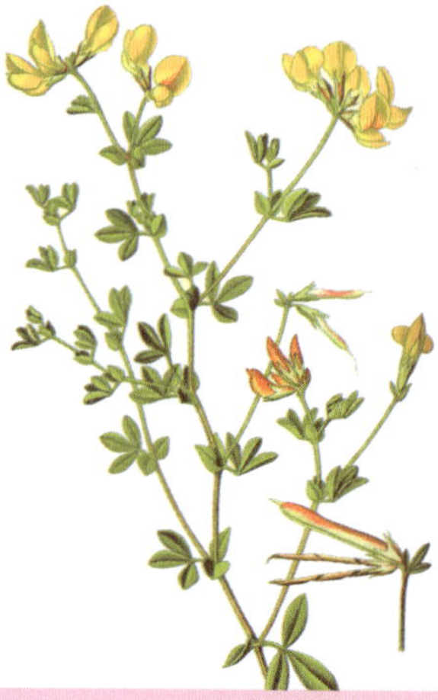

【本草附方】

◎小便白浊

将络石、人参、茯苓各二两，龙骨（煅）一两，一起研成粉末。每次服用二钱，空腹服，米汤送下。一日服二次。

◎喉痹肿塞，喘息不通

将络石草一两，加一升水，熬制成一大碗，慢慢饮下。

◎痈疽热痛

将络石茎叶一两，洗净晒干，皂荚刺一两，新瓦上炒黄，甘草节半两，大栝楼一个（取仁，炒香），乳香、没药各三钱。各药混合后，每取二钱，加一碗水、半碗酒，慢火熬制成一碗，温水服下。

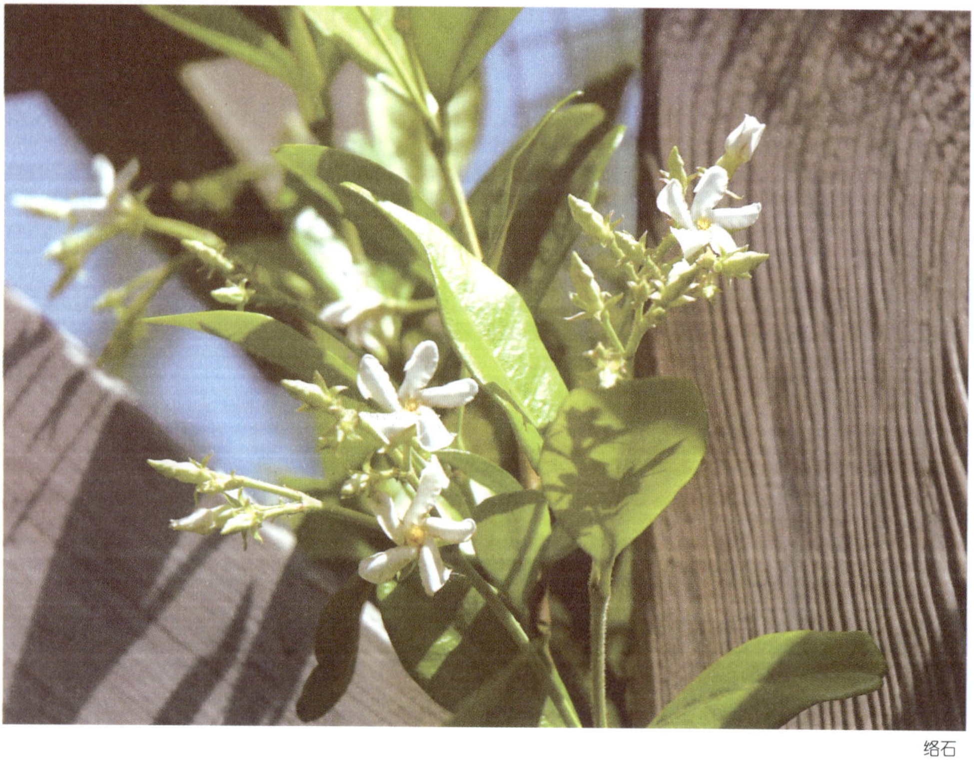

络石

麻黄

【原名】龙沙、卑相、卑盐。

【气味】（茎）苦、温、无毒。

（根节）甘、平、无毒。

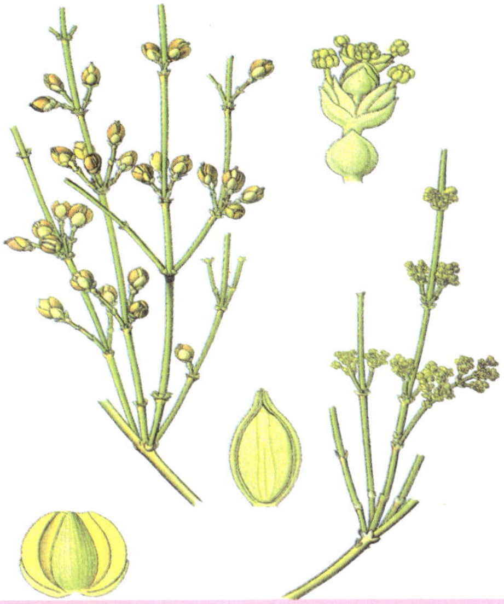

【本草附方】

◎天行热病

将麻黄一两，水熬至半干，去掉药渣留汁，加米及豉，熬成粥。先以热水洗澡，然后食粥，汗出即愈。

◎伤寒黄疸

将麻黄一把，去节，用棉包裹，加酒五升，煮至半升，一次服完，微汗见效。该方叫“麻黄醇酒汤”。

◎里水黄肿

将麻黄四两，加水五升煮，去沫，再加甘草二两，熬成三升。每次服用一升。盖厚被发汗。不汗，须再次服药。注意避风寒。该方叫“甘草麻黄汤”。

◎风痹冷痛

将麻黄（去根）五两，桂心二两，一起研末，加酒二升，以慢火熬成糖稀。每次服用一匙，热酒调下，汗出见效。注意避风。

◎产后腹痛，血下不止

将麻黄去节，研末。每次服用方寸匕，一日二、三服，血下尽即止。

◎心下悸病

将半夏、麻黄，等份研成粉末，加炼蜜制成小豆大小的丸。每次服用三丸，水送下。一日服三次。该方叫“半夏麻黄丸”。

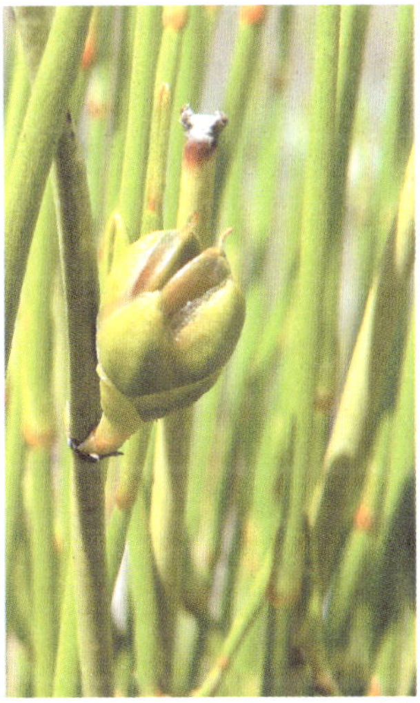

麻黄

◎中风诸病

将麻黄一秤（去根），在慢火上煎熬，逐步加水，最后熬成膏，收存备用。每次服用一、二匙，热汤送下。

◎盗汗阴汗

将麻黄根、牡蛎粉，一起研成粉末，扑身上。另方：麻黄根、椒目，等份研成粉末。每次服用一钱，酒送下。外用麻黄根、故蒲扇，一起研成粉末，扑身上。

◎诸虚自汗

将黄芪、麻黄根各一两，加牡蛎（淘米水浸洗后煅过）一起制成散剂。每次服用五钱，以水二碗，小麦百粒煎服下。

◎阴囊湿疮

将麻黄根、石硫磺各一两，米粉一合，一起研成粉末，涂敷在患处。

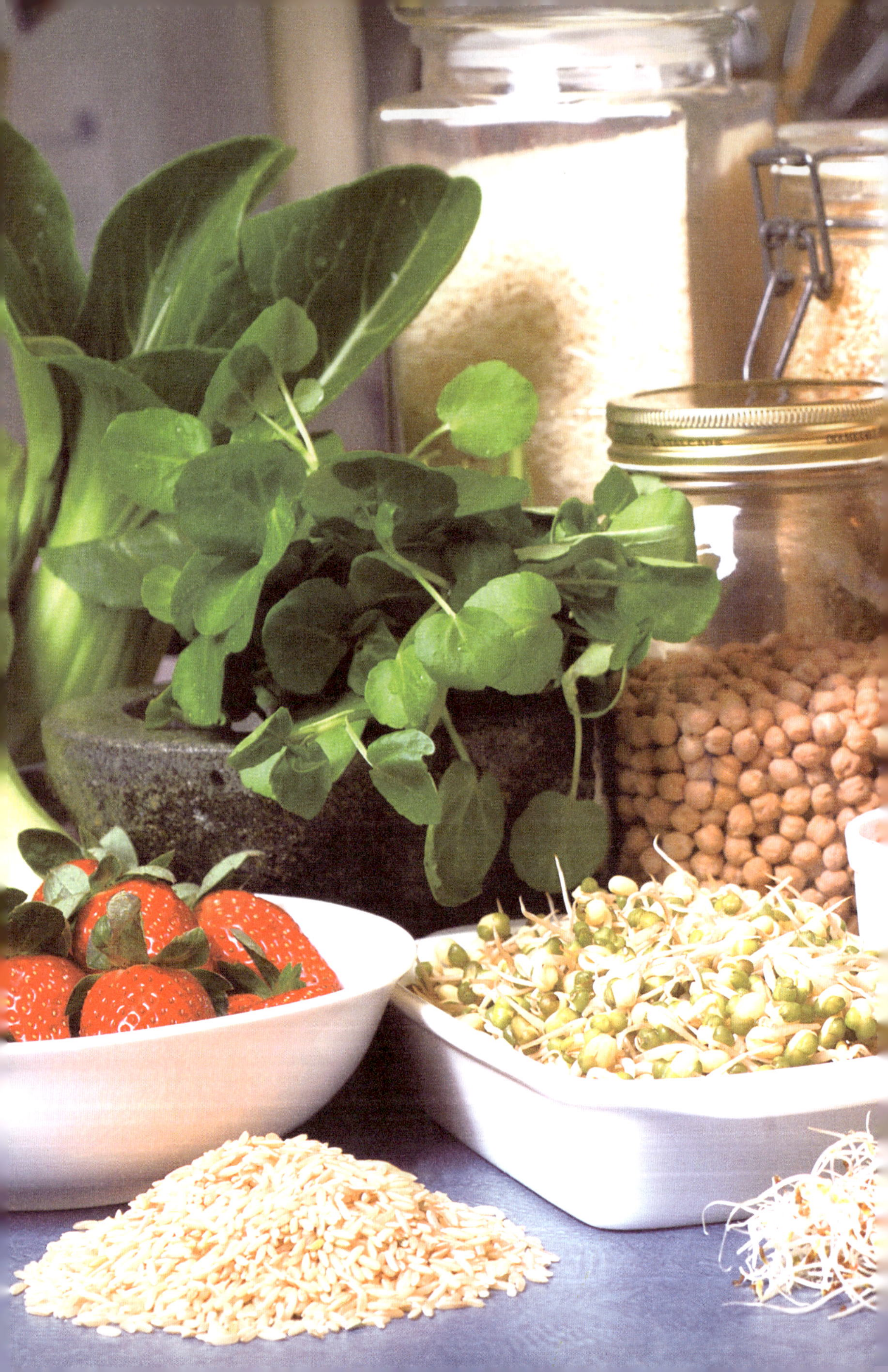

恶实

【原名】荔实、牛蒡、大力子、蒡翁菜、便牵牛、蝙蝠刺。【气味】（子）辛、平、无毒。根、茎：苦、寒、无毒。

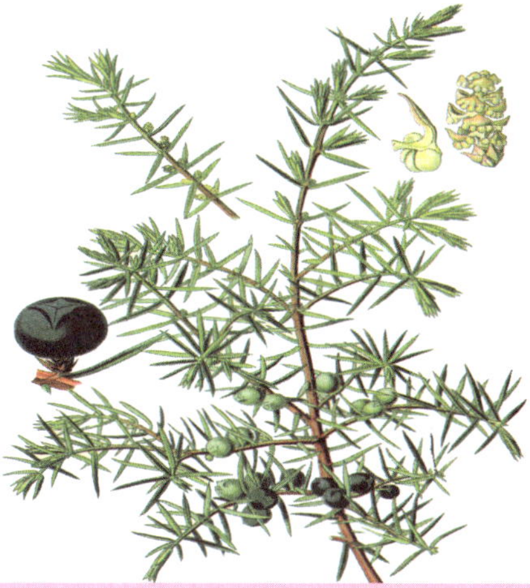

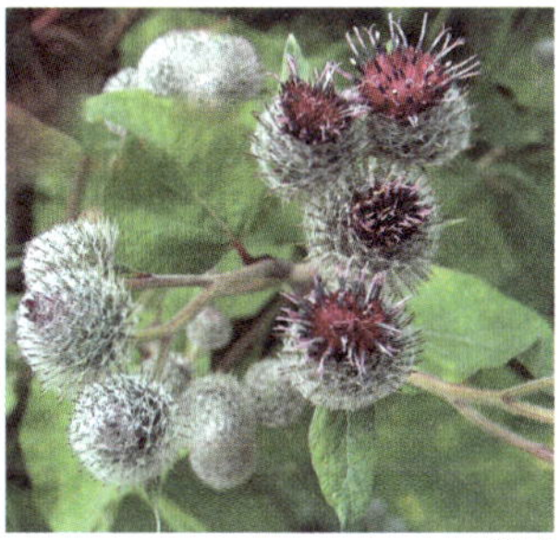

恶实

【本草附方】

◎风水身肿

将恶实子二两，炒过，研末。每次服用二钱，温水送下。一日服三次。

◎风热浮肿

将恶实子一合，炒半生半熟，研成粉末。每次服用一匙，热酒送下。

◎头痛连睛

将恶实子、石膏，等份研成粉末，茶调服下。

◎悬痈喉痛

将恶实子（炒）、甘草（生），等份研成粉末。水煎，含咽。该方叫“启关散”。

◎风热瘾疹

将恶实子（炒）、水萍等份研成粉末。每次服用二钱，以薄荷汤送下。

◎风龋牙痛

将恶实子（炒过），煮水含嗽。

◎妇女吹乳

将恶实子一钱、麝香少许，温酒小口送下。

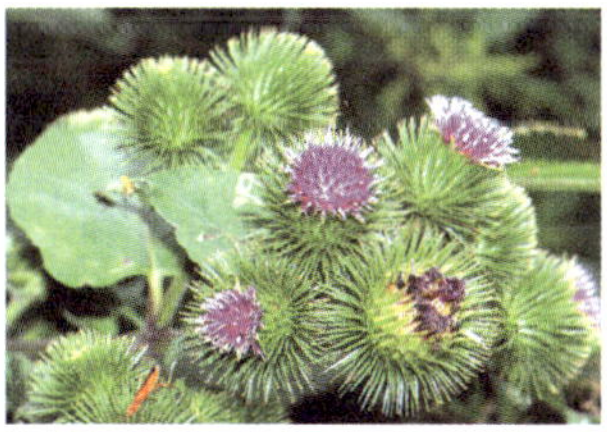

恶实

◎关节肿痛

将恶实子三两，新豆豉（炒）、羌活各一两，一起研成粉末。每次服用二钱，白开水送下。

◎时气余热

将恶实根捣汁服一小碗，很见效。

◎伤寒抽搐

将恶实根十条，麻黄、牛膝、天南星各六钱，先锉后研，加好酒一升，再同研，榨药取汁，熬制成黑膏。每次服用一钱，温酒送下。一日服三次。

◎一切风疾

将恶实根一升，生地黄、枸杞子、牛膝各三升，装在袋子里，泡在三升酒内。每天取饮适量。

◎老人中风

将恶实根去皮，切一升，晒干，打成面，加大米四合，合制成饼，在豉汁中煮熟，添葱椒五味。经常空腹取食，很见效。

◎头面忽肿（手足红肿）

将恶实根洗净研烂，加

酒熬制成膏，摊布上贴肿处。同时以热酒送下根末一、二匙，即感肿消痛减。

◎头风白屑

将恶实叶捣汁，熬浓涂头上。第二天早晨，以皂荚水洗去。

◎项下瘿疾

将恶实根一升，加三升水，熬成一升半，分三次服下。或将根研末，加入蜂蜜制成丸子，常服下。

◎小便不通、脐腹急痛

将恶实叶汁、生地黄汁各二合，调和均匀，加入蜂蜜二合。每取一合，又加水半盏，煎开几次，调滑石末一钱服下。

◎诸疮肿毒

将恶实根三条，洗净，煮烂，捣成汁，加米煮粥，每食一碗。

◎月经不通

将恶实根二斤，锉细，蒸三遍，装入布袋，在二斗酒中泡五天。饭前温水服下一盏。

瞿麦

【原名】锯句麦、大菊、大半、石竹、南天竺草。【气味】（穗）苦、寒、无毒。

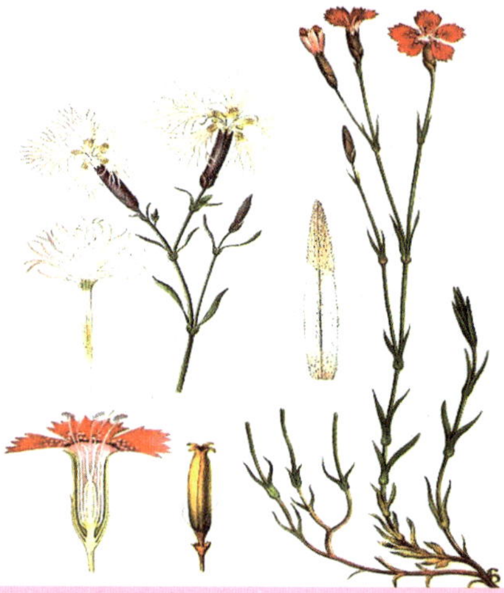

【本草附方】

◎石淋

将瞿麦子捣为末，每次服用一匙，酒送下。一日服三次，三日后可下石。

◎小便不利

将瞿麦二钱半，栝楼根二两，大附子一个，茯苓、山芋各三两，一起研末，加入蜂蜜制成梧子大小的丸。每次服用三丸，一日服三次，如无效。每次服用可加至七、八丸，以小便通畅、腹中温暖为见效。

◎下焦结热

将瞿麦穗一两，甘草（炙）七钱五分，山栀子仁（炒）五钱，一起研成粉末。每次取七钱，加连须葱头七个，灯心草五十根、生姜五片、水二碗，熬至七成，随时饮服下。该方叫“立效散”。

◎眼睛红肿、生疮

将瞿麦炒黄、研成粉末。以鹅涎调匀涂眼边。用瞿麦捣汁涂眼亦很见效。

◎鱼脐疔疮

将瞿麦烧灰，调油敷在患处。

◎咽喉骨鲠

将瞿麦研成末状，每次服用一匙，水送下。一日服二次。

◎竹木入肉

将瞿麦研成粉末，每次服用一匙，一日服三次。或用瞿麦煮汁服下，一日服三次。

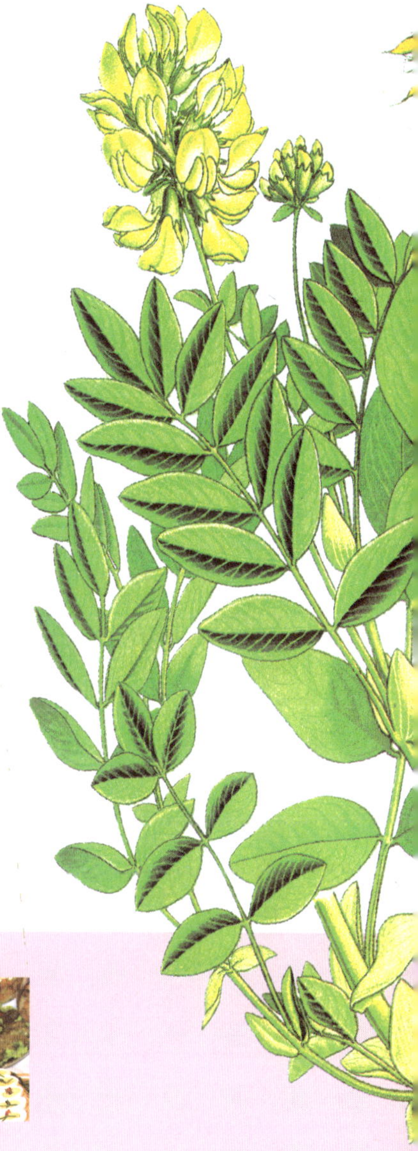

本草妇科经

BEN CAO FU KE JING

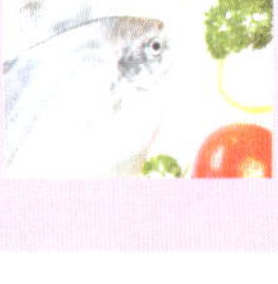
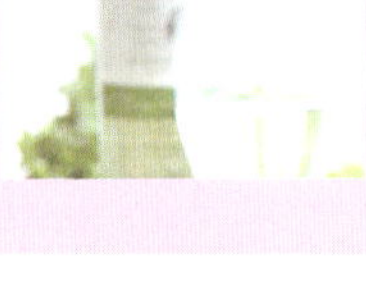
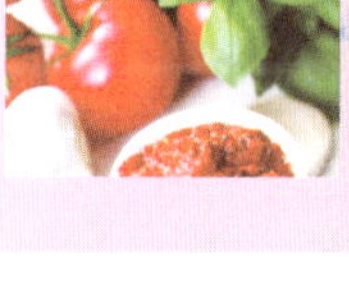
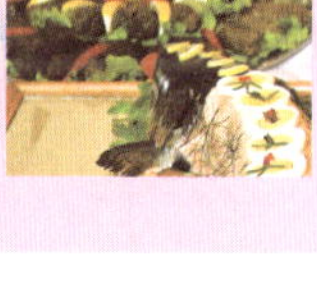

茶

【气味】叶：苦、甘、微寒、无毒。

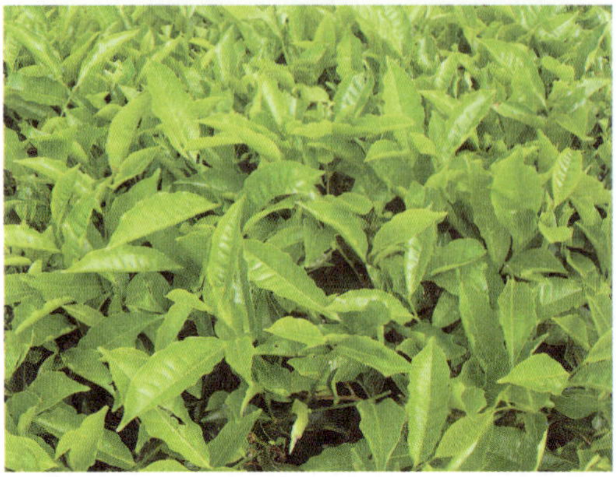

【本草附方】

◎产后便秘

用葱涎调茶末服，自通，不可服大黄。

◎赤白下痢

将好茶一斤炙过，捣为末，浓煎服一两碗。久患痢者，服此亦效。另方：赤痢用蜜水煎茶服下。白痢用连皮的自然姜汁同水煎茶服下。一方：茶和醋煎，热服即止。

◎大便下血，里急后重

用细茶半斤碾末，每次服用二钱，米汤送下。一日服两次。

◎阴囊生疮

先用甘草汤洗患处，然后用茶末敷贴。

◎脚丫湿烂

把茶叶嚼烂敷上。

◎蠼螋尿疮

用生油调茶末涂抹。

◎痰喘咳嗽

用好茶末一两，白僵蚕一两，一起研成粉末，泡开水一小碗饮服，临睡再加开水泡服一次。

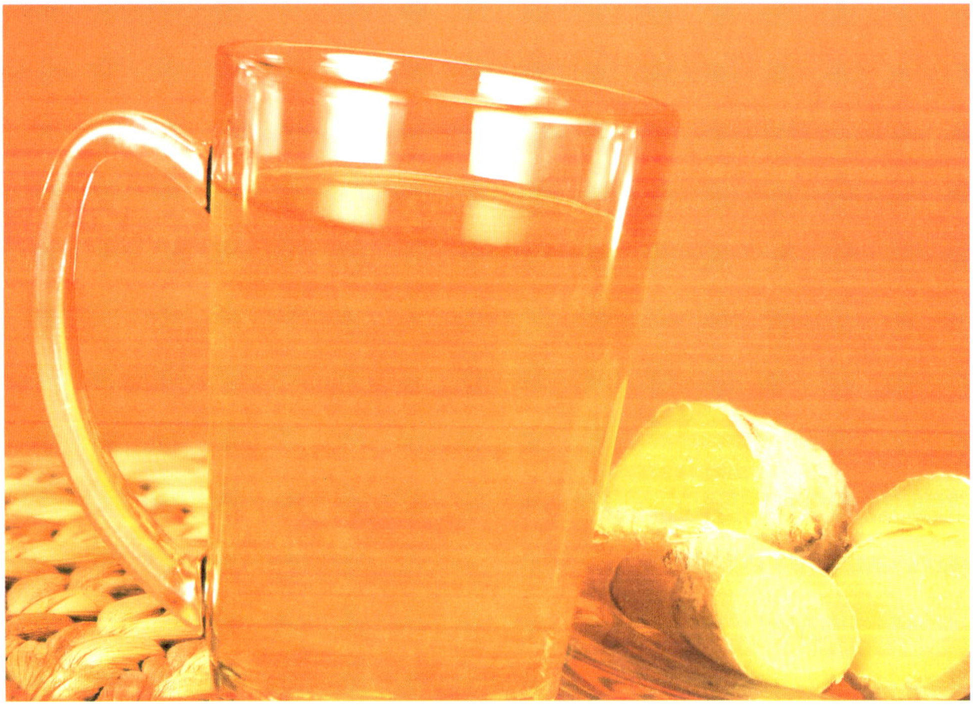

果茶

地黄

【原名】芑（音起）、地髓。

【气味】生地黄：甘、寒、无毒。熟地黄：甘、微苦、微温、无毒。

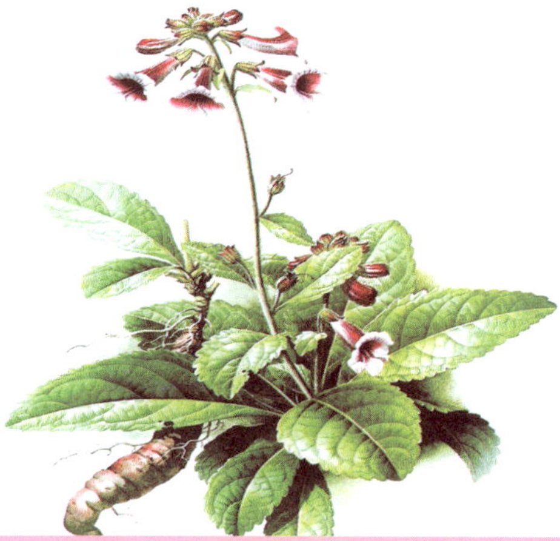

【本草附方】

◎吐血唾血，补虚除热，去痈疖

将生地黄不拘多少，三捣三压，取全部液汁，装瓦器中，盖严，在热水中熬浓，去掉药渣再熬制成糖稀状，制成弹子大小的丸。每次服用一丸，温酒送下。一日服二次。该方叫“地黄煎”。

◎利血生精

将地黄（切）二合，与米同煮，熟后以酥二合，蜜一合同炒香放入，再煮熟食下。该方叫“地黄粥”。

◎明目补肾

将生、熟地黄各二两，川椒红一两，一起研末，加入蜂蜜制成梧子大小的丸。每次服用三十丸，空腹服，盐水汤送下。

◎虚损

将生地黄二斤，面一斤，捣碎炒干研末。每次服用一匙，空腹服，酒送下。一日服三次。

◎病后虚汗

将熟地黄五两，加水三盏，熬制成一盏半，分三次服，一日服完。

◎咳嗽唾血，痈疽劳瘵

将生地黄汁十六斤，人参末一斤半，白茯苓末三斤，白沙蜜十斤，滤净拌匀，小火熬三昼夜，成膏。每次服用一匙，开水或酒送下。该方叫“琼玉膏”。

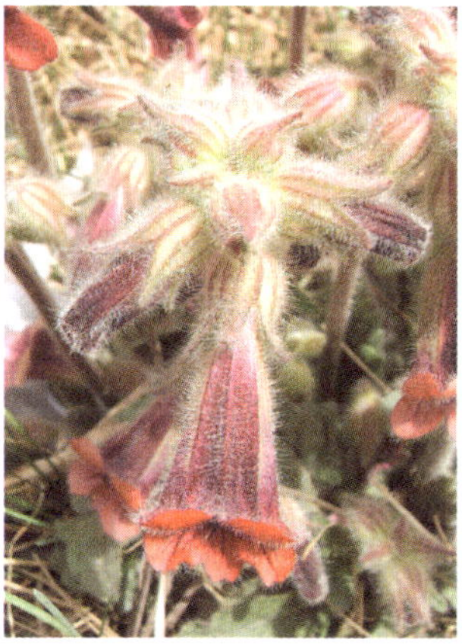

地黄

◎吐血便血

将地黄汁六合，铜器煮开，加牛皮胶一两，等化尽后再加姜汁半杯。分三次服完。

◎小便带血、吐血、耳鼻出血

将生地黄汁半升，生姜汁半合、蜜一合，调匀服下。

◎月经不止

将生地黄汁一碗，加酒一碗煎服下。一日服两次。

◎月经不调，久不受孕

将熟地黄半斤，当归二两，黄连一两，在酒中泡一夜，取出在容器中烘干研成粉末，加炼蜜制成梧子大小的丸。每次服用七十丸，米汤或温酒送下。

◎妊娠漏胎，下血不止。

用生地黄汁一升，泡在酒四合中，煮开几次后服下，不止再服下。另方：用生地黄为末，酒冲服一匙，昼夜各服一次。另方：用生地黄、熟地黄，等份研成粉末。每次服用半两，空腹服，白术、枳壳熬汤调下，每日服二次。该方叫“二黄丸”。

◎妊娠胎动

将生地黄捣汁，煎开，加鸡蛋清一枚，搅匀服下。

◎产生血痛

将熟地黄一斤，陈生姜半斤，同炒干为末。每次服用二钱，温酒调下。该方叫“黑神散”。

◎产后中风

将生地黄五两，捣出汁，生姜五两，也捣成汁。以生地黄渣浸姜汁中，生姜渣浸生地黄汁中，过一夜。次日取两药炒黄，在容器中烘干，研成粉末。每次服用一匙，酒送下。

◎胞衣不出

将生地黄汁一升，苦酒三合，调匀温水服下。

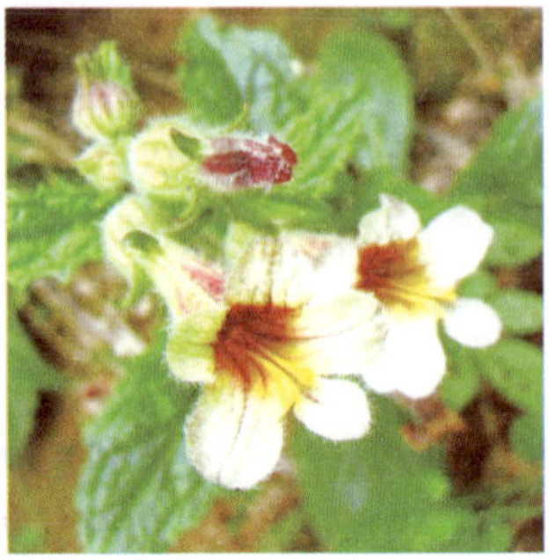

地黄

◎热闷昏迷

将生地黄汁一盏灌下。如大渴饮水不止，则用生地黄根、生薄荷叶等份捣碎，榨取汁，加麝香少许，冷水调服下。感觉心下顿凉，即不再服药。

◎犬咬伤

用地黄捣汁涂伤处。

◎疔肿乳痈

将生地黄捣碎敷在患处，药变热，即需更换。

◎跌打损伤，淤血在腹

将生地黄汁三升，加酒一升半，共四升半熬成二升半，分三次服完。

◎眼睛红痛

将生地黄、黑豆各二两，捣成膏，临睡时先以盐水汤洗眼，再以药膏涂盖在眼皮上。次日晨，用水把药膏浸湿、洗掉。

◎牙疳脓血

将生地黄一斤，盐二合，共捣成团，外用面裹住，投火中烧焦，剥出面壳，药中加麝香一分，研匀，贴患处。

【专家分析】

张元素说：“地黄生则大寒而凉血，血热者须用之；熟则微温而补肾，血衰者须用之。又脐下痛属肾经，非熟地黄不能除，乃通肾之药也。”王硕《易简方》说：“男子多阴虚，宜用熟地黄，女子多血热，宜用生地黄。”

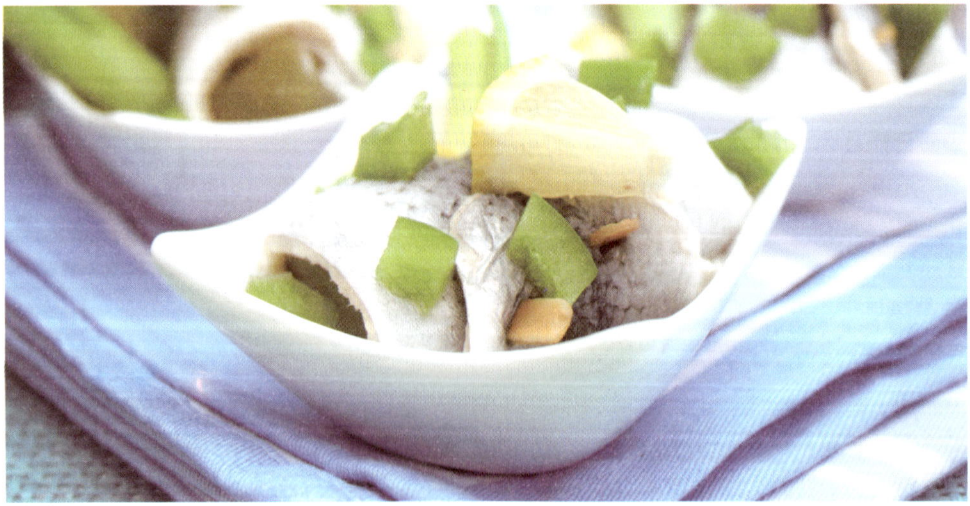

膳食

卫矛

【原名】鬼箭、神箭。【气味】苦、寒、无毒。

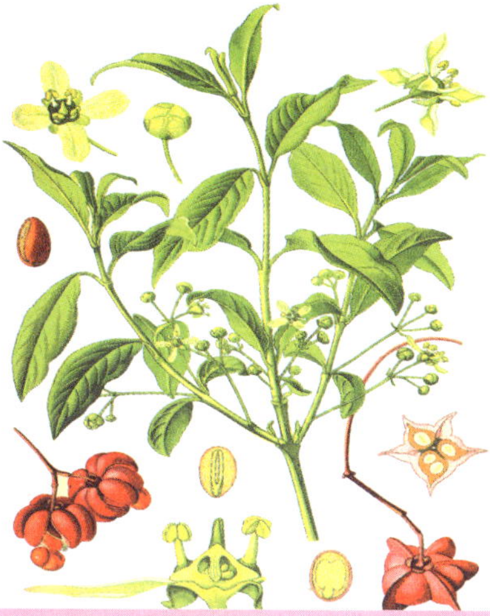

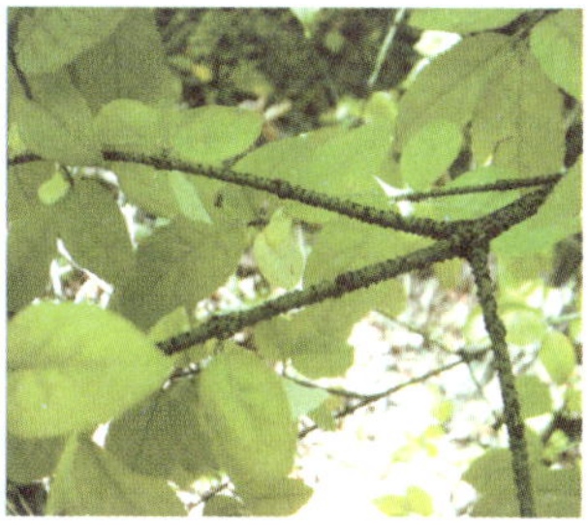

卫矛

【本草附方】

◎产后败血

将当归（炒）、卫矛（去中心木）、红蓝花各一两。每次服用三钱，以酒一大盏，熬至七分，饭前温水服下。

◎疟疾

将卫矛、鲮鲤甲（煤灰）各二钱半，一起研末。每取二、三分，病发时放鼻中。另方：用卫矛末一分，砒霜一钱，五灵脂一两，一起研末。病发时冷水冲服一钱。

女贞

【原名】贞女、冬青、蜡树。【气味】实：苦、平、无毒。

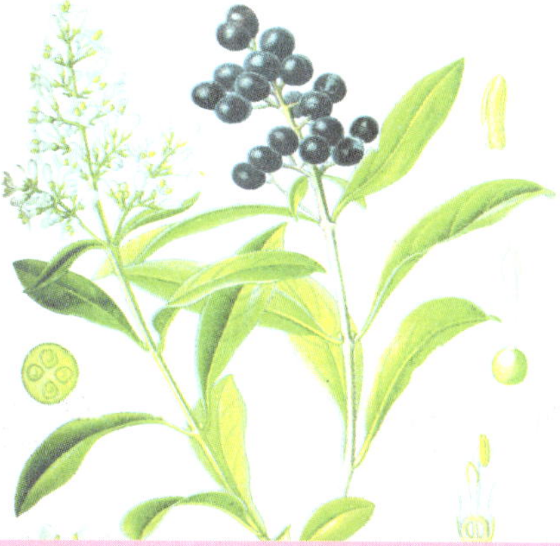

【本草附方】

◎口舌生疮，舌肿胀出

取女贞叶捣汁含浸吐涎。

◎补肾滋阴

将初冬采收后阴干的女贞实，酒浸一日，蒸透晒干，取一斤四两；夏季采收并阴干的旱莲草，取十两；晚春采收并阴干的桑椹子，取十两。三味一起研成粉末，加炼蜜制成梧子大小的丸。每次服用七、八十丸，淡盐水汤送服。若是五月份采的桑椹，八月份采的旱莲，则可直接捣汁和药，不用加入蜂蜜。另方：取女贞子，去梗叶，浸酒中一日夜，擦去皮，晒干，研成粉末，待旱莲草出时，采数石，捣汁熬浓，和末制成梧子大小的丸。每夜服百丸，酒送下。十多天之后，体力增加，老人不再起夜。又能变白发为黑发，强腰膝，能滋补阴气。

◎风热赤眼

将女贞子不限量，捣汁熬膏，净瓶收存，埋地中七日后，取以点眼。

◎一切眼疾

将女贞叶捣碎，加朴硝调匀贴眼部。

地锦

【原名】地朕、地噤、夜光、承夜、草血竭、血见愁、血风草。【气味】辛、平、无毒。

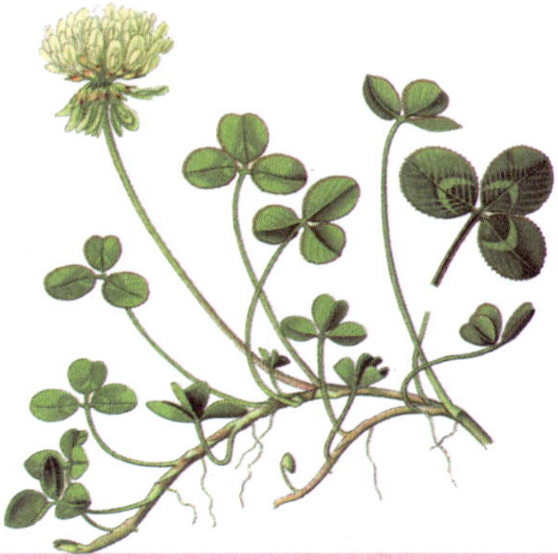

【本草附方】

◎脏毒赤白

将地锦草洗净、晒干，研末，米汤送下一钱。

◎妇女血崩

将嫩地锦草蒸熟，加油、盐、姜调食，并喝一、二杯酒送下。另方：地锦草阴干，研成粉末，姜、酒调服一、二钱，一服即可止崩。

◎小便血淋

将地锦草加水捣服下。

◎刀伤出血不止

将地锦草捣碎涂上。

◎风疮癣疥

将地锦草同满江红草一起捣成末，敷在患处。

◎趾间鸡眼

先割破鸡眼，令出血，用地锦草捣碎敷上，甚效。

◎脾劳黄疸

将地锦草、羊膻草、桔梗、苍术各一两，甘草五钱，一起研末；先以陈醋二碗，皂矾四两，入锅同熬，再将药末投入，再加白面适量制成小豆大小的丸。每次服用三十至五十丸，空腹服，醋汤送下。一日服二次。

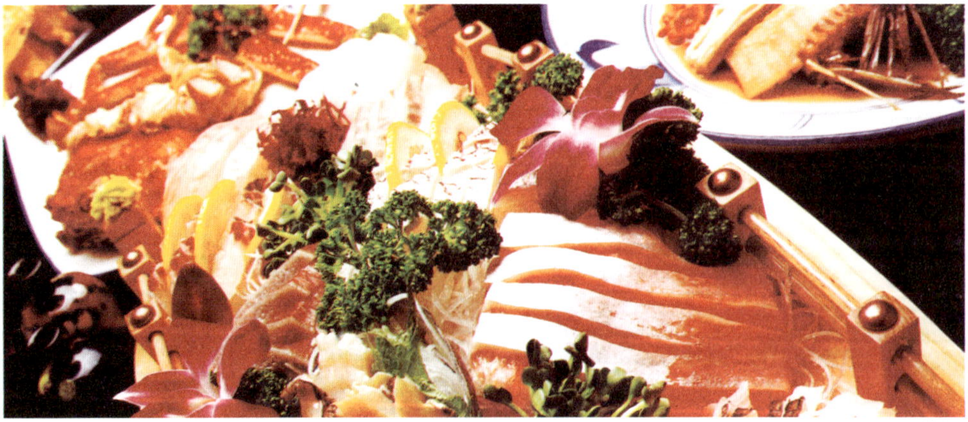

膳食

香蒲、蒲黄

【原名】甘蒲、醮石。（化上黄粉名蒲黄）【气味】甘、平、无毒。

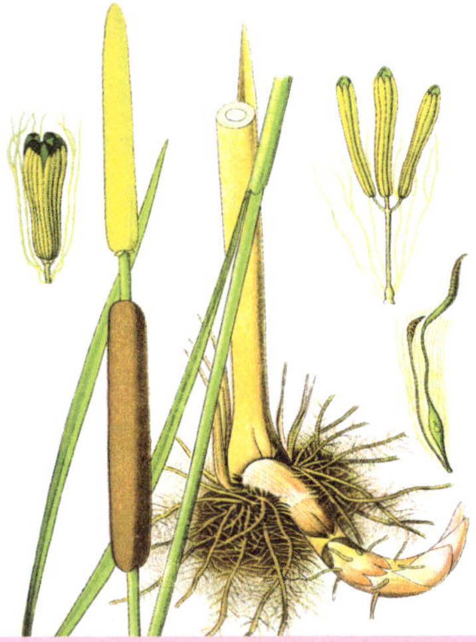

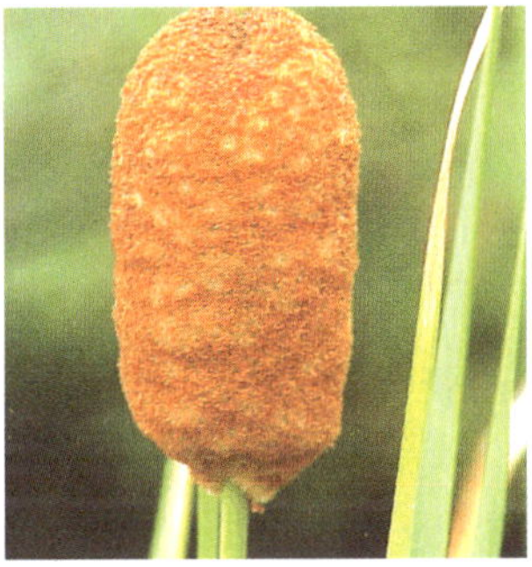

香蒲、蒲黄

【本草附方】

◎妒乳乳痈

将香蒲草根捣碎贴患处，同时熬汁服下。

◎热毒下痢

将香蒲根二两，粟米二合，小煎服下。一日服二次。

◎产妇催生

将蒲黄、地龙（洗净、在容器中烘干）、陈橘皮，等份研成粉末。分别收存，临用时各一钱，以新汲水调服，立产。

◎舌胀满口

将蒲黄末频抹，或用蒲黄、干姜末，等份干抹，都用速效。

◎吐血唾血

将蒲黄末二两，每日以温酒或冷水送下三钱。

◎小便出血

将蒲黄末，每次服用半钱，生地黄汁调下。或加入发灰等份亦可。药量可根据病人情况斟酌加减。

◎刀伤出血

将蒲黄半两，热酒送下。

◎痔疮出血

将蒲黄末一匙，水送下。一日服三次。

◎脱肛

将蒲黄和猪油调涂，每日三至五次。

◎胎动欲产

将蒲黄二钱，水冲服下。

◎胞衣不下

将蒲黄二钱，井水送下。

◎产后下血

将蒲黄二两，加二升水熬制成八合，一次服下。

◎坠伤扑损

将蒲黄末，空腹服三钱，温酒送下。

◎关节疼痛

将蒲黄八两，熟附子一两，一起研成粉末。每次服用一钱，凉水送下。一日服一次。

◎阴部湿痒

将蒲黄末敷三、四次即愈。

◎屙血或血痢

将蒲黄筛出的红色渣滓（名为“蒲萼”），炒过服用。

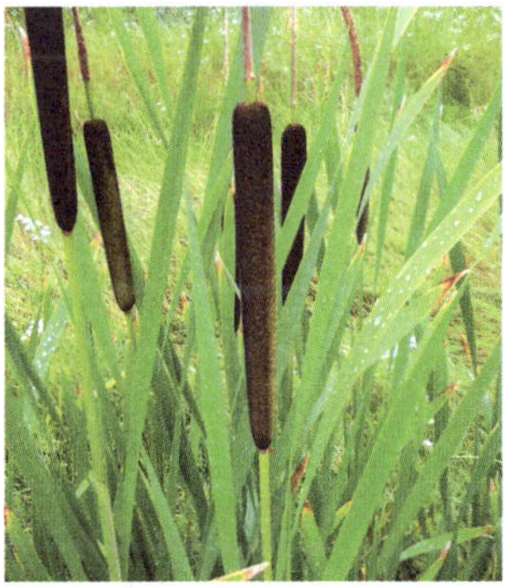

香蒲、蒲黄

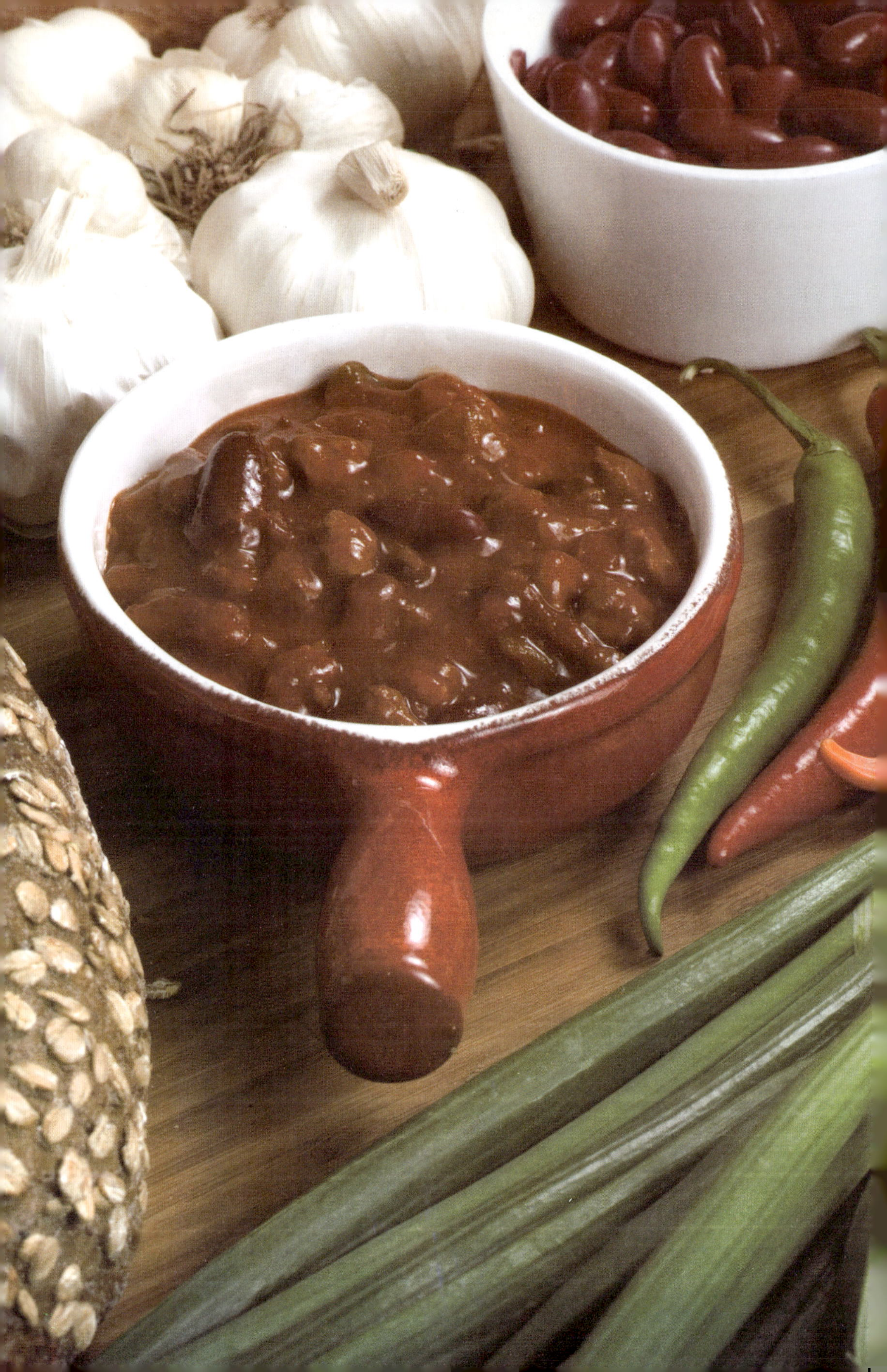

紫葳

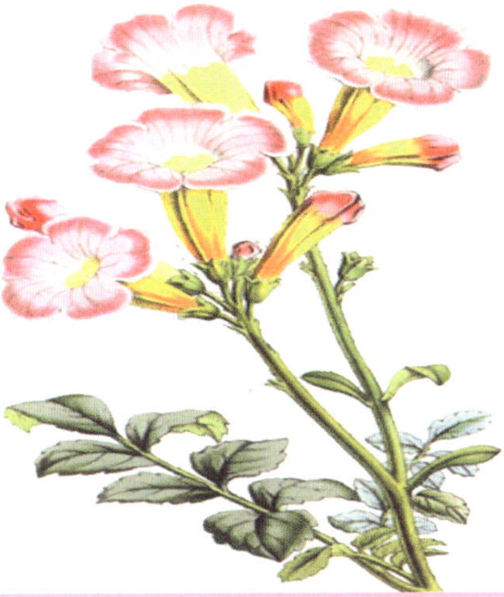

【原名】凌霄、陵苕、陵时、女葳、茇华、武威、瞿陵、鬼目。【气味】（花、根）酸、微寒、无毒。（茎、叶）苦、平、无毒。

【本草附方】

◎妇女血崩

将紫葳花为末，每次服用二钱，酒送下。后服四物汤。

◎消渴引饮

将紫葳花一两，碾碎，加水一盏半，熬制成一盏，分二次服下。

◎便后下血

用紫葳花泡酒，随时饮服下。

◎通身风痒

将紫葳花为末，服一钱，酒送下。

◎大风疠疾

将紫葳五钱，地龙（焙）、僵蚕（炒）、全蝎（炒）各七个，一起研成细末。每次服用二钱，温酒送下。以出臭汗为效。

◎走皮趋疮

将紫葳花及叶熬汤，每日抹洗。

◎月经不行

将紫葳花为末，每次服用二钱，饭前服，温酒送下。

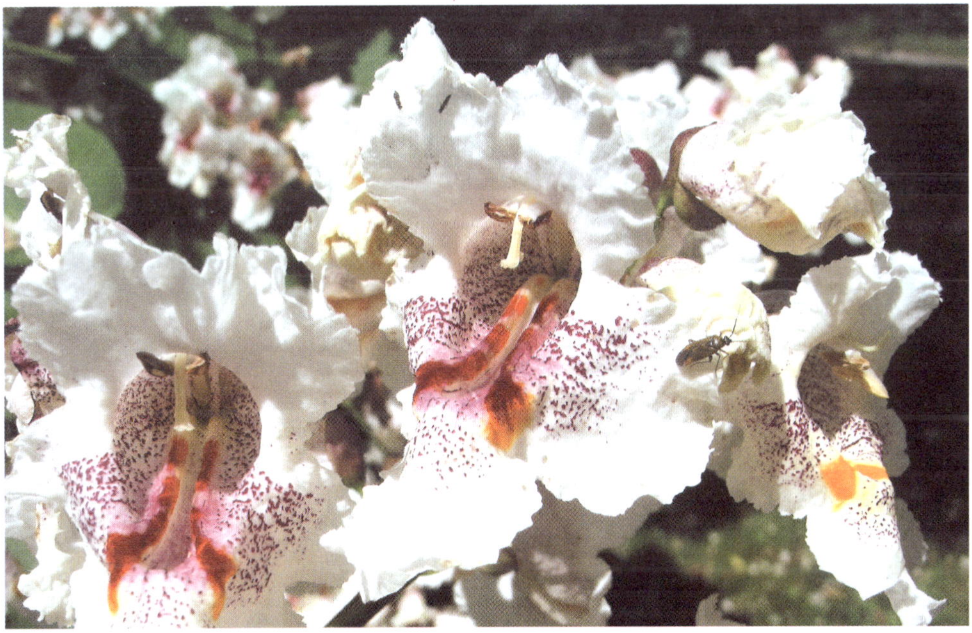

紫葳

狼牙

【原名】牙子、狼齿、狼子、犬牙、抱牙、支兰。【气味】（根）苦、寒、无毒。

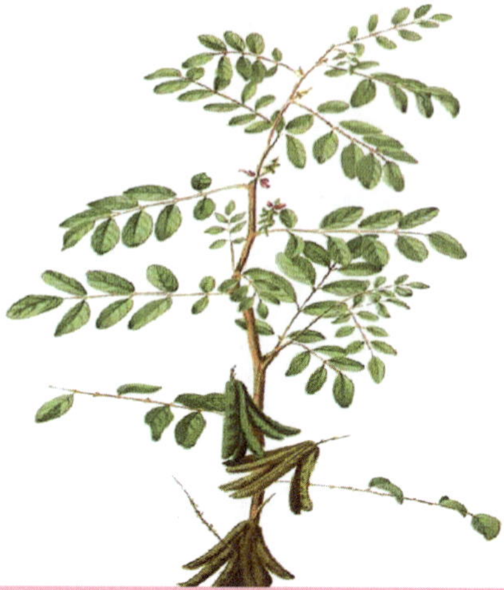

【本草附方】

◎刀伤

将狼牙草的茎、叶煮熟捣碎，贴伤处。

◎尿血

将狼牙草（在容器中烘干）、蚌粉（炒）、槐花、百药煎，等份研成粉末。每次服用三钱，空腹服，淘米水调下。

◎寸白虫（按：即绦虫）等

将狼牙五两，研成粉末，加入蜂蜜制成麻子大小的丸。服药前一日，禁食，次日清晨，服药一合，浆水送下。全剂服完，病可治愈。

◎妇女阴痒

将狼牙二两，蛇床子三两，煮水热洗。

◎妇女阴蚀（阴部溃烂）

将狼牙三两，加水四升煎取半升，洗患处。一日四至五次。

◎停耳出汁

用狼牙研成末状，裹棉中，塞耳内。

◎毒蛇伤螫

用狼牙根或叶捣碎，加猪油调匀涂抹。

箬

【原名】箬，音若，又叫辽叶。【气味】（叶）甘、寒、无毒。

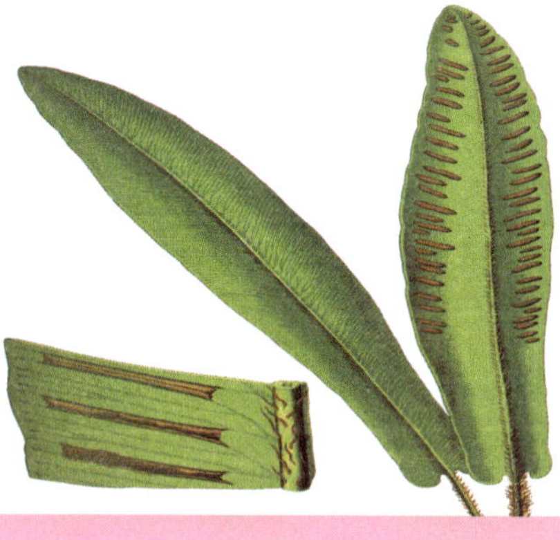

【本草附方】

◎咽喉闭痛

将箬叶、灯心草，等份烧灰，吹喉部，很见效。

◎肺壅、流鼻血

将箬叶（烧灰）、白面各三钱，研匀，清水冲服二钱。

◎月经不止

将箬叶灰、蚕纸灰，等份研末。每次服用二钱，米汤送下。

◎肠风便血

将箬叶烧存性，每次服三匙，空腹服，糯米汤送下。药中加少许麝香亦可。

◎小便不通

将干箬叶一两，烧灰，加滑石半两，研成粉末。每次服用三钱，米汤送下。

◎妇女吹乳

将端阳节包粽子的箬叶烧灰，每次服用二钱，酒送下，很有效。

漏卢

【原名】野兰、荚蒿、鬼油麻。【气味】根、苗：咸、寒、无毒。

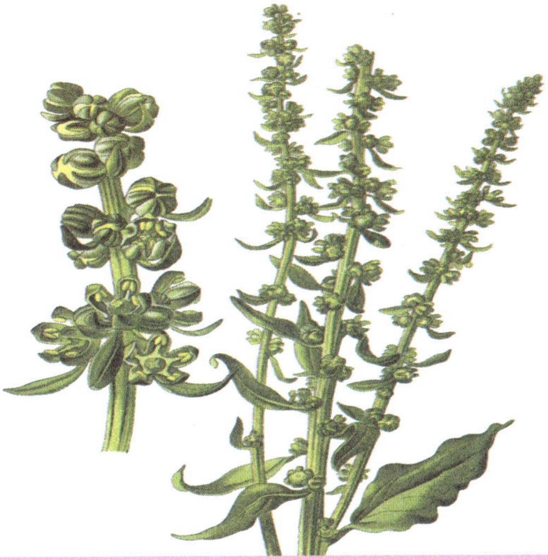

【本草附方】

◎腹内蛔虫

将漏卢为末，每取方寸匕，和饼子、肉汤同服下。

◎小儿疳病肚胀，或常泻痢，冷热不调

将漏卢一两，捣成散。每次服用一钱，加猪肝一两，盐少许，同煮熟，空腹一次服完。

◎冷劳泄痢

将漏卢一两，艾叶（炒）四两，一起研末。取末一半，加醋三升同熬成膏，再把另一半药末加入，制成梧子大小的丸。每次服用三十丸，温服。

◎乳汁不下

将漏卢二两半，蛇蜕十条（炙焦），瓜蒌十个（烧存性），一起研成细末。每次服用二钱，温酒调下。

◎白秃头疮

将漏卢草烧灰，加猪油调匀涂抹。

◎历节风痛，筋脉拘挛

将漏卢（麸炒）半两，地龙（去土，炒）半两，一起研末；另用生姜二两，取汁，加入三两蜜，同煎开几次，又加好酒五合，收存待用。服药时，取上制的药末，以收存的汤剂煨温后送下。该方叫“古圣散”。

◎背痈疼痛

将漏卢（有白茸的）、连翘、生黄芪、沉香，各一两，生粉草半两，大黄(微炒)一两，一起研成细末。每次服用二钱，姜枣汤调下。服至热退便停药。该方叫“漏卢汤”。

【专家分析】

李时珍认为：漏卢下乳汁，消热毒，排脓止血，生肌杀虫。古方治痈疽发背，首选漏卢汤。漏卢叶常用来治痈疽及预防流行的痘疹热。

红蓝花

【原名】红花、黄蓝。

【气味】（花）辛、温、无毒。

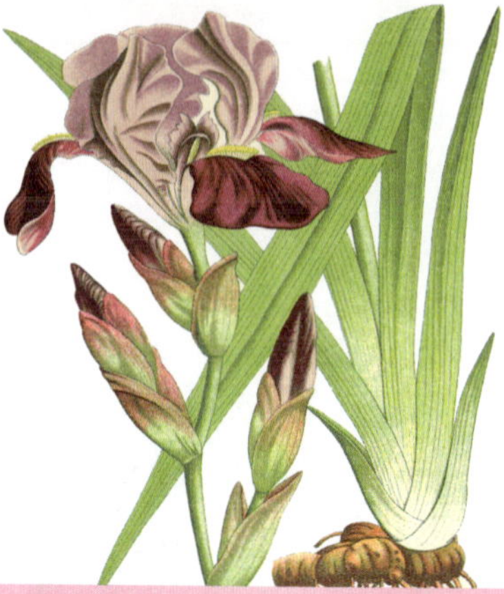

【本草附方】

◎风疾兼腹内血气痛

将红花一两，分为四分。先取一份以酒一升，熬制成一杯半，一次服下。不止，再服下。

◎喉痹壅塞

将药花捣碎，取汁一小升服下，病愈为止。冬月无花，可用干花浸湿压汁煎服下。

◎一切肿疾

将红花熟捣取汁服下。

◎胎死腹中，或胎衣不下

将红花煮酒服下。

◎产后血运

将红花一两，研末，分作二服，每次服用以酒二盏熬制成一盏送下。

◎耳朵出水

将红花三钱半，枯矾五钱，一起研末，先用棉花把耳擦净，然后把药末吹入耳内。无花则用枝叶为末亦可。用的处方只用红花一味，不用枯矾。

鸡冠

【气味】苗、子、花：甘、凉、无毒。

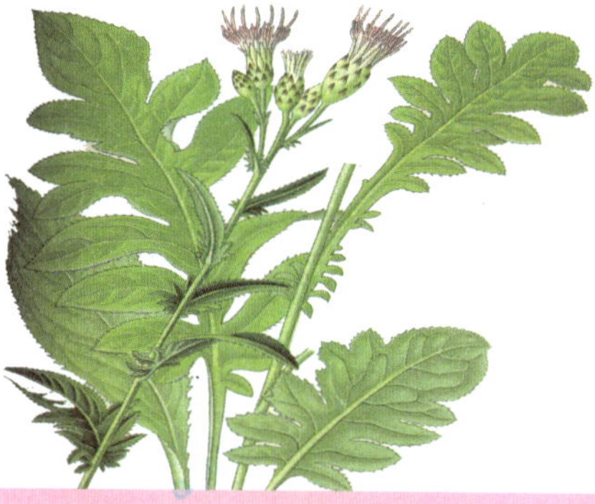

【本草附方】

◎吐血不止

将白鸡冠花，在醋中浸煮七次，取出，研末。每次服用二钱，热酒送下。

◎结阴便血

将鸡冠花、椿根白皮，等份研成粉末，加炼蜜制成梧子大小的丸。每次服用三十丸，黄芪汤送下。一日服二次。

◎痔久转瘘

将鸡冠花、风眼草，各一两，加水二碗熬汤多洗。

◎下血脱肛

将白鸡冠花、防风，等份研成粉末，加糊制成梧子大小的丸。每次服用七十丸，空腹服，米汤送下。另方：白鸡冠花（炒），棕榈灰、羌活各一两，一起研成粉末。每次服用二钱，米汤送下。

◎经水不止

将红鸡冠花一味晒干

研成粉末。每次服用二钱，空腹服，酒调下。忌食鱼腥、猪肉。

◎妇人白带

将白鸡冠花晒干为末，每天早晨空腹服三钱，酒送下。如是赤带，可用红鸡冠花。

◎白带沙淋

将白鸡冠花、苦壶芦等份，烧存性，空腹服，酒送下。

◎产后血痛

将白鸡冠花，酒煎服下。

◎赤白下痢

将鸡冠花煮酒服下。赤痢，用红花；白痢，用白花。

夏枯草

【原名】夕句、乃东、燕面、铁色草。【气味】茎、叶：苦、辛、寒、无毒。

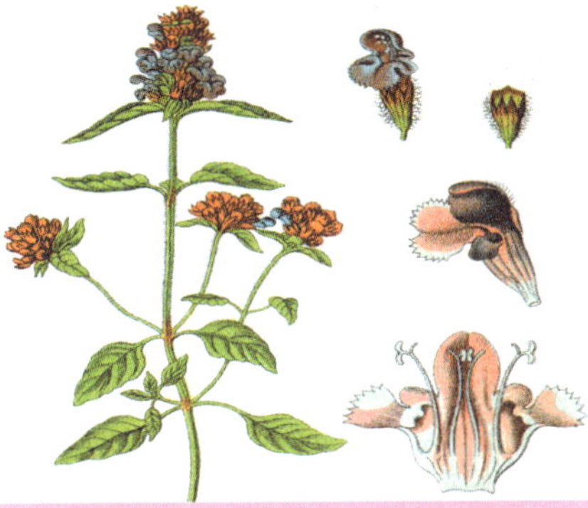

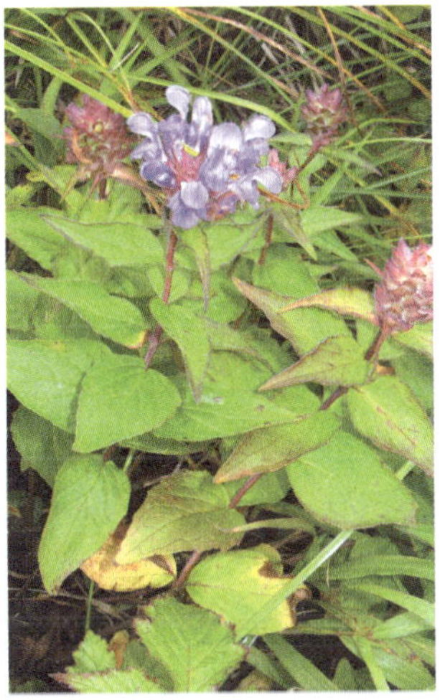

夏枯草

【本草附方】

◎肝虚目痛

将夏枯草半两，香附子一两，一起研末。每次服用一钱，茶汤调下。

◎赤白带下

夏枯草开花时，采来阴干，研成细末。每次服用二钱，饭前服，米汤送下。

◎血崩不止

将夏枯草研成细末，每次服用一小匙，米汤调下。

◎产后血晕，心气欲绝

将夏枯草捣碎，绞汁服一碗，效果很好。

◎打伤、刀伤

把夏枯草在口中嚼碎后敷在伤处。

◎汗斑白点

将夏枯草熬制成浓汁，每天洗患处。

◎瘰疬马刀

将夏枯草六两，加水两钟，熬至七分，吃完饭过一段时间以后温水服下。体虚者，可用夏枯草熬汁熬膏服，并以膏涂抹患处。兼服十全大补汤加香附、贝母、远志更好。

【专家分析】

夏枯草的功用是清肝明目，清淤消瘤，还有利尿降压的作用。民间又用它来泡茶，作清凉消暑剂。

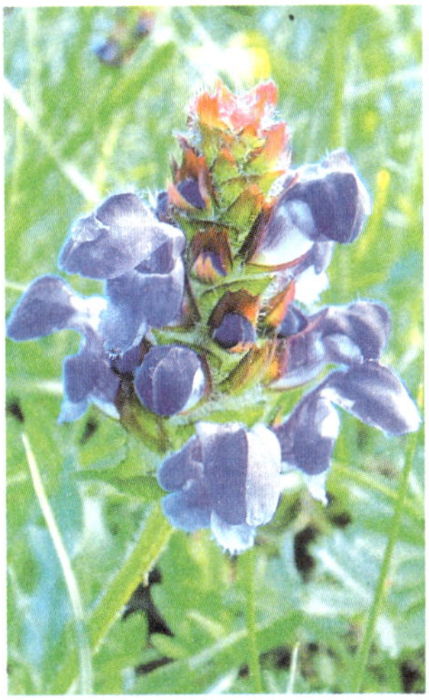

夏枯草

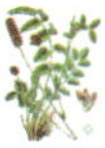

茺蔚（益母草）

【原名】益母、益明、贞蔚、郁臭草、苦低草。【气味】子：辛、甘、微温、无毒。茎、叶：辛、微温、无毒。花：微苦、甘、无毒。根：甘、无毒。

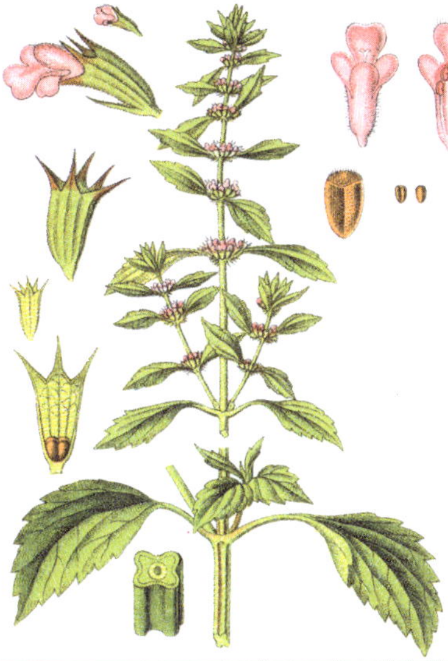

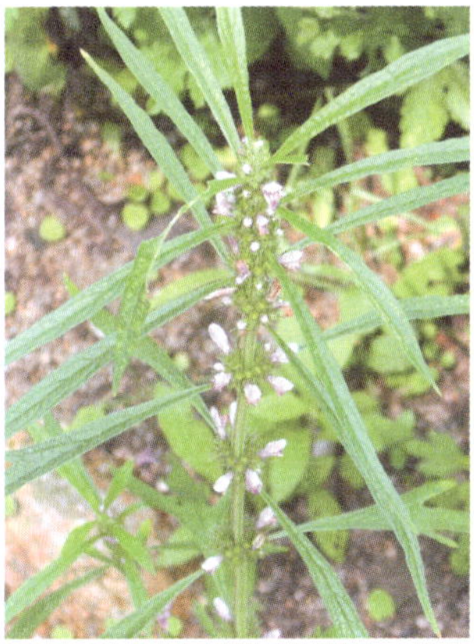

茺蔚（益母草）

【本草附方】

◎妇女胎前、产后诸疾

将连根收采的正在开花的益母草，阴干后，取叶及花子。忌铁器，用石器碾为细末，加炼蜜制成弹子大小的丸。每次服用根据病情轻重选取药量，嚼服，用热汤送下，以病愈为度。益母草根烧存性，研末，用酒服下。

如制成梧子大的丸子，则每次服用为五十至七十丸。服药时，随不同的病症，用不同的汤汁送下：

胎前脐腹痛或作响。用米汤送下。

腹痛胎动，下血不止。用当归汤送下。

胎衣不下，死胎不下，横生倒产。用炒盐水汤送下。

产后血运，眼黑血热，发狂或不省人事。用童子尿和酒送下。

产后腹痛，时发寒热，出冷汗。用童子尿和酒或薄荷自然汁送下。

产后痢疾。用米汤送下。

产后月经不调，用温酒送下。

产后中风，半身不遂，用童子尿和酒送下。

产后气喘咳嗽，面目浮肿，用温酒送下。

产后流鼻血，舌黑口干，用童子尿和酒送下。

产后大小便不通，烦躁口苦。用薄荷汤送下；

妇女久无子息。用温酒送下。

该方叫“济阴返魂丹”。

◎产妇诸疾及内脏受伤淤血等

将益母草全草洗净，晒干，竹刀切为小段，水中煮烂，去草取汁五、六斗，澄清半日后，用布滤去浊渣，以清汁在慢火上熬制成一斗状如糖稀。收存瓶中。每取梨子大小，温酒服下。一日两次，该方叫“益母膏”。

◎赤白杂痢

将益母草（晒干）、陈

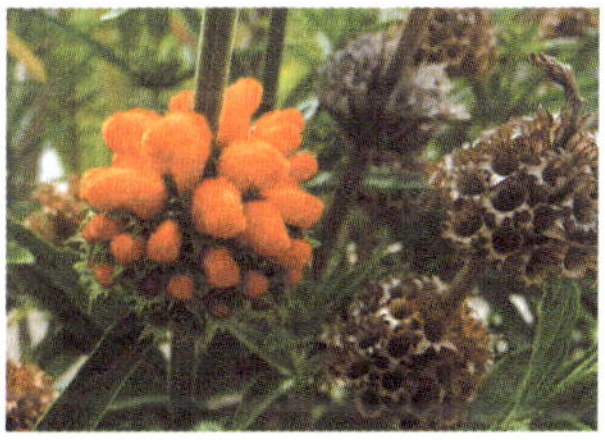

茺蔚（益母草）

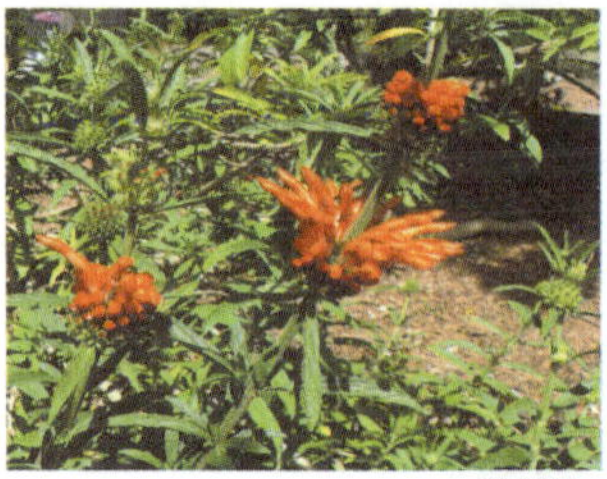
益母草

盐梅（烧存性），等份研末。每次服用三钱，白痢以干姜汤、赤痢以甘草汤下。该方叫“二灵散”。

◎小儿疳痢

将益母草嫩叶同米煮粥吃。到病愈为止。常服嫩叶汁亦可。

◎急慢疔疮

将益母草捣碎封疮，另取益母草绞汁内服下。另方：益母草，烧存性。先用刀划破疔根，挤出血，然后用稻草芯蘸药涂入疔的底部，过一会，用污血流出，拭净，一天上药三、五次，直到看见红血乃止。病重的两日疔根可烂出，病轻的一日疔根可烂出。以针挑去，再敷上药，不久，合口自愈。

◎洗婴汤

生下后，取益母草五两熬汤，洗浴。可预防生疮生疥。

菊

【原名】节华、女节、女华、女茎、日精、更生、傅延年、金蕊、阴成、周盈。【气味】花：苦、平、无毒。

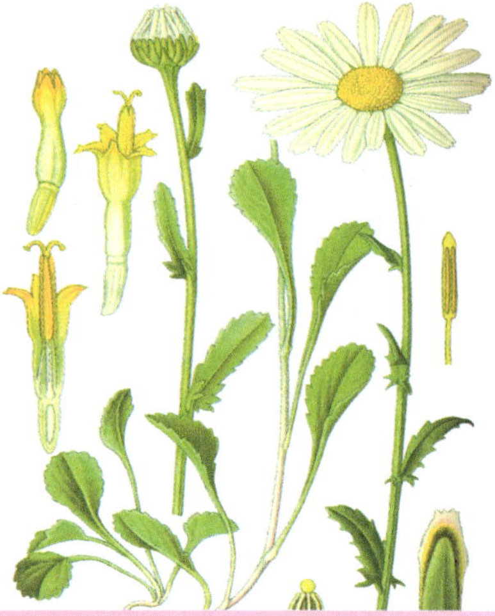

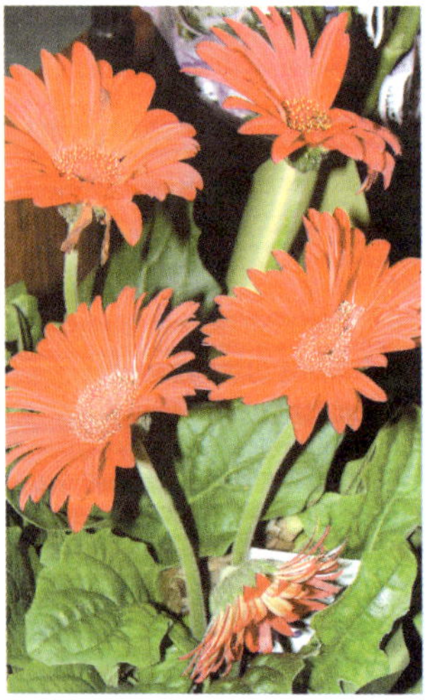
菊

【本草附方】

◎风热头痛

将菊花、石膏、川芎各三钱，一起研末。每次服用一钱半，茶调下。

◎膝风疼痛

将菊花、陈艾叶作护膝。

◎眼目昏花

将甘菊花一斤，红椒（去目）六两，一起研成细末。加新地黄汁制成梧子大小的丸。每次服用五十丸，临睡时茶送下。

◎病后生翳

将白菊花、蝉蜕，等份研末，每用二、三钱，加入蜂蜜少许，以水煎服下。

◎妇女阴肿

将甘菊苗捣碎熬汤，先熏后洗。

【专家分析】

菊花可清热解毒，平肝明目。

假苏

【原名】姜芥、荆芥、鼠蓂。【气味】茎、穗：辛、温、无毒。

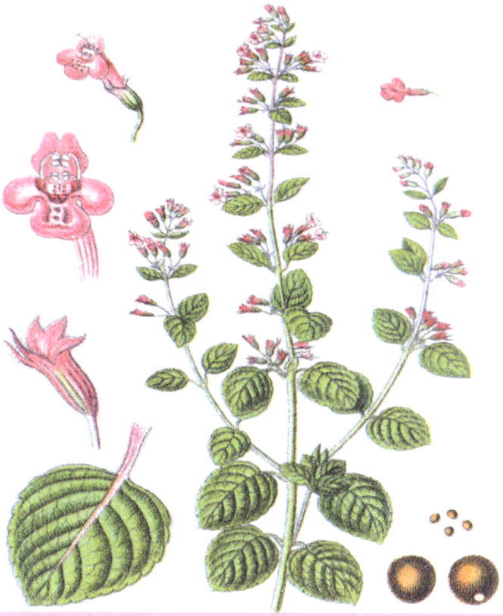

【本草附方】

◎风热头痛

将假苏穗、石膏，等份研成粉末。每次服用一钱，茶调送下。

◎风热牙痛

将假苏根、乌桕根、葱根等份，熬汤随时含漱。

◎小儿惊症

将假苏穗二两，白矾（半生半枯）一两，一起研末，加糊制成黍米大小的丸，朱砂为衣。每次服用二十丸，姜汤下。一日服二次。

◎一切偏风

将青荆芥一斤，青薄荷一斤，一起研烂，取汁浓熬制成膏。加将药渣滤掉三分之一，将三分之二晒干为末。以膏和末制成梧子大小的丸。每次服用三十丸，白开水送下。早晚各服一次。

◎中风口噤

将荆芥穗研成粉末，取二钱，酒送下。该方叫“假苏散”。

◎产后中风

将荆芥穗，微焙为末。每次服用三钱，酒或童便送下。口噤则挑齿灌入，齿紧则由鼻灌入。该方叫“华陀愈风散”。

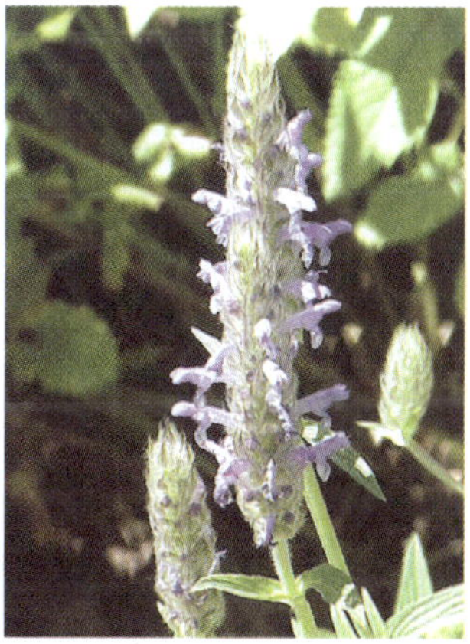

假苏

◎产后血眩

将荆芥穗一两三钱，桃仁五钱（去皮尖），一起炒制研成细末。每次服用三钱，水服下。如有气喘，加杏仁（去皮尖，炒）、甘草（炒）各三钱。

◎产后下痢

将大荆芥四五穗，置于盏内，烧存性，不能触油火。加麝香少许，以热开水调下。

◎口鼻出血，如泉涌

将荆芥烧存性，研细末。每次服用二钱，陈皮熬汤送下。二服即可痊愈。

◎吐血不止

将假苏连根洗过，捣汁半碗服下。服干穗末亦可。另方：假苏穗为末。生地黄汁调服二钱。

◎小便尿血

将假苏、缩砂，等份研

末。每次服用三钱，糯米汤送下。一日服三次。

◎崩中不止

用荆芥穗在麻油灯上烧焦，研末。每次服用二钱，童子尿送下。

◎痔漏肿痛

将假苏煮汤，每日洗痛处。

◎大便下血

将假苏（炒）为末，每次服用二钱，米汤送下。妇女酒送下。另方：假苏二两，槐花一两，同炒，研末。每次服用三钱，茶送下。

◎瘰疬溃烂

将荆芥根下段剪碎，熬汤热洗。洗后，见破烂处发紫黑色，以针刺破，让恶血流出。另用樟脑、雄黄，等份研成粉末，麻油调匀扫烂处出水。次日洗过又扫，直至病愈。

◎疔肿诸毒

将假苏一握，切细，加水五升，熬成一升，分为两次冷饮。

◎各种疮疥

将假苏研成末状，加地黄自然榨汁，熬膏，调成梧子大小的丸。每次服用三、五十丸，茶或酒送下。

◎脚丫湿烂

将荆芥叶捣碎敷上。

◎头目诸疾

将荆芥穗为末。每次服用三钱，酒送下。

◎癃闭不通，小腹急痛

将荆芥、大黄，等份研成细末。每次服用三钱，温水服下。小便不通者，大黄用量减半；大便不通者荆芥用量减半。该方叫“倒换散”。

◎头项风强

八月后，把假苏穗做枕头，同时铺在床上，睡眠。一冬天病可去。

【专家分析】

假苏可祛风解表，清热散淤，破结块，消痈毒。李时珍认为它是风病、血病、疮病的要药。

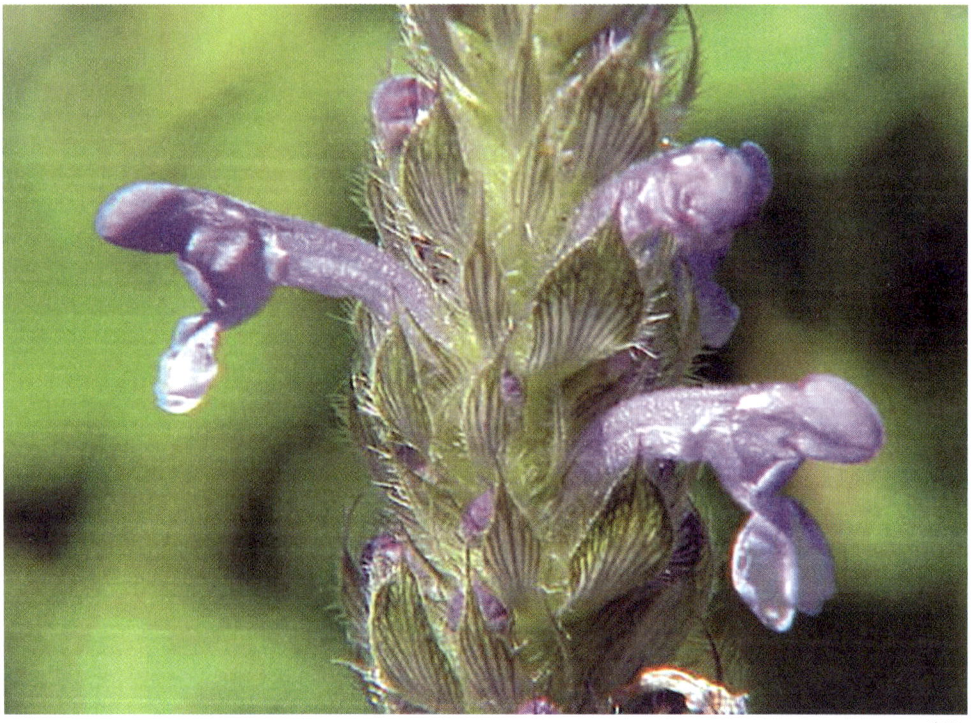

荆芥

泽兰

【原名】水香、都梁香、虎兰、虎蒲、龙枣、孩儿菊、风药。根名地笋。【气味】叶：苦、微温、无毒。

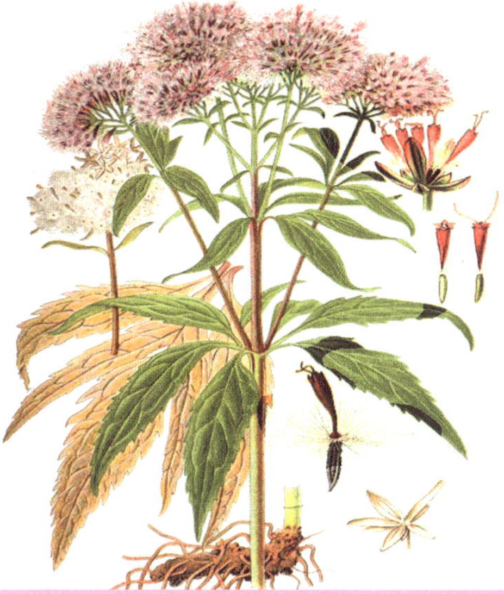

【本草附方】

◎产后水肿，血虚浮肿

将泽兰、防己，等份研成粉末。每次服用二钱，醋汤送下。

◎小儿蓐疮

把泽兰心嚼碎，敷在疮口周围，很见效。

◎疮肿初起

把泽兰捣碎封住患处，很见效。

◎产后阴翻

将泽兰四两，熬汤薰洗患处。洗二、三次后，再加枯矾少许，一起煎汤薰洗患处，效果更佳。

【专家分析】

地笋，是泽兰的根。可治产妇心腹痛等症。产妇把地笋作蔬菜吃，可以增强体力。

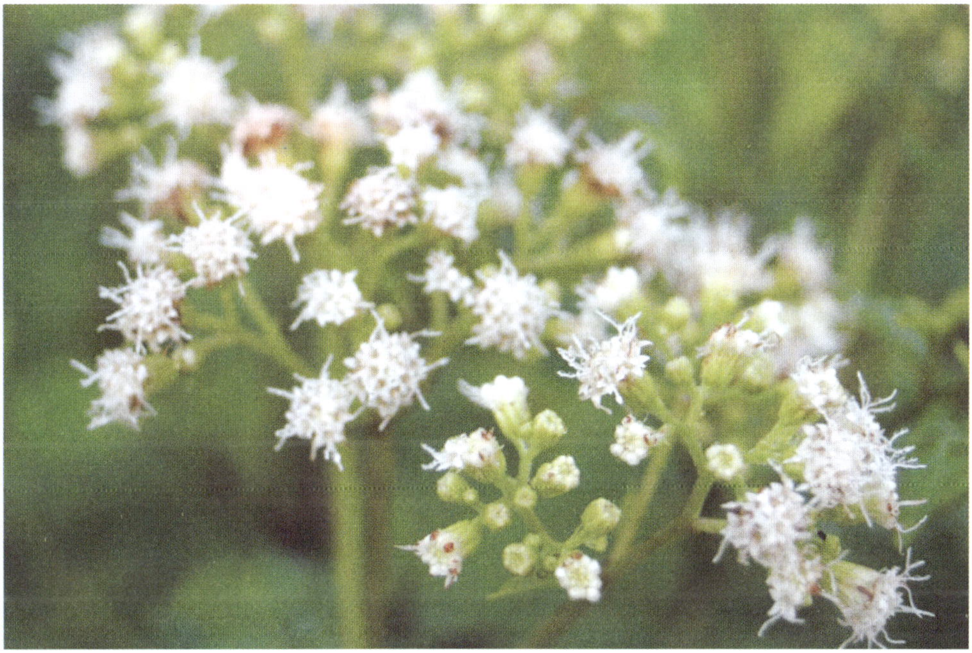

泽兰

缩砂密

【气味】仁：辛、温、涩、无毒。

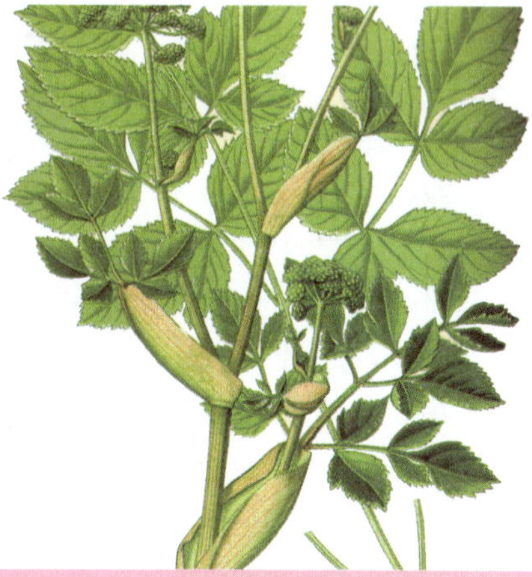

【本草附方】

◎冷滑下痢

将缩砂仁研末，调入羊肝薄片中，放瓦片上培干，再研成细末，加等量的干姜末，用米饭糊成梧子大小的丸。每次服用四十丸，白开水送下。一日服二次。另方：缩砂仁（炮）、附子、干姜、厚朴、陈橘皮，等份研末，和米饭糊成梧子大小的丸。每次服用四十丸，米汤送下。一日服二次。

◎大便泻血

将缩砂仁为末，热米汤送下二钱。以愈为度。

◎鱼骨鲠喉

将缩砂密、甘草，等份研成粉末，棉布裹好含口中，咽汁，骨随痰涎吐出。

◎小儿脱肛

将缩砂去皮，研成细末，擦在一片已剖开的猪腰子中，捆好煮熟，给病孩吃。另服白矾丸。气逆肿喘者，痛难治好。

◎遍身肿满，阴部亦肿

将缩砂仁、土狗，等份研成粉末，和老酒饮服下。

◎痰气膈胀

将砂仁碾碎，在萝卜汁中浸透，在容器中烘干研成细末，每次服用一、二钱，开水送下。

◎上气咳逆

将砂仁（洗净，炒过，研成粉末）、生姜（连皮）等份，捣碎。饭后过一段时间，热酒泡服下。

◎口吻生疮

将缩砂壳煅后研成粉末，擦患处。

◎妊娠胎动

将缩砂炒热，去皮用仁，碾碎。每次服用二钱，热酒调下。服后，如觉腹中发热而胎有活动者，即胎已安。

◎妇人血崩

将新缩砂仁放在瓦上烘干，研末。每次服用三钱，米汤送下。

◎热痈咽痛

将缩砂壳研成粉末，水服一钱。

◎牙齿疼痛

口中常常嚼缩砂，很见效。

◎误吞金属等物

用缩砂煎浓汤饮下，可将排出体外。

【专家分析】

缩砂密的主要功用是：和胃醒脾、行气宽中、安胎。其成熟的种子称为缩砂仁，亦简称砂仁；其成熟干燥的果实称为缩砂壳或壳砂。

蓬莪茂

【气味】根：苦、辛、温、无毒。

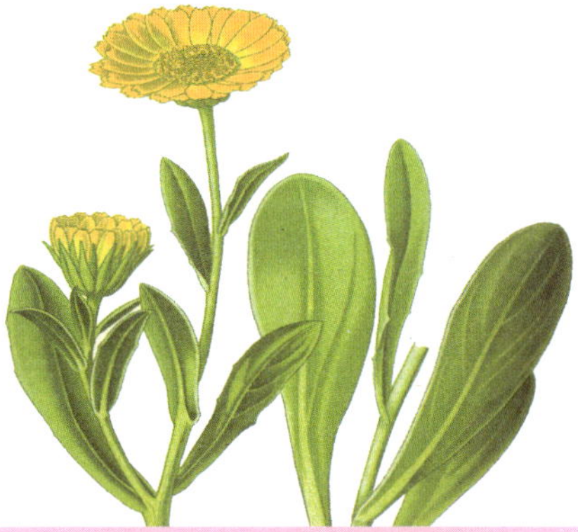

【本草附方】

◎一切冷气

将蓬莪茂二两（醋煮），木香一两（煨），一起研成粉末。每次服用半钱，淡醋汤送下。

◎妇女血气，游走作痛

将蓬莪茂、干漆各二两，一起研末，每次服用二钱，酒送下。如是腰痛，则用核桃酒送下。

◎小儿气痛

蓬莪茂炮熟，研成粉末，热酒送下一钱。

◎上气喘急

将蓬莪茂五钱，加酒一盏半，熬至八分，服下。

◎气短不接

将蓬莪茂一两，金铃子（去核）一两，一起研成粉末，加蓬砂一钱，炼过，研成粉末。每次服用二钱，空腹服，温酒或盐水汤送下。该方叫“正元散”。

◎初生吐乳

将蓬莪茂少许，加绿豆大的一粒盐，加乳一合，煎三、五沸，去掉渣滓，再加两粟米大的牛黄一块，给病儿服下。很见效。

【专家分析】

蓬莪茂可破血祛瘀，消积止痛。李时珍说“郁金入心，专治血分之病；姜黄入脾，兼治血中之气；述入肝，治气中之血，稍为不同。”蓬莪茂已成为医生治积聚诸气的要药，与荆棱同用，效果更好，月水过多及孕妇，忌用。

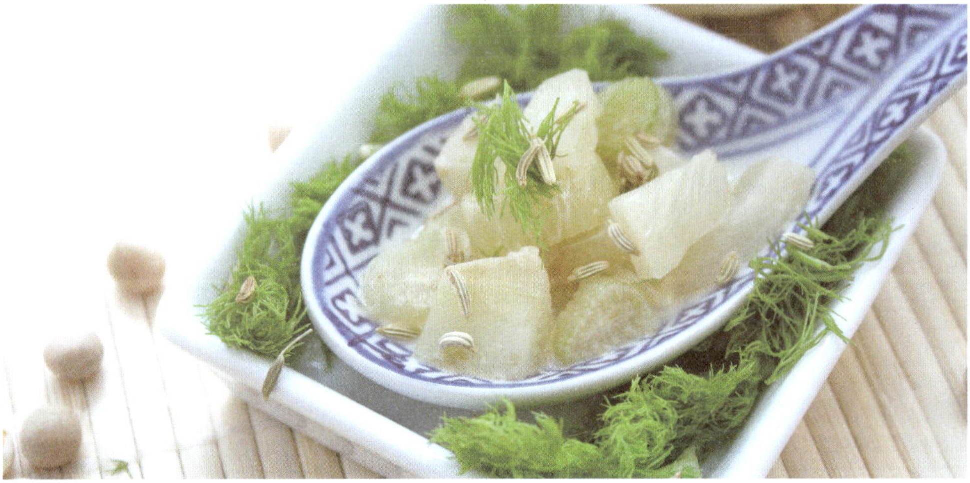

膳食

川芎

【原名】香果、山鞠穷。【气味】根：辛、温、无毒。

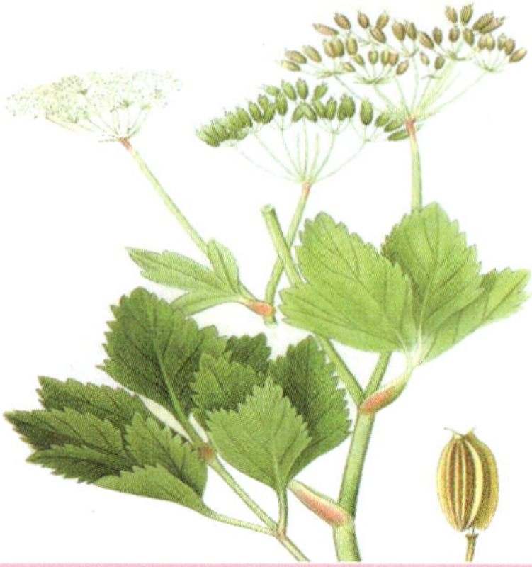

【本草附方】

◎气虚头痛

用川芎研成粉末，每取二钱，茶汤调服下。

◎产后头痛

将川芎、天台乌药，等份研末。每次服用二钱，葱茶调下。另方：加白术，以水煎服下。

◎头晕目眩

用川芎、槐子各一两，一起研成细末。每次服用三钱，茶汤送下。另方：川芎一斤、天麻四两，一起研成粉末，加炼蜜制成弹子大小的丸。每次嚼服一丸，茶汤送下。

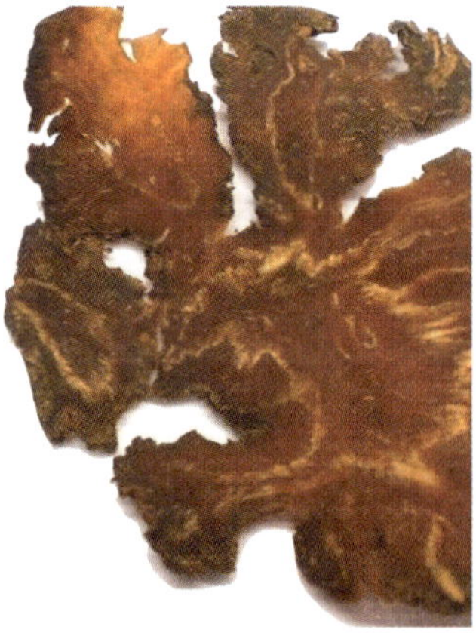

当归

◎风热头痛

用川芎一钱，茶叶二钱，加水一盅熬至五分，饭前热服下。

◎偏头风痛

将川芎，锉细，泡酒。每日饮少量。

◎经闭验胎

取生川芎研末，空腹服一匙，艾汤送下。如觉腹内微动，则有胎；如不动，则无胎。

◎损动胎气（因跌扑举重，损胎不安，或胎死腹中）

将川芎研成粉末，服一茶匙，酒送下。连服两剂，死胎即下。

◎崩中下血，昼夜不止

用川芎一两，清酒一大盏，熬至五分，慢慢饮下。另方：与上方同，另加生地黄汁二合同煮。

◎小儿脑热

将川芎、薄荷、朴硝各二钱，一起研末。每次服用少许吹入鼻中。

◎齿败口臭

用川芎，水煎成汁，随时含漱。

◎牙齿疼痛

将大川芎一个，放在陈糟中内藏一个月，取出培干，加入细辛少许，一起研成细末擦牙。

◎各种疮肿

用川芎煅烧后，研末，加入适量轻粉，滴麻油调匀抹患处。

◎产后乳悬

将川芎、当归各一斤，两相混合，取出半斤，切片，加水浓煎，随时饮服，不限量。另外的一斤半，锉成小块，烧烟，令病人吸处口鼻。药用尽，可再作一剂。

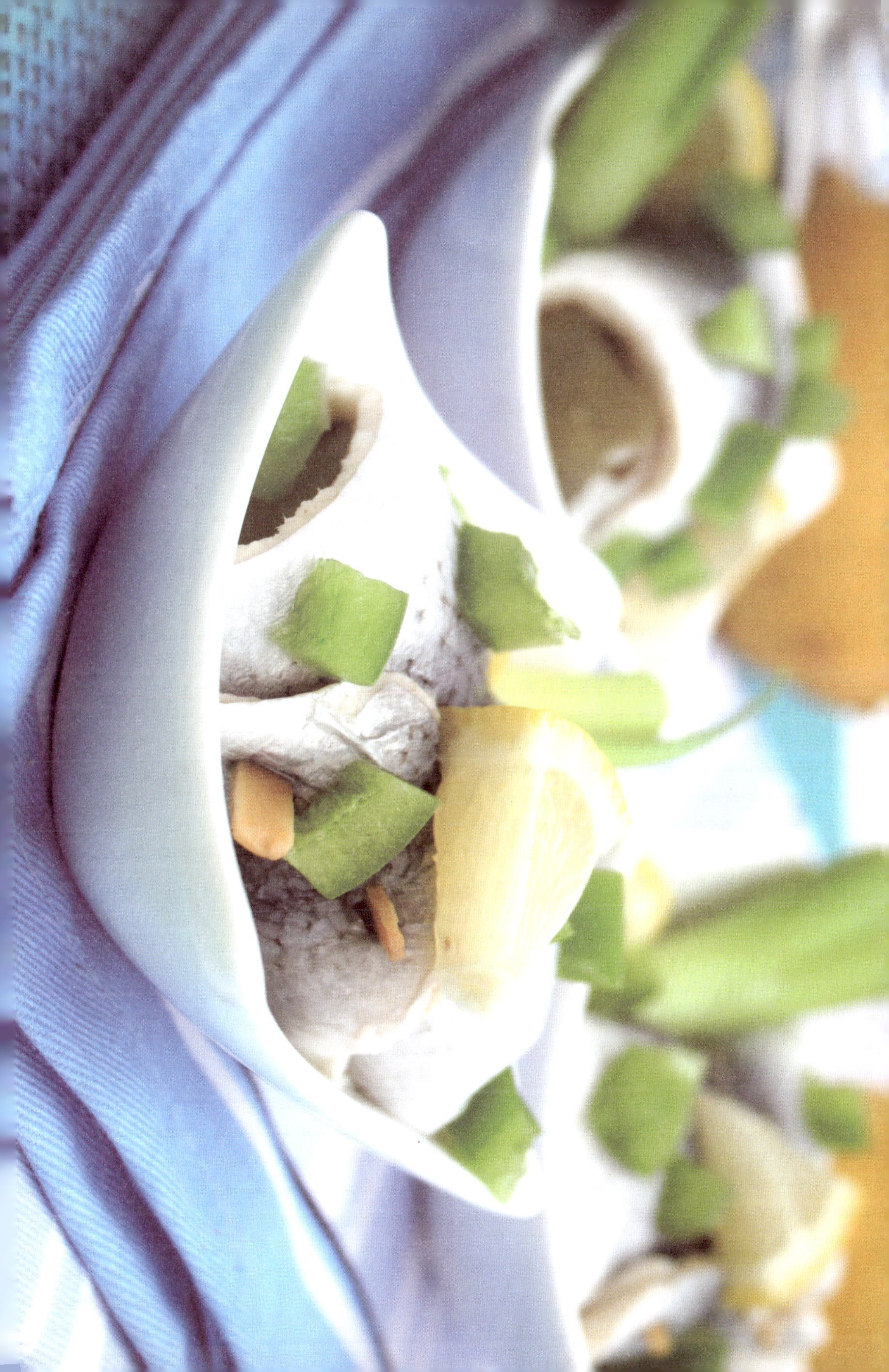

当归

【原名】干归、山蕲、白蕲、文无。【气味】根：苦、温、无毒。

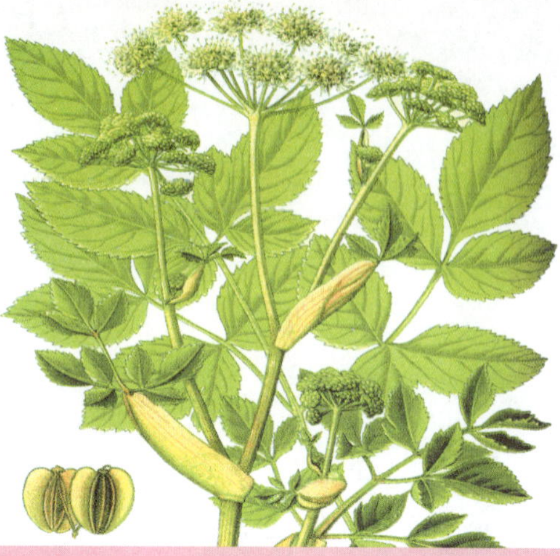

【本草附方】

◎血虚发热

当归身二钱（酒洗），绵黄氏一两（蜜炙），用水煎煮，作一次空腹温服。一日吃两剂。该方叫“当归补血汤”。

◎失血晕运

当归二两，川芎一两，每用五钱，加水七分、酒三分，熬至七分。一日服两次。

◎鼻血不止

把当归，烘干，研成细末。每次服用一钱，温米汤调服。

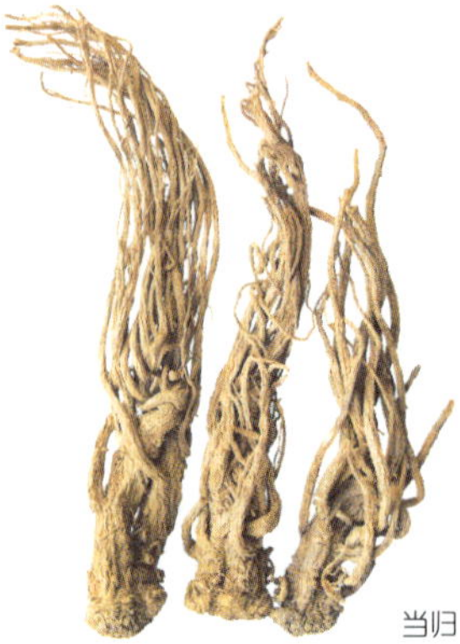

当归

◎小便出血

当归四两，锉碎，加酒三升，熬成一升，一次服下。

◎头痛欲裂

当归二两，加酒一升，熬成六合饮下。一日服两次。

◎手臂疼痛

当归三两，切细，酒浸三天后饮之。饮尽，再配药照饮，病好为止。

◎久痢不止

当归二两，吴茱萸一两，同炒香。去掉茱萸，单以当归研成末状，加入蜂蜜制成梧子大小的丸。每次服用三十丸，米汤送下。该方叫“胜金丸”。

◎大便不通

当归、白芷，等份研成粉末。每次服用二钱，米汤送下。

◎妇女百病

当归四两，地黄二两，一起磨细，加入蜂蜜制成梧子大小的丸。每次服用十五丸，饭前服，米汤送下。

◎月经逆行，从口鼻出

先以京墨磨汁服下，次用当归尾、红花各三钱，加水一钟半，熬至八分，温水服下。

◎少女闭经

将当归尾、没药各一钱，一起研成粉末。红花泡酒送下，一日服一次。

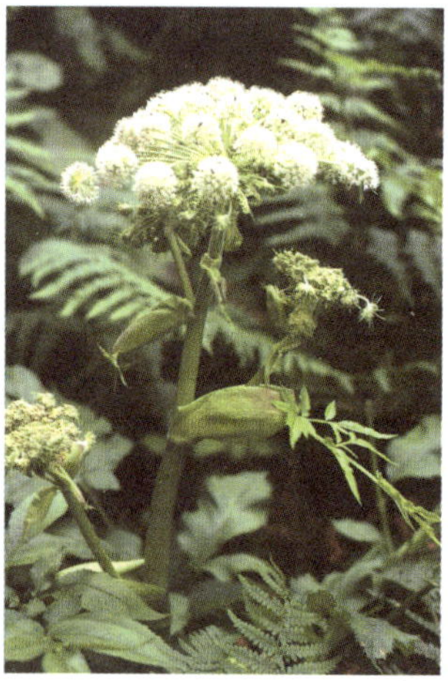

当归

◎妇女脐下气胀，月经不调，常作呕，睡不好

用当归四钱，干漆（烧

存性）二钱，一起研成粉末，加炼蜜制成梧子大小的丸。每次服用十五丸，温酒送下。

◎小产后流血不止

将当归一两、葱白一把。每次服用五钱，加酒一碗半，熬至八成温水服下。

◎产后血胀

将当归二钱，炮干姜五分，研末。每次服用三钱，加水一盏，熬至八分，放少许盐、醋，热服下。

◎妊娠胎动

用当归二两、川芎一两，研为粗末。每次服用三钱，以一碗水熬至将干，加酒一盏，再煎一沸，温水服下。过半小时，又服一次。不过三、五服，即可见效。该方叫“神妙佛手散”。子尚活，可保胎；子已死，即产下。

◎产后腹痛如绞

用当归末五钱，白蜜一合，一盏水，共煎，分两次服下。无效时，再服一剂。

◎产后自汗、大热、气短、腰脚剧痛

将当归三钱，黄芪、白芍药（酒炒）各二钱，生姜五片，加一盏水半，熬至七分，温服。

◎小儿胎寒，好啼

将当归末一小撮（如小豆大）灌下，一夜灌三四次。

◎产后中风

用当归、荆芥穗，等份研成粉末。每次服用三钱，加一盏水半，酒和童子尿各少许，共熬至七分灌服下。如能吞下，即可救。

◎小儿脐湿

将当归末敷在患处。加一点麝香更好。另方：当归末、胡粉等份，调和均匀抹患处。

◎汤火伤疮

将麻油四两，煎当归一两至焦黄。去掉药渣留油，加入黄蜡一两，搅成膏。等冷定后，取膏敷贴患处。

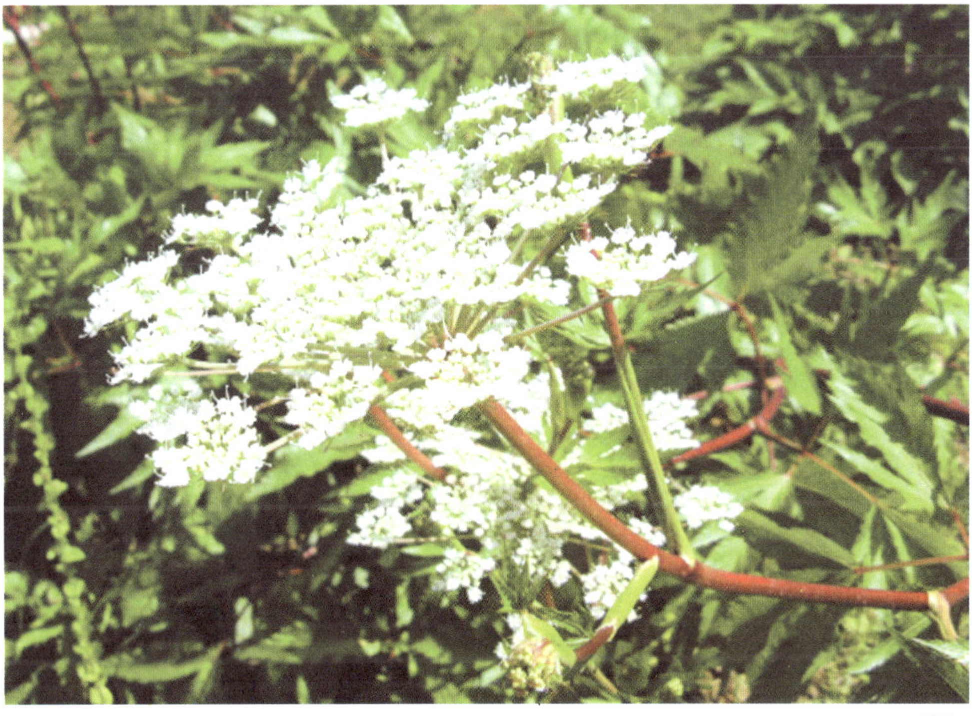

当归

白薇

【原名】薇草、白幕、春草。【气味】根：苦、咸、平、无毒。

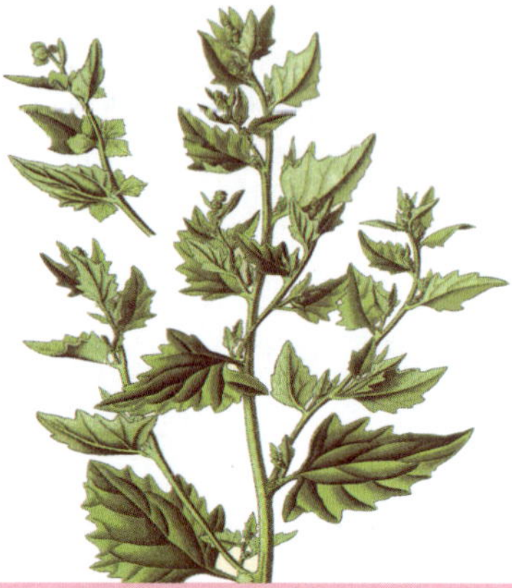

【本草附方】

◎肺实鼻塞

将白薇、款冬花、贝母各一两，百部二两，一起研成细末。每次服用一钱，米汤送下。

◎妇女产中虚烦呕逆

将白薇同桂枝一分，竹皮石、膏三分，甘草七分，加枣肉调成丸子。每次服用一丸，米汤送下。有热者白薇用量加倍。

◎妇女血阙

将白薇、当归各一两，人参半两，甘草一钱半。每次服用五钱，加水二盏，熬成一盏，温水服下。该方叫"白薇汤"。

◎妇女遗尿

将白薇、芍药各一两，一起研末，每次服用方寸匕，酒送下。一日服三次。

◎金疮血出

将白薇研成末状敷伤口，经常换药，即可。

马齿苋

【原名】马苋、五行草、五方草、长命菜、九头狮子草。【气味】酸、寒、无毒。

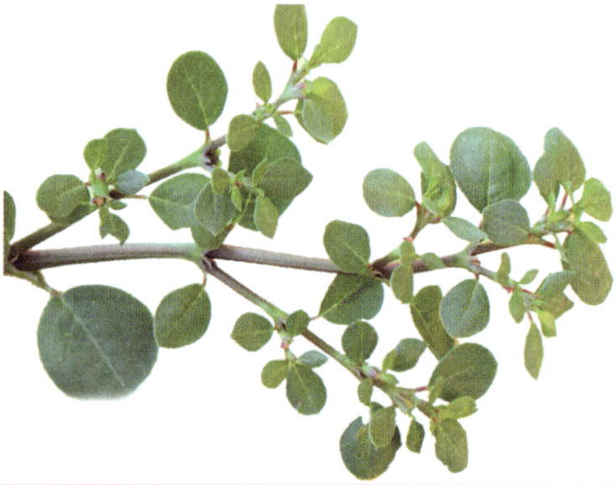

【本草附方】

◎赤白逅眄

将马齿苋捣汁三合，倒入温热一两枚鸡蛋清中，乘微温一次服下。一般服两次见效。

◎脚气浮肿，心腹胀满，小便涩少

将马齿苋和少量粳米、酱汁煮食。

◎肛门肿痛

将马齿苋叶、三叶酸草等份，熬汤熏洗。一日两次，很见效。

◎腹中白虫

将马齿苋煮一碗水，用盐醋，空腹送下。不久有白虫排出。

◎风齿肿痛

将马齿苋一把，嚼汁浸患处，肿即消退。

◎耳内外恶疮

将黄檗半两，干马齿苋一两，一起研成粉末涂抹患处。

◎小儿脐疮

将马齿苋烧过，研成末状涂抹。

◎疔疮肿毒

将马齿苋二分，石灰三分，一起研末，加鸡蛋清调匀涂抹。

◎积年恶疮

把马齿苋捣碎封住，或取汗煎浓涂抹。

◎产后血痢，小便不利，脐腹疼痛

将生马齿苋菜捣汁三合，煎开，加入蜂蜜一合调服下。

【专家分析】

马齿苋所治的各种病，都是因为它具有散血消肿的功能，现在它是治菌痢的要药。它还可以治百日咳、肺结核及化脓性疾病。此外，它还有利尿的作用。

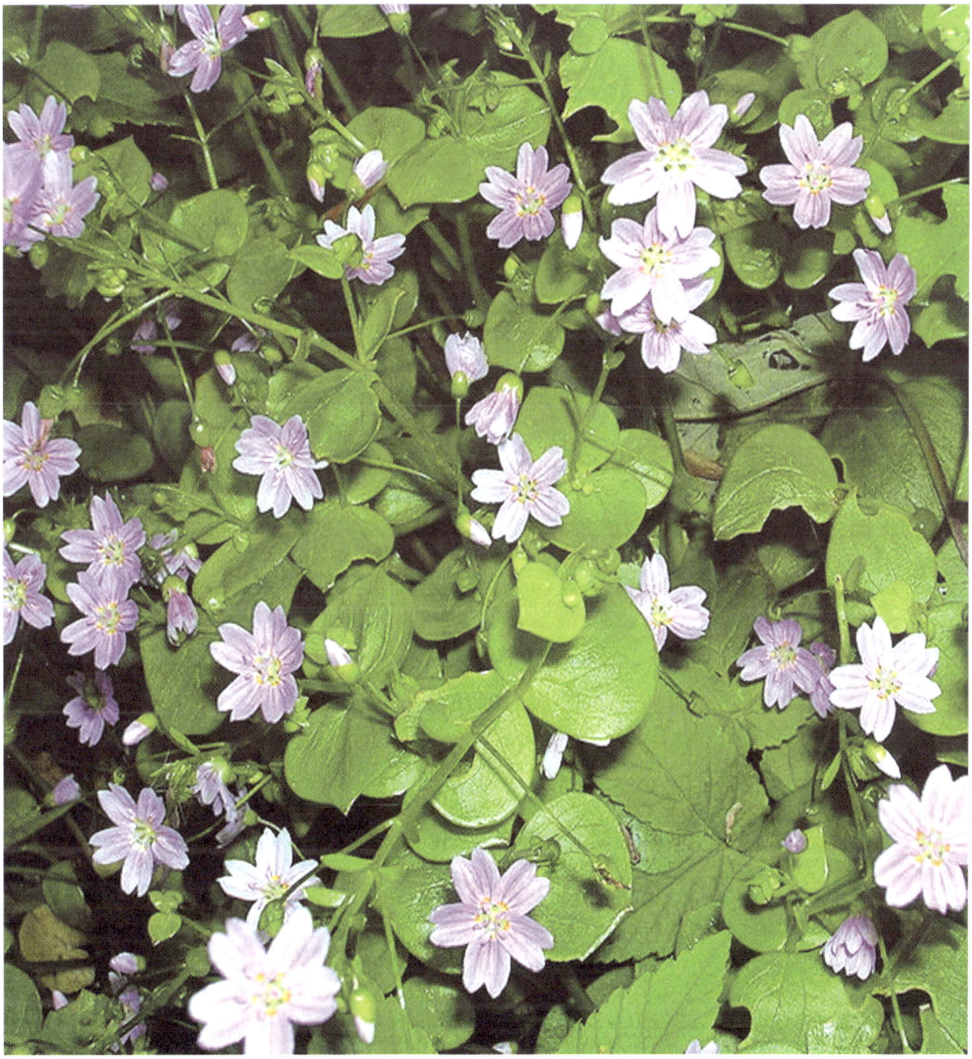

马齿苋

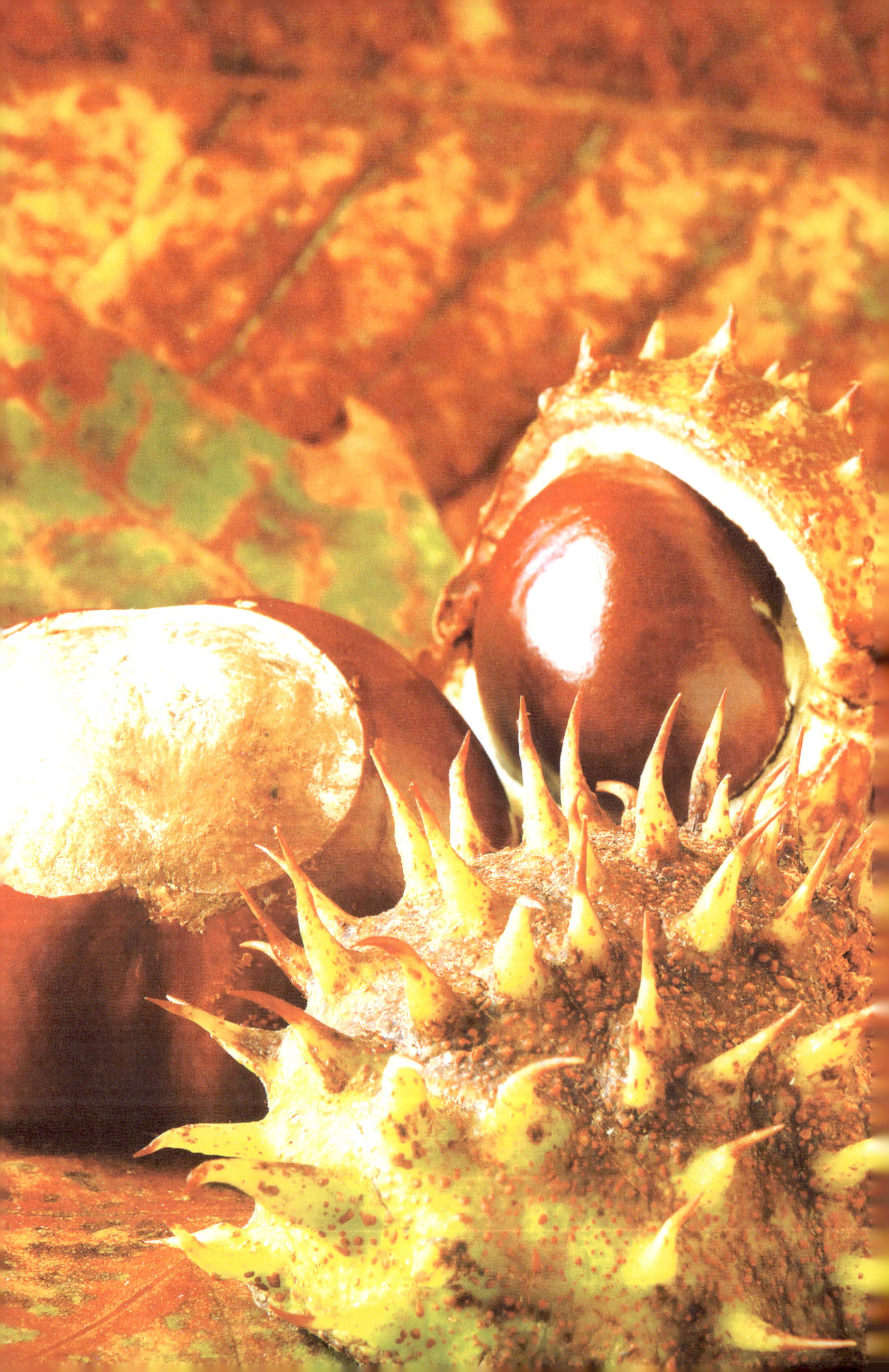

茄

【原名】落苏、昆化瓜、草鳖甲。【气味】茄子：甘、微寒、无毒。

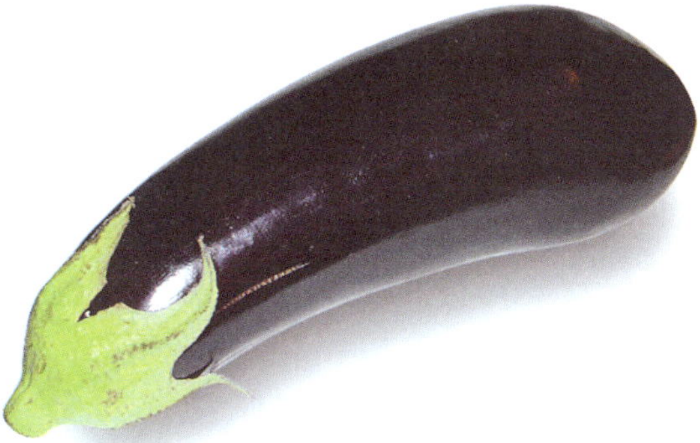

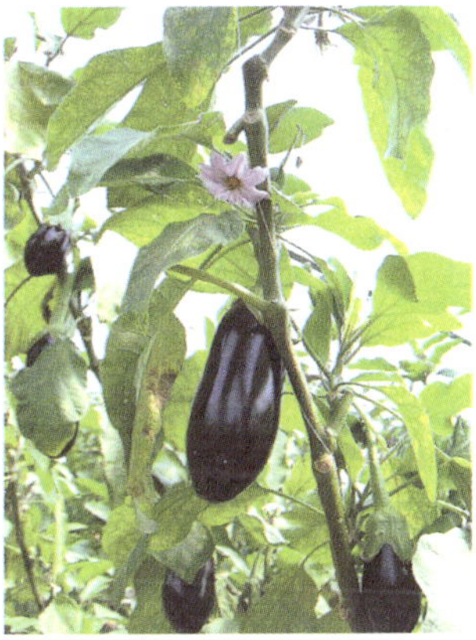

茄

【本草附方】

◎妇女血黄

将黄茄子切开，阴干为末。每次服用二钱，温酒调下。

◎久痢不止

将茄根浇灰、石榴皮，等份研末，砂糖水送下。

◎肠风下血

取大茄种三枚，每用一枚包湿纸中煨熟。泡酒一升半。蜡封三天，去茄饮酒（暖饮）。另方：将经霜茄连蒂烧盛存性，研成细末。每天服两小匙，空腹服，温酒送下。

◎腰脚拘挛

取茄子五斤，切细，以水五斗煮取浓汁，滤去掉药渣，再煮至一升左右，即加入生木栗粉，令稀稠适当，更配以麝香、朱砂末，制成梧子大小的丸。每日服三十丸，秫米酒送下。

◎跌打损伤

将大黄茄一个，切片如一指厚，在新瓦上焙、研成粉末。临睡时服两小匙，温酒调服下。一夜伤消无痕。

◎热毒疮肿

将生茄子一枚，割去二分，去瓤二分，如罐子形，合在疮上即消。

◎癜风

将茄蒂蘸着硫磺附子共研成的药末掺敷。白癜用白茄蒂，紫癜用紫茄蒂。

◎虫牙疼痛

取黄茄种子，烧成灰，涂抹痛处。

◎血淋疼痛

将茄叶熏干为末，每次服用二钱，温酒或盐水汤送下。隔年的茄叶更好。

◎取去痛牙

将茄茎浸马尿中三日，取出晒炒为末，点在痛牙上，牙自脱落。

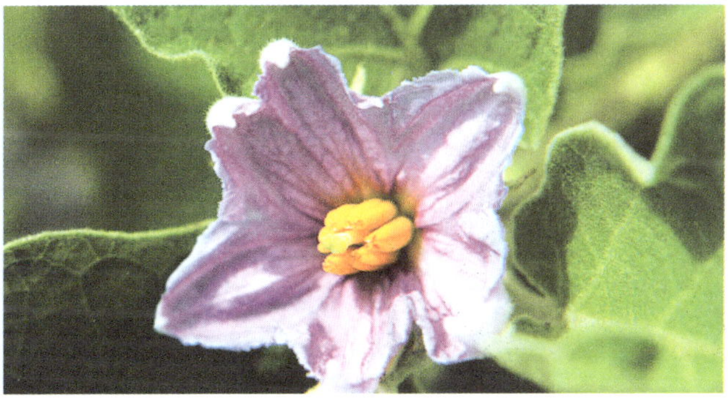

茄子花

木贼

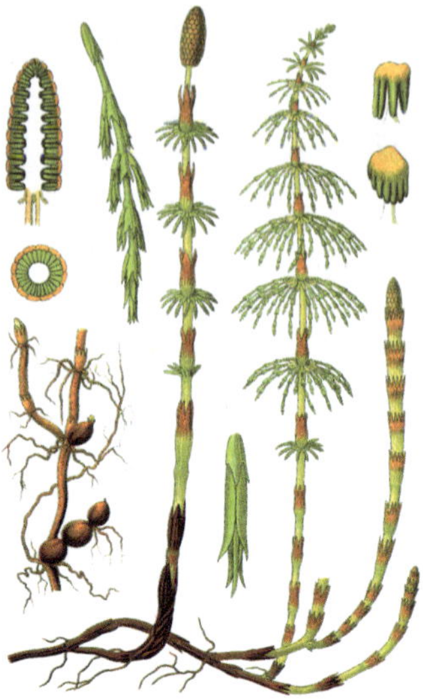

【气味】（茎）甘、微苦、无毒。李时珍说：『木贼气温，味微甘苦，中空而轻，阳中之阴，升也，浮也。麻黄同形同性，故亦能发汗解肌，升散火郁风湿，治眼目诸血之疾也。』

【本草附方】

◎目昏多泪

将木贼(去节)、苍术(淘米水泡过)各一两，一起研成粉末。每次服用二钱，茶调下。或加入蜂蜜制成丸子吞服亦可。

◎急喉痹塞

将木贼在牛粪火上烧存性，每次服用一钱，冷水送下，血出即安。

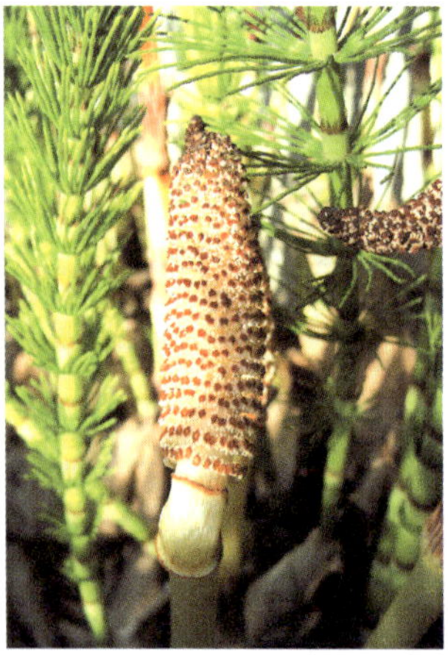

木贼

◎血痢不止

将木贼五钱，水煎，温水服下。一日服一次。

◎泻血不止

方同上，一日服二次。

◎肠痔下血

将木贼、枳壳各二两，干姜一两，大黄二钱半，一起在锅内炒黑存性，研成粉末。每次服用二钱，粟米汤送下，甚效。

◎大肠脱肛

将木贼（烧存性）研成粉末，敷肛部，并把它托入体内。药中加龙骨亦可。

◎妇女血崩

将木贼、香附子各一两，朴硝半两，一起研成粉末。每次服用三钱，血色黑者用酒一碗煎，血色赤者用一碗水煎，连渣服下。一日服二次。脐下痛者，加乳香、没药、当归各一钱同煎。忌食生冷硬物及猪、鱼、面等。该方叫“雷氏木贼散”。

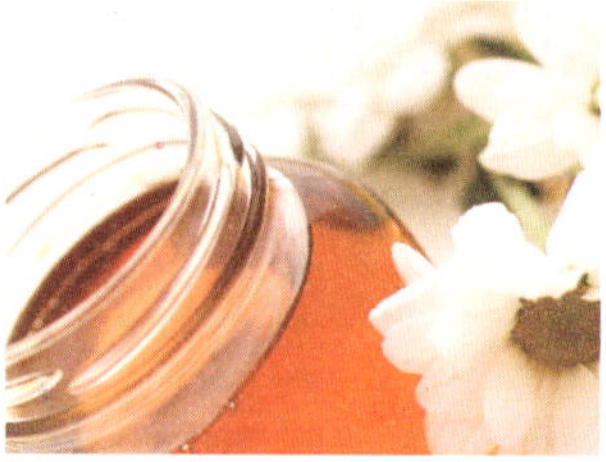

蜂蜜

◎月经不净

将木贼（炒）三钱，加一碗水熬至七成，温水服下，每天服一次。

◎胎动不安

将木贼（去节）、川芎，等份研成粉末。每次服用三钱，一碗水，加金银一钱煎服下。

◎小肠疝气

将木贼锉细，微炒为末。沸汤送下二钱，很见效。以热酒送下亦可。

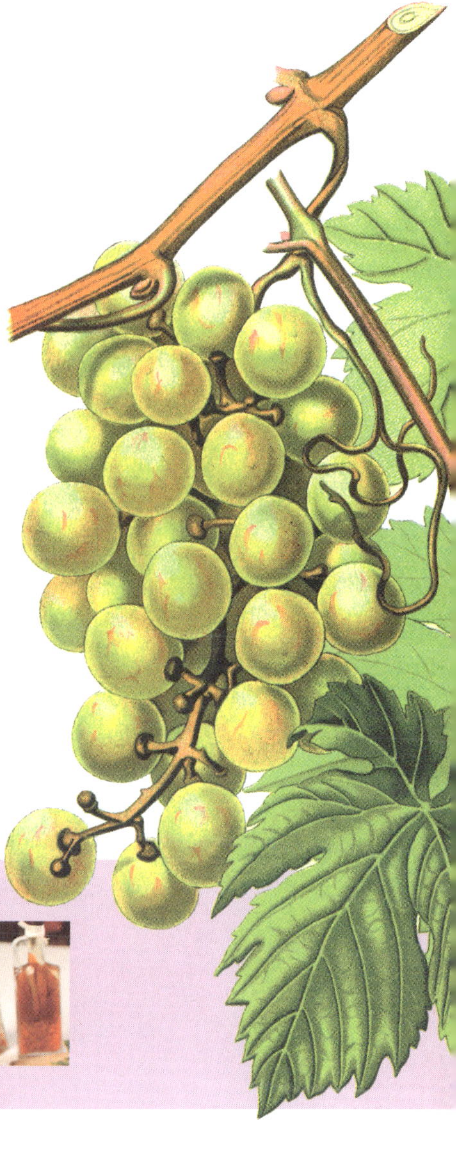

本草护五脏

BEN CAO HU WU ZANG

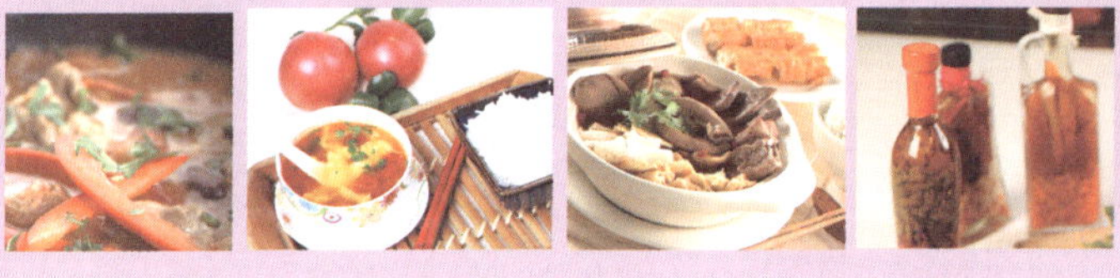

紫菀

【原名】青菀、紫茜、返魂草、夜牵牛。【气味】（根）苦、温、无毒。

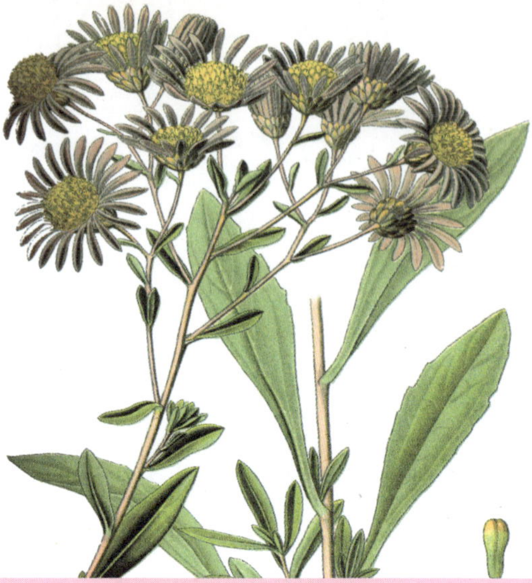

【本草附方】

◎肺伤咳嗽

将紫菀花五钱，加一盏水，熬至七成，温服。一日服三次。

◎久咳不愈

将紫菀、款冬花各一两，百部半两，捣筛研成末。每次服用三钱，用姜三片、乌梅一个，熬汤调下。一日服两次。

◎吐血咳嗽

将紫菀、五味子炒过，一起研末，加蜜做成丸子，如芡子大。每次含化一丸。

◎产后下血

将紫菀末五撮，水冲服。

◎缠喉风痹

将紫菀根一条，洗净，放入喉部，有涎出，病即渐愈。

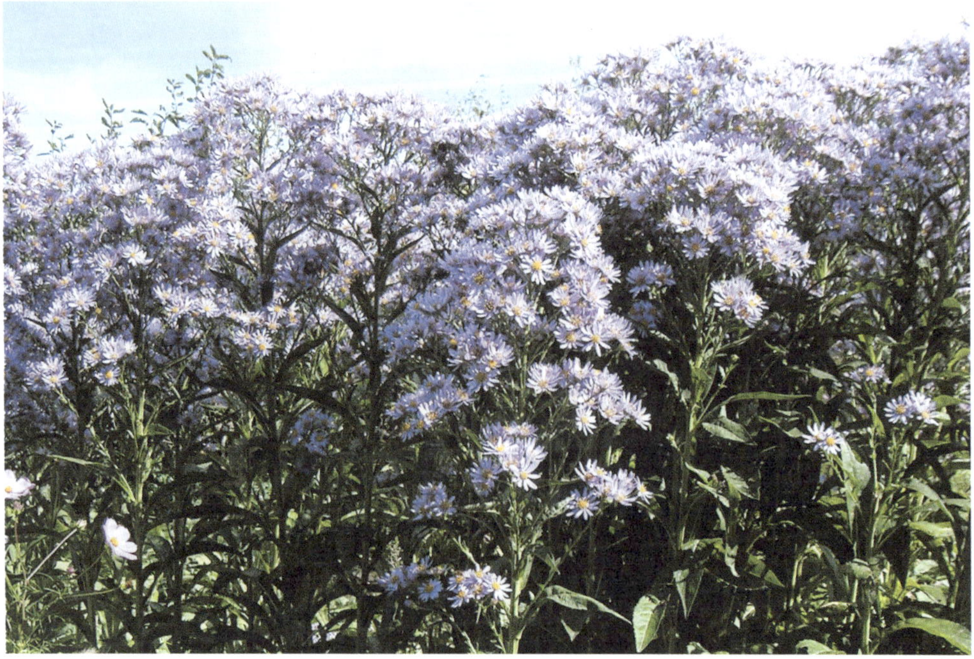

紫菀

黄芩

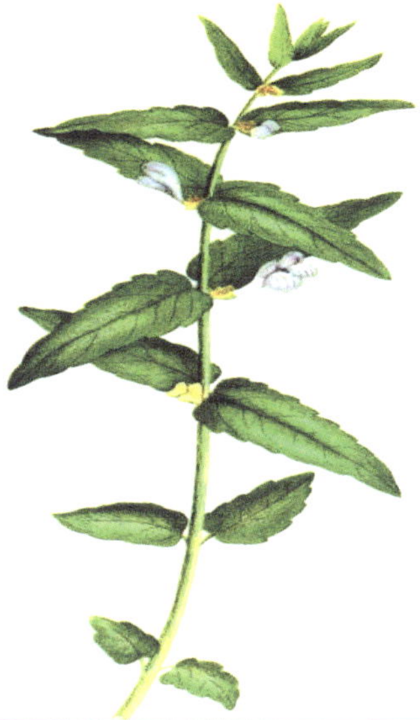

【原名】腐肠、空肠、内虚、经芩、黄文、印头、苦督邮。内部实在的叫子芩、条芩、鼠芩。【气味】根：苦、平、无毒（一称大寒）。

【本草附方】

◎上焦积热（泻五脏火）

将黄芩、黄连、黄檗，等份研末。加蒸饼做成梧子大小的丸。每次服用二、三十丸，开水送下。该方叫“三补丸”。

◎妇女绝经期的年龄已过，仍有月经或月经过多

将黄芩心二两，浸泡在米醋中七天，取出炙干再浸泡，如此七次，研末，加醋糊做成梧了大小的丸。每次服用七十丸，空服，温酒送下。一日服二次。此方叫“芩心丸”。

◎安胎清热

将黄芩、白术，等份研成末状，调米汤做成梧子大小的丸。每次服用五十丸，用开水送下。药中加神曲亦可。

◎肤热如燎

将黄芩一两，加水二钟，煎成一钟，一次服下。

◎肝热生翳

将黄芩一两、淡豉三两，一起研成细末。每次服用三钱，以熟猪肝裹着吃，温汤送下。一日服二次。忌食酒、面。

◎吐血、鼻血

黄芩一两，研末，每取三钱，加一盏水，熬至六分，和渣一起温服。

◎产后血渴，饮水不止

将黄芩、麦门冬，等份研成末状，用水煎药，温服。不拘时间。

【专家分析】

黄芩可清热燥湿，泻火解毒，安胎。“得酒，上行；得猪胆汁，除肝胆火；得柴胡，退寒热；得芍药，治下痢；得桑白皮，泻肺火；得白术，安胎。”

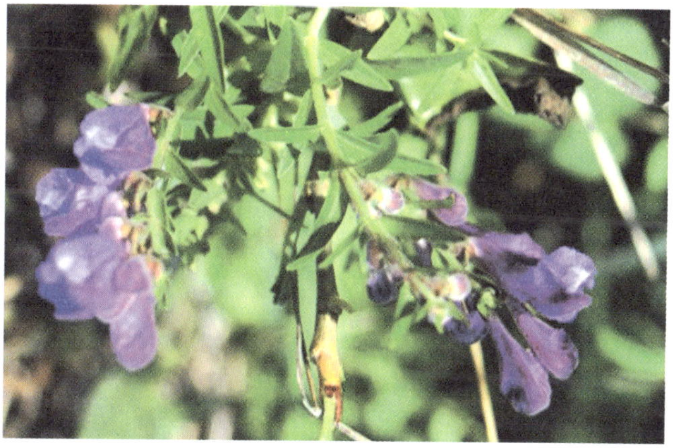

黄芩

杜衡

【原名】杜葵、马蹄香、土卤、土细辛。【气味】根：辛、温、无毒。

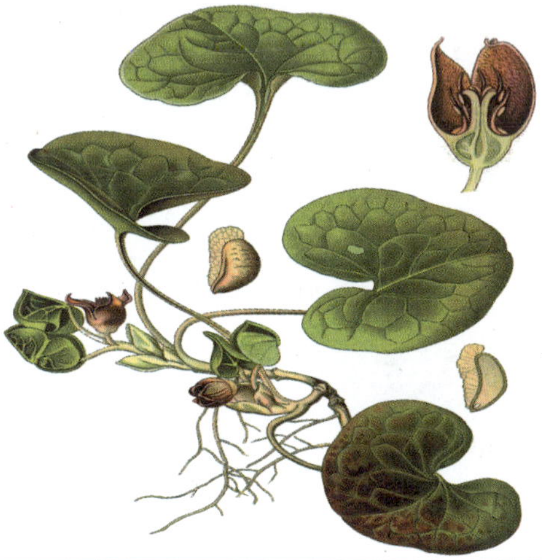

【本草附方】

◎风寒头痛发热

将杜衡研末，每次服用一钱，热酒调下。

◎痰气哮喘

将杜衡焙过，研成细末。每次服用二至三钱，正发病时，淡水调下。

◎吐血淤聚

将杜衡三分，瓜蒂二分、人参一份，一起研末。温汤服一钱，一日服二次。

【专家分析】

治各病，与细辛相近，而药效较弱。

李时珍认为杜衡“功虽不及细辛，而亦能散风寒，下气消痰，行水破血”。

白芷

【原名】芳香、泽芬、苻蓠、莞。【气味】（根）辛、温、无毒。

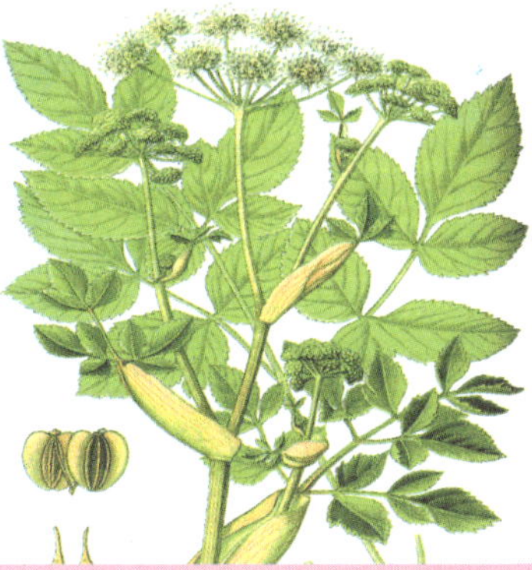

【本草附方】

◎一切伤寒

将白芷一两，生甘草半两，姜三片，葱白三寸，枣一枚，豉五十粒，加水二碗，熬药服下，发汗。不汗再服。该方叫“神白散”。

◎伤风流涕

将白芷一两，荆芥穗一钱，研成细末。每次服用二钱，茶送下。

◎偏正头风

将白芷（炒）二两五钱，川芎（炒）、甘草（炒）、川乌头（半生半熟）各一两，一起研末。每次服用一钱，细茶薄荷汤送下。

◎头风眩运

取香白芷一味，洗晒后研成细末，炼蜜做成弹子大小的丸。每嚼服一丸，茶汤或假苏汤送下。此方叫“都梁丸”。

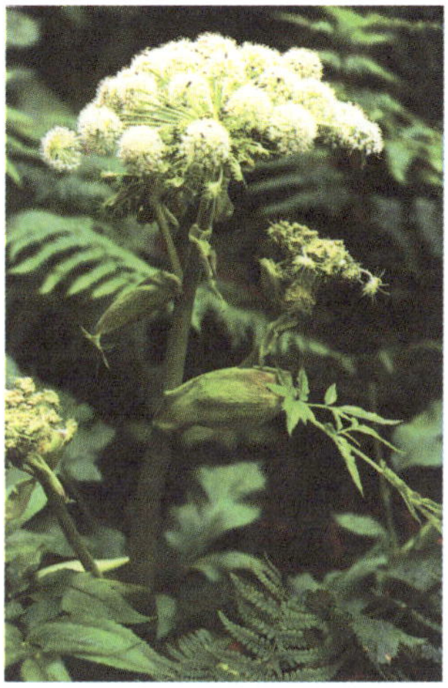
白芷

◎风热牙痛

将白芷一钱，丹砂五分，一起研末，加蜜做成芡子大小的丸。经常擦牙，有效。另方：白芷、吴茱萸等份，泡水漱口，吐出涎水。

◎一切眼疾

将白芷、雄黄，一起研成粉末，加炼蜜做成龙眼大小的丸，丹砂为衣。每次服用一丸，茶送下。饭后服，一日服二次。该方叫“还睛丸”。

◎口齿气臭

将白芷七钱，研成细末。每次服用一钱，饭后服，清水送下。

【专家分析】

李时珍认为：白芷“所在之病不离三经。如头目眉齿诸病，三经之风热也；如漏带痈疽诸病，三经之湿热也。风热者，辛以散之；湿热者，温以除之。为阳明主药，故又能治血病、胎病，而排脓、生肌、止痛”。

肉豆蔻

【气味】（实）辛、温、无毒。

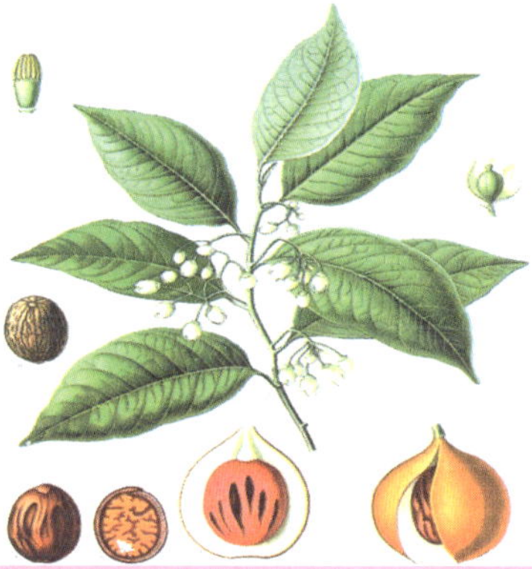

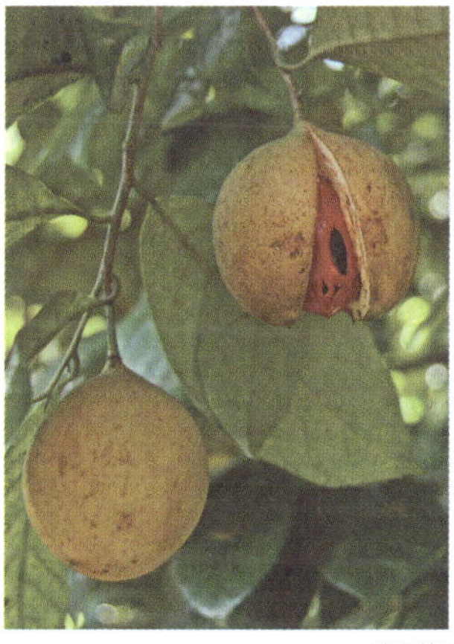
肉豆蔻

【本草附方】

◎暖胃除痰，进食消食。

肉豆蔻二个，半夏（姜

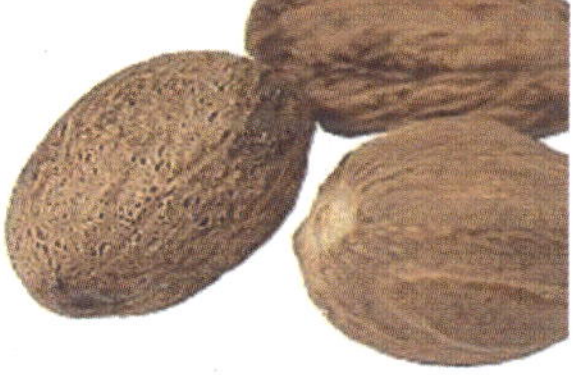

炒）五钱，木香二钱半，研成末，蒸饼制成梧子大小的丸，每天饭后用唾液送下五丸，十丸。

【专家分析】

治宿食痰饮，止小儿吐逆，不下乳，虚泄赤白痢，研末粥饮服之。温中，消食止泄，治积冷心腹胀痛，霍乱中恶，小儿乳霍。调中下气，开胃，解酒毒。暖脾胃，固大肠。

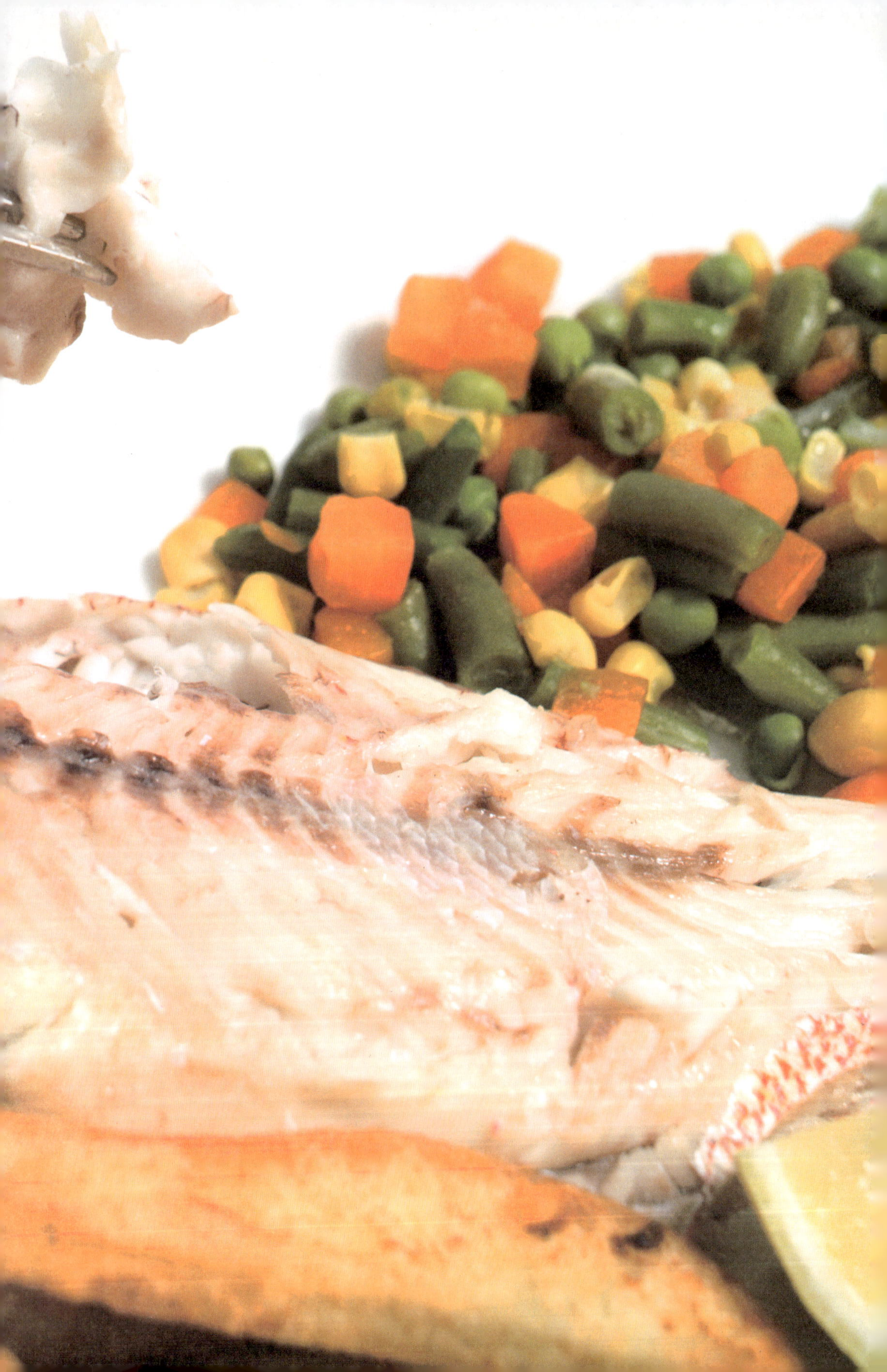

莎草香附子

【原名】雀头香、草附子、水香棱、水巴戟、水莎、侯莎、莎结，夫须、续根草、地毛。【气味】根：甘、微寒、无毒。

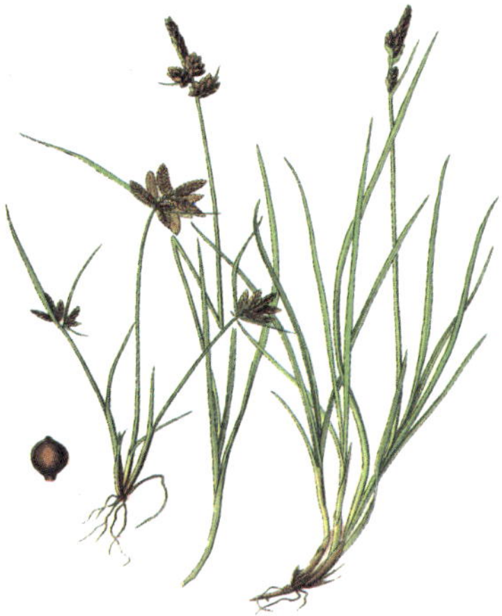

【本草附方】

◎未老先衰

将香附子一斤，用水浸泡一夜，取出，石上擦去毛，炒黄，加茯神（去皮）四两，一起研末，以炼蜜调末弹子大小的丸。每晨服一丸，降气汤送下。降气汤是将香附子（如上法处理）半两，茯神二两、炙甘草一两半，合煎而成。该方叫“交感丹”。除了治未老先衰之外，还能治胸痞、拒食、虚冷遗精等症。

◎偏正头痛，热气上攻，头目昏眩

将大香附子去皮，水煮一时，捣烂、晒干、焙后，研为细末，加炼蜜调成弹子大小的丸。每次服用一丸，水一盏，熬药至八分服下，妇女用醋汤煎服。该方叫“一品丸”。

◎一切气疾

将香附子一斤，缩砂仁八两，炙甘草四两，一起研成粉末，盐开水送服。或研成粗末煎服亦可。该方叫“快气汤”。

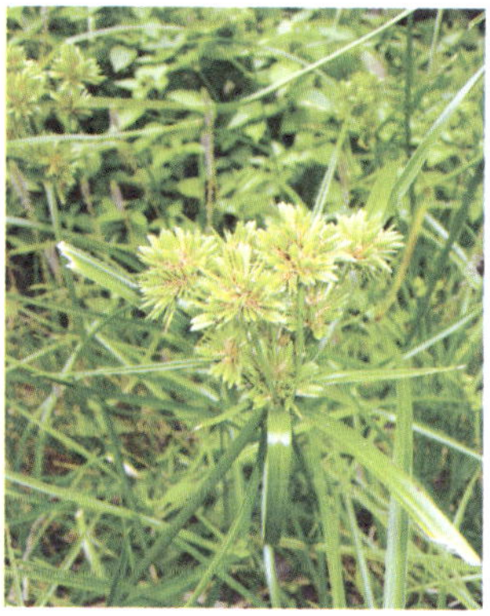

莎草香附子

◎调中快气，心腹刺痛

香附子（去毛，焙）二十两，乌药十两，甘草(炒)一两，一起研末。每次服用二钱，盐汤慢慢送下。

◎心脾气痛

将香附子用醋浸泡，略炒，研成末状；另用高良姜酒洗几次，略炒，也研成末状。两药分别收存，治病时，因寒者，姜二钱，附一钱和匀；因气者，附二钱，姜一钱和匀；因气与寒者，加姜、附等份，和匀。三种情况都以热米汤加一匙姜汁和一小撮盐把药送下。服药七、八次后，病根可除。

◎心腹诸痛

将香附子二两，艾叶半两，在醋汤中煮熟，去艾叶，炒香附子末，加醋糊做成梧子大小的丸。每次服用五十丸，开水送下。该方叫“艾附丸”。

◎酒肿虚肿

将香附子（去皮），加醋煮干，焙干研成细末。以醋、糊调入做成药丸。常服，可使肿水从小便排出。另方：香附子一斤，在童子尿中浸泡三日，取出，烘干研末，加糊为丸。每次服用四、五十丸，米汤送下。一日服二次。

◎疝气疼痛

香附末二钱，空心服，以海藻一钱，煮酒调下，服药后把海藻也吃下去。

◎女人诸病（治月经不调等）

把大香附子（擦去毛）一斤，分作四份：一份用醇酒浸泡，一份用酽醋浸泡，一份用盐水浸泡，一份用童子尿浸泡。几日后，取出香附子，洗净，晒干，捣烂，微焙研成末，加醋煮面糊做成梧子大小的丸。每次服用七十丸，酒送下。瘦人，加泽兰、赤茯苓末二两；气虚，加四君子料；血虚，加四物料。该方叫“四制香附丸”。

◎重度血崩或五色漏带

将香附子去毛炒焦，研成末状，热酒冲二钱。

◎安胎顺气

香附子炒后研成细末，浓煎紫苏汤送服一、二钱。另方是加入砂仁。该方叫“铁罩散”。

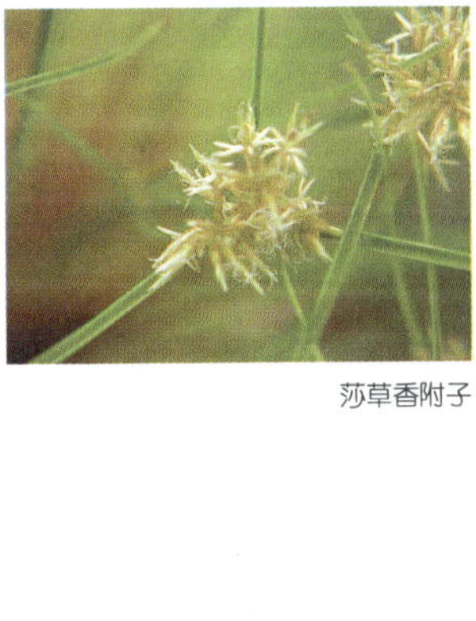

莎草香附子

◎妊娠恶阴

将香附子二两，藿香叶、甘草各二钱，一起研成细末。每次服用二钱，开水加盐送下。该方叫“二香散”。

◎临产顺胎

香附子四两、缩砂仁（炒后）三两、甘草（炙）一两，一起研成粉末。每次服用二钱，米汤送下。

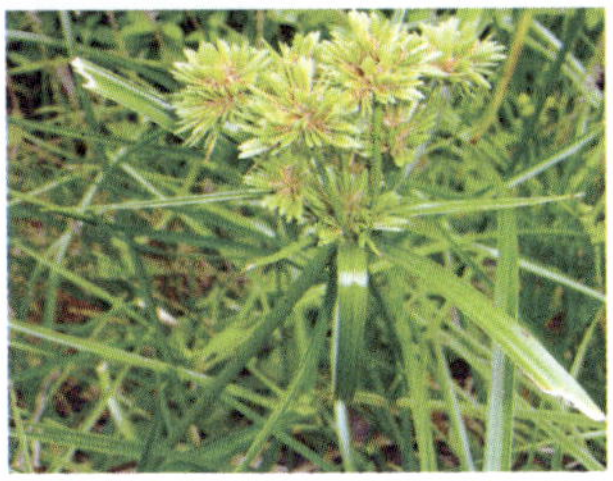

莎草香附子

◎产后狂言

把生香附子（去毛）研成细末。每次服用二钱，姜、枣熬汤送下。

◎气郁吐血

香附子一两，白茯苓半两，一起研末。每次服用二钱，陈粟米汤送下。另方：用童子尿调香附末二钱服下。

◎小便尿血

将香附子、新地榆等份，分别熬汤。先服香附汤三口，后服完地榆汤。发汗见效，可照此再服。

◎诸般下血

将香附子浸泡童子尿中一天，取出捣碎，醋拌，在容器里烘干，研成末状。每次服用二钱，米汤送下。另方：香附子以醋、酒各半煮熟，焙研成末状，加黄秫米糊做成梧子大小的丸。每次服用四十丸，米汤送下。一日服二次。另方：香附子末二钱，加百草霜、麝香各少许同服，很快见效。

◎老小脱肛

将香附子、荆芥穗，等份研成末状。每取一匙，加一大碗水，煎沸十多次后，淋洗患处。

◎气郁头痛

用香附子（炒）四两，川芎二两，一起研成粉末。每次服用二钱，茶汤调下。经常服用可防头痛，又可明目。

◎肺破咯血

将香附子一钱，研成细末，米汤送服。一日服二次。

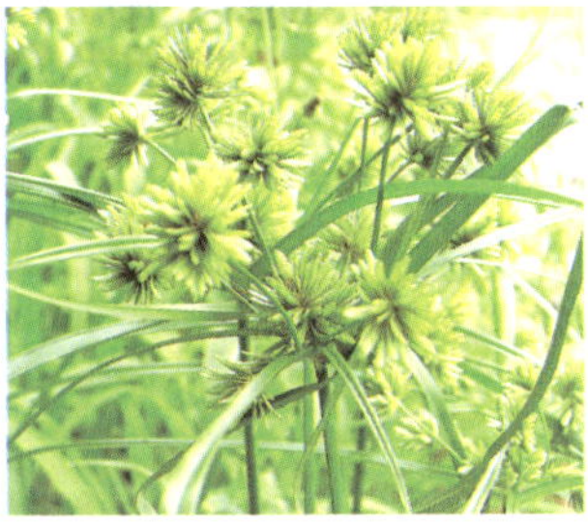

莎草香附子

【专家分析】

香附是疏肝、理气、解郁的常用药。治经行腹痛、月经不调等妇科病，香附也是必用的药物。

胡芦巴

【原名】苦豆、芦巴、季豆、香草。【气味】性温、味苦。

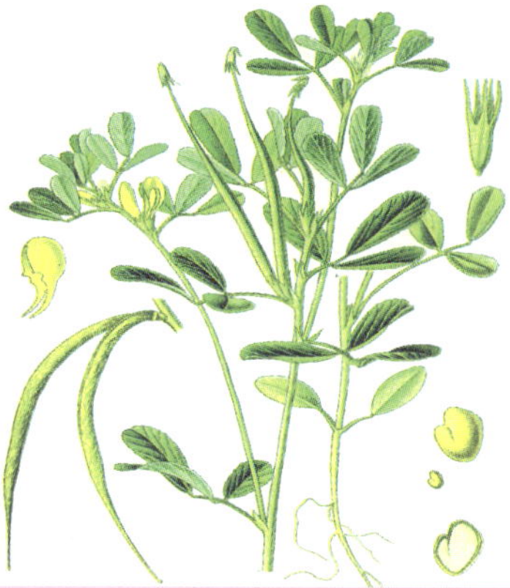

【本草附方】

◎小肠气痛

将胡芦巴炒过，研成细末。每次服用二钱，茴香酒送下。

◎肾脏虚冷，腹胁胀满

将胡芦巴（炒）二两，熟附子、硫磺各七钱五分，一起研成粉末，加酒煎曲糊做成梧子大小的丸。每次服用三十至四十丸，盐汤送下。

◎冷气疝瘕

将胡芦巴(酒浸泡,晒)、荞麦面（炒），各四两，小茴香一两，一起研成粉末，加酒糊制成梧子大小的丸。每次服用五十丸，空心服，盐酒或盐汤送下。服至两月后，大便出血脓，表示病根已除。

◎阴囊偏坠或小肠疝气

用沉香、木香各半两，胡芦巴（酒浸泡，炒）、小茴香（炒）各二两，一起研成粉末，加酒、糊制成梧子大小的丸。每次服用五十至七十丸，盐酒送下。该方叫“沉香内消丸”。

◎寒湿脚气

将胡芦巴（用酒浸泡一夜后在容器里烘干）、破故纸（炒香）各四两，一起研成粉末；另取木瓜一个，切顶去瓤，放药入瓜内填满，将顶合上，蒸至极熟，然后捣烂做成梧子大小的丸。每次服用七十丸，空心服，温酒送下。

◎小腹有可动硬块，痛不可忍

将胡芦巴八钱，茴香六钱，巴戟（去心）、川乌头（炮，去皮）各二钱，楝实（去核）四钱，吴茱萸五钱，一起炒成细末，加酒糊做成梧子大小的丸子。每次服用十五丸，小儿五丸，盐酒送下。

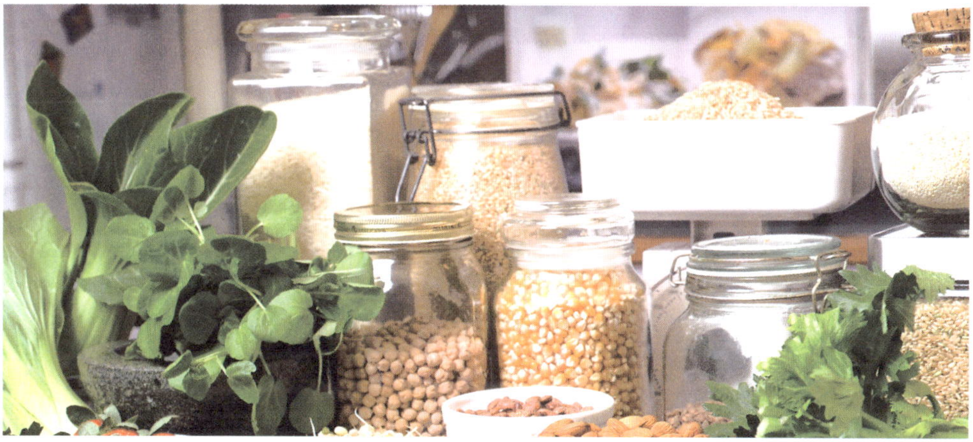

食材

蠡实

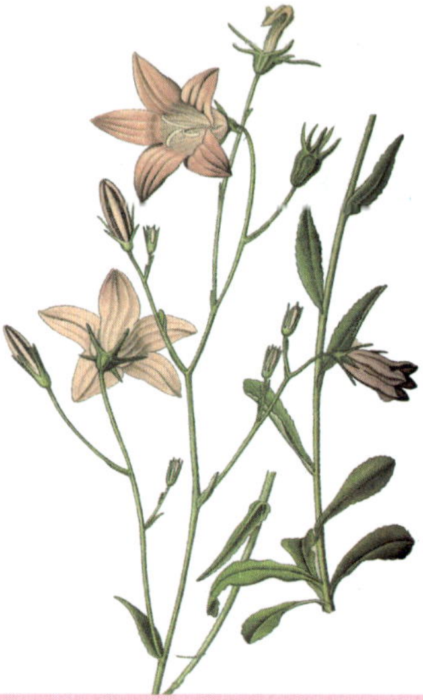

【原名】荔实、马蔺子、马楝子、马薤、马帚、铁扫帚、剧草、旱蒲、豕首、三坚。【气味】实：甘、平、无毒。

【本草附方】

◎寒疝诸疾

用蠡实一升，每日取一把，拌面煮食，吃完一升可见效。

◎风热喉痹

蠡实八钱，牛蒡子六钱，一起研成粉末，每次服用一匙，空心服，温水送下。另方：将蠡实一合，升麻五分，加一升水，熬至三合，再加蜜少许搅匀慢慢饮下。另方：蠡实根叶二两，加一升半水，煮成一碗，慢慢饮下。另方：用蠡实根捣汁三合，蜜一合，慢火合熬，点喉部，一天点五至七次。

◎水痢百病

将蠡实和等量的面粉（牛骨灰亦可），空心服一匙，米汤送下。另方：蠡实、干姜、黄连各等份，研为散，每次服用二匙，热汤送下。忌猪肉和冷水。

◎肠风下血

将蠡实（研破，酒浸泡数日，晒干）一斤，何首乌半斤，雄黄、雌黄各四两，一起研成粉末，以原液浸泡泡蠡实的酒调末制梧子大小的丸。每次服用三十丸，温酒送下。一日服三次。

◎小便不通

将蠡实（炒）、茴香（炒）、葶苈（炒），一起研成粉末。每次服用二钱，酒送下。

◎一切痈疽

将蠡实花和牛膝、松毛一同煎服。

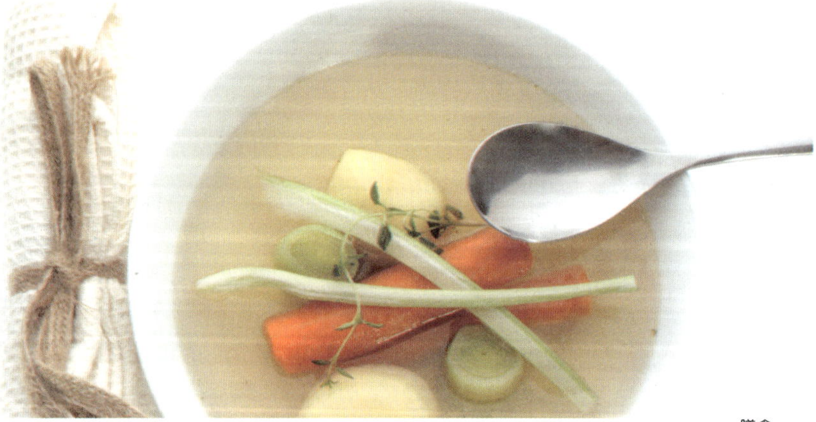

膳食

芦

【原名】苇、葭。花名蓬。初生的苇叫葭，未开花时叫芦，长成后叫苇。【气味】根：甘、寒、无毒。笋：小苦、冷、无毒。茎、叶：甘、寒、无毒。蓬：甘、寒、无毒。

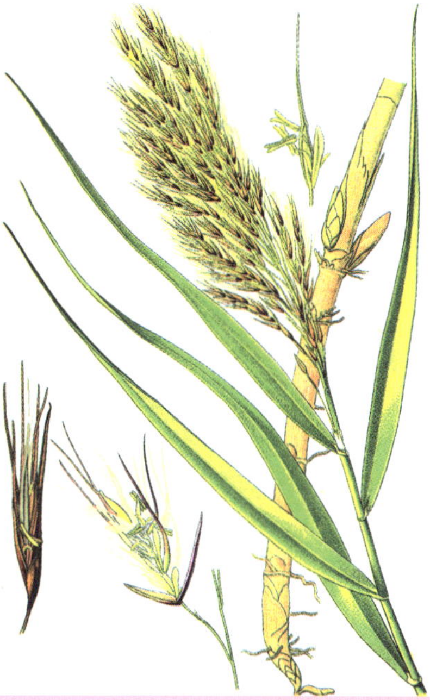

【本草附方】

◎骨蒸肺痿

将芦根、麦门冬、地骨皮、生姜各十两，橘皮、茯苓各五两，加二斗水，煮成八升，去掉药渣。分五次服。出汗即愈。

◎五噎吐逆，心膈气滞

将芦根五两，锉小，加三大盏水，煮取二盏，去掉药渣，温服。

◎反胃上气

将芦根、茅根各二两，加四升水，煮成二升，分次服下。

◎霍乱烦闷

将芦根三钱，麦门冬一钱，水煎服。另方：芦叶一把，水煎服。

◎吐血不止

把芦苇茎外皮烧成灰（存性），研成细末，加蚌粉少许，拌匀。每次服用一、二钱，麦门冬汤送下。三服见效。

◎肺壅咳嗽，微热

把芦苇茎（切小）二升，加二斗水，煮成五升，再加桃仁五十枚，薏苡仁、瓜瓣各半升，煮成二升服下，吐出脓血即愈。该方叫“苇茎汤”。

◎背疮溃烂

把陈芦叶研成末，先用葱椒汤洗净患处，然后把药末敷上。

◎中鱼、蟹毒

将芦根煮汁服。

◎诸般血病

将芦花、红花、槐花、白鸡冠花、茅花等份，加二盏水，煎成一盏服下。

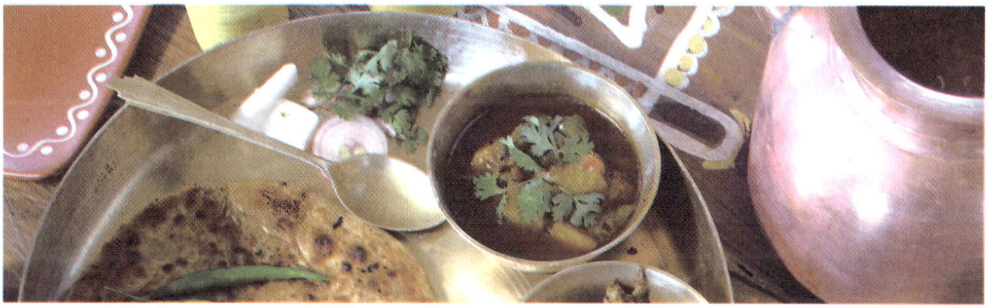

膳食

款冬花

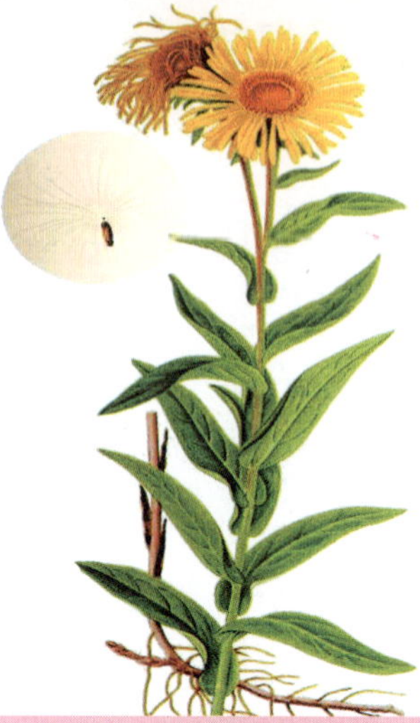

【原名】款冻、颗冻、氏冬、钻冻、菟奚、虎须。

【气味】辛、温、无毒。

【本草附方】

◎痰嗽带血

将款冬花、百合，经蒸、焙后，等份研成末状，加蜜做成龙眼大小的丸。每天临睡时嚼服一丸，姜汤送下。

◎久咳不愈

将早晨取款冬花一小团，拌蜜少许，放有在瓦罐内烧烟，瓦罐留一口，让烟出，以口吸烟咽下。如此五日，至第六日，吃一餐羊肉包子，从此病愈。

葶苈

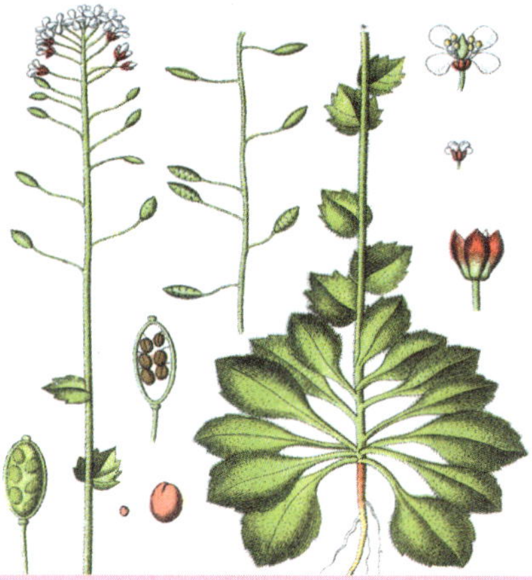

【原名】丁苈、大室、大适、狗荠。

【本草附方】

◎阳水暴肿

将甜葶苈一两半（炒后研末），汉防己末二两，用鸭血及鸭头同捣极烂，做成梧子大小的丸。视病情每次服用五至十丸，一日服三次，以小便通畅为验。

◎通身肿满

将苦葶苈（炒）四两，研成细末，和枣肉做成梧子大小的丸。每次服用十五丸，桑白皮汤送下。一日服三次。

◎大腹水肿

用苦葶苈二升，春酒五升，泡一夜，服一合即通，一日服三次。另方：将苦葶苈二升，炒后研末，与雄鸡血及头一起捣至极烂，做成梧子大小的丸。每次服用十丸，小豆汤送下。一日服三次。另方：葶苈一两，杏仁二十枚，同熬成黄色。取出捣烂，分十次服。

◎肺湿痰喘

将甜葶苈炒研成末，加枣肉制成丸子服下。

◎咳嗽上气

将葶苈子三升，经微火熬研后，装入布袋，泡在五升清酒中。几日后饮酒，每次一小杯。白天两次晚上两次。以轻微腹泻为度。如病急，可以榨汁服。

◎肺壅喘急

将葶苈炒黄，研末，加蜜制成弹子大小的丸。服药时先用大枣二十枚，水三升，煮取二升，然后放入葶苈一丸，继续煮水至一升，一次服下，该方叫“葶苈大枣泻肺汤”。

◎月经不通

将葶苈一升，研成末状，加蜜做成弹子大小的丸，用棉包裹，纳入阴道中。过一夜，换药一次，汗出即出可停药。

◎瘰疬已溃

将葶苈二合，豉一升，捣烂做成饼子，如钱大，厚二分。敷在疮孔上，外用艾熏炙，但不可伤肉，亦不可炙初起之疮。

◎突发颠狂

将葶苈一升，捣极细，加白犬血制成麻子大小的丸。每次服用二丸，酒送下，三服即愈。

◎虫牙

将葶苈、雄黄，等份研成末状，调腊月猪油点痛处。

【专家分析】

葶苈可消肿除痰、止咳定喘。古人曾称葶苈的苦有甜，并说甜者性缓，苦进性急，现在比较常见的是甜葶苈，苦葶苈很少见。

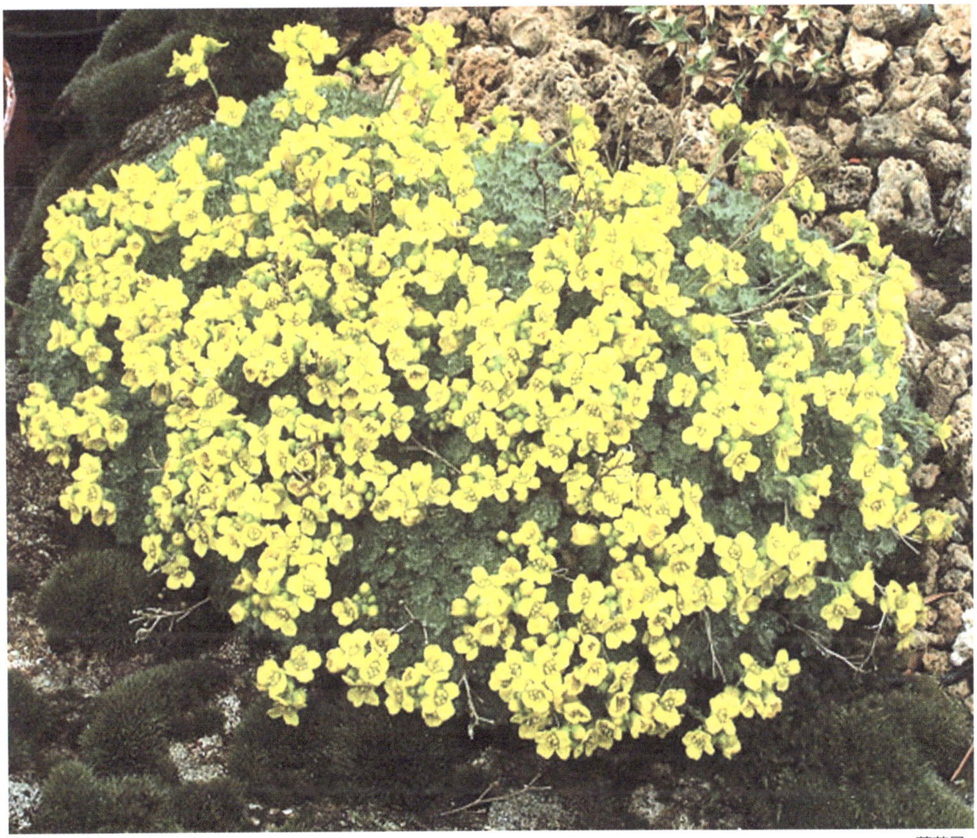

葶苈子

青黛

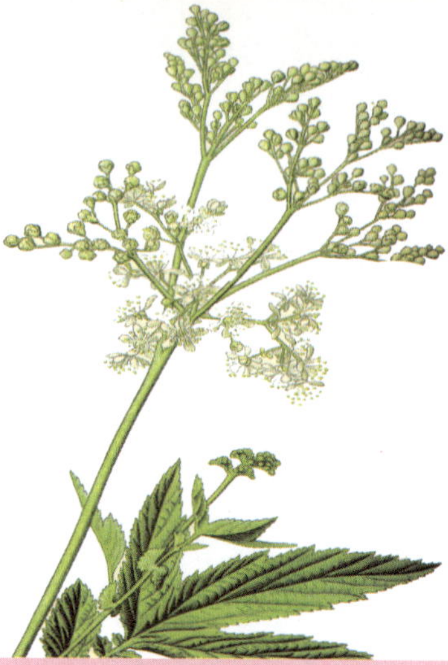

【原名】靛花、青蛤粉。

【气味】咸、寒、无毒。

【本草附方】

◎肺热咯血

将青黛一两，杏仁（以牡蛎粉炒过）一两，一起研匀，加黄蜡化和做成三十个饼子，称为“青饼子”。每次服用一饼，以干柿半个夹定，外用湿纸裹好，煨香嚼吃，米粥送下。一天吃三次。

◎小儿疳痢

根据小儿年龄酌情取适量青黛以水研匀服下，有效。《宫气方》说：“孩儿杂病变成疳，不问强羸女与男。烦热毛鼻口燥，皮肤枯槁四肢瘫，腹中时时更下痢，青黄赤白一般般。眼涩面黄鼻孔赤，谷道开张不可看，此方便是“青黛散”，孩儿面病服这安。”

◎烂弦风眼

将青黛、黄连泡水洗眼。

◎瘰疬未穿

将青黛、马齿苋同捣烂，每日敷患处。

萹蓄

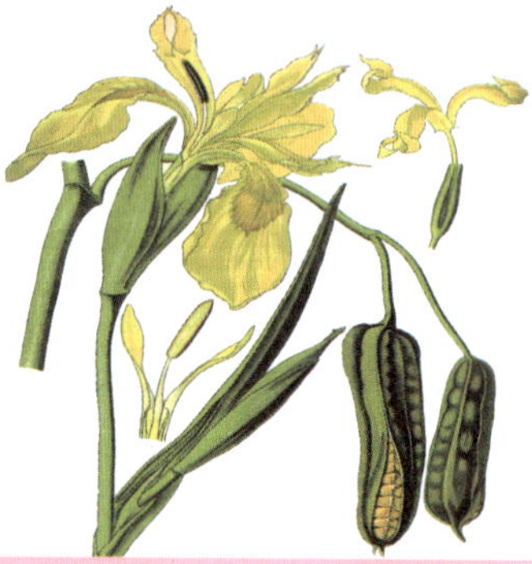

【原名】扁竹、扁辨、扁蔓、粉节草、道生草。【气味】苦、平、无毒。

【本草附方】

◎蛔咬心病

将萹蓄十斤，锉细，加一石水熬至一斗。去掉药渣，再次煎浓。头天晚上禁食，次日空心服一升，虫即可打下。

◎热黄疸疾、霍乱吐得

将萹蓄放豉汁中，下五味，煮羹汤吃。

◎痔发肿病

将萹蓄捣烂取汁服一升。见效可再服。另取萹蓄汁和面做饼，一天吃三次。

◎恶疮痂痒

将萹蓄捣烂封在患处，痂落病愈。

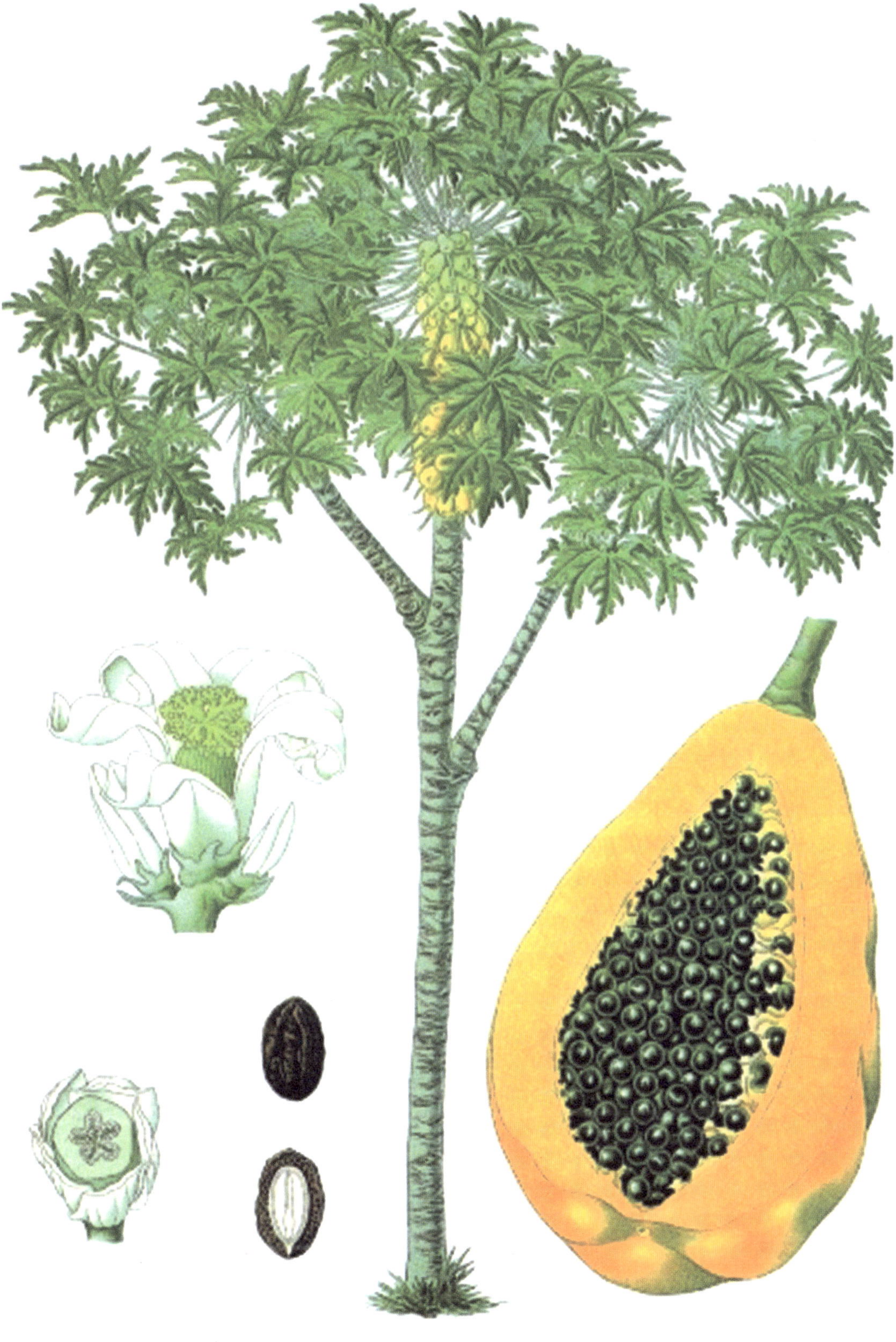

木鳖子

【原名】木蟹。【气味】仁：甘、温、无毒。（现代认为：木鳖子有大毒，不可食）

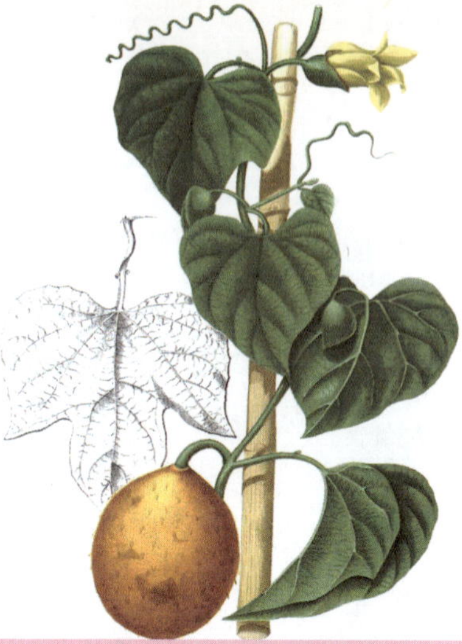

【本草附方】

◎酒疸脾黄

将木鳖子磨醋服一、两盏，有腹泻即见效。

◎脚气肿痛

将木鳖子仁，先切两半，麸炒过，切碎再炒，去油至尽，每两加入厚桂半两，研成末状。每次服用二钱，热酒送下，发汗即愈。

◎阴疝偏坠

将木鳖子一个，磨醋调黄檗、芙蓉两药细末，涂敷患入。

◎腹中痞块

将木鳖子仁五两，分别放入切开的两副猪肾中，煨熟，捣烂，再加黄连末三钱，与蒸饼一起制成梧子大小的丸。每次服用三十丸，白开水送下。

◎肛门痔痛

将木鳖仁三枚，捣成泥，倒入百沸汤一碗，趁热先熏后洗。每日三次。

◎瘰疬经年

将木鳖仁二个，去油，研成细末，加鸡蛋清，放入瓶中，上笼屉蒸熟，饭后服下。每日一服，半月见效。

◎小儿丹瘤

将木鳖子仁研成泥，调醋敷患处，一日用药三至五次，有效。

◎风牙肿痛

将木鳖子仁磨醋涂搽。

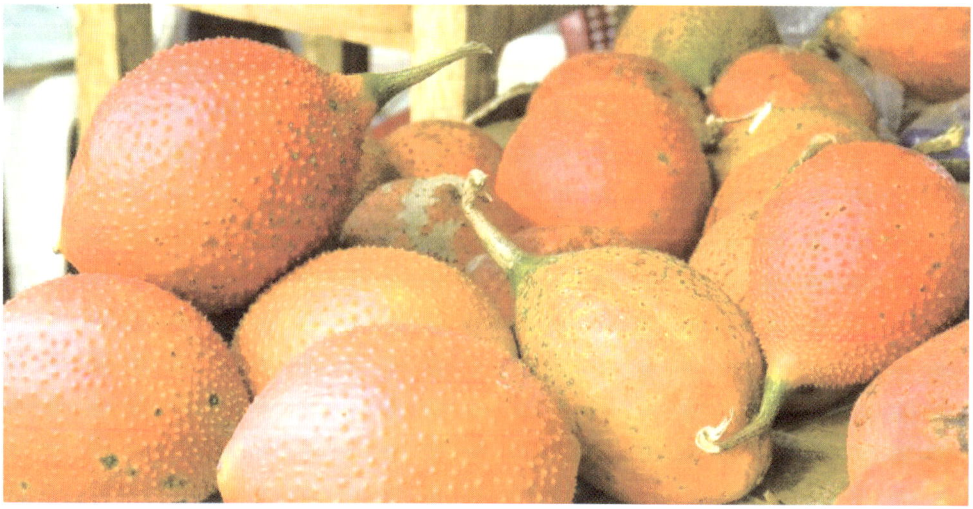

木鳖子

木莲

【原名】薜荔、木馒头、鬼馒头。【气味】（叶）酸、平、无毒。（果实）甘、平、涩、无毒。

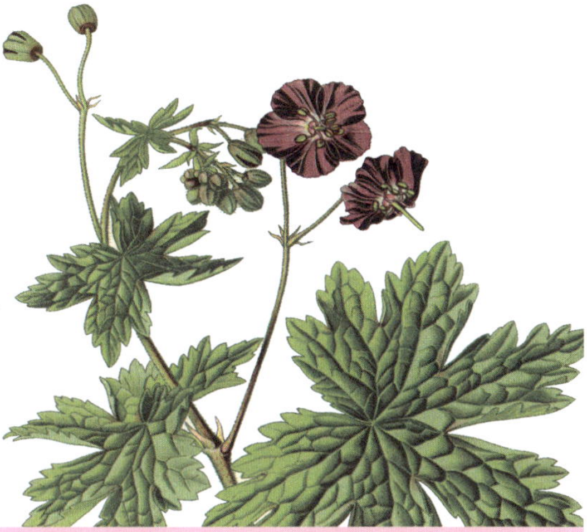

【本草附方】

◎惊悸遗精

将木莲（炒）、白牵牛，等份研成末状，每次服用二钱，米汤调下。

◎阴溃囊肿

将木莲烧存性，研成末状，酒送服二钱。另方：木莲子、小茴香，等份研成末状。每次服用二钱，空心服，酒送下。

◎肠风下血

将木莲（烧）、枳壳（炒），等份研成末状。每次服用二钱，槐花酒送下。

◎酒痢肠风

用木莲，棕榈皮，各烧存性，加乌梅（去核）、粉草（炙），等份研成末状。每取二钱，加一盏水煎服。

◎大肠脱肛

将木莲连皮、子切细，炒过，加茯苓、猪苓，等份研末。每次服用二钱，米汤送下。该方叫“销阳丹”。

◎痈疽初起

将木莲四十九个，揩去毛，研成细末，用好酒化开，加热温服。其作用与忍冬草相当。

◎乳汁不通

将木莲二个，猪前蹄一个，煮烂，吃肉喝汤，一日即可通乳。

◎血淋

将木莲叶一握，甘草（炙）一分，每日用水煎汤，温服。

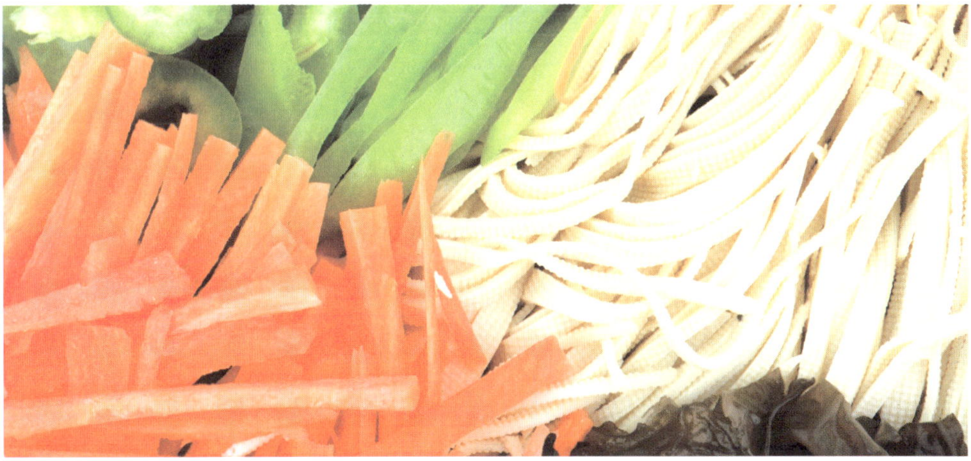

蔬菜

律草

【原名】勒草、葛勒蔓、来莓草。【气味】甘、苦、寒、无毒。

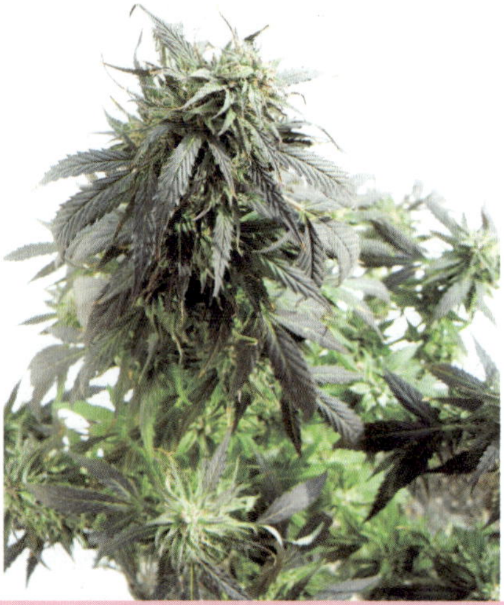

【本草附方】

◎新久疟疾

将律草末、蜀漆末等份，用淡浆水两大盏，泡药露一夜，清晨时煎成一碗，分两次服。以吐痰涎为愈。

◎小便石淋

取律草根汁一升饮服，石可出，不出再服。

◎小便膏淋

取律草根生汁三升，醋二合，调和均匀一次服下。

◎久痢

将律草研成末状，入管中吹入肛门。数次后即见效。

◎遍体癞疮

将律草煎成浓汤洗澡。

粳

【气味】粳米：甘、苦、平、无毒。淅二泔：甘、寒、无毒。

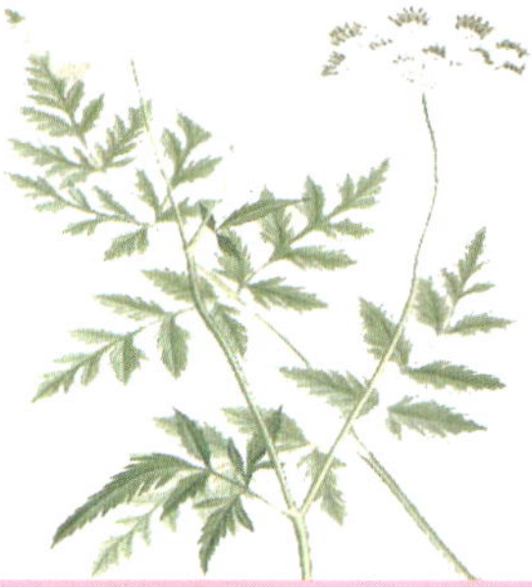

【本草附方】

◎霍乱吐泻，烦渴欲绝

将粳米二合，研成粉，加水二碗，再研成汁，和淡竹沥一合，一次服下。

◎自汗不止

将粳米粉用布包裹，频频扑在身上，有效。

◎卒心气痛

将粳米一升加六升水煮沸六、七次，服下。

◎胎动腹痛

将粳米五升，黄芪六两，加七升水煎成二升，分四次服下。

◎赤根疔肿

将粳米粉熬黑，调蜜敷涂。

◎风热赤眼

用淘米水调洗肝散、菊花散，服下。

◎服药过剂

淘粳米水，频频饮下。

◎走马喉痹

取粳谷取烧、研成末，用酒冲服一匙，立效。

◎解砒霜毒

把粳米秆烧成灰，淋汁滤清，冷服一碗，能将毒排出。

稷

【气味】甘、寒、无毒。

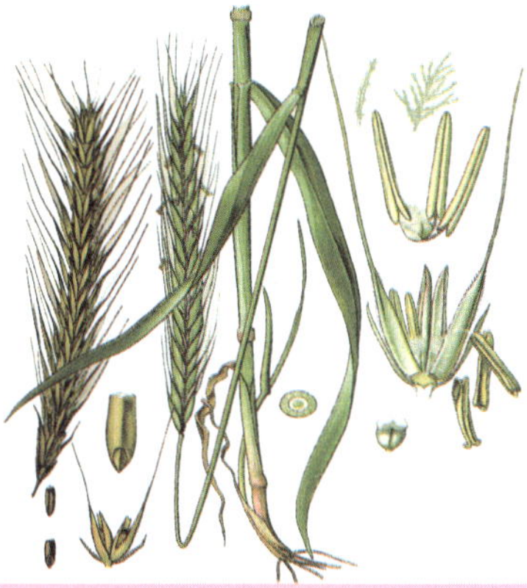

【本草附方】

◎补中益气

用羊肉一脚，熬汤，加稷米、葱、盐，煮粥吃。

◎背痈疼痛

将稷米粉熬黑，加鸡蛋清调匀，涂布上，剪孔贴患处，药干即换。

◎心气疼痛

用稷根熬汤温服。

◎横生难产

将稷根阴干，烧存性，研成末状，以酒冲服二钱。

◎治冷气病

多饮稷米汁，即可。但不能与附子一起服用。

粱

【气味】黄粱米：甘、平、无毒。白粱米：甘、微寒、无毒。青粱米：甘、微寒、无毒。

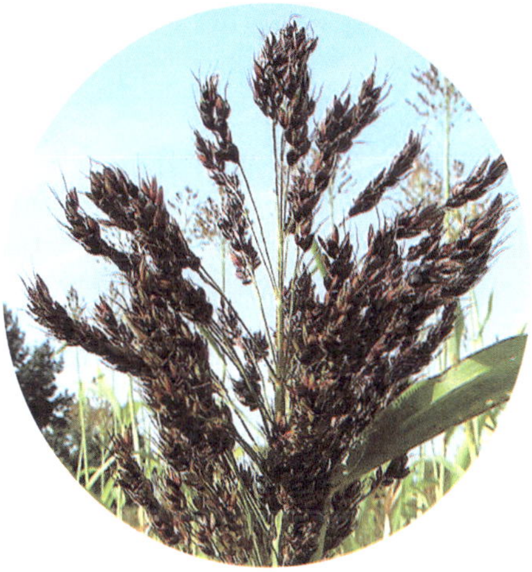

【本草附方】

◎冷气心痛

将桃仁二两，去皮，加水研磨，绞取汁，倒入青粱米四合，煮粥吃。

◎胃虚呕吐

将白粱米汁二合，姜汁一合，调和均匀服下。

◎霍乱不止

将白粱米五合，加一升水，煮粥吃。

◎手足生疣

将白粱米粉炒红，和唾液涂搽患处。

◎小儿鼻干（脑热）

用黄粱米粉、生矾末，各一两，混合。每次取一钱，用水调匀，贴在囟门上，每日两次。

◎老人血淋

将车前五合，用棉布包裹，加水煮汁，汁中加青粱米四合，煮粥食下，此方亦能明目。

粟

【气味】粟米：咸、微寒、无毒。

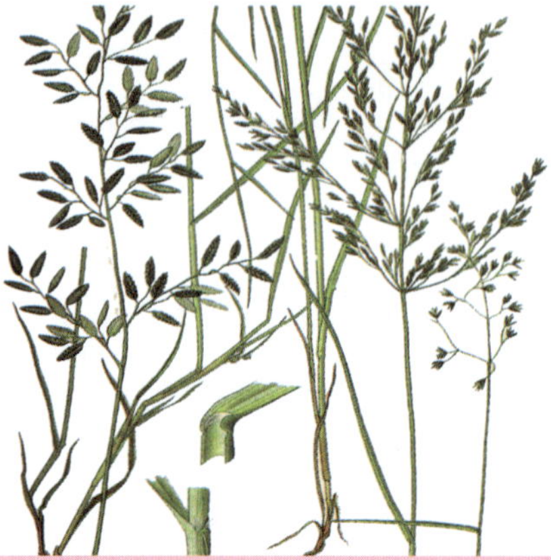

【本草附方】

◎胃热消渴

用陈粟米煮饭吃。

◎反胃吐食（脾胃气弱，食不消化）。

将粟米半升，捣成粉，加水做成梧子大小的丸。取七枚煮熟，放一点盐，连汁空心吞服，或加少许醋吞下。

◎鼻血不止

将粟米粉水煮服。

◎汤火灼伤

取粟米，半生半炒，研成细末，用酒调匀，敷在伤处。另方：将粟米焦，投水入中，沉淀取汁，浓煎如糖稀，经常涂擦伤处，此方能止痛，灭瘢痕。

◎眼热赤肿

把粟泔汁（淘粟水）发酸后，沉淀，加生地黄等份，研匀摊在布上，约二寸宽窄，贴目上熨热。药干即换。

◎疳疮月蚀

用粟泔汁沉淀，敷涂患处。

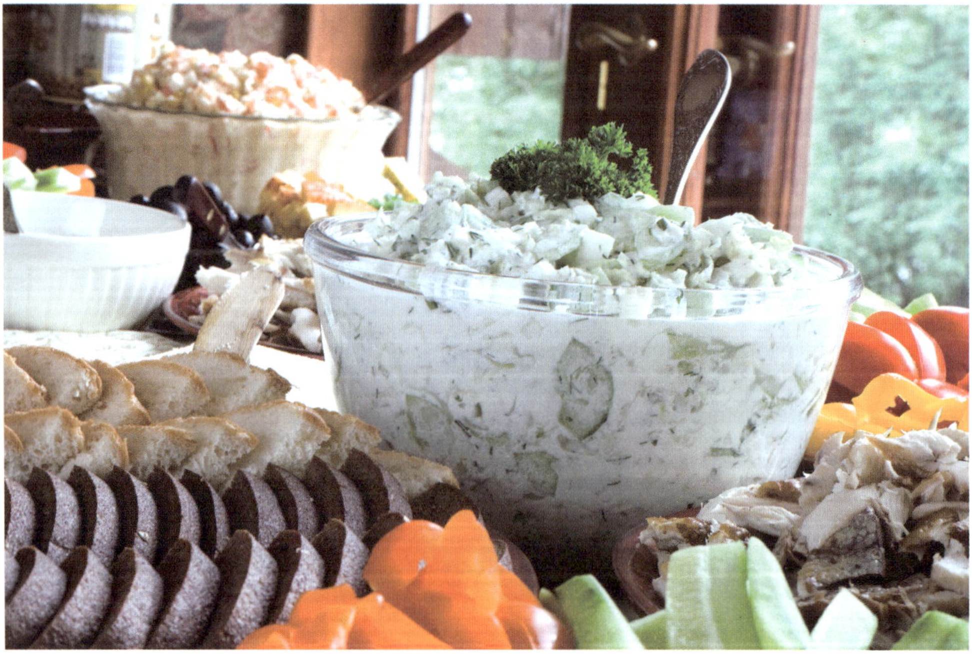

膳食

葱

【原名】芤、菜伯、和事草、鹿胎。【气味】葱茎白：辛、平；叶：温；根、须、汁：并无毒。

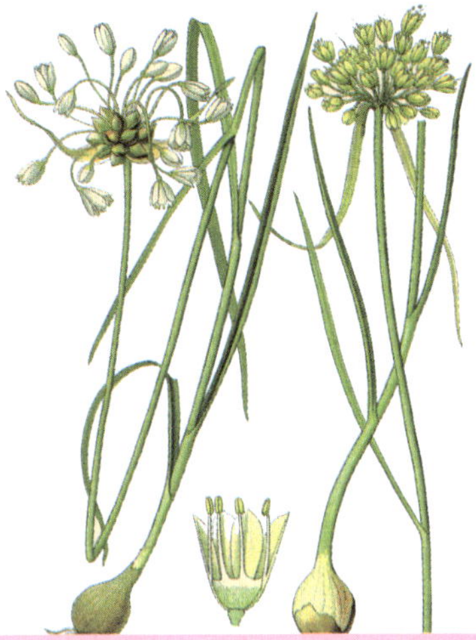

【本草附方】

◎感冒风寒

将葱白一握，淡豆豉半合，泡汤服，取汗。

◎伤寒头痛

将连须葱白半斤，生姜二两，水煎，温服。

◎风湿身痛

将生葱捣烂，加香油几点，水煎，调川芎、郁金末各一钱服。引吐为好。

◎胎动下血

将葱白煮浓汁饮下，胎未死即安稳，胎已死即产出。无效再服。药中加川芎亦可。

◎脱阳危症

先以葱白炒热熨脐，后以葱白三至七根捣烂，酒煮灌服，阳气即回。

◎突然心痛，牙关紧闭

将老葱白五根，去皮须，捣成膏，以匙送入喉中，再灌入麻油四两，但得下咽即可渐愈。

◎霍乱烦躁

将葱白二十根、大枣二十枚，三升水煎成二升，分次服。

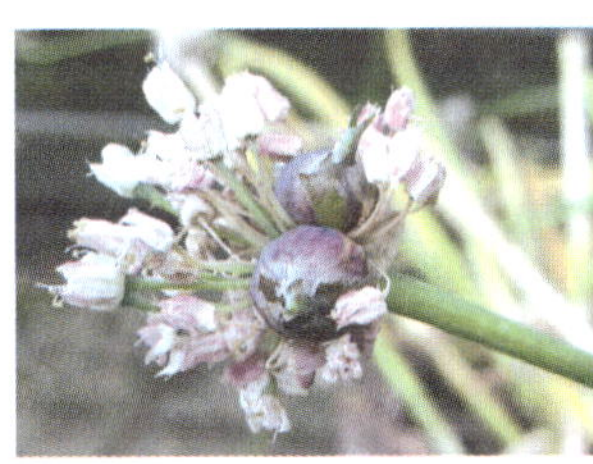

葱

◎蛔虫心痛

将葱茎白二寸，铅粉二钱，捣成丸服下即愈。葱能通气粉能杀虫。

◎跌打损伤

将葱白连叶煨热，捣烂敷伤处。药冷即换。

◎气不通畅，喉中肿疼

将葱须阴干，研成末状。每次用二钱，加胆矾末一钱，调和均匀。取两、三分入喉中。

◎小便闭胀

将葱白三斤，锉细，炒过，分包两个布袋中，交替熨小腹，气透即通。

◎大小便闭

将葱白捣烂，调醋封小腹上，同时在封药处灸七壮。

◎肿毒尿闭，小便不通

将葱切入麻油，熬至黑色，去葱取油，随时涂肿处。

◎阴囊肿痛

将葱白、乳香，捣碎涂患处，即可痛止肿消。另方：煨葱，加一点盐，捣成泥，涂肿处。

◎小便溺血

将葱白一把、郁金一两，加一升水熬至二合，温服。一日服三次。

◎肠痔有血

将葱白三斤煮汤熏洗，

可见效。

◎痈疽肿硬

将米粉四两，葱白一两，一起炒黑，研成末状，调醋敷贴，药干即换，以肿消为度。

◎刀伤淤血

将大葱白二十枚，麻子三升，捣碎，加九升水煮取一升半，一次服，吐出脓血即愈。如未全愈，可再次服药。

◎火焰丹毒

将生葱汁敷涂。

干姜

【原名】白姜

【气味】辛、温、无毒。

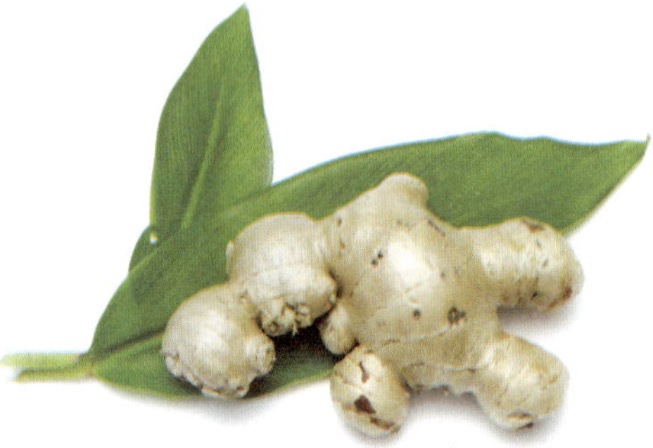

【本草附方】

◎脾胃虚冷，吃不下饭

白干姜在浆水中煮透，取出烘干，捣碎，研成细末，加陈米粥做成梧子大小的丸。每次服用三十至五十丸，白开水送下。效果显著。

◎头晕吐逆

将干姜（炮）二钱半，甘草（炒）一钱二分，加一碗水半，熬至五成服下。有效。

◎中寒水泻

将干姜（炮）研末，稀饭送服二钱即愈。

◎血痢不止

将干姜烧存性，放冷，研成末状。每次服用一钱，米汤送下。极效。

◎脾寒疟疾

干姜炒黑研成末，临发病时，以温酒送服三钱。另方：将干姜、高良姜，等份研末。每次服用一钱，加一盏水，熬至七分服下。

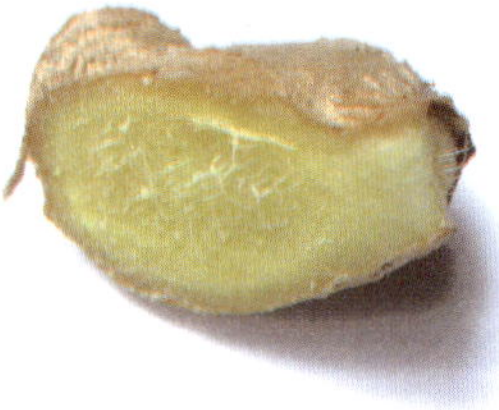

干姜

◎咳嗽上气

将干姜（炮）、皂荚（炮，去皮、子及有蛀部分）、桂心（紫色，去皮），等份，一起捣烂，筛过，加炼蜜调成梧子大小的丸。每次服用三丸，水送下。咳嗽发时即服，一日服三至五次。禁食葱面油腥。

◎吐血不止

将干姜研成末，童子尿调服。

◎赤眼涩痛

将白姜末，用水调和贴足心。

◎牙痛不止

将川姜（炮）、川椒，等份研成末状，敷搽患处。

◎痈疽初起

将干姜一两炒紫，研成末状，醋调敷痈四周，留头。

◎瘰疬不敛

将干姜研成末，加姜汁调成糊，以黄丹为衣，每日随疮大小放药。脓水流出，伤口愈合，即可停药。如仍不出，加葱白汁调大黄涂搽可愈。

【专家分析】

生姜是姜的新鲜根茎，干姜是姜的干燥根茎，干姜经过炮制，炒成外观黑色、内部老黄色，即为炮姜。

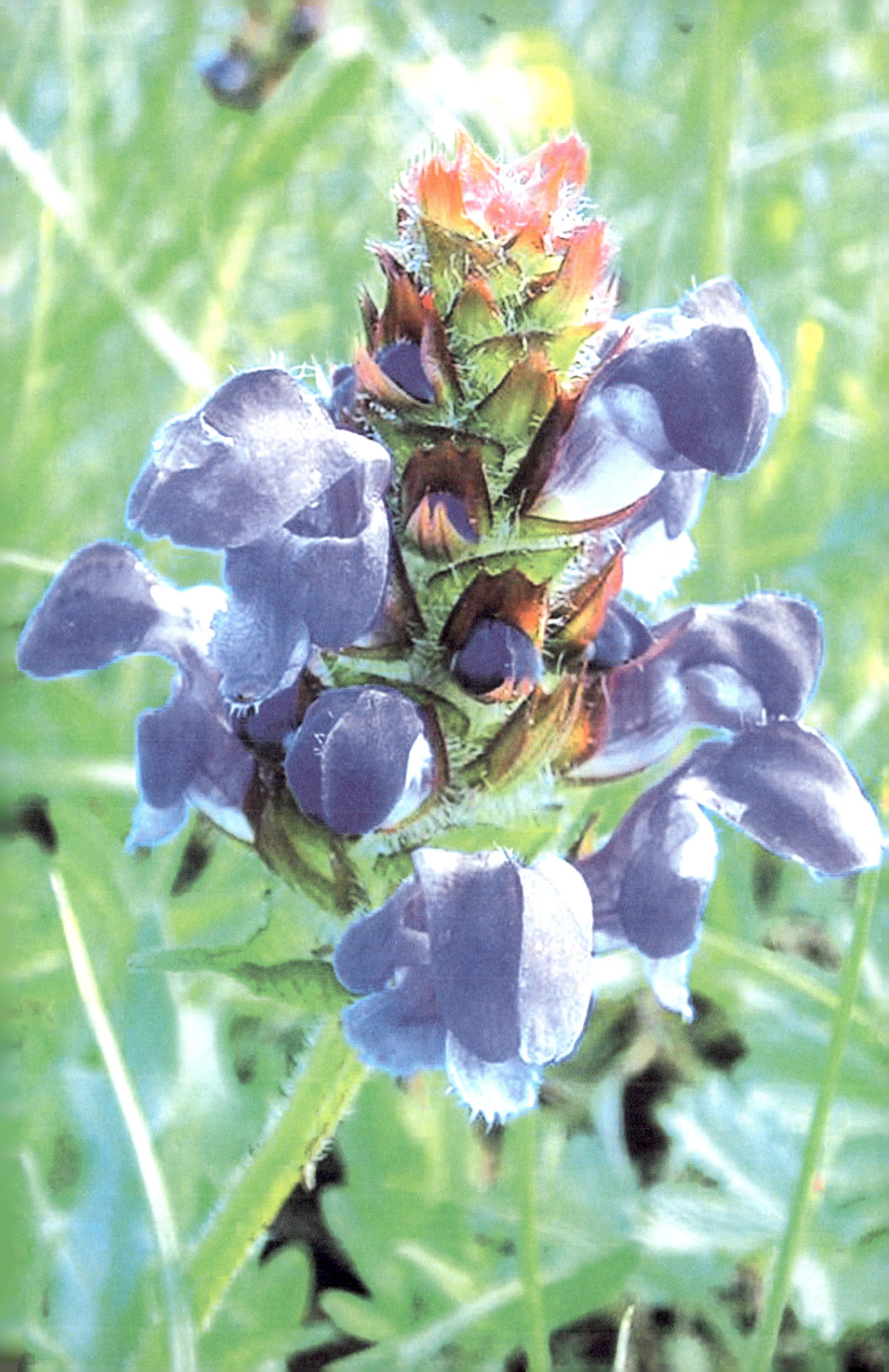

薯蓣

【原名】土薯、山薯、山芋、山药、玉延。【气味】根：甘、温、平、无毒。

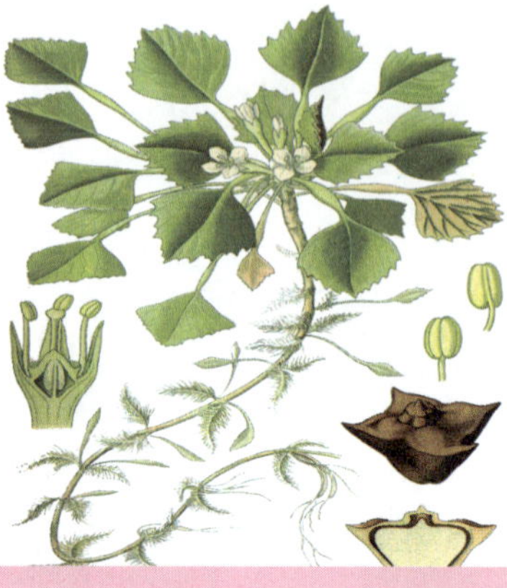

【本草附方】

◎心腹虚胀，手足厥逆，不思饮食

将薯蓣半生半炒，研末。每次服用二钱，米汤送下。一日服二次。

◎小便数多

将薯蓣（矾水煮过）、白茯苓，等份研成末状。每次服用二钱，水送下。

◎痰风喘急

将生薯蓣（捣烂）半碗，加甘蔗汁半碗，调和均匀，乘热一次饮服。

◎脾胃虚弱，不思饮食

将薯蓣、白术各一两，人参七钱半，一起研成细末，加水和糊做成小豆大小的丸。每次服用四十至五十丸，米汤送下。

◎湿热虚泄

将薯蓣、苍术等份，加饭做成丸子，米汤送服。

◎肿毒初起

将带泥的薯蓣、蓖麻子、糯米等份，水泡过，研成细末，敷涂即散。

◎手足冻疮

用薯蓣一截，磨泥敷在患处。

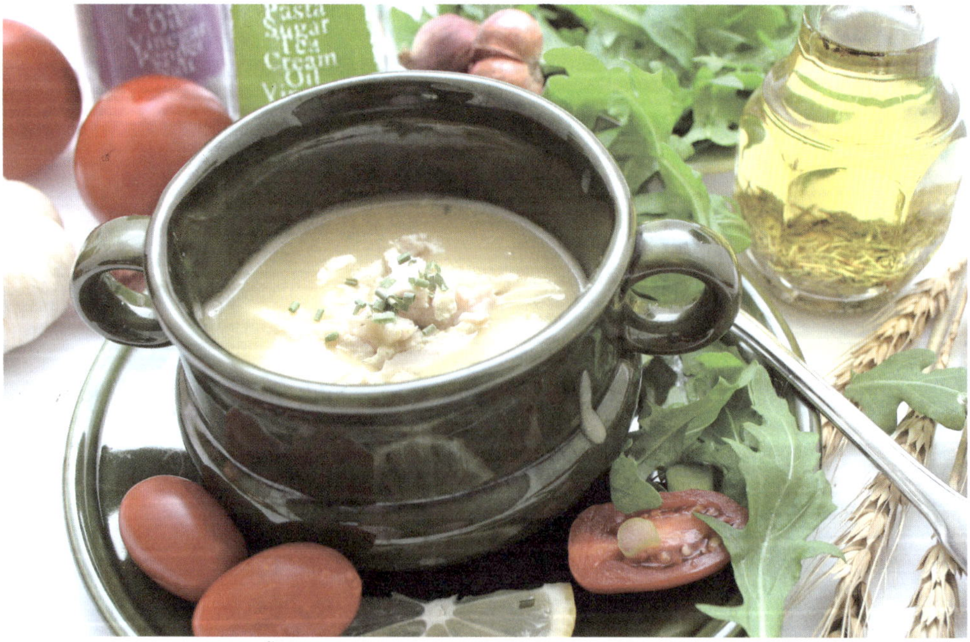

膳食

芝

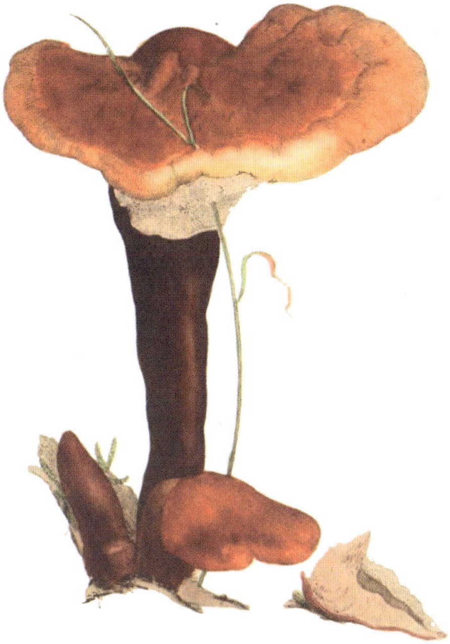

【原名】灵芝。【气味】青芝：也叫龙芝，酸、平、无毒。赤芝：也叫丹芝，苦、平、无毒。黄芝：也叫金芝，甘、平、无毒。白芝：也叫玉芝、素芝，辛、平、无毒。黑芝：也叫玄芝，咸、平、无毒。紫芝：也叫木芝，甘、温、无毒。

【本草附方】

◎虚劳短气，手足逆冷

紫芝一两半，山芋（焙）、天雄炮去皮、柏子仁炒、巴戟天去心、白茯苓去皮、枳实去瓤炒，各三钱五分；生地黄（焙）、麦门冬（去心焙）、五味子（炒）、半夏（制炒）、附子（炒去皮）、牡丹皮、人参，各七钱五分；远志去心、蓼实，各二钱五分；瓜子仁（炒）、泽泻，各五钱；一起研末，炼蜜制成梧子大小的丸。每次服十五丸，渐渐加至三十丸，温酒送下。

【专家分析】

芝即现所说灵芝。近年临床实践证明灵芝糖浆可治老年慢性支气管炎、支气管哮喘等症。

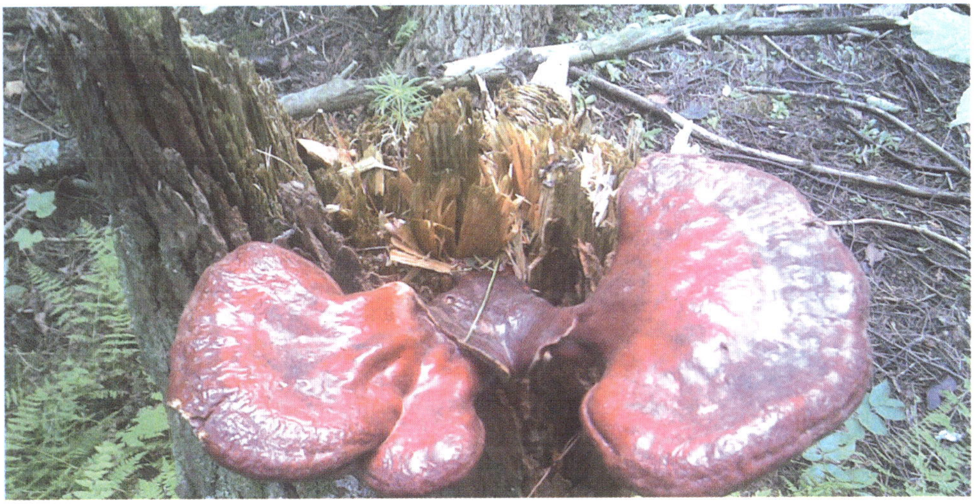

灵芝

梅

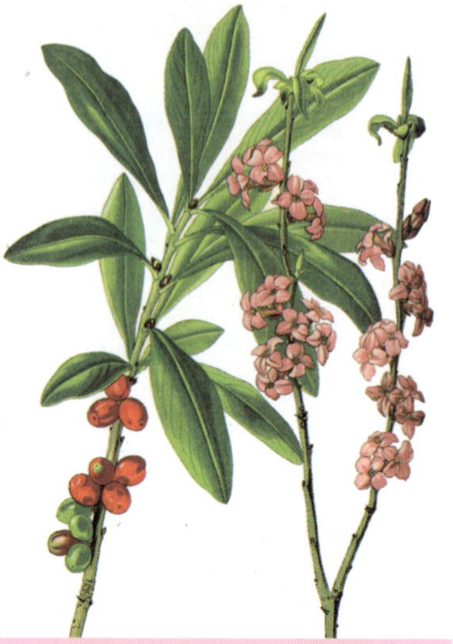

【气味】生梅、青梅：酸、平、无毒。乌梅，即青梅熏黑者：酸、温、平、涩、无毒。白梅、盐梅、霜梅，即青梅用盐汁渍者，久则上霜：酸、咸、平、无毒。

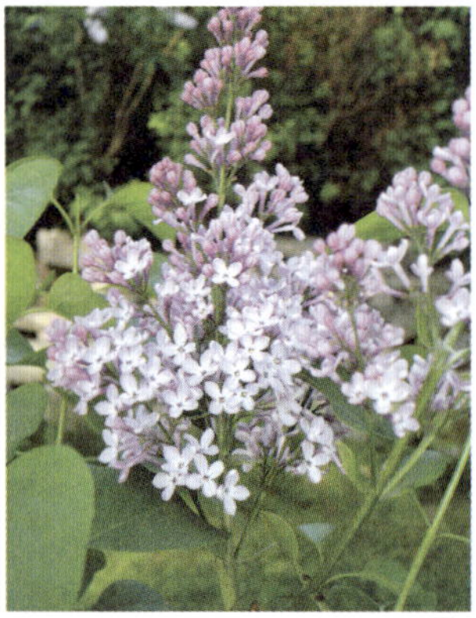

梅

【本草附方】

◎痈疽疮肿

将盐白梅烧存性，研末，加轻粉少许，以香油涂搽患处四周。

◎喉痹乳蛾

将青梅二十枚、盐十二两，腌五天，取梅汁，加明矾三两，桔梗、白芷、防风各二两，猪牙皂角三十条，一起研末，拌梅汁和梅，收存瓶中。每取一枚，噙咽津液。凡中风痰厥，牙关不开，用此方擦牙，很有效。

◎泄痢口渴

将乌梅熬汤代茶喝。

◎赤痢腹痛

将陈白梅同茶、蜜水各半煎服。

◎大便下血，久痢不止

将乌梅三两烧存性，研成末状，加醋煮米糊制成梧子大小的丸。每次服用二十丸，空腹，米汤送下。

◎小便尿血

将乌梅烧存性，研成末状，加醋糊做成梧子大小的丸。每次服用四十丸，温酒送下。

◎血崩不止

将乌梅内七枚，烧存性，研末，米汤送服。一日服两次。

◎大便不通

将乌梅十颗，泡热水中去核，做成枣子大的丸子，塞肛门内，不久即可通便。

◎霍乱吐泻

将盐梅熬汤慢慢饮服。

◎蛔虫上行，出于口鼻

将乌梅熬汤频饮，并含口中。

◎久咳不已

将乌梅肉微炒，罂粟壳去筋膜蜜炒，等份研成末状。每次服用二钱，临睡时蜜汤调下。

◎伤寒头痛

将乌梅十四枚，盐五合，加一升水煮取半升，一次服下取吐，吐后须避风。

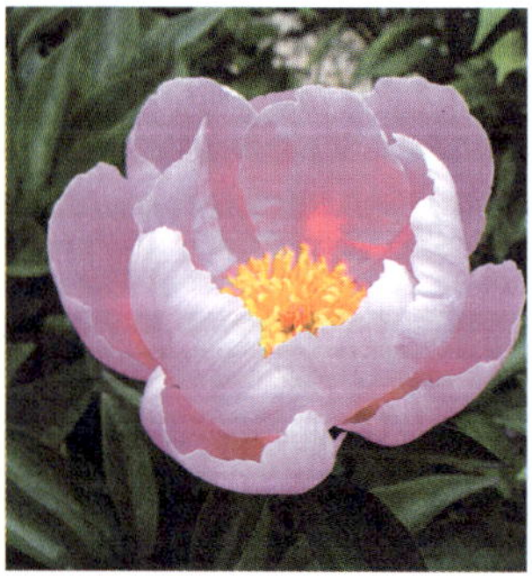

乌梅

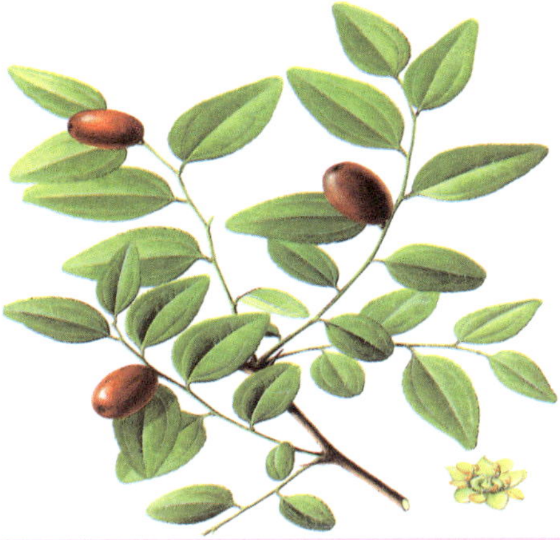

枣

【气味】甘、辛、热、无毒。

【本草附方】

◎调和胃气

把干枣去核，缓火烤燥，研成末状，加少量生姜末，开水送服。

◎反胃吐食

把大枣一枚去核，加斑蝥一个去头翅，一起煨熟，去斑蝥，空腹，开水送下。

◎伤寒病后，口干咽痛、喜唾

把大枣二十枚、乌梅十枚，捣烂，加蜜做成丸，口含咽汁。

◎妇女脏燥

将大枣十枚，小麦一升，甘草二两，混合后，每取一两，水煎服。该方叫“大枣汤”，亦补脾气。

◎大便燥塞

将大枣一枚去核，加轻粉半钱入枣中，煨熟服，枣汤送下。

◎烦闷不眠

将大枣十四枚，葱白七根，加水三升煮成一升，一次服下。

◎诸疮久溃

将枣膏三升煮水频洗。

◎上气咳嗽

将枣二十枚，去核，以酥四两，微火煎，倒入枣肉中，泣尽酥，取枣收存。常含一枚，微微咽汁。

◎肺疽吐血

将红枣（连核烧存性）、百药煎（煅过），等份研成末。每次服用二钱，米汤送下。

◎耳聋鼻塞

取大枣十五枚（去皮、核），蓖麻子三百枚（去皮），一起捣碎，用布包裹塞耳鼻，一天一次，经一个多月，即可闻声音和辨香气。先治耳，后治鼻，不可并塞。

◎卒急心痛

一个乌梅二个枣，七枚杏仁一处捣，男用酒女用醋送下。

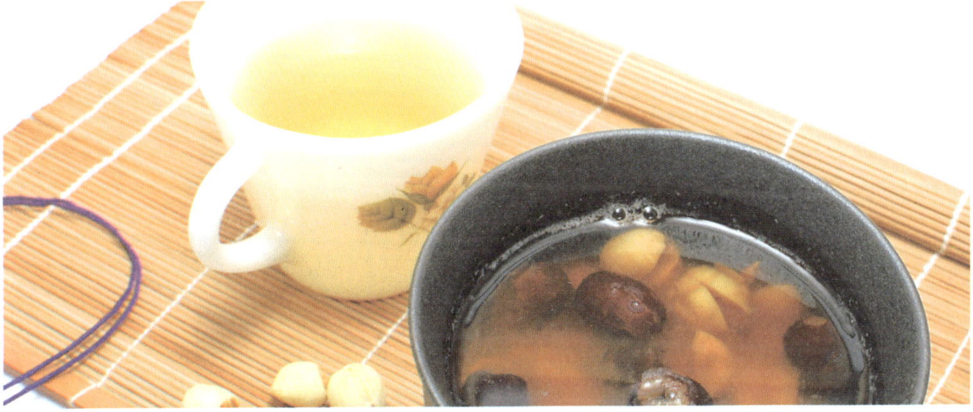

滋补汤

山楂

【原名】赤瓜子、鼠楂、猴楂、茅楂、羊还球、棠球子、山里果。【气味】酸、冷、无毒。

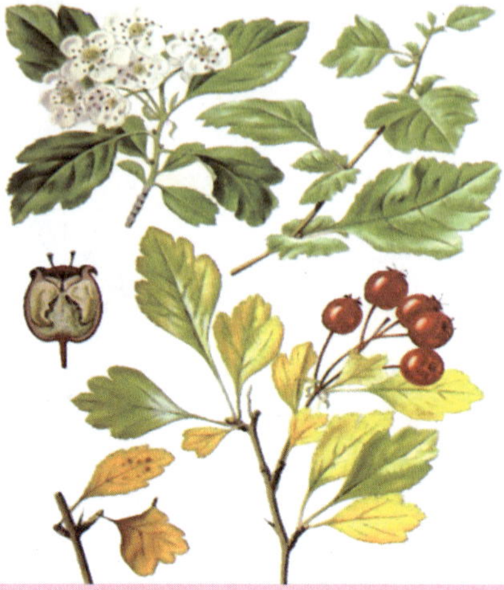

【本草附方】

◎食肉不消

将山楂肉四两，水煮食，并饮其汁。

◎偏坠疝气

将山楂肉、茴香（炒）各一两，一起研成细末，加糊做成梧子大小的丸。每次服用一百丸，空心服，白开水送下。

◎老人腰痛及腿痛

将山楂、鹿茸（炙），等份研末，加蜜做成梧子大小的丸。每次服用百丸，一日服二次。

◎肠风下血

将山楂（已干）研成末状，艾汤调下，甚效。

◎痘疹不快

将干山楂研成末状，开水送服。疹即出。

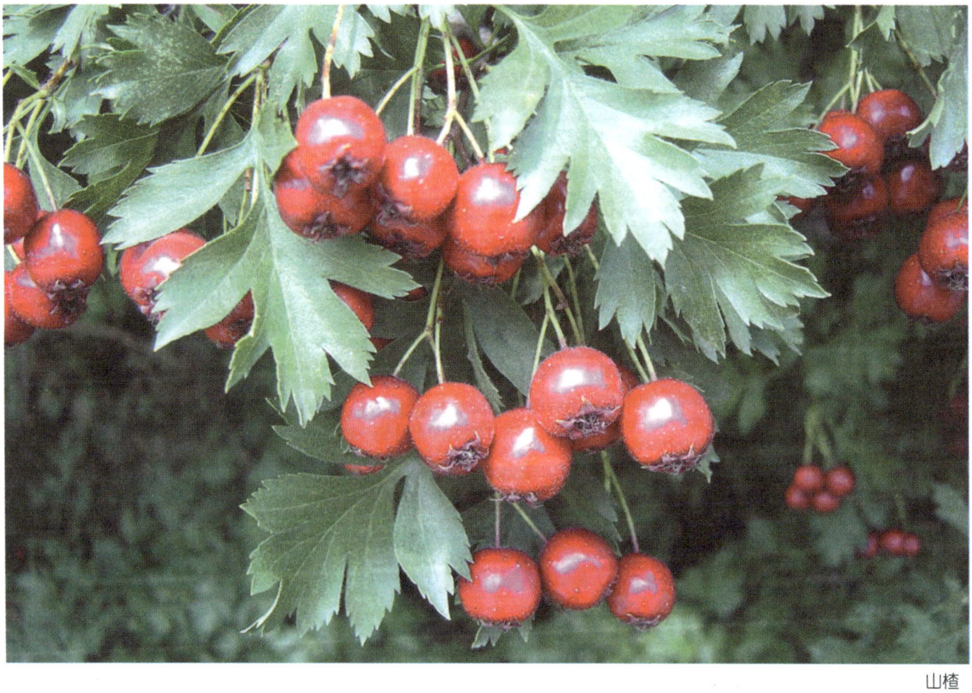

山楂

柿

【气味】烘柿：甘、寒、涩、无毒。乌柿：甘、温、无毒。柿蒂：涩、平、无毒。

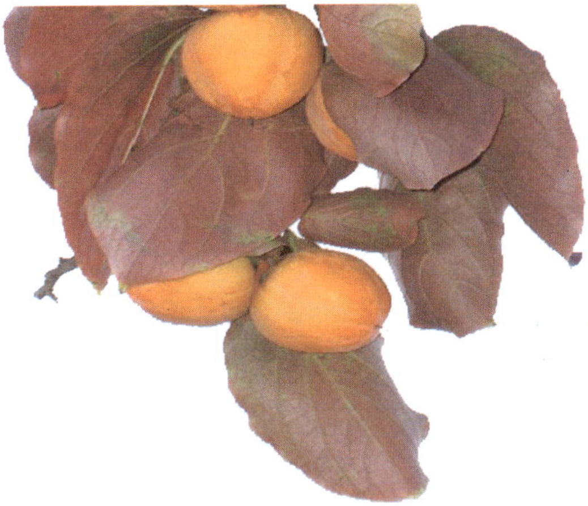

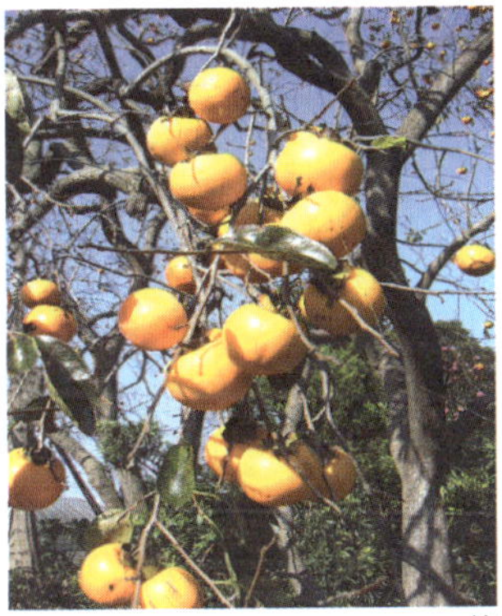

柿

【本草附方】

◎肠风下血

将白柿烧成灰，水送服二钱。

◎小便血淋

将干柿三枚，烧存性，研末，陈米汤送服。

◎热淋涩痛

将干柿、灯心等份，水煎，每日饮服。

◎小儿秋痢

以粳米煮粥，熟时加入干柿末，再煮开两三次吃下。

◎反胃吐食

将干柿三枚，连蒂捣烂，酒送服，甚效。不能同时服其他药物。

◎痰嗽带血

将大柿饼放饭上蒸熟，批开，每用一枚掺青黛一钱，临睡时服，薄荷汤送下。

◎耳聋鼻塞

将干柿三枚，细切，以粳米三合、豆豉少许煮粥。每日空心服下。

◎臁颈烂疮

将柿霜、柿蒂等份，烧过，研末敷涂。甚效。

◎呃逆不止

将柿蒂、丁香各二钱，生姜五片，水煎服。开水冲服亦可。该方叫“济生柿蒂散”。另方：再加人参一钱。另方：再加良姜、甘草等份。另方：再加青皮、陈皮。另方：再加半夏生姜。

◎中桐油毒

吃干柿饼可解。

◎腹薄食减

用干柿三斤，酥一斤，蜜半斤，以柿、酥煎匀，下柿煮十沸，用干的器皿收存。每日空腹食三、五枚。效果很好。

◎下血

将柿木皮晒干，焙研制末，米汤送服二钱。两服可止。

◎汤火疮

将柿木皮烧成灰，调油敷涂于患处。

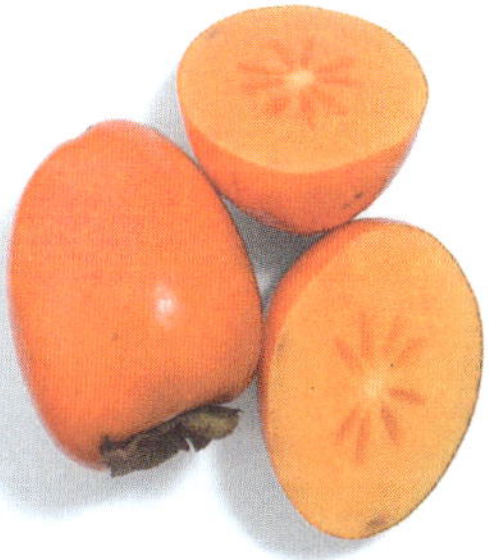

柿子

橘

【气味】橘实：甘、酸、温、无毒。黄橘皮：（红皮、陈皮）辛、苦、温、无毒。青橘皮：苦、辛、温、无毒。橘核：苦、平、无毒。橘叶：苦、平、无毒。

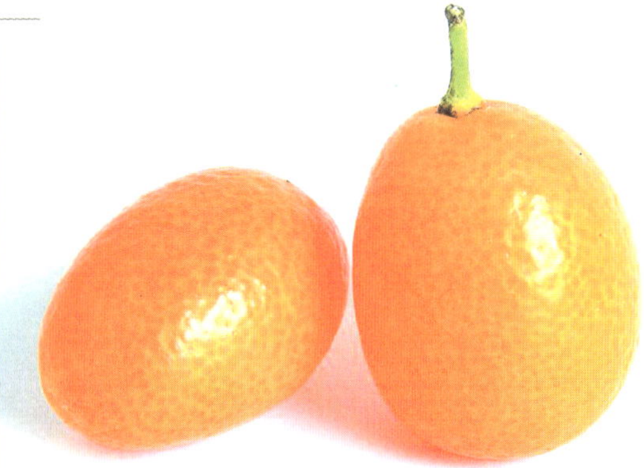

【本草附方】

◎健胃解酒

将青皮一斤，泡去甘味，去瓤炼净，加盐五两、炙甘草六两、舶茴香四两、甜水一斗，一起煮，不断搅拌，水干后，用慢火把药在容器里烘干，去掉甘草、茴香，只取青皮收存，每于饭后嚼服数片，有益脾胃。

◎酒食后腹胀

将青橘皮一斤，分作四分：四两用盐汤泡，四两用百沸汤泡，四两用醋泡，四两用酒泡。三日后取出，去白切丝，以盐一两炒至微焦，研成末状。每次服用二钱，用茶末四分，水煎温服。该方叫"快膈汤"。

◎腰痛不止

将橘核、杜仲各二两，炒、研成末状。每次服用二钱，盐酒送下。

◎小肠疝气及阴核肿痛

将橘核五钱，炒、研成末状，老酒煎服，或加酒、糊做丸服。

◎口渴吐酒

把橘瓤上的筋膜，撕下，上火炒熟，用水煎汤，乘热饮用，效果很好。（按：现用以治痰滞、咳嗽、胸胁作痛等症。）

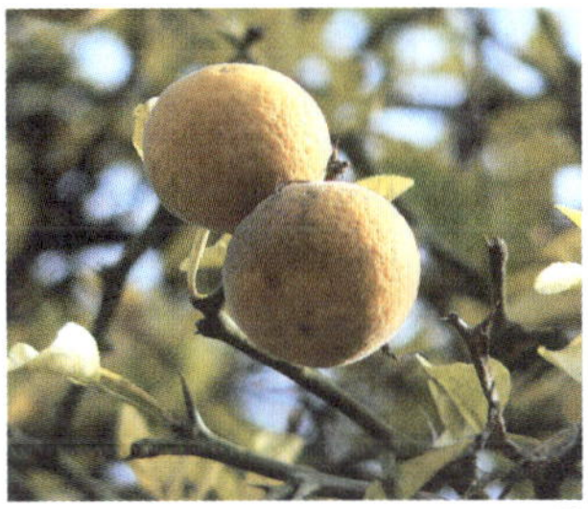

橘

◎理脾快气

将青橘皮一斤，晒干，焙过，研成末状，加甘草末一两，檀香末半两，调和均匀收存。每用一、二钱，放一点盐，开水送服。

◎疟疾寒热

将青皮一两烧存性，研成末状，发病前以温酒送服一钱，临发时再服一次。

◎妇人乳癌

将青皮四钱，加一盏半水煎成一盏，徐徐服下。一日服一次，或用酒送服亦可。

◎耳朵出汁

将青皮烧过。研成末状，包在布中，塞耳内。

◎唇燥生疮

将青皮烧过，研成末状，调猪油涂搽。

◎湿痰停滞，咳唾稠黏

将陈橘皮半斤，放砂锅内，下盐五钱，化水淹过，煮干；另用粉甘草二两，去皮蜜炙，二味一起研成细末，加蒸饼做成梧子大小的丸。每次服用百丸，开水送下。该方叫"润下丸"。

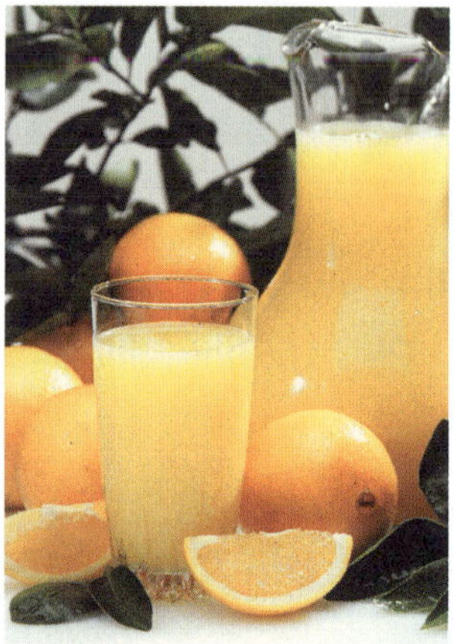

橘子

◎脾气胀满

将橘皮四两，白术二两，一起研成细末，加酒、糊做成梧子大小的丸。每次服用三十丸，饭前服，木香汤送下。一日服三次。该方叫“宽中丸”。

◎伤寒及一切杂病，干呕，手足逆冷

将橘皮四两，生姜一两，加水二升，煮取一升，徐徐饮服。该方叫“橘皮汤。”

◎霍乱吐泻

将广陈皮（去白）五钱，真藿香五钱，加水二碗，煎成一碗，时时温服。另方：用陈皮末二钱，开水送服。不省人事者可灌服，同时烧砖渍醋，趁热包布中放在心口熨烫，即可复活。

◎反胃吐食

将橘皮用壁土炒香，研成末状，每次服用二钱。以生姜三片，枣肉一枚，加水两钟，煎成一钟温服。

◎痰膈气胀

将陈皮三钱，水煎热服。

◎突然失声

将橘皮半两，水煎徐饮。

◎经年气嗽

用橘皮、神曲、生姜（焙干），等份研成末状，蒸饼制成梧子大小的丸。每次服用三、五十丸，饭后和临睡时各服一次。有人因久嗽服此方，结果不但这个病治好了，连原患的膀胱气也治好了。

◎化食消痰

将橘皮半两微熬，研成末状，水煎代茶，慢慢饮服。

◎大肠秘塞

将陈皮连白，酒煮过，在容器里烘干，研成末状。每次服用二钱，温酒送下。

◎风痰麻木

将橘红一斤，水五碗，煮烂去掉药渣，再煮至一碗，一次服下。取吐为愈，不吐，可加瓜蒂末。

◎脾寒诸疟

将橘皮（去白，切）在生姜自然汁中浸泡一夜，取出熬煮，再在容器里烘干研末。每次服用三钱，以陈枣十个，加一盏水，煎成半盏，于发病前送下，同时吃枣。

◎产后尿闭

将陈皮一两，去白，研成末状。每次服用二钱，空腹，温酒送下，一服即通。

◎乳痈

将陈橘皮，泡开水中，去白，晒干，加面炒至微黄，研成末状，每次服用二钱，以麝香调酒送下。初发者一服见效。该方叫“橘香散。”

◎耳出汁

将陈皮烧过，研成末状，取一钱，加麝香少许，每日掺敷。该方叫“立效散”。

◎趾甲嵌肉，步履困难

将浓煎陈皮汤浸泡患处，甲肉自离，轻手将甲剪去，以虎骨末敷贴。

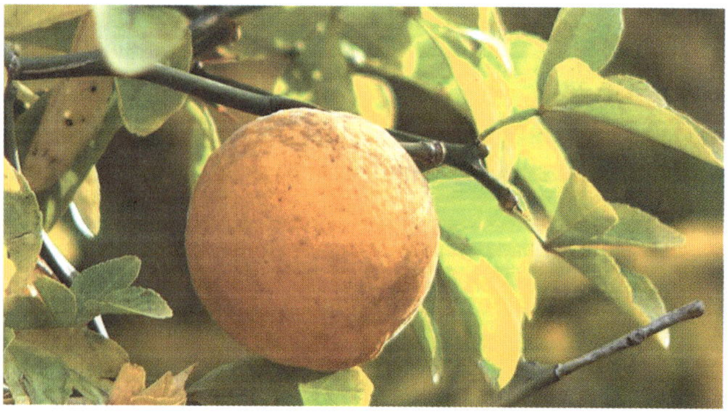

橘子

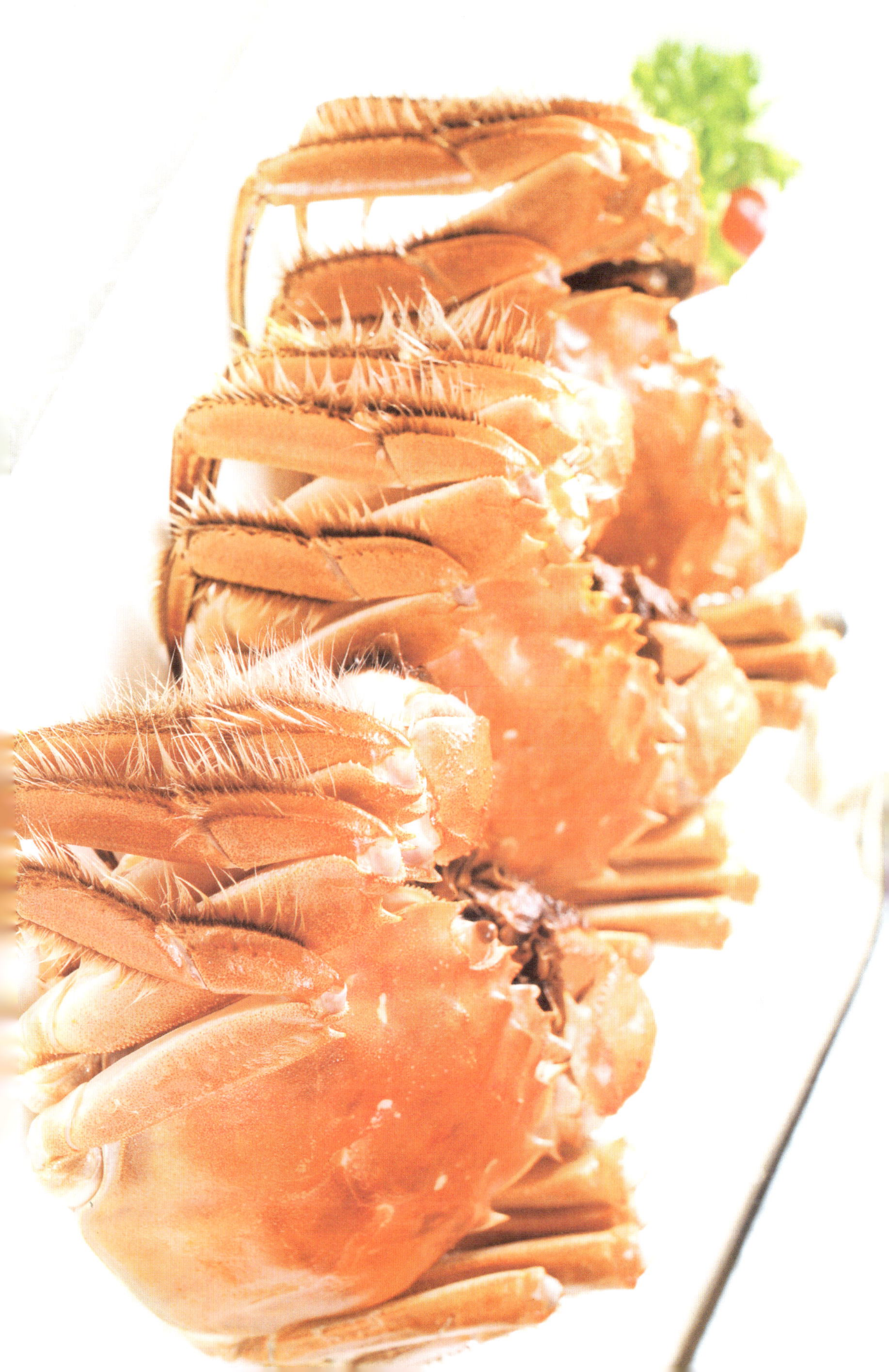

枇杷

【气味】实：甘、酸、平、无毒。叶：苦、平、无毒。

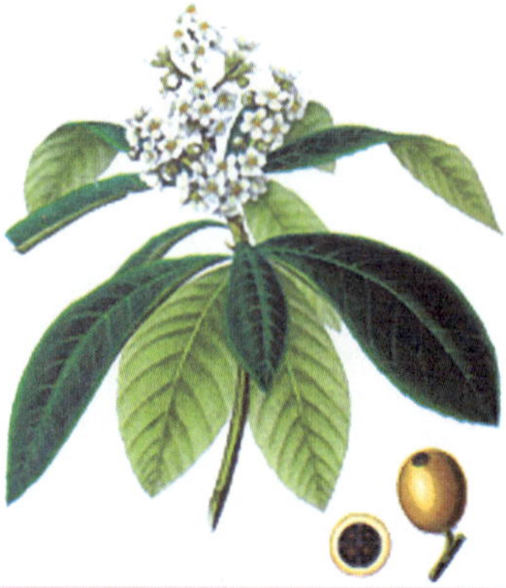

【本草附方】

◎肺热咳嗽

将枇杷叶、木通、款冬花、紫菀、杏仁、桑白皮各等份，大黄减半，一起研成粉末，加蜜做成樱桃大小的丸。饭后和临睡时各含化一丸，很见效。

◎酒糟赤鼻

将枇杷叶、栀子仁等份研成末状。每次服用二钱，温酒调下。一日服三次。

◎反胃呕哕

将枇杷叶（去毛，炙）、丁香各一两，人参二两。每次服用三钱，加一碗水、姜三片，煎服。

◎鼻血不止

将枇杷叶去毛，焙干、研成末状。每次服用一、二钱，茶送下。一日服二次。

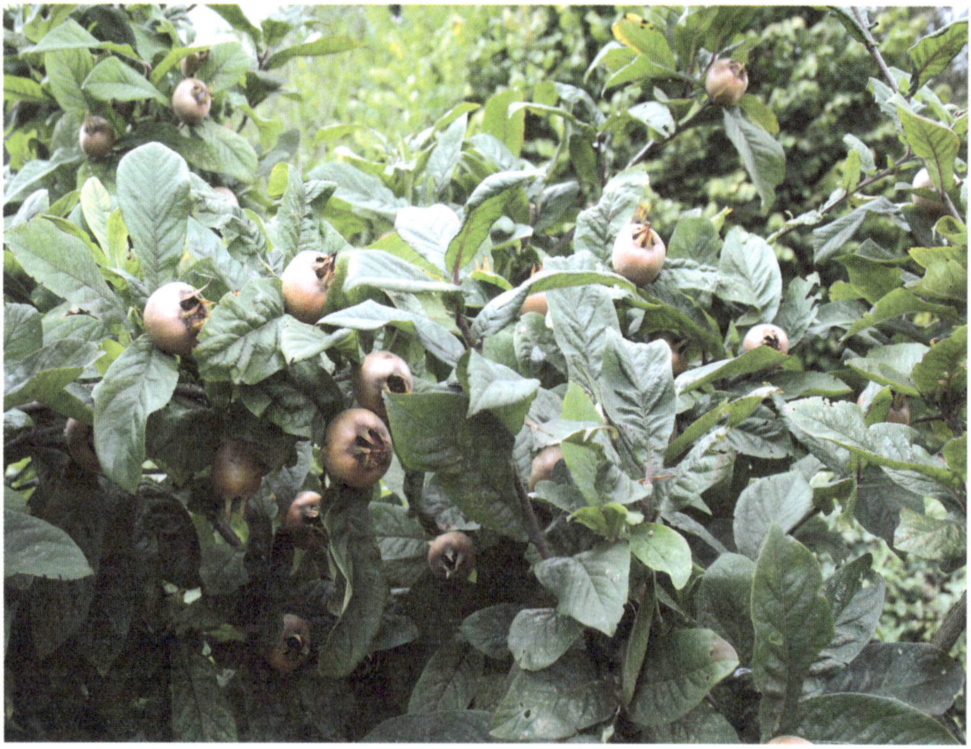

枇杷

橡实

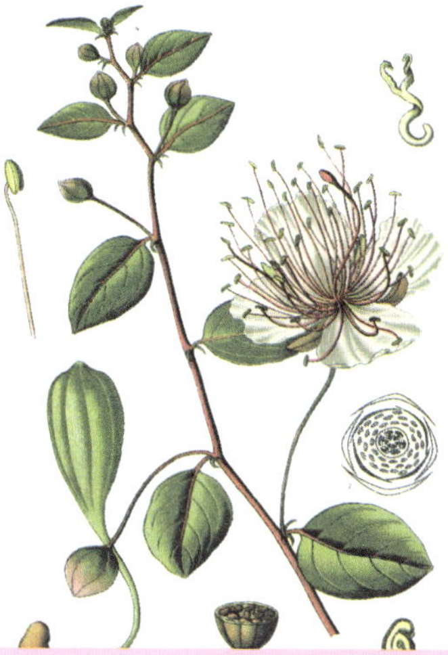

【原名】橡斗、皂斗、柞子、茅、栩。【气味】实：苦、微温、无毒。斗壳：涩、温、无毒。木皮：苦、平、无毒。

【本草附方】

◎下痢脱肛

将橡实子烧存性，研成末状，调猪油敷涂。

◎下痢

将橡实二两、楮叶（炙）一两，一起研成粉末，每次服用一钱，饭前服，乌梅汤调下。

◎血痢

治方同上，加缩砂仁半两。

◎石痈（痈如石，不作脓）

将橡实子一枚，在青石上磨醋，取汁涂痈，药干即换。十多次后，痈渐消。

◎崩中带下、冷热泻痢，止肠风

把橡实斗、壳，碾散煮汁服下。

◎水痢瘰疬

橡实皮、根煮水洗。

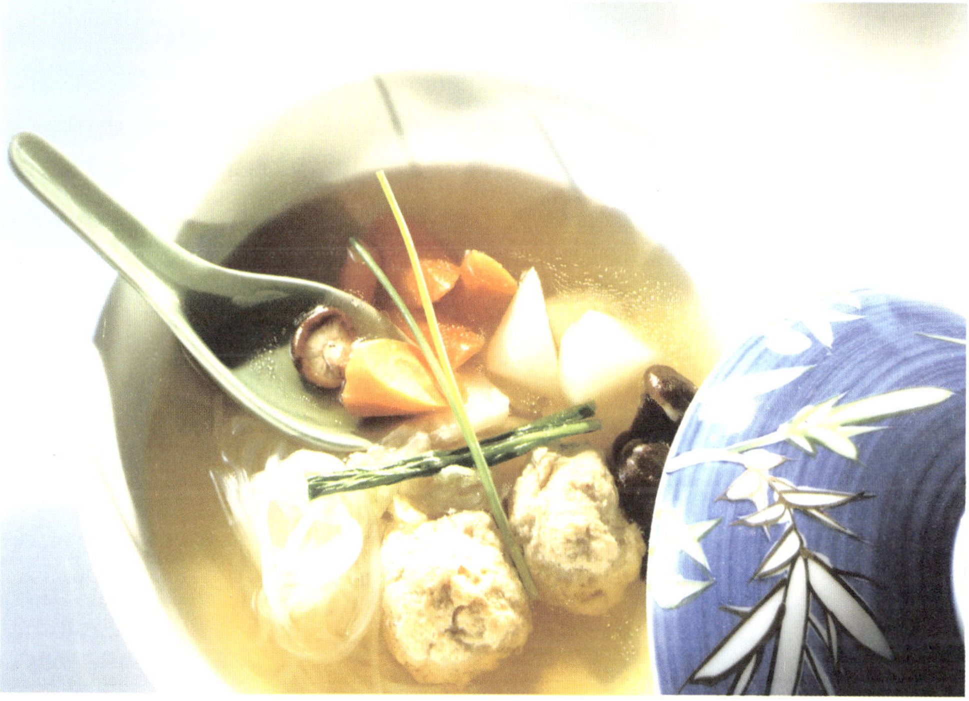

膳食

槟榔

【原名】宾门、仁频、洗瘴丹。【气味】苦、辛、温、涩、无毒。

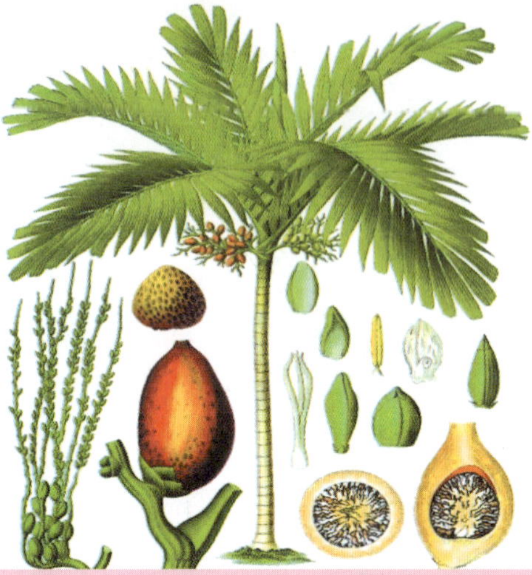

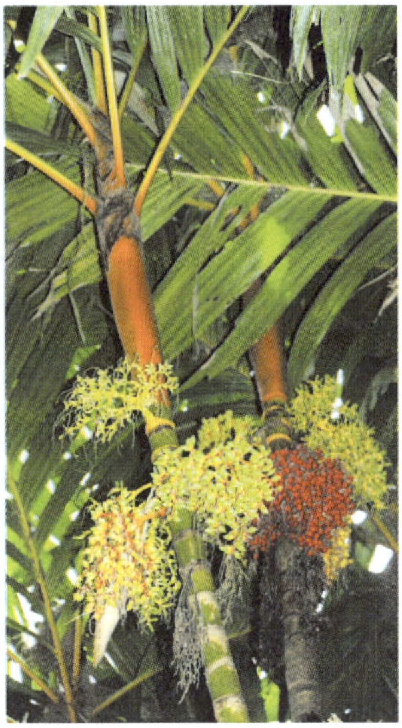

槟榔

【本草附方】

◎痰涎为害

将槟榔研成末，每次服用一钱，开水送下。

◎口吐酸水

将槟榔四两，橘皮一两，一起研末，每次服用方寸匕，空腹，生蜜汤调下。

◎伤寒胸闷

将槟榔、枳实，等份研成末状，每次服用二钱，黄连熬汤送下。

◎心脾作痛

将槟榔、高良姜各一钱半，陈米百粒，水煎服。

◎腰重作痛

将槟榔研成末，酒送服一钱。

◎脚气壅痛

将槟榔十二枚，研成末状，分二次服，以姜汁温酒调下。

◎肠寄生虫

槟榔半两，炮过，研成末状，每次服用二钱，以葱、蜜熬汤调服。另方：将槟榔十多枚，研成末状，先以水

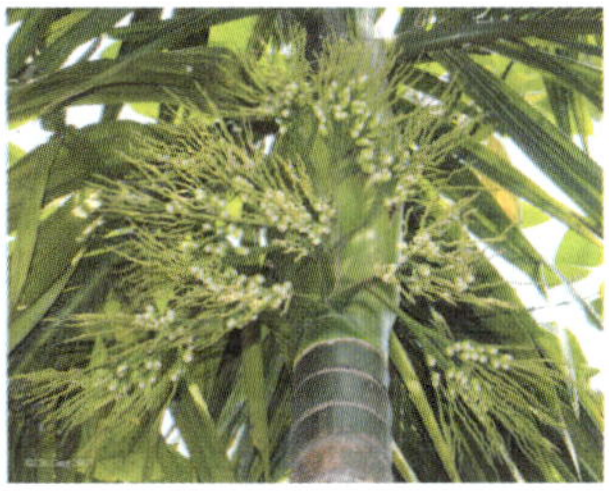

槟榔

二升半煮槟榔皮至一升，调末一匙，空腹。经过一天，有虫排出，如未排尽，可再次服药。

◎大小便秘

将槟榔研成末，蜜汤调服二钱。或以童子尿、葱白同煎服亦可。

◎小便淋痛

用面煨槟榔、赤芍药各半两研成末，每取三钱，以灯心水煎煮，空心服下。一日服两次。

◎口舌生疮

将槟榔烧过。研末，加轻粉敷搽。

◎耳出脓汁

将槟榔末吹耳内。

【专家分析】

槟榔可杀虫、消积、行水，与蜀漆、草果等功能相同，可治疟疾，也可用来治血吸虫病。

胡椒

【原名】昧履支。【气味】实：辛、大温、无毒。

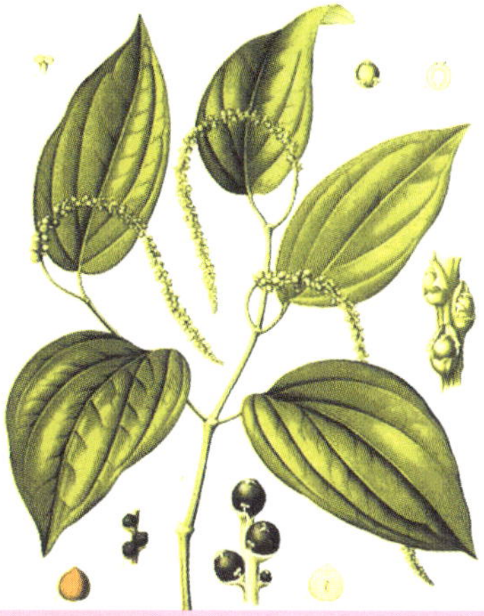

【本草附方】

◎心腹冷痛

将胡椒二十粒，淡酒送服。心下大痛的病人，用椒五十粒、乳香一钱，研匀，男用生姜汤、女用当归酒送下。

◎霍乱吐泻

将胡椒五十粒，绿豆一百五十粒，一起研末，每次服用一钱，木瓜汤送下。

◎反胃吐食

将胡椒在醋中泡过，取出晒干，反复七次，研成末状，加酒糊做成梧子大小的丸。每次服用三、四十丸，醋汤送下。另方：将胡椒七钱半，煨姜一两，水煎，分两次服。另方：用有椒、半夏（开水泡过），等份研成末，加姜汁和糊做成梧子大小的丸。每次服用三十丸，姜汤送下。

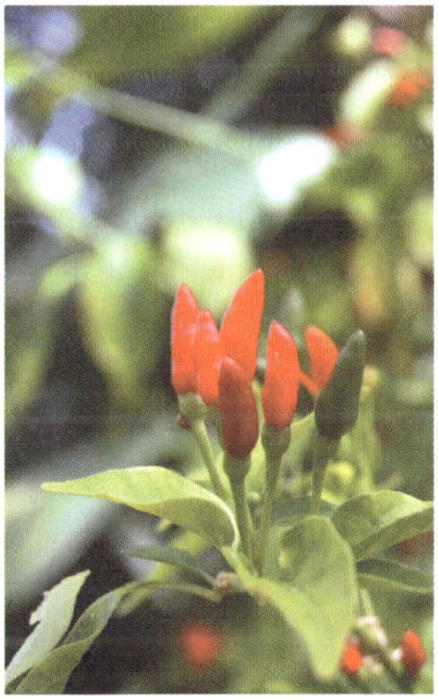

胡椒

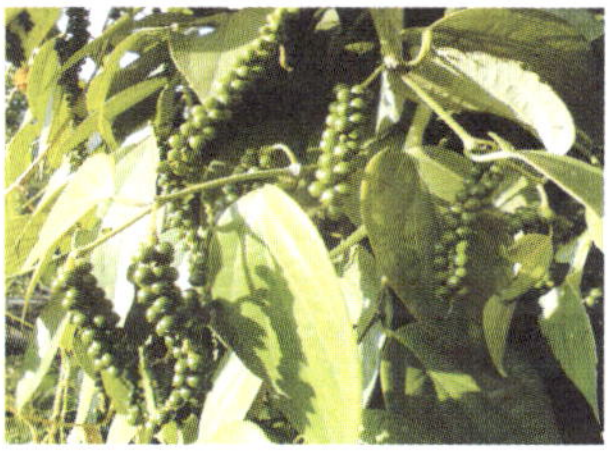

胡椒

◎赤白下痢

将胡椒、绿豆，等份（按病人的年龄，一岁用粒），一起研成细末，加糊做成梧子大小的丸。得赤痢的人，用生姜汤送下；得白痢的人，用米汤送下。

◎大小便闭

将胡椒二十粒，打碎，加一盏水熬至六分，去掉药渣，添入硭硝半两，煎化后服下。

◎虚寒积癖，气逆喘急，溃则成痈

将胡椒二百五十粒，蝎尾四个，生木香二钱半，共研末，加粟米饭做成绿豆大小的丸。每次服用二十丸，橘皮汤送下。该方叫“磨积丸”。

◎惊风内钓

将胡椒、木鳖子仁，等份研成末状，加醋调黑豆末，一起捣碎制成绿豆大小的丸，每次服用三、四十丸，荆芥汤送下。

◎伤寒咳逆，日夜不止

将胡椒三十粒（打碎），麝香半钱，加酒一钟，煎成半钟，热服。

◎风虫牙痛

将胡椒九粒，绿豆十一粒，布裹捶碎，用布包裹一粒，放在患处咬定，涎出吐去，即愈。另方：将胡椒、荜拨，等份研成末状，加蜡做成麻子大小的丸，每用一丸，塞蛀孔中。

◎妇女血崩

将胡椒、紫檀香、郁金、茜根、小檗皮，等份研成末状，加水做成梧子大小的丸。每次服用二十丸，用阿胶汤送下。

◎沙石淋痛

将胡椒、朴硝，等份研成末。每次服用二钱，开水送下。一日服两次。该方叫"二拗散"。

【专家分析】

胡椒可温中、散寒。吃少量能增进食欲，吃多能刺激胃黏膜，引起充血性炎症。也能使眼睛昏涩。

毕澄茄

【原名】毗陵茄子。

【气味】（实）辛、温、无毒。

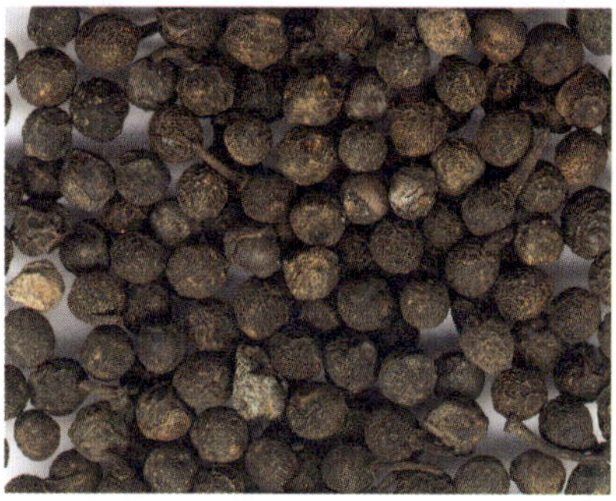

【本草附方】

◎脾胃虚弱

将毕澄茄研成末，加姜汁、神曲、面糊做成梧子大小的丸。每次服用七十丸，姜汤送下。一日服二次。

◎伤寒咳逆，日夜不定

用毕澄茄、高良姜各等份，一起研成粉末，每次服用二钱，加水六分，煮开几次后再加醋少许服下。

◎反胃，吐黑汁

将毕澄茄研末，加米糊做成梧子大小的丸子。每次服用三、四十丸，姜汤送下。愈后，再服平胃散三百贴。

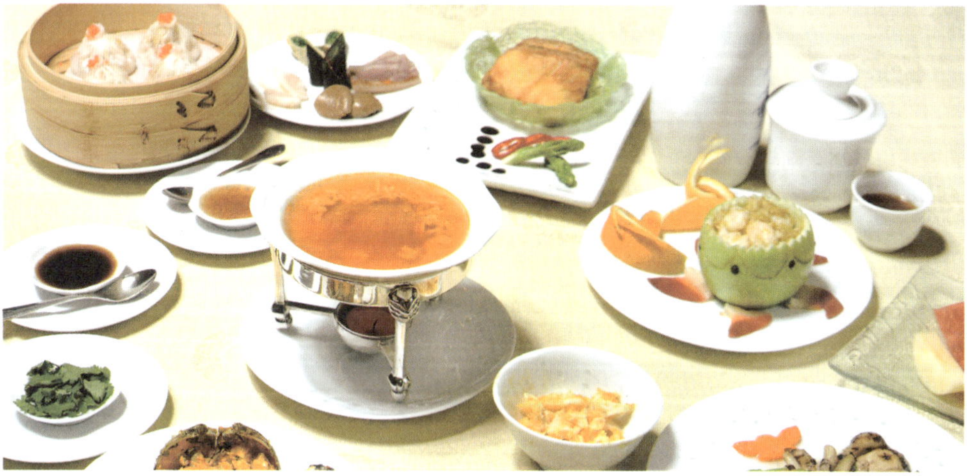

膳食

甜瓜

【原名】甘瓜、果瓜。【气味】瓜瓤：基、寒滑、有小毒。瓜子仁：甘寒、无毒。瓜蒂：苦、寒、有毒。

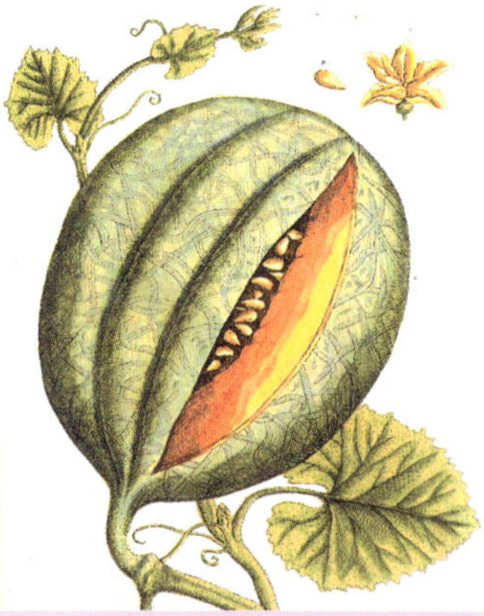

【本草附方】

◎口臭

将甜瓜子捣成末，加蜜调为丸子。每天早晨漱口含一丸。亦可贴齿。

◎腰腿疼痛

将甜瓜子三两，酒浸泡十日，研成末状。每次服用三钱，空心服，酒送下。一日服三次。

◎肠痈已成

将甜瓜子一合，当归（炒）一两，蛇蜕皮一条（揉碎），混合后每取四钱，咀嚼后，加水一盏半，熬至一盏，饭前研成细末，去油质，加水调服。

◎饮食内伤，胸中填塞

将瓜蒂二钱半（熬黄），赤小豆二钱半，一起研成细末。每次服用一钱，以香豉一合，热汤七合，煮极烂，去掉药渣，慢慢服下，稍稍加大用量，吐后病除。该方叫“瓜蒂散”。

◎太阳中渴

将瓜蒂十四个，加一升水，煮成五合，一次服下，吐后病除。

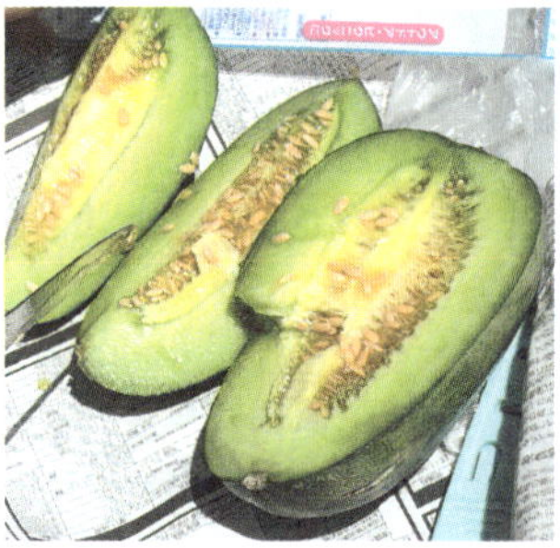

甜瓜

◎诸风诸痫

将瓜蒂炒黄，研成末状，加酸齑一盏，调服取吐。如风涎，再加蝎梢半钱；湿气肿满，加赤小豆末一钱；有虫，加狗油五、七点和雄黄一钱；病重者，再加芫花半钱，即可将虫吐出。

◎急黄喘息，心上坚硬，口渴

将瓜蒂二小合、赤小豆一合，一起研成细末，以温浆水五合送服方寸匕。过一顿饭时间当呕吐，不吐再服药。

◎遍身如金

将瓜蒂四十九枚，丁香四十九枚，烧存性，一起研末。每次服用二、三分，吹鼻取黄水，或擦牙流涎亦可。

◎热病发黄

将瓜蒂研成末，取大豆大小一团吹鼻中，轻则半日，重则一日，流出黄水好愈。

◎身面浮肿

将瓜蒂、丁香、赤小豆各七枚，一起研末，吹豆大一团入鼻中，不久有黄水流出。隔日用药一次。

◎疟疾寒热

将瓜蒂二枚，加水半盏，浸泡一宿后一次服下，取吐即愈。

◎大便不通

将瓜蒂七枚。研成末状，用棉布包裹，塞入肛门即通。

◎风热牙痛

将瓜蒂七枚（炒过研成细末），加少许麝香，用棉布包裹咬定，流涎，痛渐止。

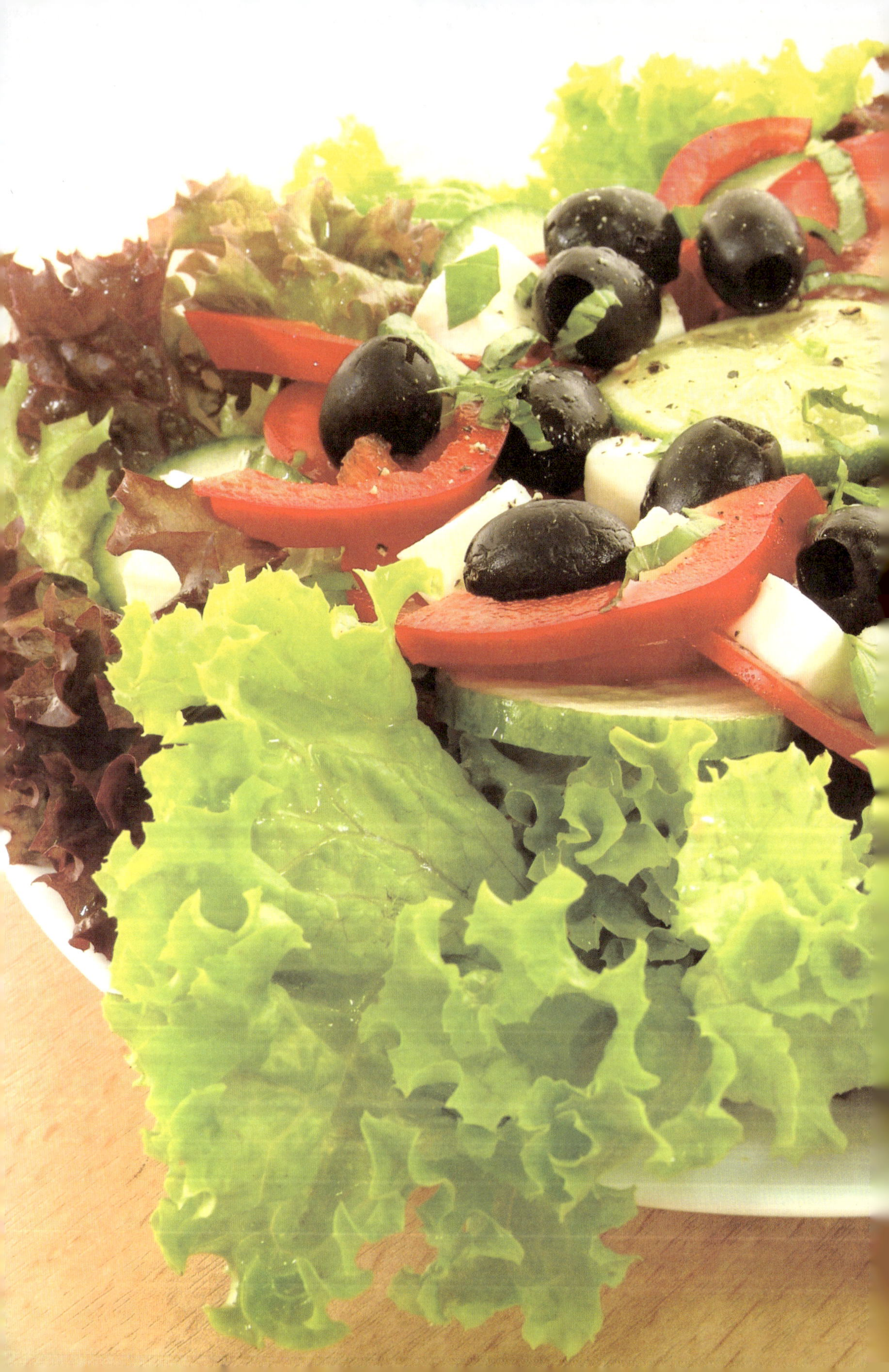

莲藕

【原名】莲实：藕实、石莲子、水芝、泽芝。莲薏，即莲子中的青心：苦薏。莲蕊须：佛座须。莲花：芙蓉、芙蕖、水华。莲房：莲蓬壳。荷叶：荷叶中的嫩的部分叫『荷钱』，贴水的部分叫藕荷，出水的部分叫芰荷。【气味】荷叶：苦、平、无毒。莲房：苦、涩、温、无毒。莲蕊须：甘、涩、温、无毒。莲薏：苦、寒、无毒。藕节：涩、平、无毒。藕：甘、平、无毒。莲实：甘、平、涩、无毒。

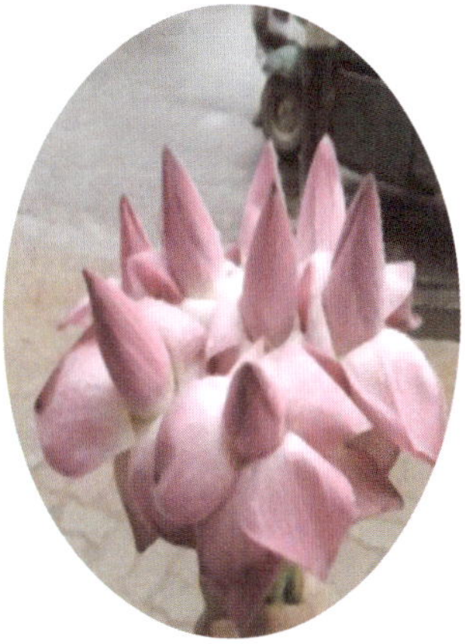

【本草附方】

◎小便频数

将莲实半升，酒浸泡二宿，取出放入洗净的猪胃中，缝好煮熟，晒干，研成末状，加醋糊做成梧子大小的丸。每次服用五十丸，饭前服，温酒送下。

◎白浊遗精

将石莲子、龙骨、益知仁，等份研成末状。每次服用二钱，空腹，米汤送下。另方：将莲子、白茯苓，等份研成末状，开水调服。

◎久痢噤口

将石莲子（炒）研成末状，每次服用二钱，陈米汤调下。加服香连丸更好。

◎脾泄肠滑

治方同上。

◎干呕不止

将莲子六枚，炒成赤黄色，研成末状，熟水半盏冲服。

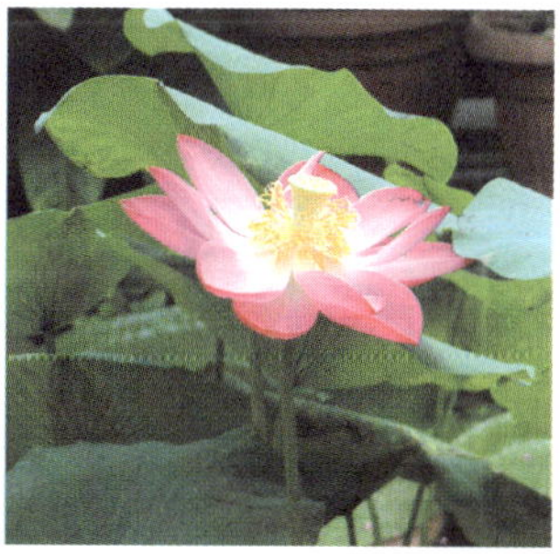

莲花

◎产后咳逆，呕吐，心忡目昏

将莲子一两半，白茯苓一两，丁香五钱，一起研末。每次服用二钱，米汤送下。

◎双目红痛

将莲子去皮，研成末状，取一碗，加粳米半斤，常煮粥吃。

◎反胃吐食

将石莲子研成末，加少量肉豆蔻粉，米汤调服。

◎时气烦渴

将生藕汁一碗、生蜜一合，调和均匀细服。

◎吐泻

将生藕捣汁服。

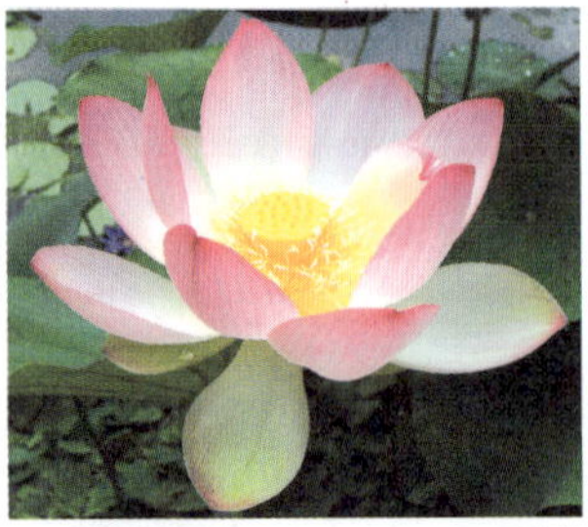

莲藕

◎上焦痰热

用藕汁、梨汁各半盏，调和均匀后服下。

◎小便热淋

将生藕汁、生地黄汁、葡萄汁，各等份。每次服用半盏，加蜜，温服。

◎大便下血

将藕节晒干，研末，每次服用二钱，人参、白蜜熬汤调下。一日服两次。

◎跌扑淤血

将干藕根研末，每次服用方寸匕，酒送下。一日服两次。

◎脚冻发裂

把藕蒸熟后，捣烂涂患处。

◎鼻血不止

将藕节捣汁饮服。

◎突然吐血

将藕节、荷节、荷蒂各七个，以蜜少许捣烂，加水二杯熬至八成，去掉药渣温服。

◎遗精白浊

将藕节、莲花须、莲子、芡产、山药、白茯苓、白茯神各二两，一起研末；另用金樱子二、三斤，捶碎，加水一斗熬至八成，去掉药渣，再熬成膏，把膏药和药末调匀，再调一点面做成梧子大小的丸。每次服用七十丸，米汤送下。该方叫“金锁玉关丸”。

◎鼻渊脑泻

藕节、川芎焙过，研成末状。每次服用二钱，米汤送下。

◎劳心吐血

将莲薏七个，糯米二十一粒，一起研成粉末，酒送服。

◎小便遗精

将莲薏一撮，研末，加辰砂一分。每次服用一钱，开水送下。一日服两次。

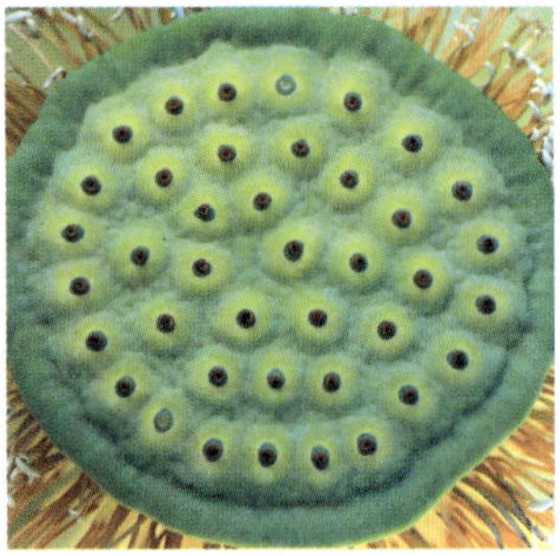

莲房

◎清心通肾，益血止血，亦治久近痔漏

将莲蕊须、黑牵牛头末各一两半，当归五两，一起研末，每次服用二钱，空腹，酒送下。忌食热物。几天见效。

◎坠跌呕血

把干荷花研成末，每次用酒冲服一匙。

◎天泡湿疮

用荷花贴患处。

◎经水不止

将陈莲房烧存性，研末。每次服用二钱，热酒送下。该方叫“瑞莲散”。

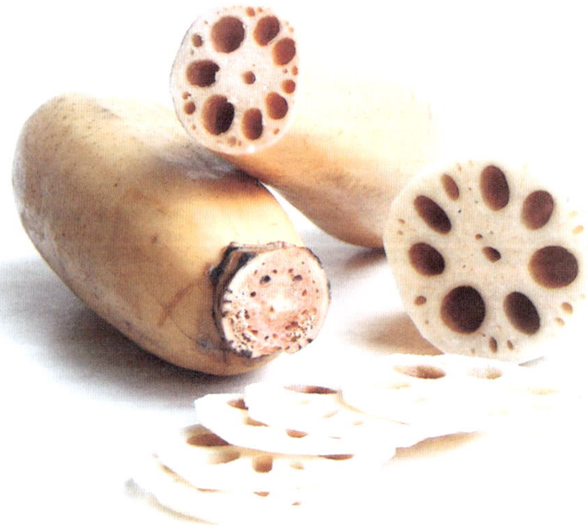

藕

◎血崩不止

将莲壳、荆芥穗，各烧存性，等份研成末状。每次服用二钱，米汤送下。

◎漏胎下血

将莲房烧存性，研成末状，加面糊成梧子大小的丸。每次服用百丸，开水或酒送下。一日服两次。

◎小便血淋

将莲房烧存性。研成末状，加麝香少许。每次服用二钱半，米汤调下。一日服两次。

◎阳水浮肿

将败荷叶烧存性，研末。每次服用二钱，米汤调下。一日服三次。

◎各种痈肿

用叶蒂不限量，熬汤淋洗患处。洗后擦干。以飞过的寒水石调猪油涂搽。

◎跌打损伤，恶血攻心

将干荷叶五片烧存性，研成末状。

◎产后恶血不尽或胎衣不下

将荷叶炒香研成末，每次服用一匙，开水或童子尿调下。

◎吐血不止

将嫩荷叶七个，擂水服之。另方：用干荷叶、生蒲黄，等份研成末状。每次服用三钱，桑白皮熬汤调下。另方：用经霜败荷叶烧存性，研状，水送服二钱。

◎吐血、鼻血

将生荷叶、生艾叶、生柏叶、生地黄，等份捣烂，做成鸡蛋大小的丸。每取一丸，加水三盏，煮成一盏，去掉药渣服。该方叫“四生丸”。

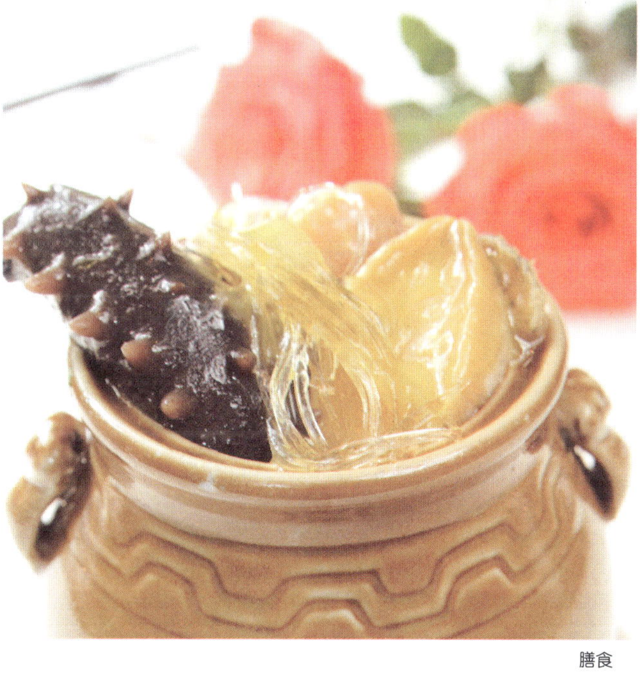

膳食

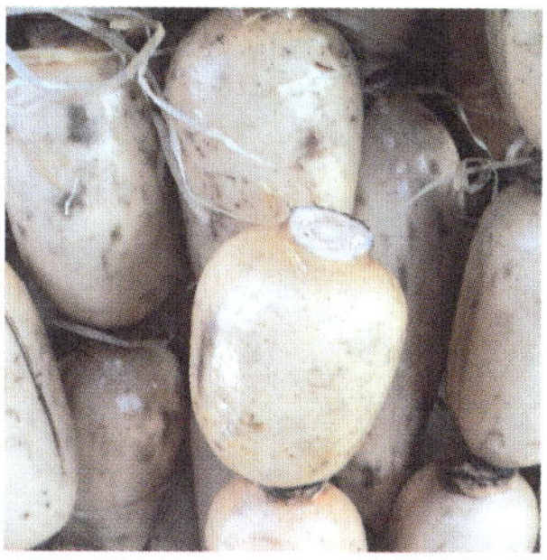

藕

◎崩中下血

将荷叶（烧过，研成细末）半两，蒲黄、黄芩各一两，一起研末。每空心服三钱，酒送下。

◎赤白下痢

将荷叶烧过。研末，每次服用二钱。红痢用蜜水，白痢用砂糖水送下。

◎脱肛不收

有贴水荷叶在容器里烘干、研成细末，酒送服二钱。同时在荷叶上铺药末，令病人坐治。

◎牙齿疼痛

将荷叶蒂七个，加浓醋一碗，煎成半碗，去掉药渣，熬成膏，时时擦牙，有效。

◎偏头风痛

将升麻、苍术各一两，荷叶一个，加水二钟，煎成一钟，饭后温服。或将荷叶一个烧研成末，以升麻、苍术煎汁调服。

阿魏

【原名】阿虞、薰渠、哈昔尼。【气味】辛、平、无毒。

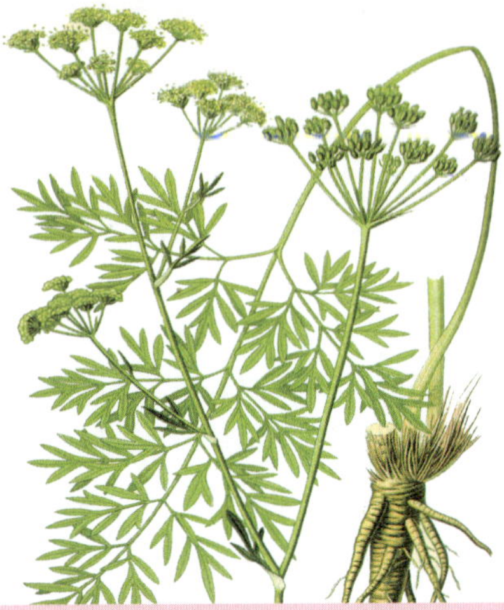

【本草附方】

◎疝气疼痛

将阿魏二两，裹在醋和荞麦面做成的饼中，火上煨熟；另取大槟榔二枚，钻孔，溶乳香填满，也裹在荞面中煨熟；另将硇砂末一钱，赤芍药一两，各药一起糊成梧子大小的丸。每次服用三十丸，饭前服，酒送下。

◎脾积结块

将鸡蛋五个，阿魏五分、黄蜡一两，同煎化，分十次空心服，水送下。诸物不忌，腹痛无妨。十日后大便下血即愈。

◎痞块有积

将阿魏五钱，五灵脂（炒令烟尽）五钱，一起研成粉末，调黄公狗胆汁制成黍米大小的丸。每次服用三十丸，空腹，唾液送下。忌羊肉、醋、面。

◎疟疾寒热

将阿魏、胭脂各一块，如豆大，研匀，用蒜膏调匀，敷虎口上。另方：将阿魏、丹砂各一两，一起研末，加米糊制成皂角子大小的丸。每次服用一丸，空腹，参汤送下。

◎牙齿虫痛

将阿魏、臭黄，等份研成末状，加糊做成绿豆大小的丸。每取一丸，用棉布包裹纳入齿痛一侧的耳中，有效。

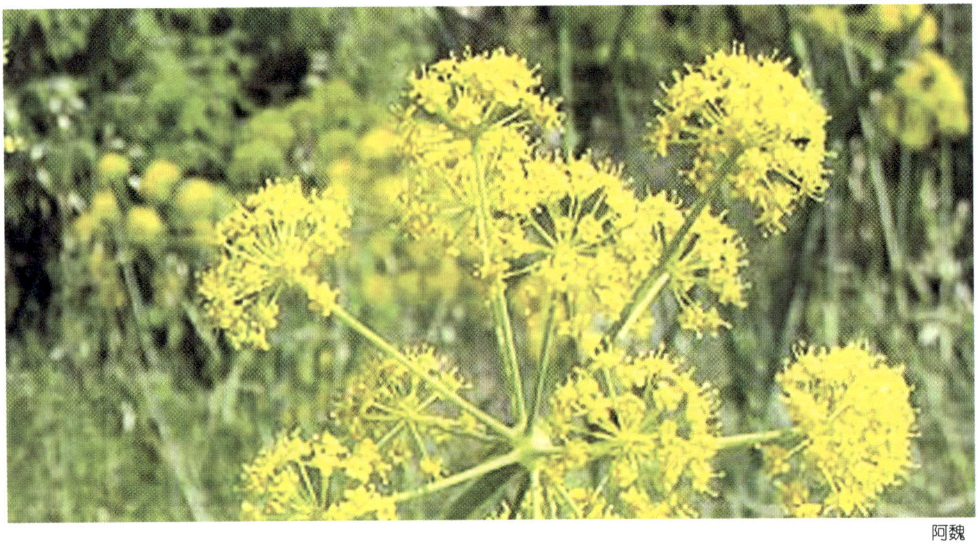

阿魏

厚朴

【原名】烈朴、赤朴、厚皮。树名榛，子名逐折。【气味】苦、温、无毒。

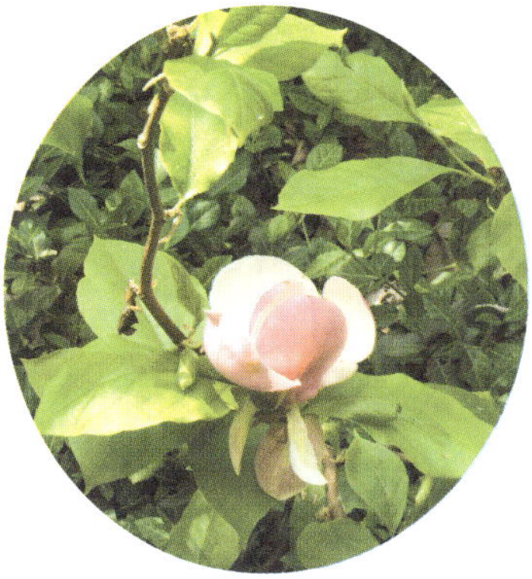

【本草附方】

◎脾胃虚损

将厚朴（去皮，锉片），生姜（连皮，切片）二斤，在水五升中煮干，去姜，焙厚朴，再以干姜四两，甘草二两，同厚朴一起，在水五升中煮干，去甘草，焙姜、厚朴研末，加枣肉、生姜同煮熟，去姜，把枣肉、药末捣匀做成梧子大小的丸。每次服用五十丸，米汤送下。方中加熟附子亦可。该方叫“厚朴煎丸”。

◎痰堵呕逆、饮食不下

将厚朴一两，姜汁炙黄，研末，每次服用二匙，米汤调下。

◎腹痛胀满胀

将厚朴(制)半斤，甘草、大黄各三两，枣十枚，大枳实五枚，桂二两，生姜五两，加水一斗，煎成四升，温服八合。一日服三次，呕吐者再加半夏五合。此名“厚朴七物汤”。

◎气胀心闷，饮食不下，久患不愈

将厚朴以姜汁炙焦后，研末。每次服用二钱匕，陈米汤调下，一日服三次。

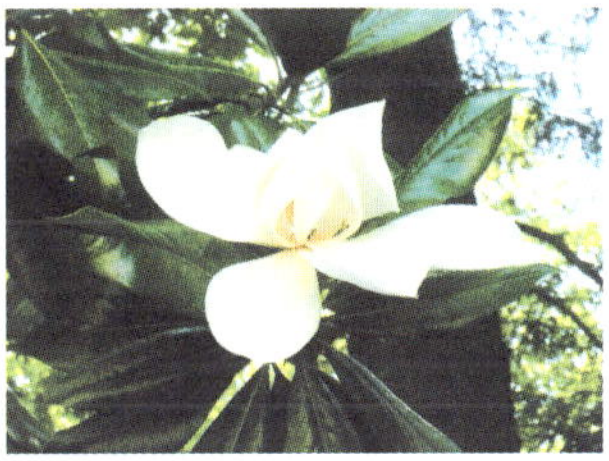

厚朴

◎反胃、下泻

治方同上。

◎霍乱腹痛

将厚朴（炙）四两，桂心二两，枳实五枚，生姜二两，加水六升，煮取二升，分三次服下。该方叫“厚朴汤”。

◎下痢水谷

将厚朴三两，黄连三两，加三升水，煎成一升，空腹，慢慢服下。

◎大肠干结

将厚朴(生研)，猪脏(煮熟捣烂)制成梧子大小的丸。每次服用三十丸，姜水送下。

◎尿浑白浊

将厚朴（姜汁炙）一两，白茯苓一钱，加水、酒各一碗，煎成一碗，温服。

◎月经不通

将厚朴三两（炙过，切细），加三升水，煎成一升，分两次空心服下。三、四剂之后，即见特效。方中加桃仁、红花亦可。

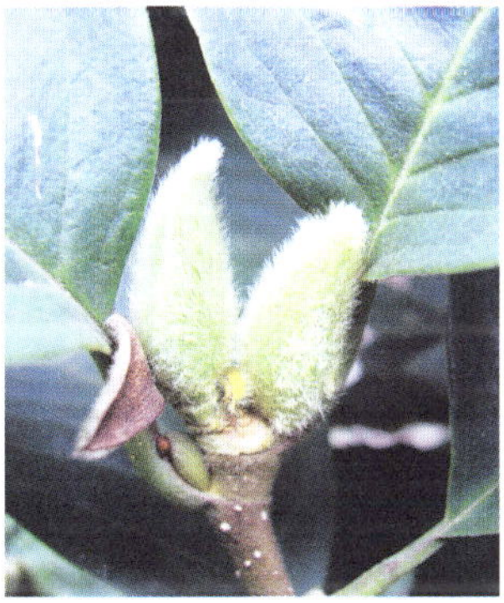

厚朴

诃黎勒

【原名】诃子【气味】苦、温、无毒。

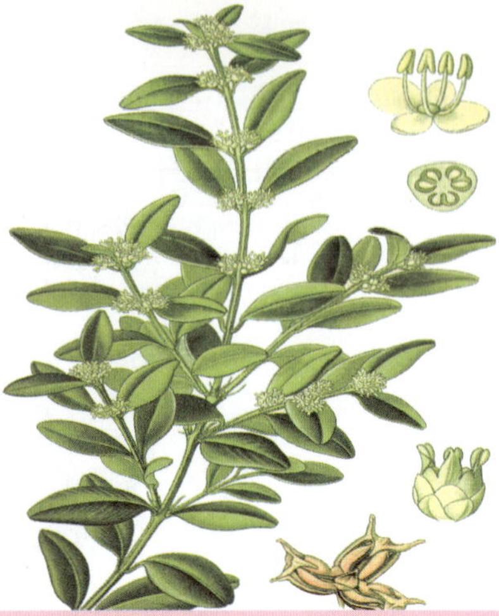

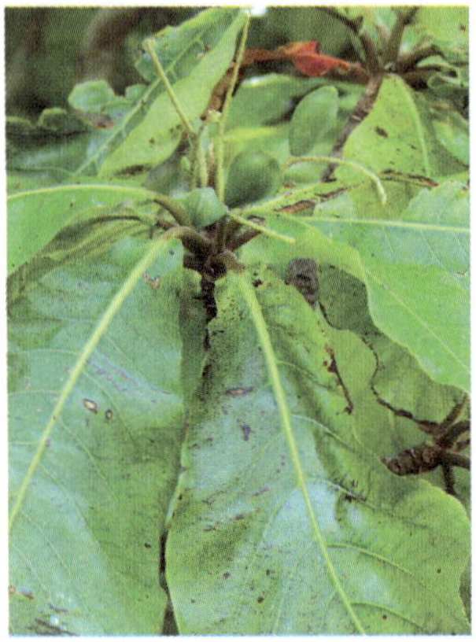

诃黎勒

【本草附方】

◎气痢水泻

将诃黎勒十枚，面裹煨熟，去核，研成末状，一次服完，稀饭送下。加饭调药末制成丸子服亦可。方中也有加入木香的。另方：将诃黎勒、陈桔皮、厚朴各三两，捣碎，筛过，加蜜做成梧子大小的丸，每次服用二、三十丸，开水送下。

◎下气消食

将诃黎勒一枚，研成末状，另以水一大升，在瓦器中煎开几次后下药，再煎开几次，加盐少许饮服。

◎一切气疾

将诃黎勒三枚，包湿纸中煨熟。去核细嚼，牛乳送下。另方：夜含诃黎勒一个，天明时嚼咽。

◎气咳日久

将生诃黎勒一枚，含口内咽汗。咳止后，没有食欲，可煎槟榔汤一碗服下，立即开味。

◎呕逆不食

将诃黎勒皮二两，炒过，研末，加糊做成梧子大小的丸。每次服用二十丸，空腹，白开水送下。

◎小儿风痰

将诃黎勒（半生半炮，去核）、大腹皮等份，水煎服。该方叫“二圣散”。

◎赤白下痢

将诃黎勒十二个，六个生用，六个煨熟，去核，烘干，研成末状。赤痢用生甘草汤送下，白痢将炙甘草汤送下。不止，再服药。

◎妒精下疳

将大诃黎勒烧成灰，加入麝香少许，先以淘米水洗患处再搽药，或以荆芥、黄檗、甘草、马鞭草、葱白熬汤洗亦可。

【专家分析】

诃称勒，有利咽、开音的作用，可治咽喉肿痛、声音嘶哑等症。

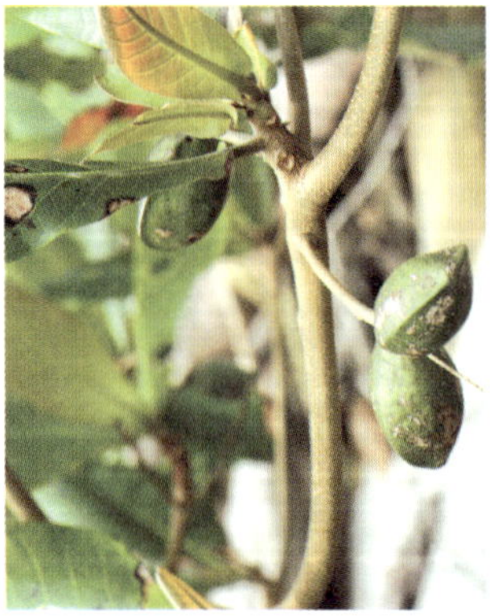

诃黎勒

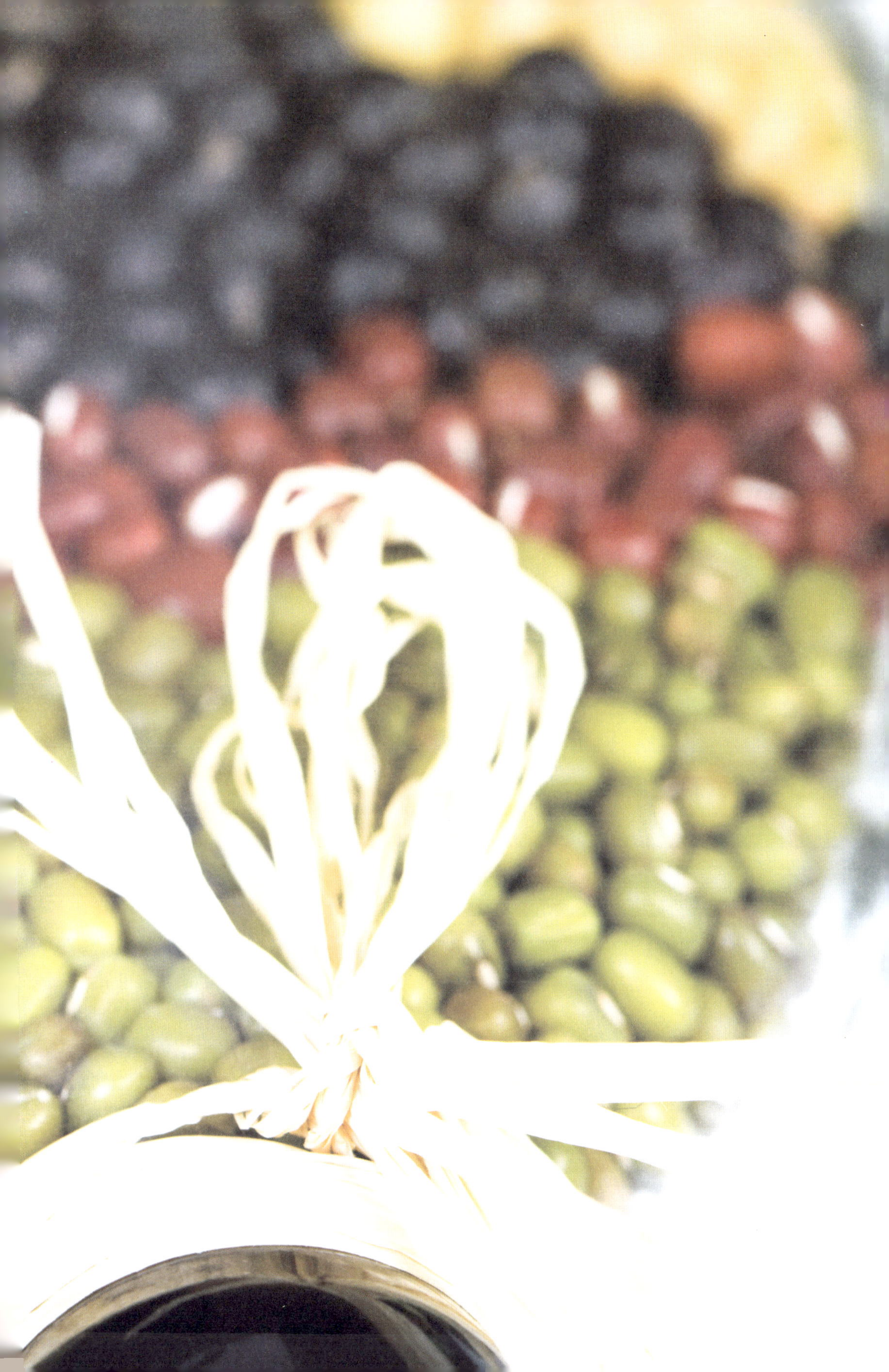

柽柳

【原名】赤柽、赤杨、河柳、雨师、垂丝柳、人柳、三眠柳、观音柳。

【气味】木：甘、咸、平、无毒。

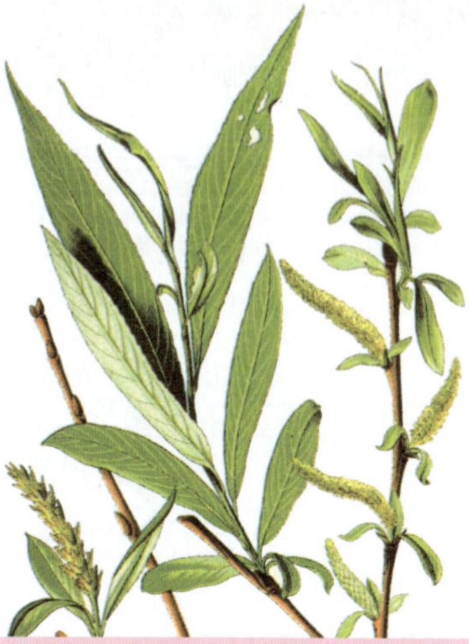

【本草附方】

◎各种风疾

将柽柳枝或叶半斤，切细，加荆芥半斤，以水五升，煮成二升，澄清后，再加白蜜五合，竹沥五合，封入瓶中，放锅内隔水煮过。每次服用一小盏，一日服三次。

◎腹中痞积

将柽构枝熬汤，露一夜。清晨时空心饮几次。痞渐消去。

◎解酒毒

将柽柳枝晒干，研成末状，每次服用一钱，温酒调下。

芜荑

【原名】荑、无姑。

【气味】辛、平、无毒。

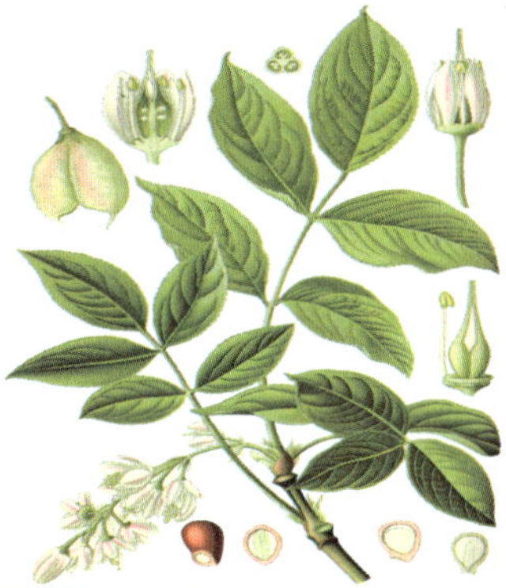

【本草附方】

◎脾胃有虫

将芜荑仁二两，和面炒成黄色，研成末状。每次服用二钱匕，米汤送下。

◎制杀诸虫

将生芜荑、生槟榔各四两，研成末状，加蒸饼做成梧子大小的丸。每次服用二十丸，开水送下。

◎脾胃气泻

将芜荑五两，捣研成末，加饭做成梧子大小的丸。每日服三十丸，空腹，饭前服下。久服能安神保健。

◎婴孩惊暗

将芜荑、神曲、麦糵、黄连（炒过）各一钱，一起研末，加猪胆汁调糊做成黍米大小的丸。每次服用十丸，木通汤送下。

◎虫牙作痛

将芜荑仁放蛀齿孔中。

◎腹中鳖瘕

将芜荑炒过，熬汤服，同时服暖胃、益血、理中的药物乃可治。

巴豆

【原名】巴菽、刚子、老阳子。【气味】辛、温、有毒。

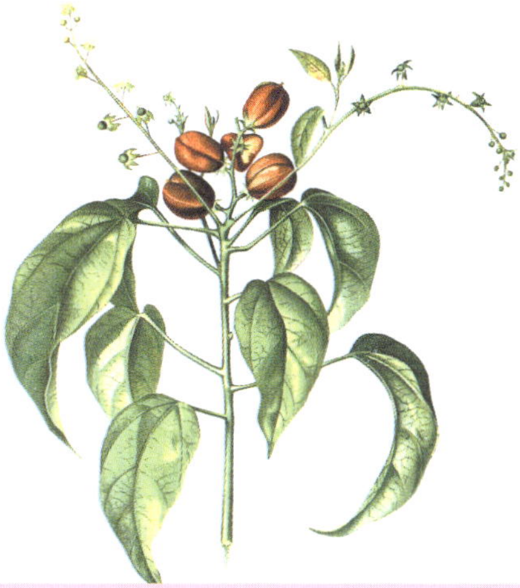

【本草附方】

◎一切积滞

将巴豆一两，蛤粉二两，黄檗三两，一起研末，调水做成绿豆大小的丸。每次服用五丸，水送下。

◎宿食不化，大便闭塞

将巴豆仁一升，清酒五升，同煮三日三夜，研烂，合酒微火熬至能团成丸子，做成豌豆大小的丸。每次服用一丸，水送下。想呕吐者服二丸。

◎水蛊大腹，皮肤色黑

将巴豆九十枚（去皮、心，炙黄），杏仁六十枚（去皮、炙黄），共捣制成小豆大小的丸。每次服用一丸，水送下，以泻为度。

◎心痛腹胀，大便不通

将巴豆二枚（去皮、心，炙黄），杏仁二枚，用棉布包裹捣碎，以热水一合，泡白汁服下。

◎食疟、积疟

将巴豆（去皮、心）二钱，皂荚（去皮、子）六钱，捣烂制成绿豆大小的丸。每次服用一丸，冷汤送下。

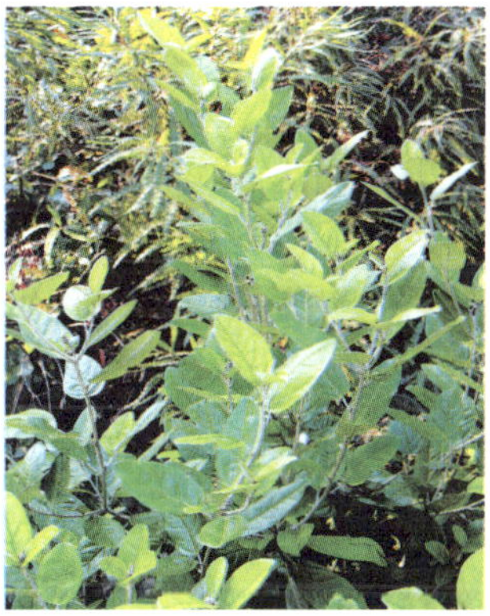

巴豆

◎夏月水泻不止

将巴豆三粒烧存性，黄蜡制成一丸，水送服。

◎积滞泄痢，腹痛里急

将杏仁（去皮、尖）、巴豆（去皮、心）各四十九个，一起烧存性，研成泥，溶蜡制成绿豆大小的丸。每次服用两、三丸，煎大黄汤送下。隔日一服。也可在本方中加百草霜三钱。

◎气痢赤白

将巴豆一两，去皮心，炒过，研成末状，加熟猪肝制成丸子绿豆大小的丸。空腹，米汤送下三、四丸。

◎泻血不止

将巴豆一个，去皮，放入事先开了小孔的鸡蛋中，纸包好，煨熟。去豆吃蛋，病即止。体虚的病人分作二次服。

◎小儿吐泻

将巴豆一粒烧存性，黄蜡豆大一块，溶滴水中，一起捣匀做成黍米大小的丸。每次服用五至七丸，莲子、灯心汤送下。

◎干霍乱病

将巴豆一枚，去皮心，热水研服，能吐泻好见效。

◎寒痰气喘

将青橘皮一片，包巴豆

一粒，麻子线捆好，烧存性，研成末，加姜汁和酒一杯，慢慢饮服。

◎舌上出血

将巴豆一枚，乱发一团（如鸡蛋大），烧存性，研成末状，酒冲服。

◎中风口歪

将巴豆七枚，去皮，研烂，左歪涂右手心，右歪涂左手心，再以热水一杯放在涂药的手上，不久，口即复原，然后把药洗去。

◎小儿口疮

将巴豆一粒，连油研烂，加黄丹少许，剃去小儿囟门头发，把药敷贴好，待四边起小水泡，即将温水洗去，再以菖蒲汤洗，便不会长成疮。

◎一切恶疮

将巴豆三十粒，麻油煎黑，去豆，以油调硫磺、轻粉末，频涂疮上。

◎风瘙瘾疹

将巴豆五十粒，去皮，加水七升，煮成二升，取汁搽患处。

◎疥疮搔痒

将巴豆十粒，炮黄，去皮心，研成末状，加酥和腻粉少许，把疮抓破搽上。注意本剂不得接近眼睛和阴囊。如必须在这些部位搽药，须先用黄丹涂过。

◎荷钱癣疮

将巴豆仁三个，连油捣成泥，包薄布内搽患处。每天搽一两次，几日即愈。

◎痈疽恶肉

将巴豆仁炒焦，研成膏药点痛处，可以解毒；涂淤肉上，腐处自消。方中加少许乳香亦可，该方叫“乌金膏”。

◎疣痣黑子

巴豆一钱（石灰炒过），人言一钱，糯米（炒）五分，一起研成粉末，点患处。

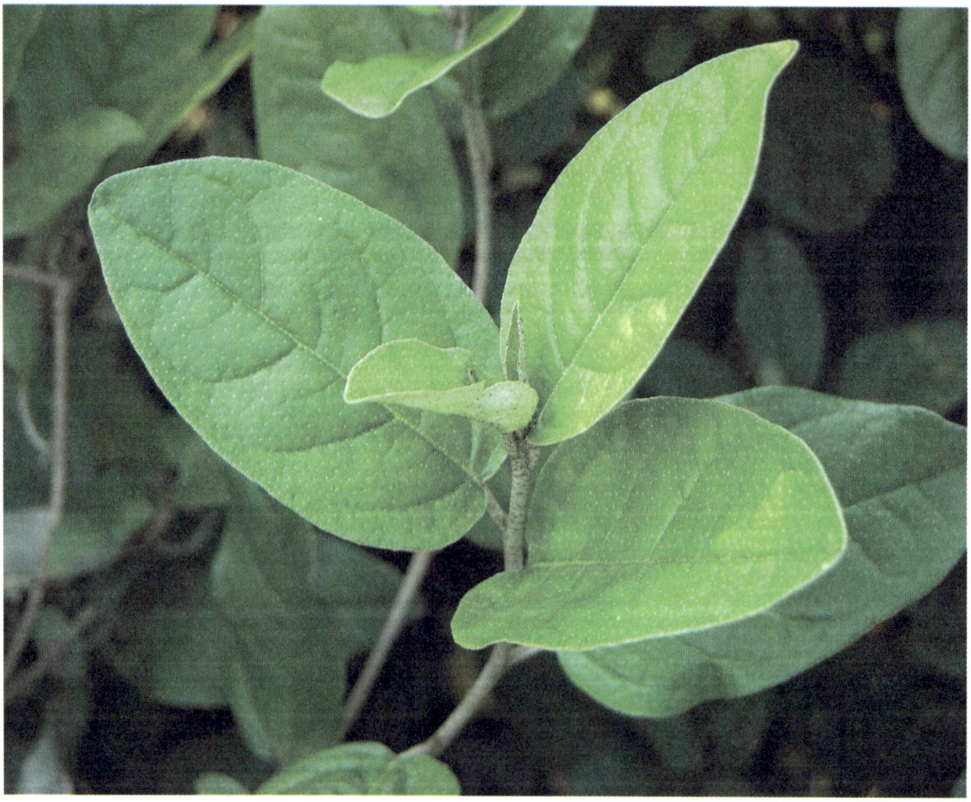

巴豆

茯苓

【原名】茯灵、茯兔、松腴。【气味】甘、平、无毒。

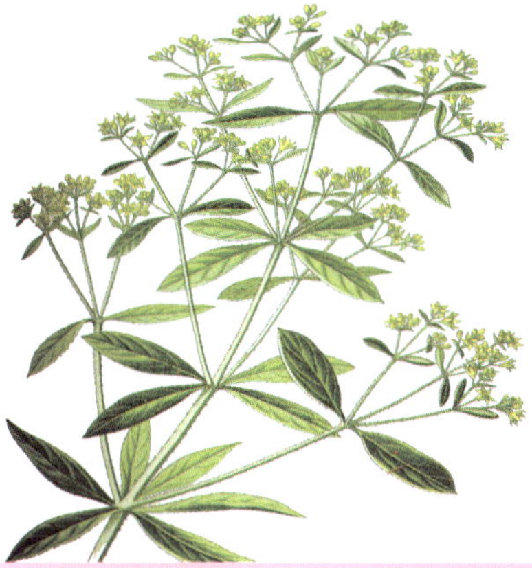

【本草附方】

◎心神不定，恍惚健忘

将茯苓二两（去皮），沉香半两，一起研末，加炼蜜做成小豆大小的丸。每次服用三十丸，饭后服，人参汤送下。

◎虚滑遗精

将白茯苓二两，缩砂仁一两，一起研成粉末，加盐二钱，将瘦羊肉切薄片蘸药炙熟吃，酒送下。

◎浊遗带下

将白茯苓（去皮）四两，挖空 处，填入猪苓四钱半，煮开多次，取出晒干，去掉猪苓，研成末状，化黄蜡调成弹子大小的丸。每次嚼服一丸，空腹，唾液送下。以尿清为度，忌米醋。该方叫“威喜丸”。

◎小便频多

将白茯苓（去皮）、干山药（去皮），在白矾水中渍过，在容器里烘干，等份研成末状。每次服用二钱，米汤送下。

◎小便不禁

将白茯苓、赤茯苓，等份研成末状，揉洗去筋，控干，以酒煮地黄汁捣成膏，调成弹子大小的丸子。每嚼一丸，空心服，盐酒送下。

◎滑痢不止

将白茯苓一两，木香（煨）半两，一起研末，每次服用二钱，紫苏木瓜汤送下。

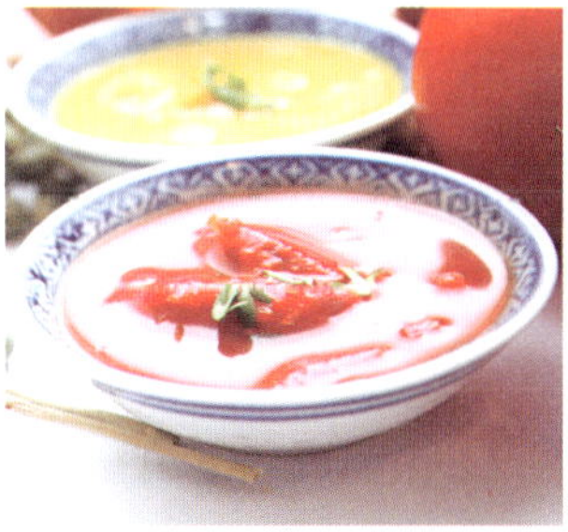

膳食

◎妊娠水肿，小便不利

将赤茯苓（去皮）、葵子各半两，一起研末。每次服用二钱，水送下。

◎卒然耳聋

将黄蜡不拘多少，和茯苓末细嚼。茶汤送下。

◎水肿尿涩

将茯苓皮、椒目，等份熬汤，每日饮服。有效为止。

【专家分析】

茯苓是真菌类多孔菌科植物。茯苓菌的菌核常寄生在赤松或马尾松的根上。有以下几种可以入药。

◎茯苓皮

即茯苓的外皮。可消肿。

◎赤茯苓

是除去茯苓皮后内部的淡红色部分。可清利湿热。

◎白茯苓

是切去赤茯苓后的白色部分。可健脾。

◎茯神

是白茯苓中心有松树根的部分。可宁心安神。

◎神木

是茯苓中间的木块。治脚气挛痛。

安石榴

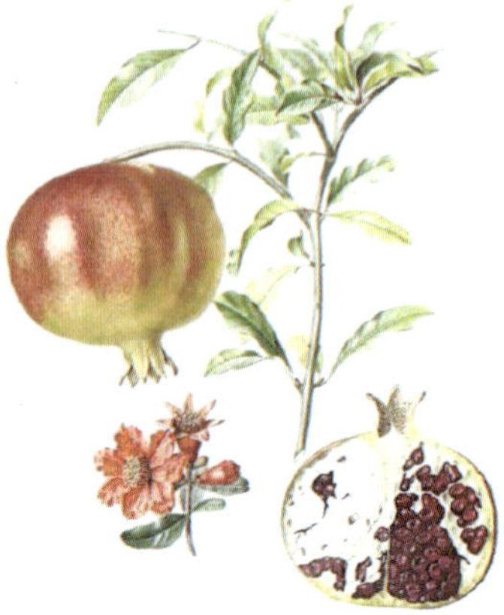

【原名】若榴、丹若、金罂。

【气味】甘石榴：苦、酸、温、涩、无毒。酸石榴：酸温、涩、无毒。酸榴皮：酸、温、涩、无毒。酸榴根：酸、温、涩、无毒。

【本草附方】

◎肠滑久痢

用石榴一个，劈破，用炭火苗烧存性，出火毒，研成细末，以酸石榴一瓣，水一盏，熬汤送下，神效无比。该方叫“黑神散”。

◎久泻不止

治方同上。

◎小便不禁

将酸石榴烧存性，无石榴时，可将枝烧成灰代替。每次服用二钱，将柏白皮（切、焙）四钱，煎汤一盏，加入榴灰再熬至八分，空腹温服。晚上再服一次。

◎赤白痢下

将酸榴皮炙黄研成末，加枣肉或粟米饭制成梧子大小的丸。每次服用三十丸，空心服，米汤送下，一日服三次。以有感觉为度。如觉寒滑，可加附子、赤石脂各一倍。另方：将酸榴皮烧存性，研末，每次米汤送服方寸匕，一日三次。

◎久痢久泻

将陈酸榴皮，焙、研成末状。每次服用二钱，米汤送下。

◎疔肿恶毒

以针刺肿毒四周，疮上盖石榴皮，在四周贴一圈面，艾炙患处，以痛为度。炙后在疗上撒榴末，包裹好，隔夜能将疔根拔出。

◎肚子生疮

将酸榴皮熬汤，冷却后，每日搽洗，直至病愈。

◎蛔虫病

有酸榴根一把，洗锉，加三升水煮取半碗，清晨时温服尽，当打下虫一大团，虫患自此根绝。可食粥补身体。

◎女子经闭

将酸榴根一把炙干。加两大碗水浓煎为一碗，空腹服下。未通再服。

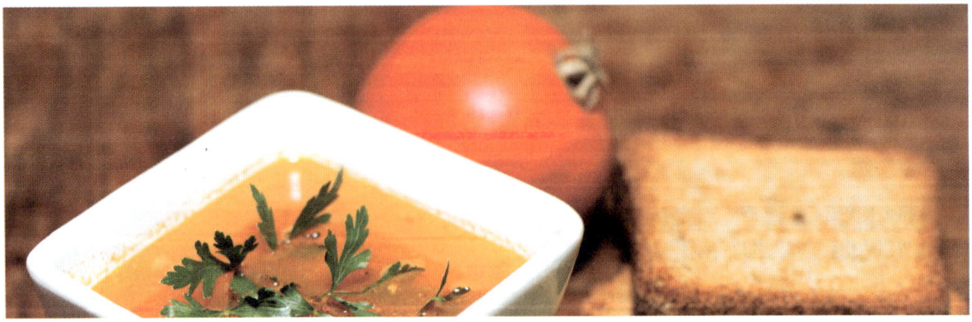

膳食

本草养肠胃

BEN CAO YANG CHANG WEI

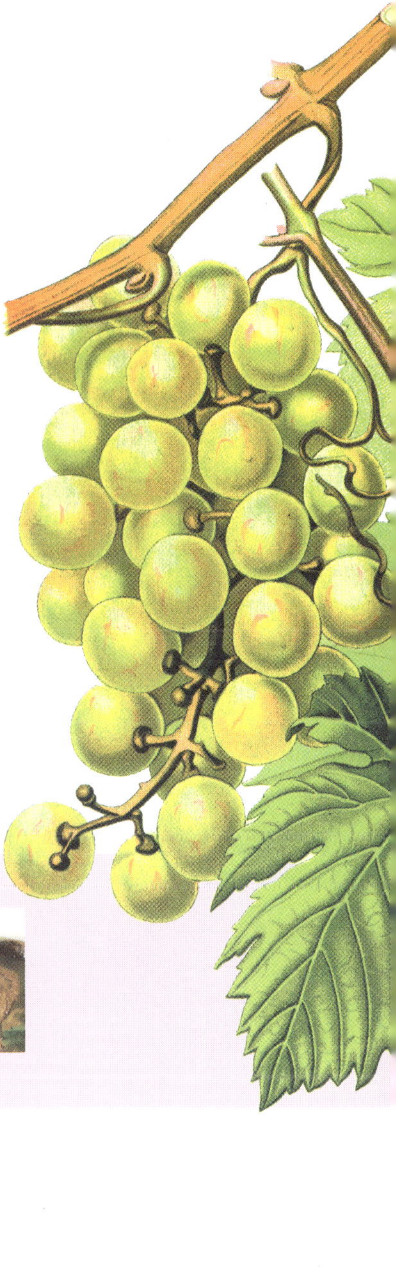

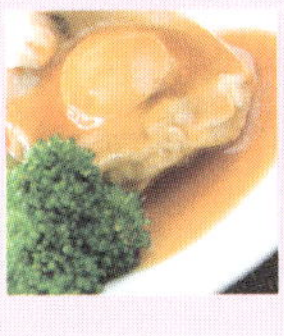

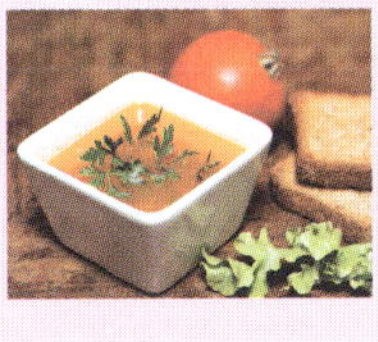

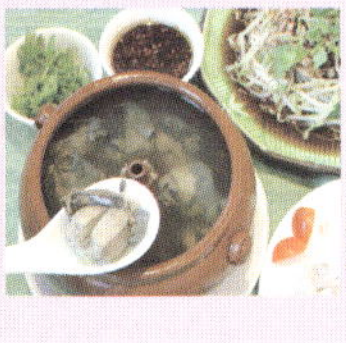

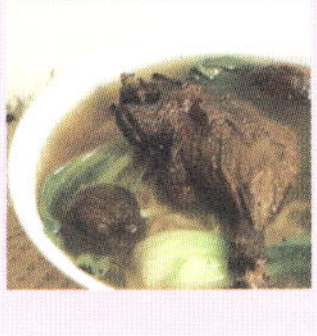

豆蔻

【原名】草豆蔻、漏蔻、草果。【气味】仁：辛、涩、温、无毒。

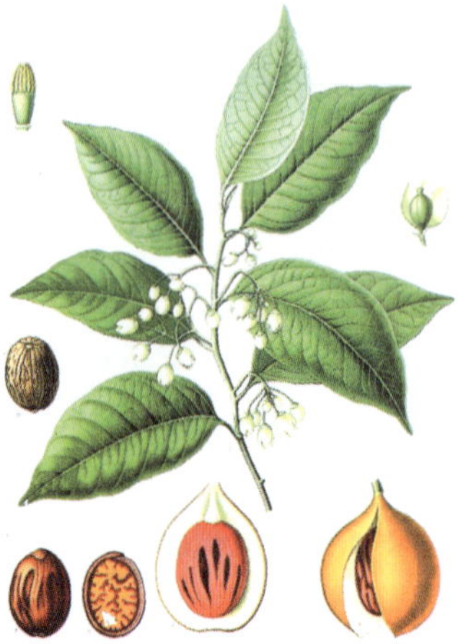

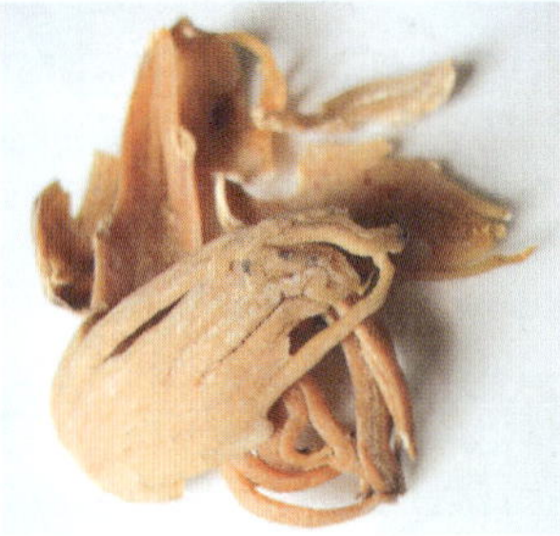

豆蔻

【本草附方】

◎心腹胀满，气短

将豆蔻一两，去皮，研成细末。每次服用半钱，木瓜生姜汤调下。

◎瘴疟

将豆蔻仁、熟附子等份，加一碗水、姜七片、枣一枚，熬至半碗服下。该方叫“果附汤”。

◎胃弱呕逆不食

将豆蔻仁二枚、高良姜半两，加一碗水合煮，去掉药渣取汁，再以生姜汁半合倒入，和面粉做成面片，在羊肉汤中煮熟，空腹吃下。

◎霍乱烦渴

将豆蔻、黄连各一钱半，乌豆五十粒，生姜三片，用水煎服。

◎虚疟自汗不止

将豆蔻一枚，面裹煨熟。和面一起研成细末，加平胃散二钱，用水煎服。

◎赤白带下

将豆蔻（连皮）一枚是，乳香一小块，面裹，煨至焦黄，同面一起研成细末。每次服用二钱，米汤送下。一日服二次。

◎脾痛胀满

豆蔻仁二个，用酒煎服。

【专家分析】

豆蔻的功能是：除寒、燥湿、开郁、化食是治疟的常用药。但不能吃得过多，否则助长脾热、伤肺、损目。

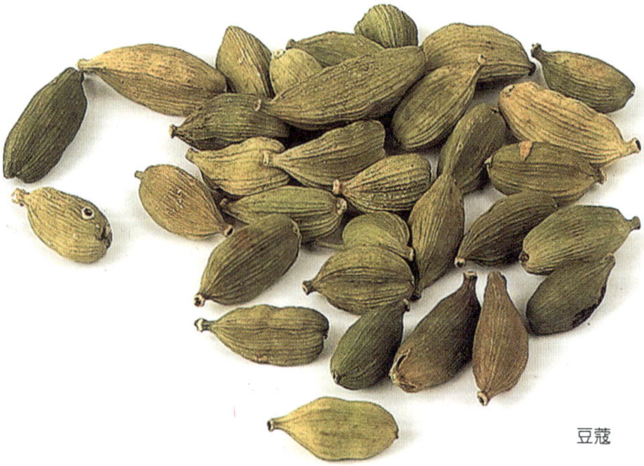

豆蔻

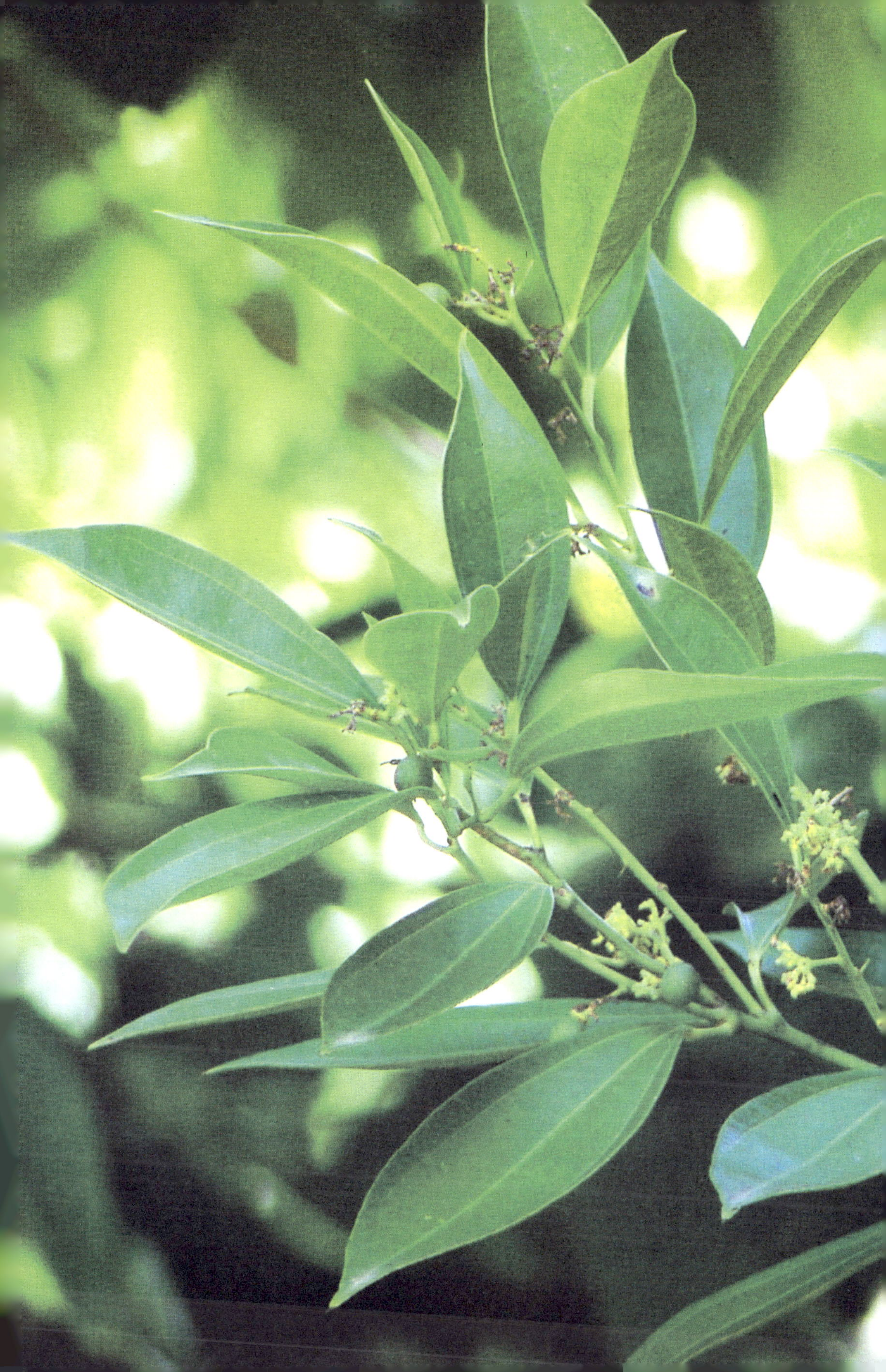

荜茇

【原名】荜拨。【气味】辛、大温、无毒。

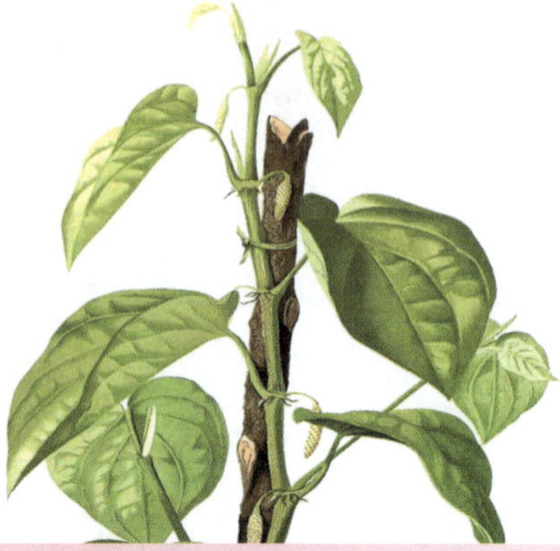

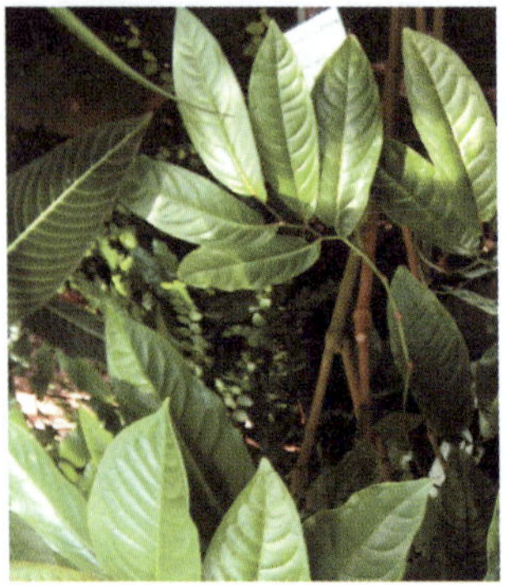

荜茇

【本草附方】

◎冷痰恶心

将荜茇一两，研成细末，每次服用半钱，饭前服，米汤送下。

◎暴泄身冷

将荜茇、肉桂各二钱半，高良姜、干姜各三钱半，一起研末，加糊做成梧子大小的丸。每次服用三十丸，姜汤送下。

◎胃冷口酸

将荜茇半两，厚朴（姜汁浸泡、炙）一两，一起研成细末，加热鲫鱼肉，捣制成绿豆大小的丸。每次服用二十丸，米汤送下。

◎瘴气成块，在腹不散

将荜茇一两，大黄一两，生用，一起研成粉末。加麝香少许，以炼蜜制成梧子大小的丸。每次服用三十丸，冷酒送下。

◎妇女血气作痛

将荜茇（盐炒）、蒲黄（炒）。等份研成末状，加炼蜜制成梧子大小的丸。每次服用三十丸，空心服，温酒送下。该方叫“二神丸”。

◎偏头风痛

令病人口含温水，在头痛的一侧。用鼻孔吸入少许荜茇末，有效。

◎风虫牙痛

荜茇、胡椒，等份研成末状，化蜡调末制成麻子大小的丸。用时取一丸，塞孔中。另方：将荜茏末擦牙，煎苍耳汤漱口，去涎。

【专家分析】

荜茇气热，味辛，入手足阳明经（即胃、大肠经），功能温中散寒。荜茇又是治“头痛、鼻渊、牙痛要药”（李时珍）。但它能动脾肺之火。多食伤目，因此不适合作食。

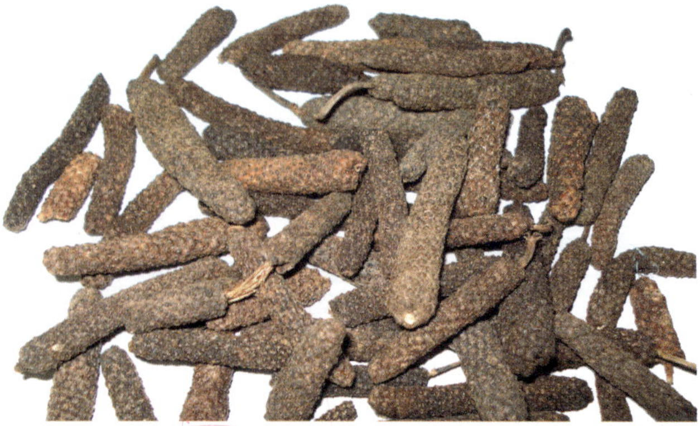

荜茇

藿香

【原名】兜娄婆香。【气味】枝叶：辛、微温、无毒。

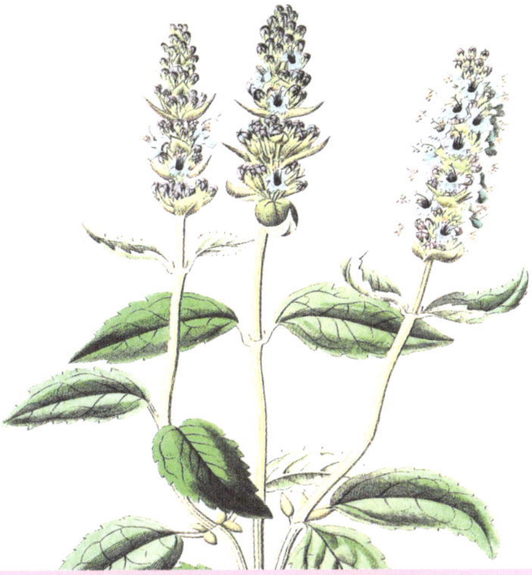

【本草附方】

◎霍乱吐泻

将藿香叶、陈皮各半两，加二盏水，煎成一盏，温服。

◎暑天吐泻

将滑石（炒）二两，藿香二钱半，丁香五分，一起研末。每次服用一、两钱，淘粳米水调服。

◎胎气不安

将香附、藿香、甘草各二钱，一起研末。每次服用二钱，加一点盐，以开水调下。

◎香口去臭

将藿香洗净，熬汤，漱口。

◎冷露烂疮

将藿香、细茶等份，烧成灰，用油调和涂在叶片上贴患处。

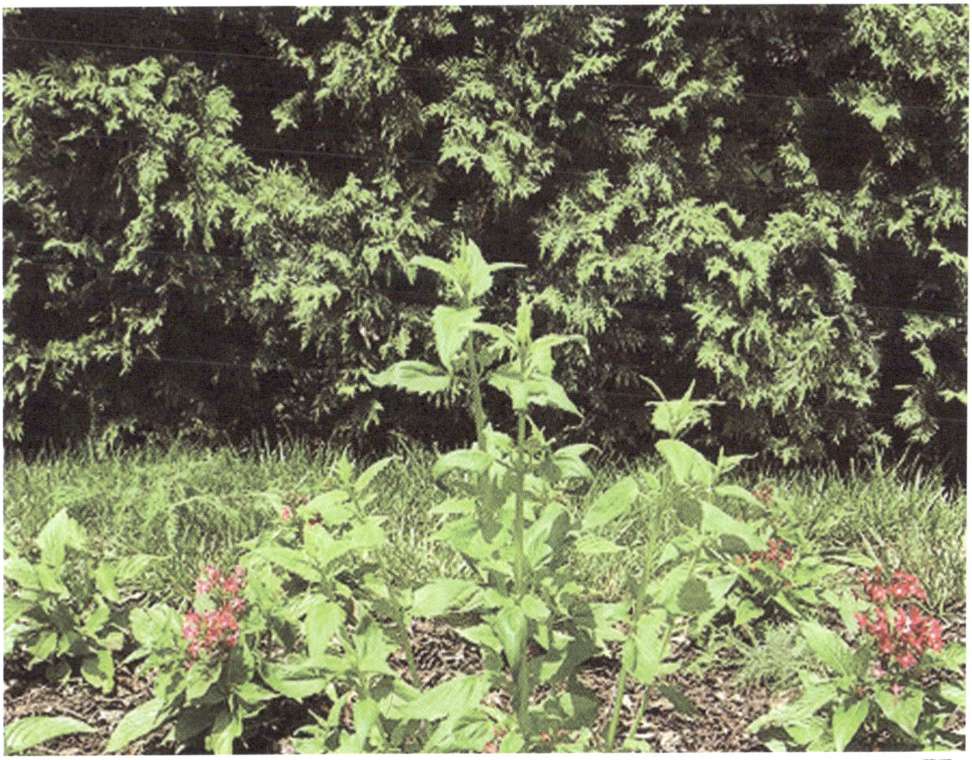

藿香

酸浆

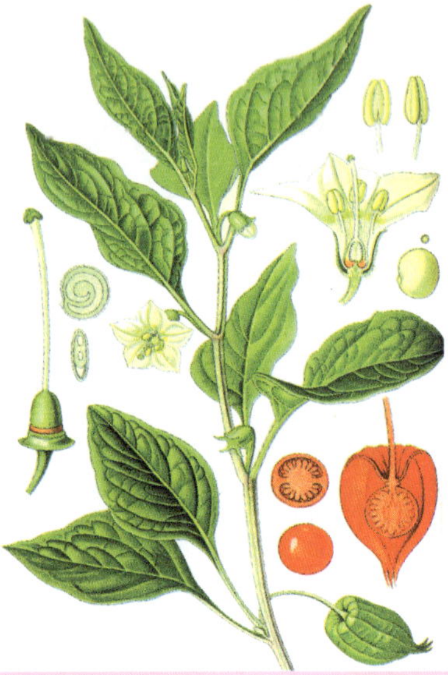

【原名】醋浆、革针、苦耽、灯笼草、虎弁草、天泡草、王母珠、洛神珠。【气味】苗、叶、茎、根：苦、寒、无毒。子：酸、平、无毒。

【本草附方】

◎热咳咽痛

将酸浆草研成末，开水送服。该方叫“清心丸”。同时还以醋调药末敷喉外。

◎痔疮

将酸浆叶贴疮上。

◎肠胃伏热

将酸浆果实五两、苋实三两，马蔺子（炒）、大盐榆白皮（炒）各二两，柴胡、黄芩、栝楼根、闾茹各一两，一起研末，加炼蜜做成梧子大小的丸。每次服用三十丸，木香汤送下。

盍藤子

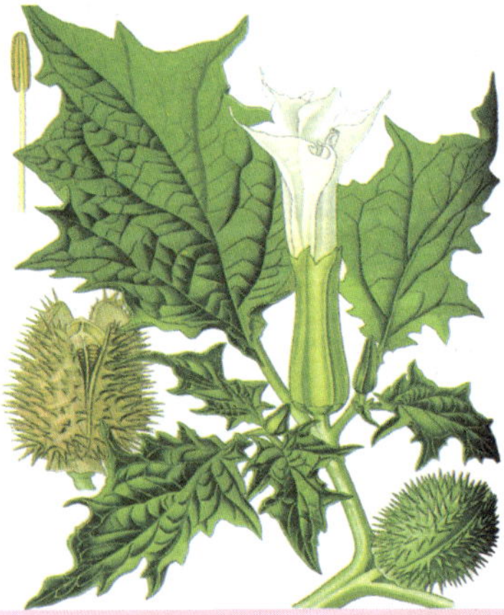

【原名】象豆、盍子、合子。【气味】仁：涩、甘、平、无毒。

【本草附方】

◎喉痹肿痛

将盍藤子烧过，研成细末，酒送服一钱。

◎五痔下血

将盍藤子烧存性，每次服用二钱，米汤送下。

◎肠风下血

将盍藤子三枚（选厚重者），湿纸七层包好煨熟、去壳，取肉，研成末状。每次服用一钱，饭前服，黄芪汤送下。一日服一次。另方：将盍藤子两个、完好的皂荚子四十九个，共烧存性，研成末状。每次服用二钱，温酒送下。

威灵仙

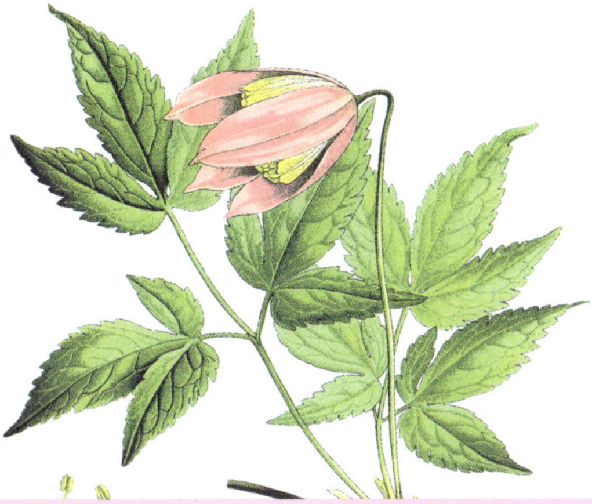

【气味】根：苦、温、无毒。

【本草附方】

◎腰脚诸痛

将威灵仙末，每次服用一钱，空心服，温酒送下。另方：将威灵仙一斤，洗干净，在好酒中浸泡七天，取出研成末状，加面糊成梧子大小的丸。每次服用二十丸，用泡药的酒送下。

◎手足麻痹

将威灵仙（炒）五两，生川乌头、五灵脂各四两，一起研成粉末，加醋糊做成梧子大小的丸子。每次服用七丸盐汤送下，忌茶。

◎喘咳呕逆，不能进食

将威灵仙（焙）、半夏（姜汁浸泡，焙），一起研末，皂角加水熬膏，做成梧子大小的丸。每次服用七至十丸，姜汤送下。一日服三次。一月后见效，忌茶、面。

◎腹中痞积

将威灵仙、楮桃儿各一两，一起研成粉末，每次服用三钱，温酒送下。该方叫“化铁丸”。

◎肠风泻血

将威灵仙、鸡冠花各二两，在二升米醋中煮干，炒研成末，以鸡蛋清调作小饼，炙干后再研成末状。每次服用二钱，陈米汤送下。一日服两次。

◎痔疮肿痛

将威灵仙三两，用一斗水熬汤，先熏后洗。

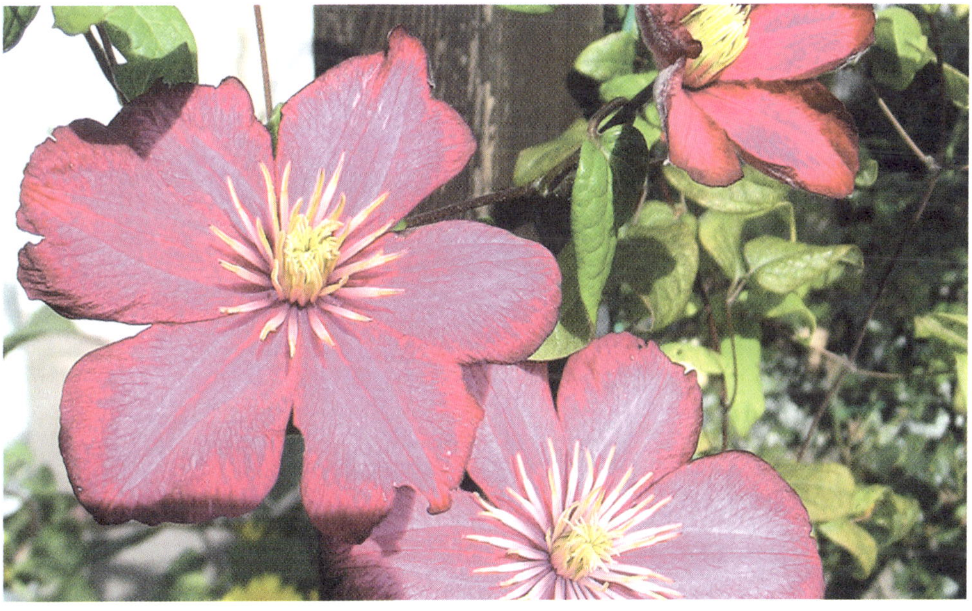

威灵仙

羊蹄

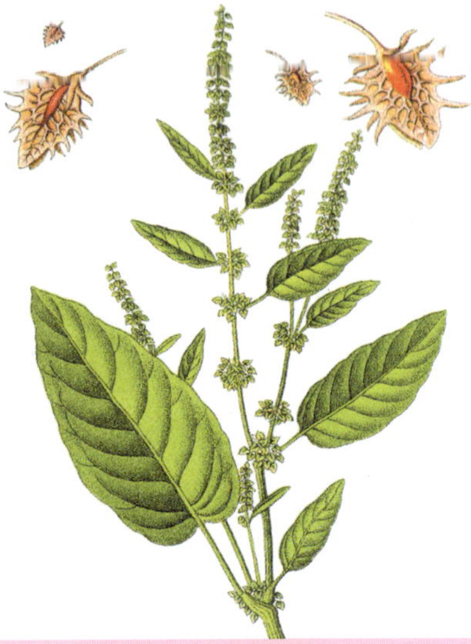

【原名】蓄、秃菜、败毒菜、牛舌菜、羊蹄大黄、鬼目、东方宿、连虫陆、水黄芹，子名金荞麦。【气味】根：苦、寒、无毒。

【本草附方】

◎结肠

将羊蹄根一两，加水一大碗，熬至六成，温服。

◎肠风下血

将羊蹄根洗净，切细，加连皮老姜各半碗，炒成红色，以酒淬过，去掉药渣，适量饮服。

◎喉痹

将羊蹄根，在陈醋中研成泥。先以布把喉外擦红，再把药涂上。

◎顽癣

将羊蹄根五升，在桑柴火上煮开四、五次，取汁洗癣，同时以羊蹄汁和矾末涂搽。另方：将羊蹄根绞出汁，加少许轻粉，调成膏涂癣上，三、五次即愈。

◎湿癣

将羊蹄根捣烂，和醋调匀涂搽患处。过一阵，将冷水洗去。一天治一次。

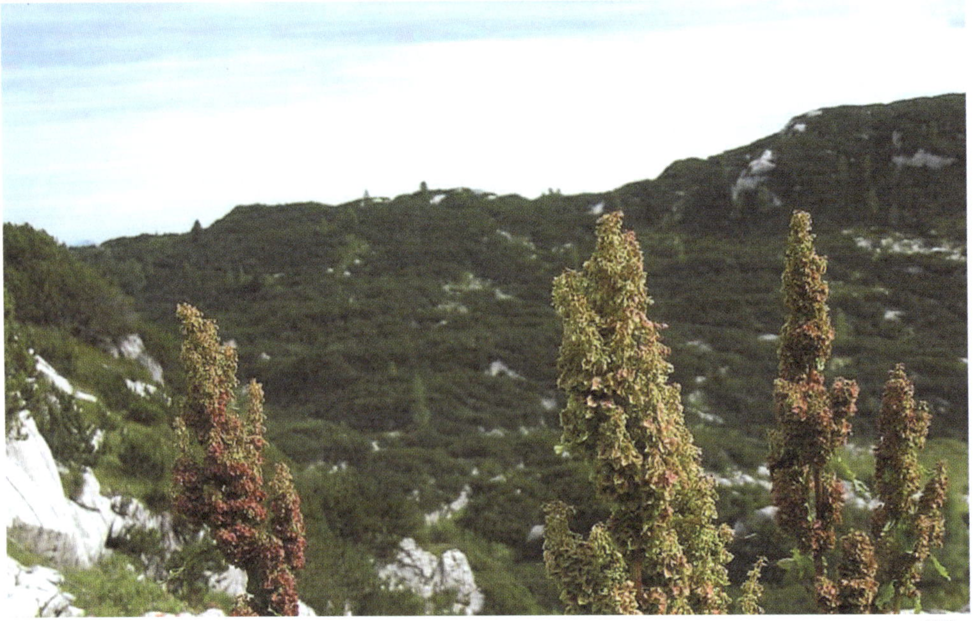

羊蹄

荞麦

【原名】翘、乌麦、花荞。【气味】甘、平、寒、无毒。

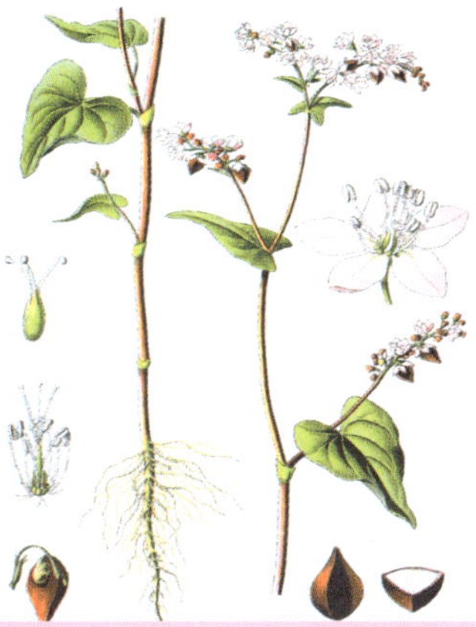

【本草附方】

◎咳嗽上气

将荞麦粉四两，茶末二钱，生蜜二两，加一碗水，搅于极匀，饮服。引气下降，即愈。

◎水肿气喘

将生大戟一钱，荞麦面二钱，加水做饼炙熟研成末，空心服，茶送下。以大小便通畅为度。

◎赤白带下

将荞麦炒焦研成末，加鸡蛋清制成梧子大小的丸。每次服用五十丸，盐汤送下。一日服三次。

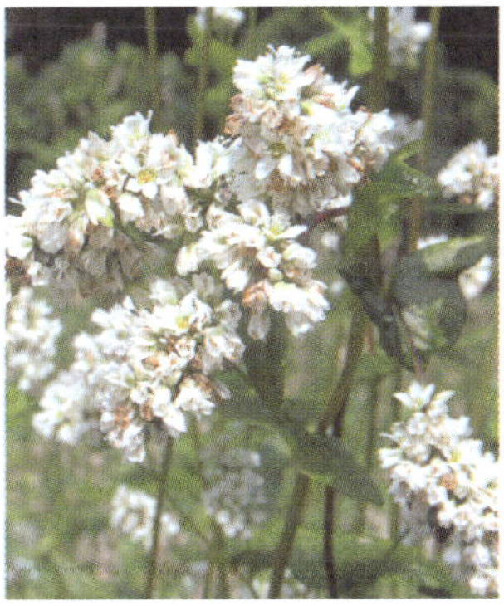

荞麦

◎禁口痢疾

每次服用荞麦面二钱，沙糖水调下。

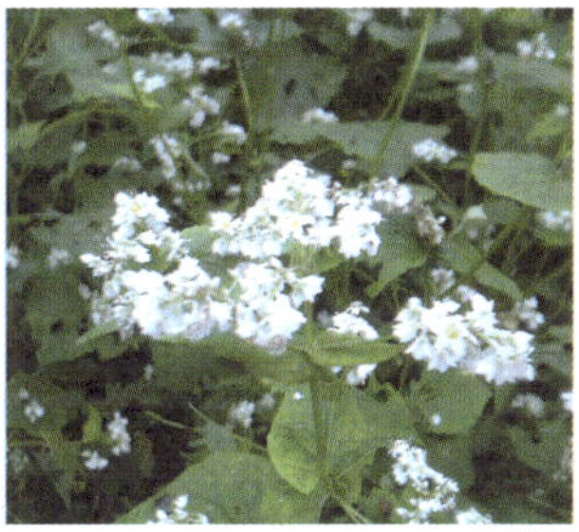

荞麦

◎痈疽发背

将荞麦面、硫磺各二两，一起研成粉末，加水做成饼，晒干收存，每取一饼磨水敷疮。

◎烧烫伤痛

将荞麦面炒黄，研末，水调敷伤处。

◎瘰成围颈

将荞麦（炒，去壳）、海藻、白僵蚕（炒，去丝），等份研成末状，白梅浸泡取肉，取一半和药末做成梧子大小的丸。每次服用六、七十丸，食后临睡时米汤送下。一日服五次。若与淡菜同服更好。

◎绞肠沙痛

将荞麦面一撮，炒黄，水煎服。

◎小肠疝气

将荞麦仁（炒，去尖）、胡卢巴（酒浸泡、晒干）各四两，小茴香（炒）一两，一起研末，加酒糊做成梧子大小的丸。每次服用五十丸，空心服，盐酒送下。

◎腹痛微泻

将荞麦做饭。连续吃三、四次，即愈。

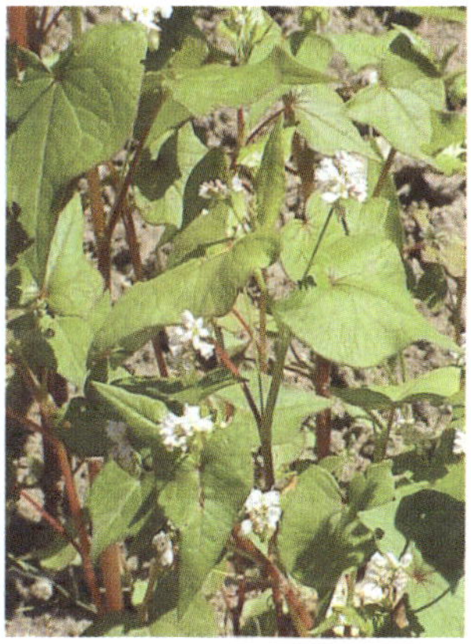

荞麦

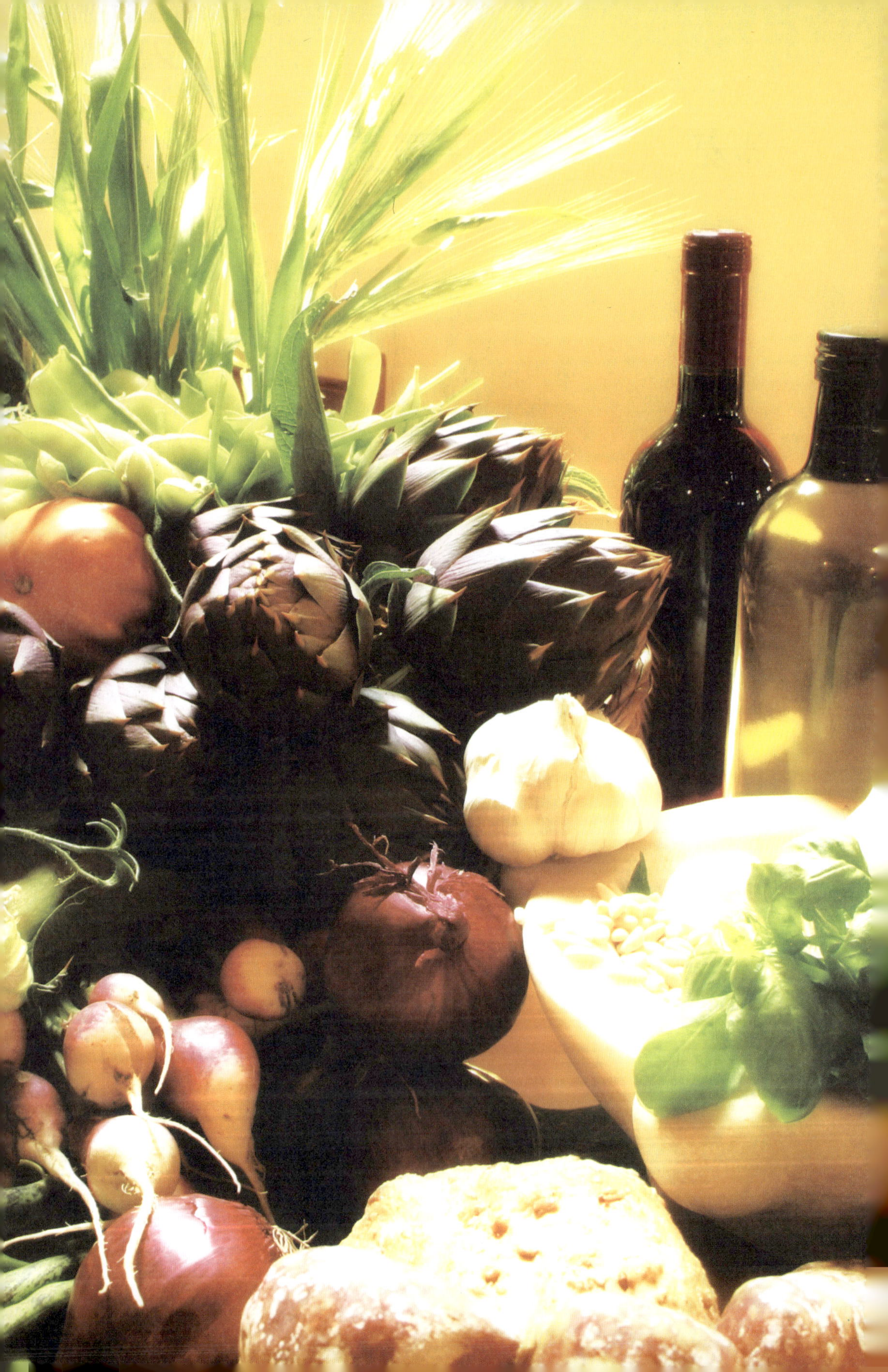

神曲

【气味】甘、辛、温、无毒。

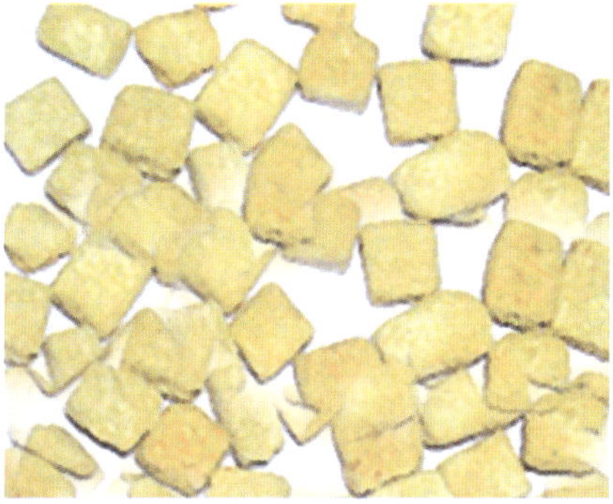

【本草附方】

◎健胃思食

将神曲六两，麦蘖（炒）三两，干姜（炮）四两，乌梅肉（焙）四两，一起研成粉末，加蜜调成梧子大小的丸。每次服用五十丸。米汤送下，一日服三次。

◎壮脾进食

用神曲（炒），苍术泔（制炒），一起研成细末，以面糊成梧子大小的丸，每次米汤送下五十丸。

◎暴泄不止

将神曲（炒）二两，说茱萸（汤泡，炒）半两，一起研成粉末，加醋、糊做成梧子大小的丸。每次服用五十丸，米汤送下。

◎产后晕绝

将神曲炒制，研成细末，每次服用方寸匕，以水送下。

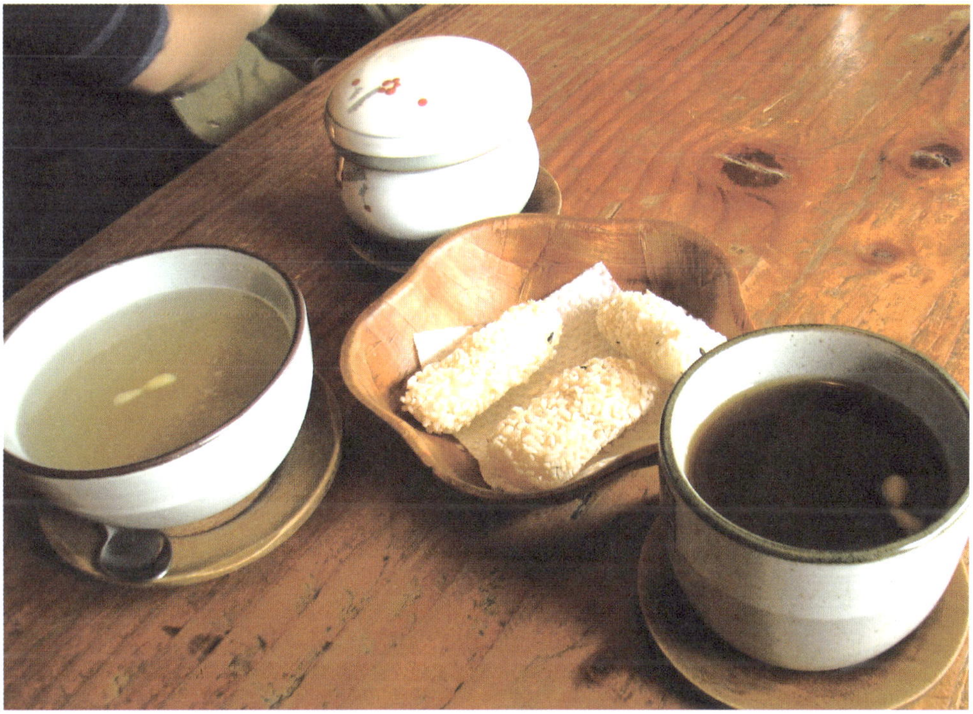

膳食

糵米

【气味】粟芽：苦、温、无毒。麦芽：咸、温、无毒。谷芽：甘、温、无毒。

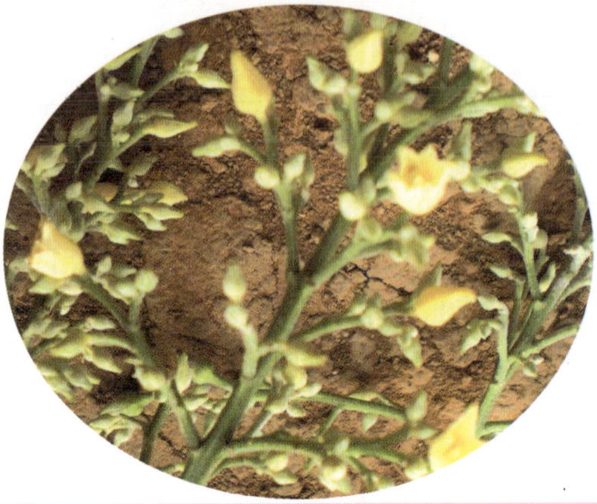

【本草附方】

◎快膈进食

将麦糵四两，神曲二两，白术、橘皮各一两，一起研成末，加蒸饼做成梧子大小的丸。每次服用三、五十丸，人参汤送下。

◎谷劳嗜卧

将大麦糵一升，椒一两，一起炒过，加干姜三两，一起捣研末，每次服用方寸匕，白开水送下。一日服三次。

◎腹中虚冷，消化不良

将大麦糵五升，小麦面半斤，豉五合，杏仁二升，一起熬黄，出香味，捣碎筛过，加糊做成弹子大小的丸。每次服用一丸，开水送下。

◎产后便秘

将大麦糵炒黄，研成末。每次服用三钱，开水调下。与粥交替饮服。

◎妊娠后欲去胎

将麦糵一升，蜜一升，一起服下，即可。另方：有大麦糵一升。加三升水煮至二升，分三次服。

◎产后回乳

将大麦糵二两，炒研成末。每次服用五钱，开水送下。

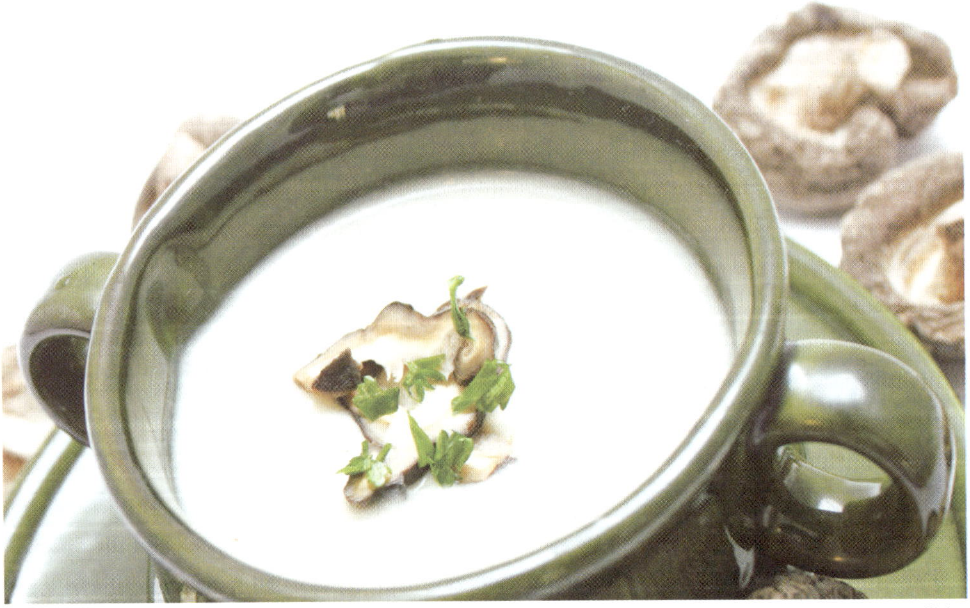

膳食

槲实

【原名】大叶栎、栎子。【气味】仁：苦、涩、平、无毒。槲木皮：苦、涩、无毒。

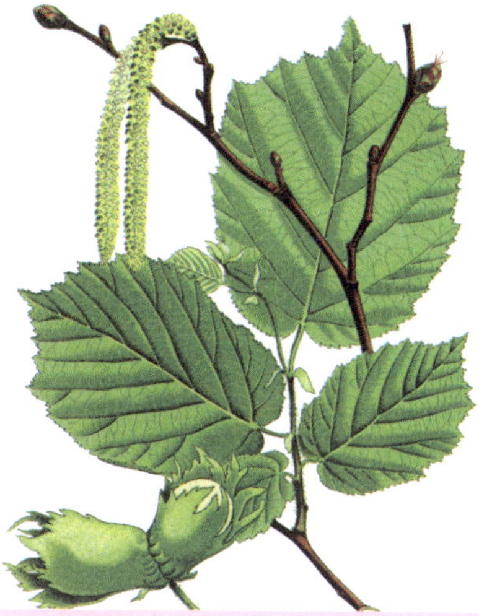

【本草附方】

◎突然吐血

将槲叶研成末状，每次服用二钱，加一盏水熬至七分，连渣吞服。

◎孩子淋疾

将槲叶三片，熬汤服一小酒杯，小便即下。

◎肠风血痔

将槲叶捣汁一小碗，一次服下即止。另方：将槲叶(微炙，研末)一钱，槐花(炒，研末）一钱，米汤调服。未效，再服。

◎冷淋茎痛

把槲叶研末，每次服用三钱，加一盏水，葱白七寸，熬至六分，去掉药渣，饭前温服，一日服二次。

◎腋下狐臭

将槲叶三升，切细，水煮浓汁，清洗腋下。洗后，以苦瓠壳烧烟熏，再将辛夷、细辛、杜衡一起研成粉末，用醋泡一夜后，敷涂在腋窝处。

◎久痢不止

将槲白皮(姜汁炙五次)一两，干姜（炮）半两，一起研成粉末，每次服用二钱，米汤送下。

◎久疮不已

将槲木皮长一尺，宽六寸，切细，用一斗水煮取五升，加白砂糖十挺，再煎成一升，分三次服，取吐渐愈。

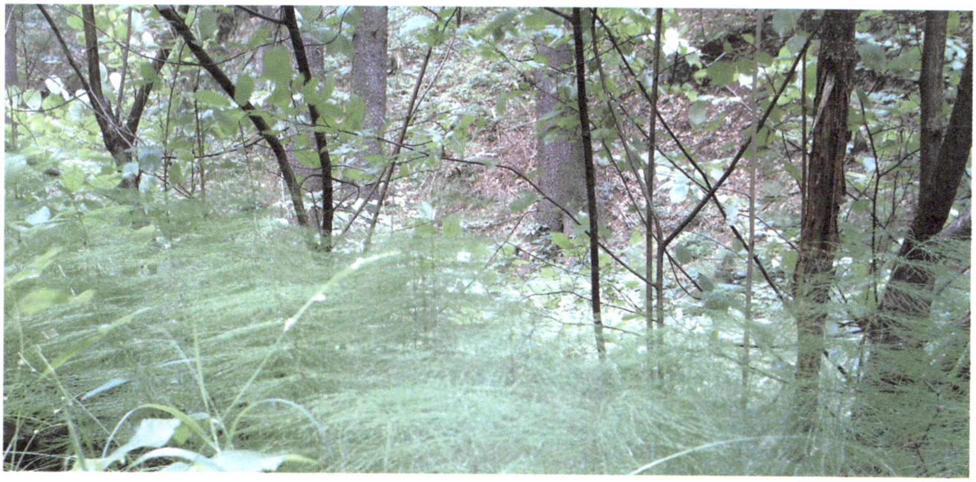

槲实

丁香

【原名】丁子香、鸡舌香。

【气味】辛、温、无毒。

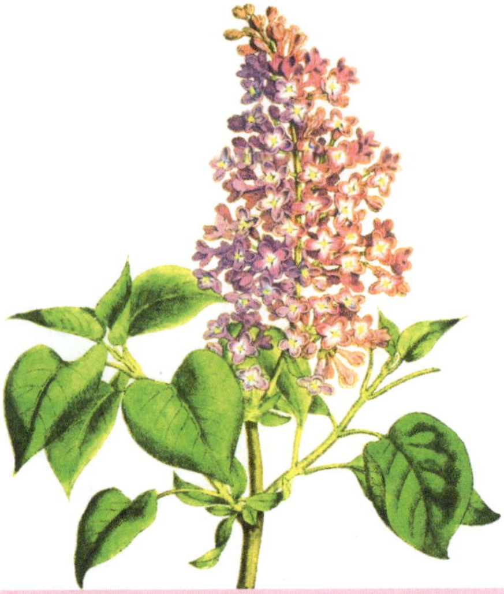

【本草附方】

◎暴心气痛

将丁香末，用酒送服一钱。

◎干霍乱痛

将丁香十四枚，研成末状，一碗开水送下。不愈再服。

◎小儿吐泻

将丁香、橘红等份，加炼蜜做成黄豆大小的丸，米汤送服。如呕吐不止，可将丁香、生半夏各一钱，泡姜汁中一夜，晒干研成末，以姜汁调面糊做成黍米大小的丸。每次服用适量，姜汤送下。

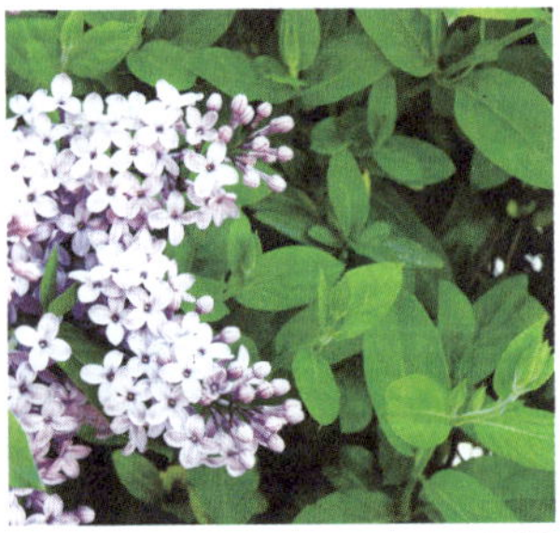

丁香

◎婴儿吐乳

将乳汁一碗，放入丁香十枚，陈皮（去白）一钱，煮开多次后，慢慢送服。

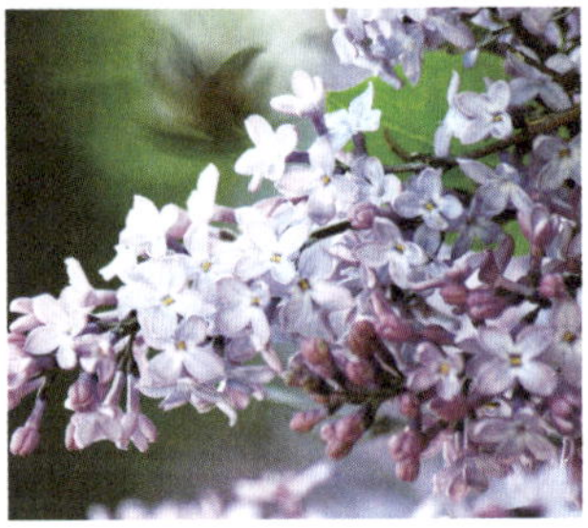

丁香

◎胃冷呕逆

将丁香三个，陈橘皮一块（去白，在容器里烘干），水煮，趁热服。

◎朝食暮吐

将丁香十五个，研末，加甘蔗汁、姜汁调成丸子，如莲子大小，口中噙咽。

◎反胃关格

将丁香、木香各一两，每取四钱，水煎服。

◎妇女崩中

将丁香二两，加酒二升，煎成一升，分次服下。

◎妇女难产

将丁香三十六粒，乳香三钱六分，一起研末，加活兔胆同捣，做三十六丸。每次服用一丸，好酒化下，该方叫“如意丹”。

◎鼻中息肉

用棉包裹丁香塞鼻内。

◎唇舌生疮

将丁香研末，用棉包裹含口中。

◎乳痛

将丁香研末，用水送服一匙。

【专家分析】

丁香树的花蕾和果实可以入药。干燥的花蕾，叫公丁香；干燥的果实，叫母丁香。

本草养肾脾

BEN CAO YANG SHEN PI

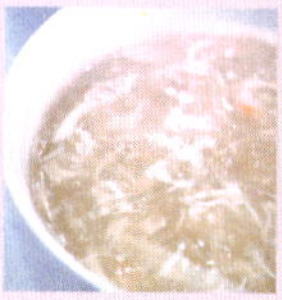
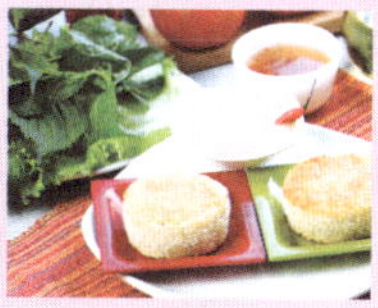
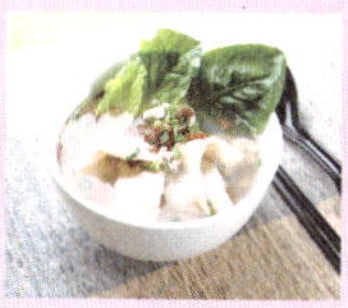
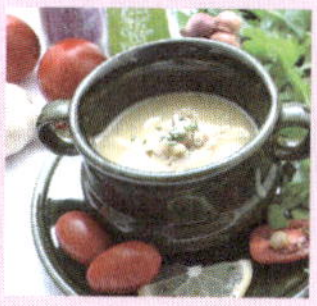
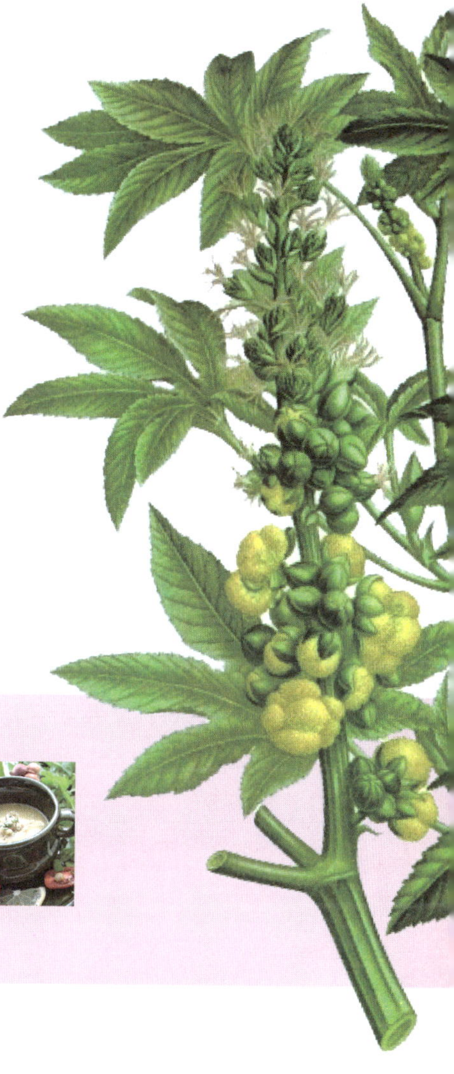

胡桃

【原名】羌桃、核桃。【气味】核仁：甘、平、温、无毒。

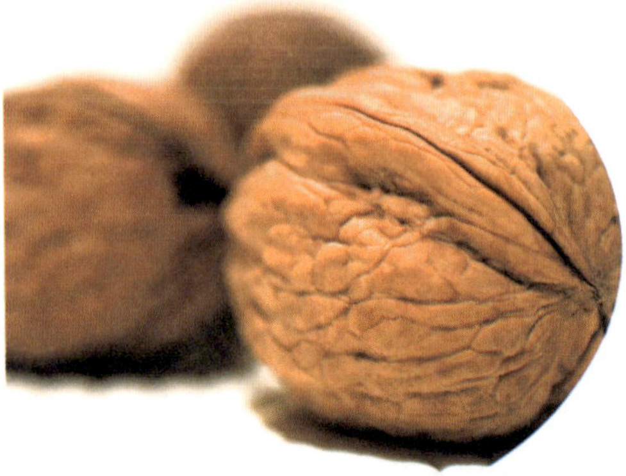

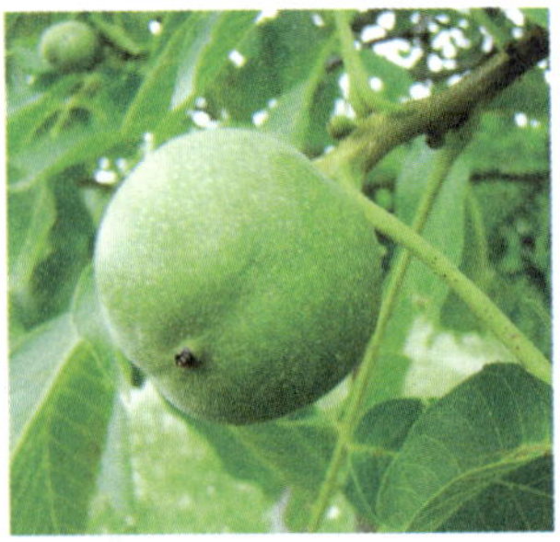

胡桃

【本草附方】

◎消肾溢精

将胡桃肉、白茯苓各四两，附子一枚（去皮切片），与姜汁、蛤粉一起，在容器里烘干研成末，加蜜做成梧子大小的丸。每次服用三十丸，米汤送下。

◎小便频数

将胡桃煨熟，临睡前嚼服，温酒送下。

◎石淋痛处

将胡桃肉一升，细米煮浆粥一升，一并服下。

◎痰喘咳嗽

临睡时嚼服胡桃肉三颗，生姜三片，喝几口开水，再服胡桃和生姜如上数。次日即可痰消喘停嗽止。

◎老人喘嗽，伏卧不得

将胡桃肉（去皮）、杏仁（去皮尖）、生姜各一两，研为膏，加炼蜜少许，制成弹子大小的丸。每卧时嚼服一丸，姜汤送下。

◎赤痢不止

将胡桃仁、枳壳各七个，无蛀皂角一个，在新瓦上烧存性，研为细末，分作八服。临睡时一服，二更一服，清晨一服，用荆芥茶送下。

◎血崩不止

将胡桃仁五十枚，灯上烧存性，研作一服，空心时以温酒调下。

◎一切痈肿

将胡桃十个，煨熟去壳，加槐花一两，研末捣匀，热酒调服。

◎小儿头疮

将胡桃和皮，灯上烧存性，盖碗中出火毒后，加轻粉少许，调生油涂，几次即愈。

◎火烧成疮

将胡桃仁烧黑研成末，敷患处。

◎小肠气痛

将胡桃一枚，烧成灰研末，热酒送服。

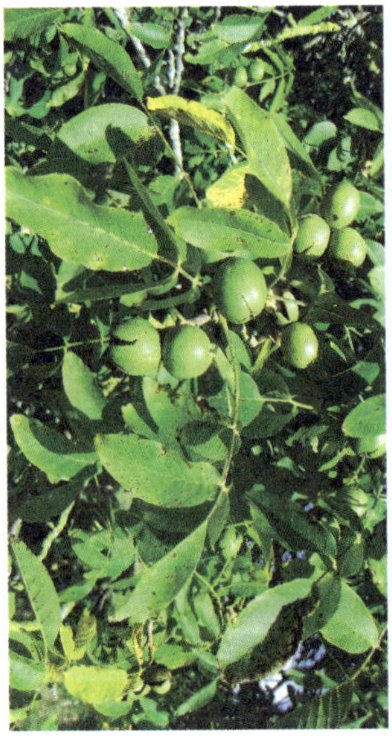

胡桃

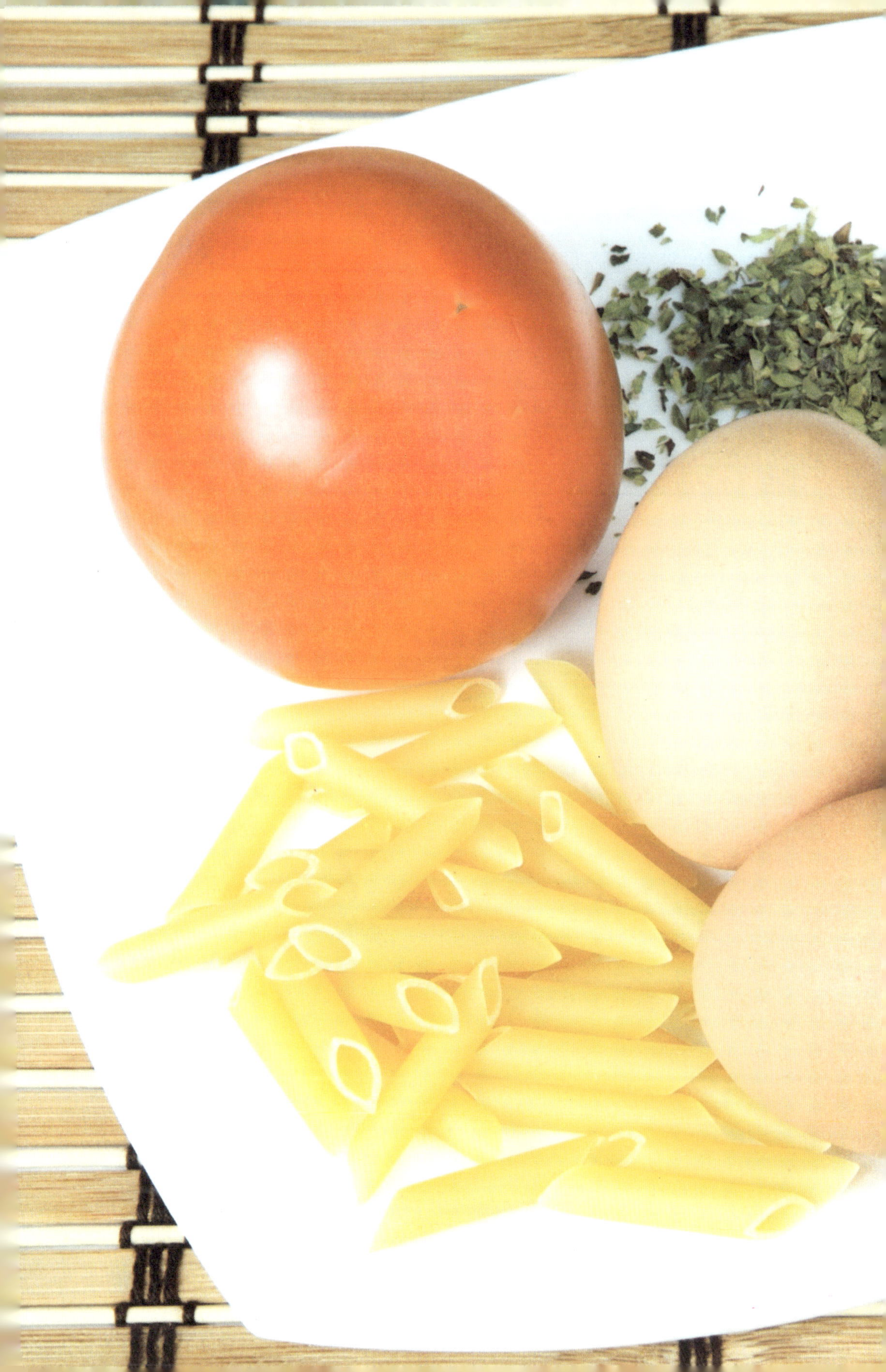

肉苁蓉

【原名】肉松容、黑司命。【气味】甘、微温、无毒。

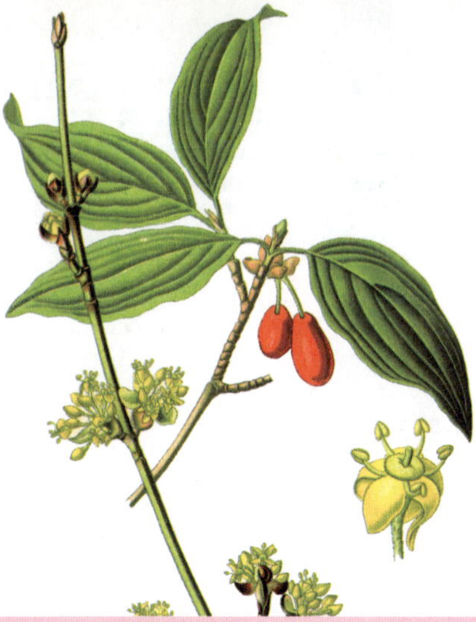

【本草附方】

◎补益劳伤，精败面黑

将肉苁蓉四两，用水煮烂，切薄，研成细末，炖羊肉吃。

◎肾虚白浊

将肉苁蓉、鹿茸、山药、白茯苓，等份研成末状，加米糊做成梧子大小的丸，每次服用三十丸，枣汤送下。

◎汗多便秘

将肉苁蓉（酒浸泡，焙过）二两，沉香末一两，一起研末。加麻子仁汁糊成梧子大小的丸。每次服用七十丸。白开水送下。

◎消中易饥

将肉苁蓉、山萸、五味子等份，一起研末，加蜜做成梧子大小的丸。每次服用二十丸，盐酒送下。

◎破伤风病

将肉苁蓉切片晒干，烧成烟熏伤处，累效。

苍术

【原名】赤术、山精、仙术、山蓟。【气味】苦、温、无毒。

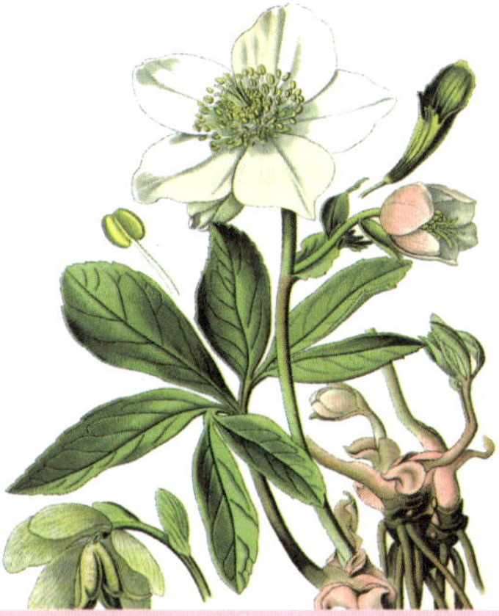

【本草附方】

◎面黄食少

将苍术一斤，熟地黄半斤，干姜（炮）五钱至一两（夏天五钱，冬天一两），一起研末，加糊制成梧子大小的丸。每次服用五十丸，温水送下。

◎喜吃生米

将苍术在淘米水中浸泡一夜，取出在容器里烘干，锉碎成末，加蒸饼做成梧子大小的丸。每次服用五十丸，饭前服，一日服三次，米汤送下。半月左右可愈。

◎腹中虚冷，不能饮食，食亦不化

将苍术二斤，曲一斤，一起炒，研成末，加蜜做成梧子大小的丸。每次服用三十丸，米汤送下。一日服三次。如怕冷，加干姜三两；腹痛，加当归三两；衰弱，加甘草二两。

◎脾湿水泻

将苍术二两，白芍药一两，黄芩半两，淡桂二钱，调匀，每次取一两煎服。如脉弦，头微痛，则减去芍药，加防水二两。

◎暑天暴泻

将神曲（炒）、苍术（淘米水中浸泡一夜，在容器里烘干），等份研成末，加糊做成梧子大小的丸。每次服用三、五丸，米汤送下。该方叫“曲术丸”。

◎久痢不止

将苍术二两，川椒一两，一起研成粉末，加醋、糊做成梧子大小的丸。每次服用二十丸，饭前服，温水送下。此方称“椒术丸”。恶痢久者，加桂。

◎脾湿下血

将苍术二两，地榆一两、分作两份，每份以水二碗，煎成一碗，食前湿服。

◎青盲、雀目

将苍术二两，淘米水浸泡过，在容器里烘干，捣碎研成末，每次服用一钱。另以羊肝一斤，切破，放入药末，扎好，以淘米水煮熟，冷定吃下。另方：将苍术四两，淘米水浸泡一夜，切片在容器里烘干，研成细末，每次服用三钱。另将药末包在猪肝中，扎好，和粟米同煮熟，将以熏眼。临睡前，食肝饮汁。

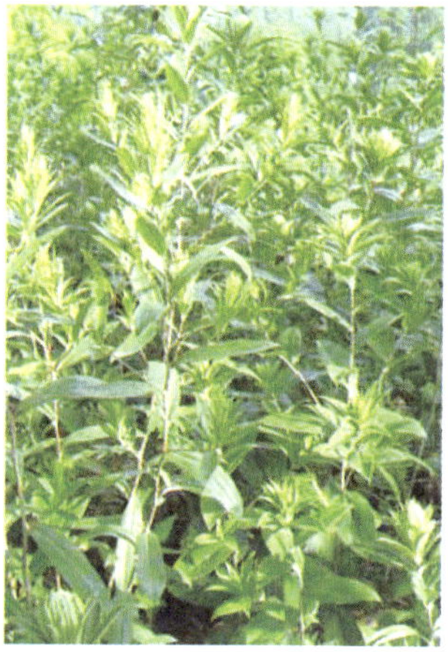

苍术

◎两目昏涩

将苍术半斤，淘米水浸泡七天，去皮切片，在容器里烘干，加木贼二两，一起研成粉末。每次服用一钱，茶或酒送下。

◎风牙肿痛

把盐水浸泡过的苍术烧存性，研成末擦牙。

◎脐虫怪病

将苍术煎成浓汤洗浴。另以苍术末加麝香少许，水调匀服下。

【专家分析】

中药以苍术为主的膏、丹、丸、散，计有：

◎苍术膏

除风湿，健脾胃，披虚损。苍术新者去皮，切薄，在淘米水中浸泡两天，一天换水一次。然后再浸泡于井华水中，三、五天取出，装入布袋，在一半原水里，把津汁揉出来。渣滓捣烂，再放入一半原水里揉至汁尽。将两次津汁合熬成膏。每一斤用蜂蜜四两，再熬一次，每一斤里又加水澄白茯苓末半斤。搅匀收存。每次服用三匙，早晚各服一次，温酒送下。忌食酸物、雀、蛤、白菜、青鱼等。

另方：鲜苍术二十斤，水浸泡，去皮，晒干，切片。将淘米水浸泡一夜。取出放在一石水中慢火熬到半干，去掉药渣，加入石膏

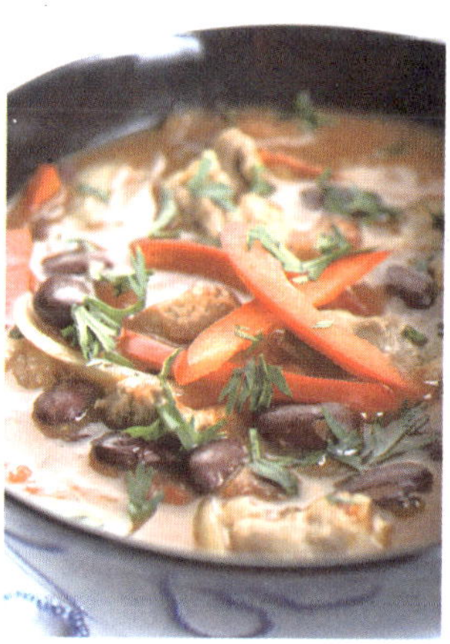

膳食

叶三斤（刷去红衣）、楮实子一斤、川当归半斤、甘草四两（切过），一起熬至黄色。去掉药渣再煎成稀粥状，和蜂蜜三斤熬成膏。每次服用三、五钱，空心服，好酒调下。

◎苍术丸

清上实下，兼治内外障。苍术（洗刮净）一斤，分为四份，分别以酒、醋、淘糯米水、童子尿各泡三天，一天换液汁一次。三天后，取药洗净，捣烂，晒干，焙过。以黑芝麻同炒香，一起研成粉末，酒煮，面糊制成梧子大小的丸。每次服用五十丸，空心服，开水送下。

◎八制苍丸

疏风、顺气、养肾，亦治腰脚湿气痹痛。苍术一斤（洗刮净），分作四份，分别将酒、醋、淘米水、盐水各泡三天。取出晒干，又分为四份，分别将川椒、红茴香、补骨脂、黑牵牛各一两同炒香。最后取苍术研末，加醋加糊做成梧子大小的丸。每次服用五十丸，空心服，盐酒送下。五十岁后，加沉香末一两。

◎苍术散

治风湿，常服壮筋骨、明目。苍术一斤（洗刮净），淘粟米水浸泡过，去皮。以半斤浸泡酒中，半斤浸泡便童子尿中，几天（春五、夏三、秋七、冬十）后取出。将药酒倒入事先将炭火煅赤而炭已移走的干净土坑中。接着把苍术放进酒里，将瓦器盖好，泥封一夜。取药研成末。每次服用一钱，空心服，温酒或盐汤送下。

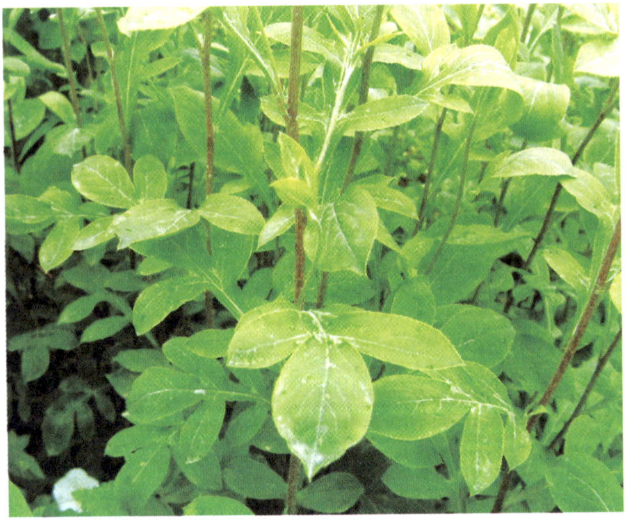

苍术

◎六制苍术散

治下元虚损，偏坠茎痛。苍术（洗刮净）六斤，分为六份。一斤将仓米淘水浸泡二日后再炒过；一斤将酒浸泡二日后再炒过；一斤将青盐半斤炒黄，去盐；一斤将小茴香四两炒黄，去茴；一斤将大茴香四两炒黄，去茴；一斤将桑椹子汁浸泡二日后再炒过。把这几种不同制法的苍术一起研成粉末。每次服用三钱，空心服，温酒送下。

◎固真丹

燥湿养脾，助胃固真。苍术（洗刮净）一斤，分作四份。一份青盐一两炒，一份川椒一两炒，一份川楝子一两炒，一份小茴香、补骨脂各一两炒。只取苍术研末，酒煮，加面糊做成梧子大小的丸。每次服用五十丸，空心服，米汤送下。

◎乾坤生意平补固真丹

治元脏久虚，遗精白浊，妇女赤白带下、崩漏。苍术（洗刮净）一斤，分作四份。一份川椒一两炒，一份补骨脂一两炒，一份茴香、食盐各一两炒，一份川楝肉一两炒。只取苍术研成末，加白茯苓末二两、酒洗当归末二两，酒煮后加面糊成如绿豆大的丸子。每次服用三十丸，空心服，盐酒送下。

◎固元丹

治元脏久虚，遗精白浊五淋，小肠膀胱疝气，妇女赤白带下、血崩、便血等症。以小便频数为有效。苍术（洗刮净）一斤，分作四份。一份小茴香、食盐各一两同炒，一份川椒、补骨脂各一两同炒，一份川乌头、川楝子肉各一两同炒，一份将醇醋、老酒各半斤同煮后在容器里烘干。把所有苍术集中起来，酒煮，加糊做成梧子大小的丸。每次服用五十丸，空心服。男以酒、女以醋汤送下。

◎少阳丹

补益身体，增进健康。苍术浸泡淘米水中半天，去皮晒干，研成细末，取一斤。地骨皮温水洗净，去心晒干研成细末，也取一斤。熟桑椹二十斤，放在盆中揉烂，滤取液汁，和药末成糊，盛盘中日晒夜露，等干定后研末，炼蜜制成赤小豆大小的丸。每次服用二十丸，酒送下。一日服三次。

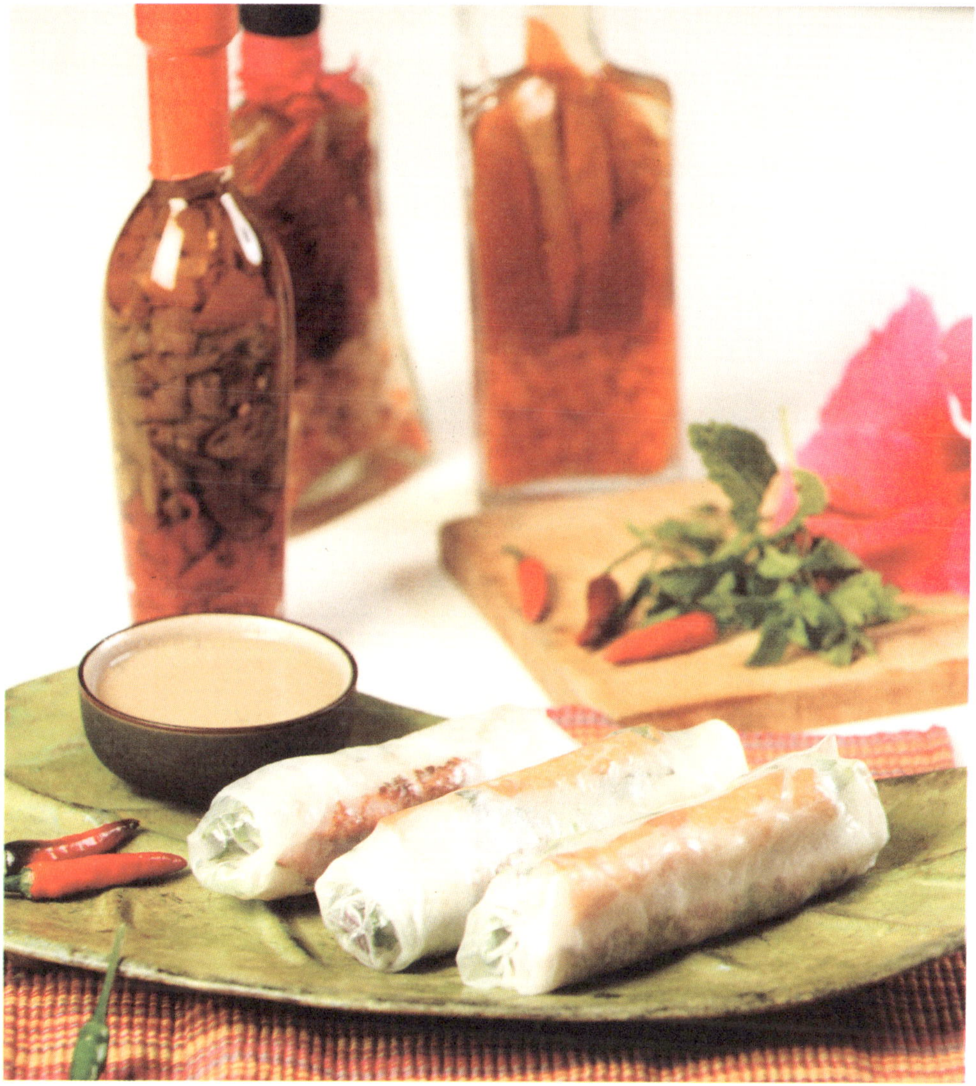

膳食

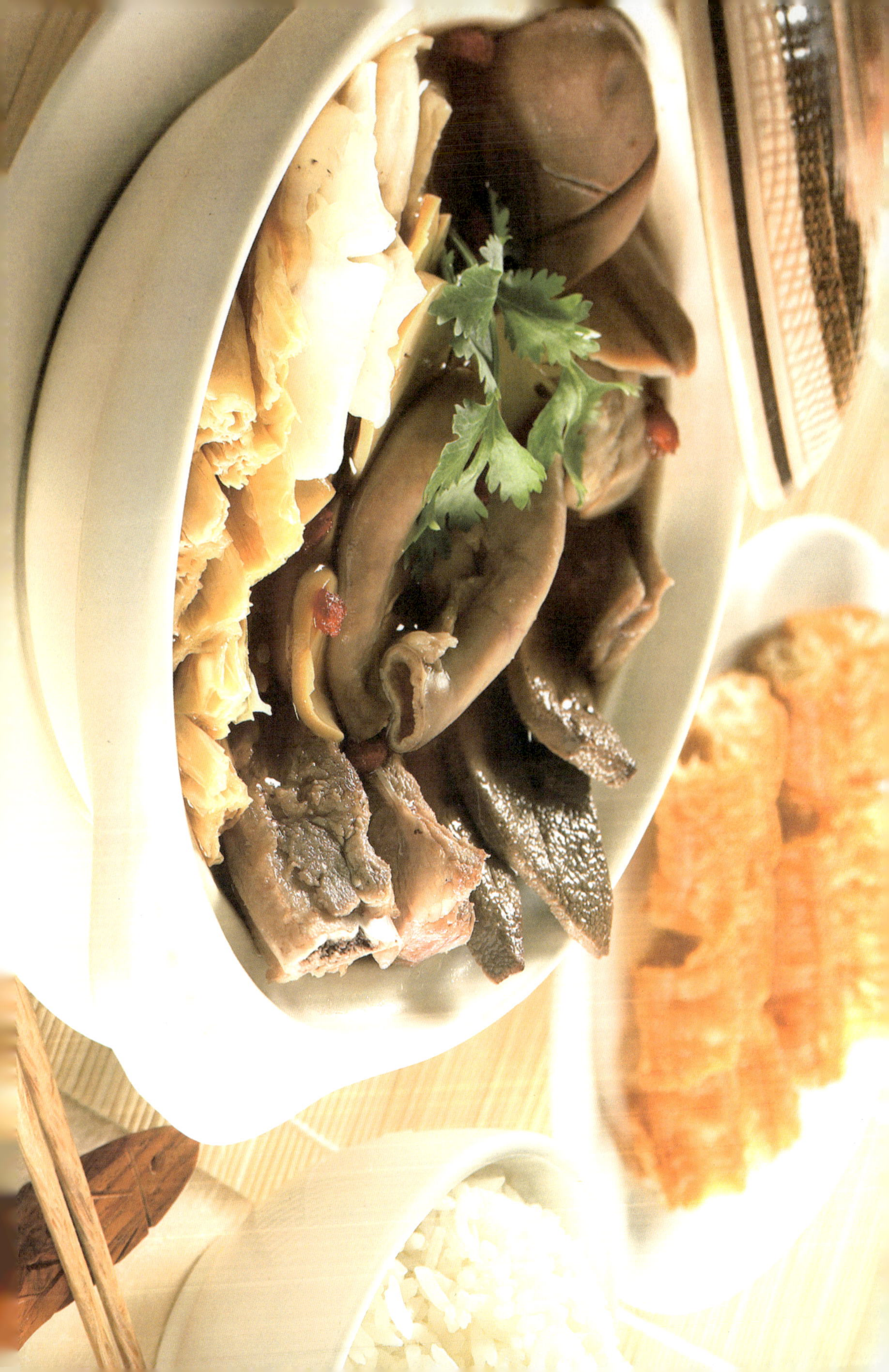

补骨脂

【原名】破故纸、婆固脂、胡韭子。【气味】（子）辛、大温、无毒。

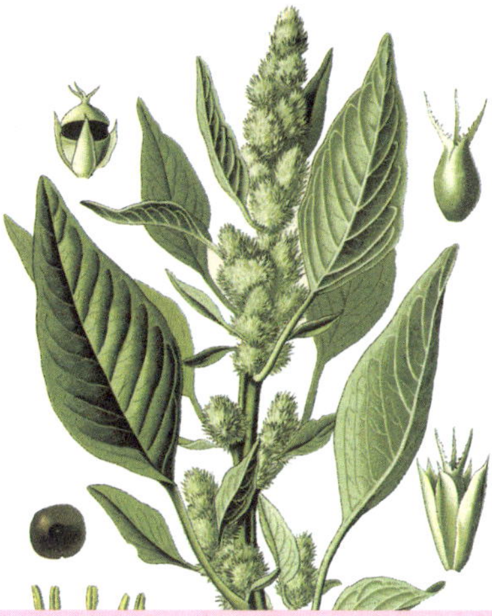

【本草附方】

◎元阳衰损

将补骨脂四两（炒香），菟丝子四两（酒蒸），胡桃肉一两（去皮），乳香、没药、沉香各二钱半（研成细末），加炼蜜制成梧子大小的丸。每次服用二、三十丸，空心服，盐汤或温酒送下。自夏至起，到冬至止。每天服一次。

◎五劳七伤，下元久冷，一切风病，四肢疼痛

将补骨脂一斤，酒浸泡一夜，晒干，加乌油麻（黑芝麻）一升炒，等麻子爆裂声停后，簸去麻子，只取补骨脂研成末状，以醋煮面糊成梧子大小的丸。每次服用二、三十丸，空心服，温酒盐汤送下。

◎肾虚腰痛

将补骨脂一两，炒研成末。每次服用三钱，温酒送下。或加木香一钱亦佳。另方：补骨脂（酒浸泡，炒）一斤，杜仲（去皮，姜汁浸泡，炒）一斤，胡桃肉（去皮）二十个，一起研成粉末，以蒜捣膏一两，和各药成丸，如梧子大。每次服用二十丸，空心服下，温酒送下。妇女用淡醋汤送下。常服本方中壮筋骨，知血脉，乌须发，益颜色。该方叫“青娥丸”。

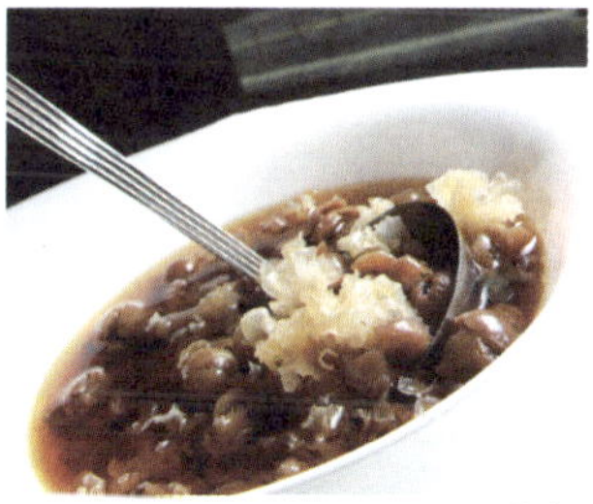

膳食

◎定心补肾

将补骨脂（炒）二两，白茯苓一两，一起研成粉末；另取没药五钱，酒浸泡后煮化，和药末捏成梧子大小的丸。每次服用三十丸，开水送下。故纸补肾，茯苓补心，没药养血三者既壮，自然身安。

◎妊妇腰痛

将补骨脂二两，炒香后研成末。先嚼胡桃肉半个，然后将温酒调服药末二钱。该方叫“通气散”。

◎小便频数，肾气虚寒

将补骨脂十两（酒蒸过），茴香十两（盐炒过），一起研成粉末，加酒糊做成梧子大小的丸，每次服用三十丸，盐酒送下，或以熟米、猪肾和药煨吃亦可。

◎小儿遗尿

将补骨脂（炒过），研成末状，每夜将开水冲服五分。

◎肾漏

将补骨脂、韭子各一两，一起研成粉末，每次取三钱，加二碗水，熬至六成服下。

一日服三次，直至病愈。

◎脾肾虚泻

将补骨脂（炒）半斤，肉豆蔻（生将）四两，一起研成粉末，加枣肉膏做成如绿豆大的丸子。每次服用五十至七十丸，空心服，米汤送下。该方叫“二神丸”。另方：照上方，加木蚝二两，名“三神丸”。

◎水泻久痢

将补骨脂（炒）一两，粟壳（炙）四两，一起研成粉末，加炼蜜做成弹子大小的丸。每次服用一丸，姜枣煎汁送下。

◎跌坠腰痛

将补骨脂（炒）、茴香（炒）、辣桂，等份研成末状。每次服用二钱，热酒送下。

【专家分析】

补骨脂是男女都可用的补肾助阳药。与胡桃同服，效果更好。但阴虚火旺，大便秘结的病人，不宜使用。

海金沙

【原名】竹园荽。

【气味】甘、寒、无毒。

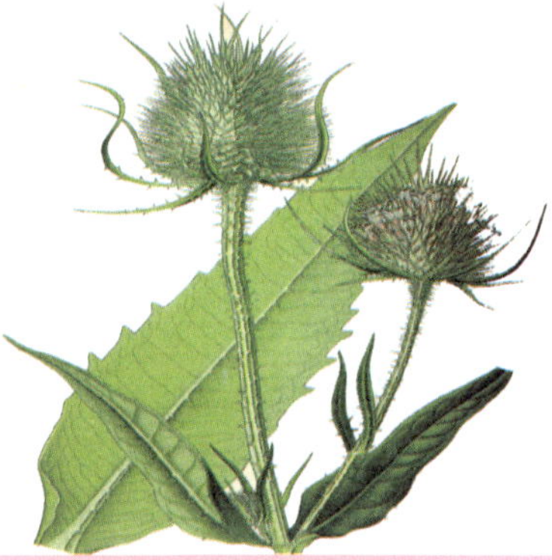

【本草附方】

◎热淋急痛

将海金沙草阴干，研成粉末。每次服用二钱，煎生甘草汤调上。药中加滑石亦可。

◎小便不通，脐下闷满

将海金沙一两，腊南茶半两、一起捣碎。每次服用三钱，生姜、甘草熬汤送下。一日服二次。

◎小便膏淋如油

将海金沙、滑石各一两，甘草梢二钱半，一起研末。每次服用二钱，麦门冬熬汤服。一日服二次。

◎血淋痛涩

将海金沙研成末状。每次服用一钱，将新汲水或砂糖水送下。

◎脾湿肿满

将海金沙三钱，白术四两，甘草半两，黑牵牛头一两半，一起研成粉末。每次服用一钱，水送下。能泻为好。该方叫“海金沙散”。

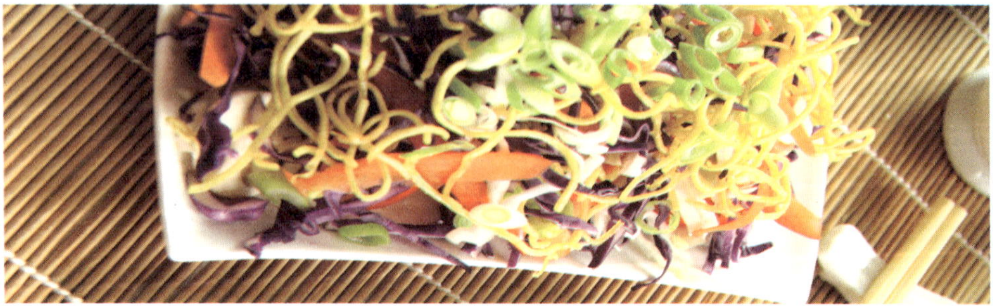

膳食

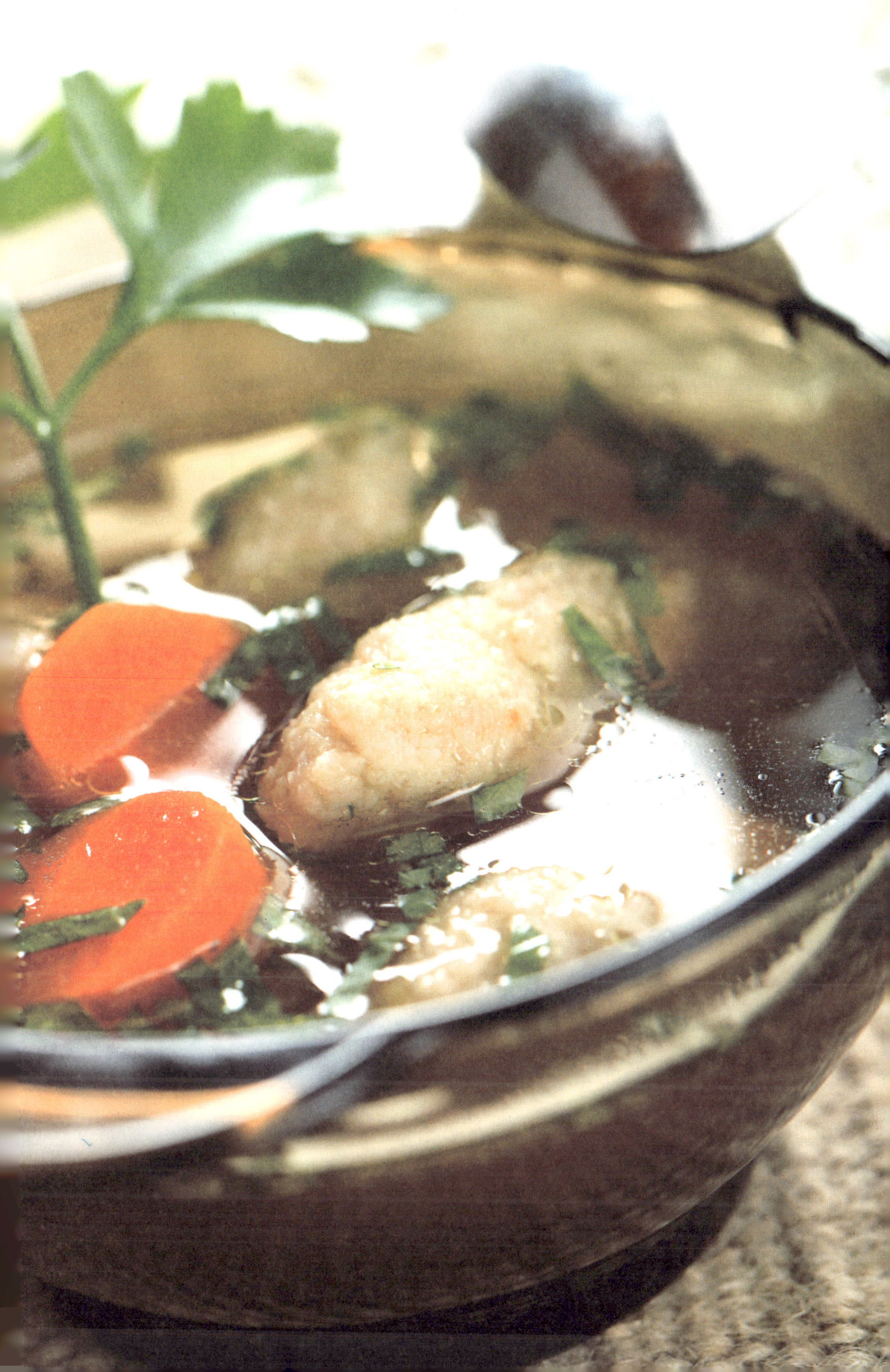

使君子

【原名】竹园荽。

【气味】甘、寒、无毒。

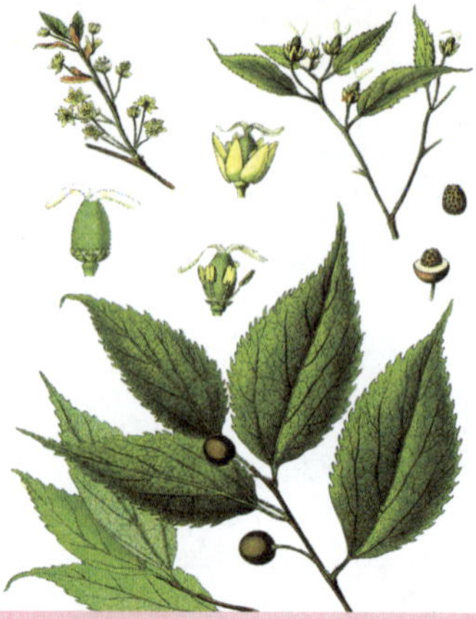

【本草附方】

◎小儿脾疳

将使君子、芦荟，等份研成末状。每次服用一钱，米汤送下。

◎小儿痞块

将使君子仁三钱，木鳖子仁五钱，一起研成粉末，滴水做成龙眼大小的丸。每取一丸，放入一个破了顶的鸡蛋中，饭上蒸熟，空心服。

◎蛔虫心病

将使君子研成末，清晨时以米汤调服一钱。

◎小儿虚肿

将使君子一两，去壳，加蜜五钱炙药，研成细末。每次服用一钱，饭后服，米汤送下。

◎虫牙疼痛

用使君子熬汤频漱。

茴香

【原名】茴香、八角珠。

【气味】子：辛、平、无毒。

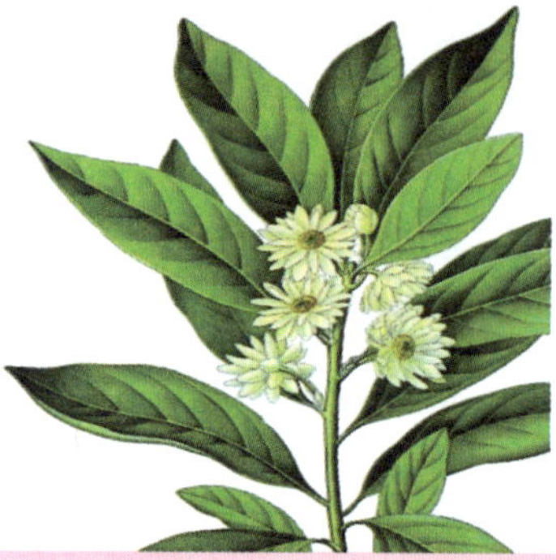

【本草附方】

◎大小便闭，鼓胀气促

将八角茴香七个，大麻半两，一起研末，加生葱白三至七根，同研熬汤，调五苓散末服下。一日服一次。

◎小便频数

把茴香（不定量）掏净，加少量盐，炒研成末状，炙糯米糕蘸食。

◎肾虚腰痛

将茴香炒过，研成细末，切开猪肾，掺末入内，裹湿纸中煨熟，空心服，盐酒送下。

◎疝气坠痛

将茴香炒过，分作二包，交替熨患处。

◎胁下刺痛

将茴香一两（炒），枳壳五钱（麸炒），一起研成粉末。每次服用二钱，盐酒调服。

◎蛇咬久溃

把茴香捣成末敷涂。

柏

【原名】侧柏。【气味】柏实：甘、平、无毒。柏叶：苦、微温、无毒。

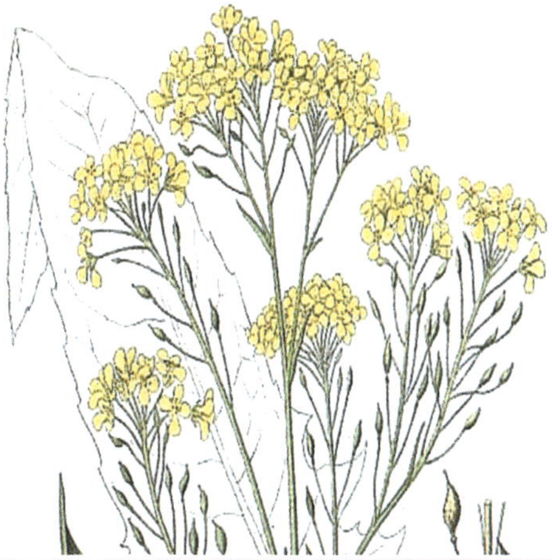

【本草附方】

◎平肝润肾

将柏实晒干，去壳，研成细末。每次服用二钱，温酒送下。一日服三次。另方：加松子仁等份，以松脂和丸服。另方：加菊花等份，以蜜和丸服。另方：将柏子仁二斤，研成末状，在酒中泡成膏，加枣肉三斤，白蜜、白术末、地黄末各一斤，捣匀做成弹子大小的丸。每嚼一丸，一日三服。

◎尿血

将柏叶、黄连焙过，研成细末，酒送服三钱。

◎老人便秘

将柏子仁、松子仁、大麻仁，等份一起研成末，加蜜、蜡做成如绿豆大的丸子。每次服用二、三十丸，饭前服，少黄丹汤调下。一日服二次。

◎肠风下血

将柏子十四个，捶碎，贮布袋中，加入好酒三碗，熬至八成服下。

◎小儿惊明腹满，大便青白色

将柏子仁研成粉末，温水调服一钱。

◎中风

将柏叶一把去枝，葱白一把连根研如泥，加酒一升，煎开多次后温服。

◎霍乱转筋

将柏叶捣烂裹脚上，另外再煎汁淋洗。

◎吐血

将青柏叶一把、干姜二片、阿胶一条（炙），加水二升，煮成一升，去掉药渣，另加马通汁一升，再合煎为一升，滤过，一次服下。

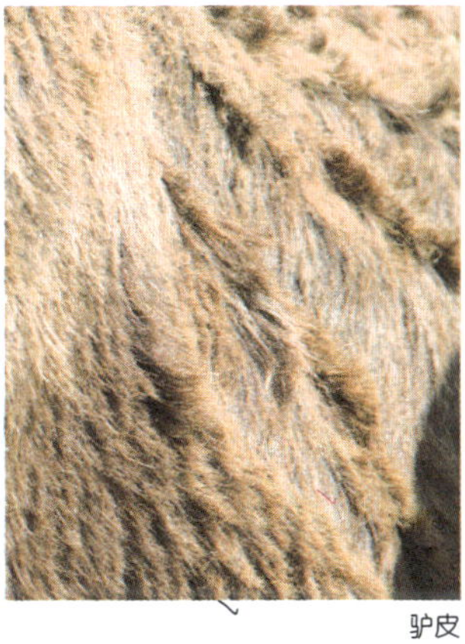

驴皮

◎鼻血不止

将柏叶、榴花，一起研成粉末，吹入鼻中。

◎大肠下血

将柏叶烧存性，研为粉末。每次服用二钱，米汤送下。

◎月经不断

将侧柏叶（炙）、芍药等份，每取三钱，加水、酒各半煎服。对未婚妇女，将侧柏叶、木（炒至微焦），等份研成末状。每次服用二钱，米汤送下。

◎头发不生

将侧柏叶阴干研末，和麻油涂搽。

【专家分析】

侧柏叶可治疗各种出血病症。近年来发现也有止咳祛痰的功效。临床上还用于治疗老年慢性支气管炎。

杜仲

【原名】思仲、思仙、木棉。【气味】辛、平、无毒。

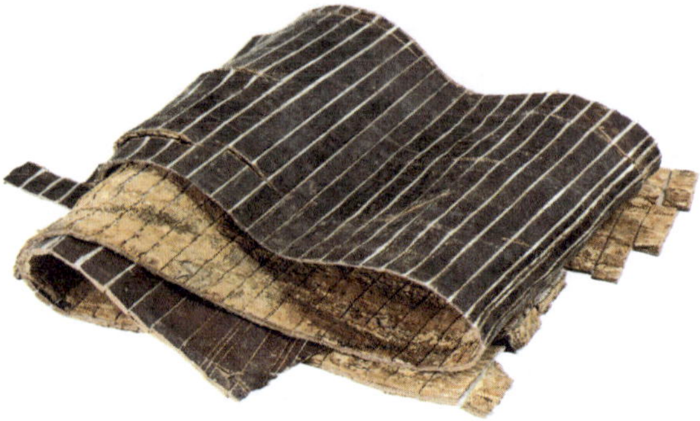

【本草附方】

◎肾虚腰痛

将杜仲去皮，炙黄，取一大斤，分作十剂。每夜取一剂，在一升水中浸泡至清晨，煎成三分之二，去掉药渣留汁，放入羊肾三、四片，煮开几次，加上椒盐做羹，空心一次服下。此方中再加薤白七茎，或五味子半斤亦可。

◎风冷伤肾，腰背虚痛

将杜仲研成末状，每日清晨以温酒送服二钱。另方：将杜仲一斤，切细，炒过，放酒二升中浸泡十日。每日服三合。

◎产后诸疾，胎脏不安

有杜仲去皮，在瓦上器里烘干，捣研成末，煮枣肉调末制成弹子大小的丸。每次服用一丸，糯米汤送下。一日服二次。

◎病后虚汗及日中流汗

将杜仲、牡蛎，等份研成末状，临睡时以水送服五匕。不止，再服。

【专家分析】

杜仲可补肝肾、强筋骨、安胎，治肾虚腰痛。还有降血压的作用。

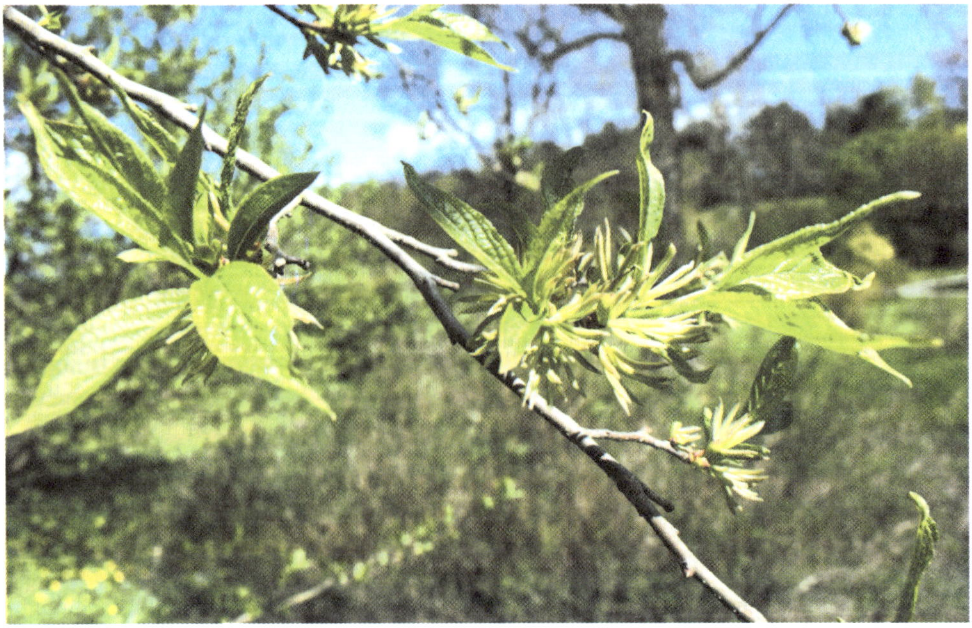

杜仲

枸杞

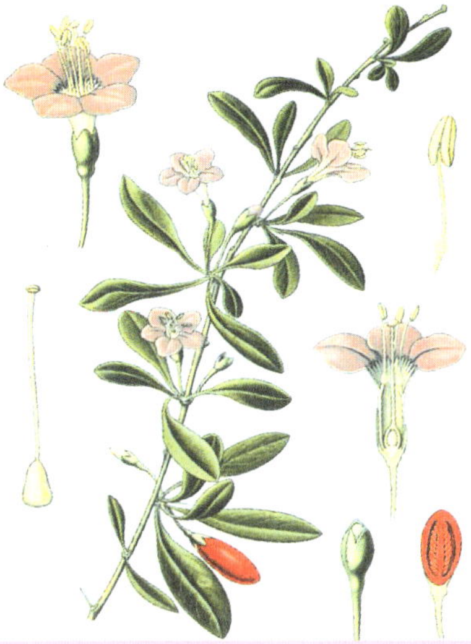

【原名】枸棘、苦杞、甜菜、天精、地骨（籽为枸杞根为地骨皮）、地节、地仙、却老、羊乳、仙人杖、西王母杖。【气味】苦、寒、无毒。

【本草附方】

◎肾经虚损，眼目昏花，或云翳遮睛

将枸杞子一斤，好酒润透。分成四份：一份用蜀椒一两炒，一份用小茴香一两炒，一份用芝麻一两炒，一份用川楝肉一两炒。炒后拣出枸杞，加熟地黄、白术、白茯苓各一两，一起研成粉末，加炼蜜做成丸子，每天服适量。该方叫“四神丸”。

◎壮筋骨，补精髓

将枸杞根、生地黄、甘菊花各一斤，捣碎，加一石水，煮取汁五斗，以汁炊糯米五斗，拌入细曲，照常法酿酒，待熟澄清，每日饮三碗。该方叫“地骨酒”。

◎骨蒸烦熱

将地骨皮二两，防风一两，甘草（炙）半两，调和均匀后。每取五钱，加生姜五片，水煎服。该方叫“地仙散”。

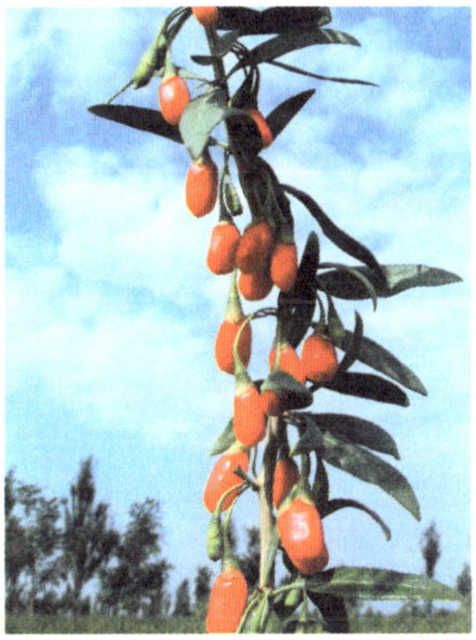

枸杞

◎肾虚腰痛

把枸杞根、杜仲、萆薢一斤，好酒三斗浸泡，密封在土罐中再放锅内煮一天，常取饮服。

◎赤眼肿痛

将地骨皮三斤，加三斗水，煮成三升，去掉药渣，放进盐一两，再煮成二升，经常洗眼和点眼。

◎小便出血

将新地骨皮洗净，捣取自然汁。无汁则加水煎汁。每次服用一碗，加一点酒，饭前温服。

◎风虫牙痛

将枸杞根白皮，煎醋含漱。

◎口舌糜烂。

将柴胡、地骨皮各三钱，用水煎服。该方叫“地骨皮汤”。

◎男了下疳

先用浆水洗过。再搽地骨皮末，即可生肌止痛。

◎妇女阴肿或生疮

将枸杞根煮水多洗。

◎痈疽恶疮，脓血不止

用地骨皮不拘多少，洗净，刮去粗皮，取出细穰。用地骨皮熬汤洗，令脓血尽，以细穰敷贴患处，很快见效。

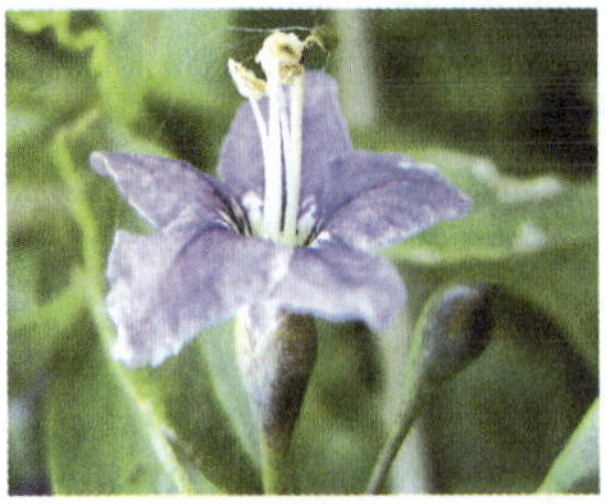

◎足趾鸡眼，作痛作疮

将地骨皮同红花研成细末敷涂。

◎目涩有翳

将枸杞叶、车前叶各二两，捣出药汁，以桑叶裹悬阴地一夜。取汁点眼，不过三、五次，即见效。

◎五劳七伤，房事衰弱

将枸杞叶半斤，切细，加粳米二合，豉汁适量，一起煮成粥。每日食用。

黄精

【原名】黄芝、戊已芝、菟竹、鹿竹、仙人余粮、救穷草、米铺、野生姜、重楼、鸡格、龙御、垂珠。【气味】根：甘、平、无毒。

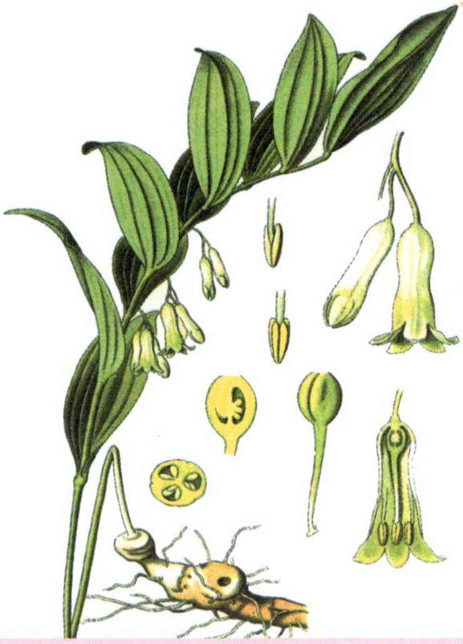

【本草附方】

◎补肝明目

将黄精二斤，蔓菁子一斤，一起九蒸九晒，研为细末。每次服用二钱，米汤送下。经常服用可延年益寿。

◎大风癞疮

将黄精去皮，洗净，取二斤晒干，放在米饭上蒸到饭熟时，把药保存好，经常服用。

◎脾胃虚弱，体倦乏力

将黄精、枸杞子等份，捣碎做饼，晒干研末，炼蜜调药制成梧子大小的丸。每次服五十丸，开水送下。

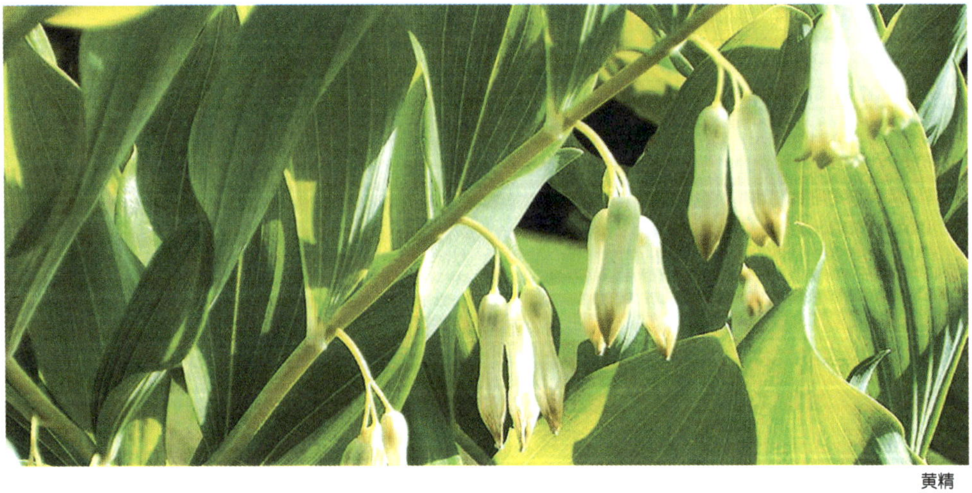

黄精

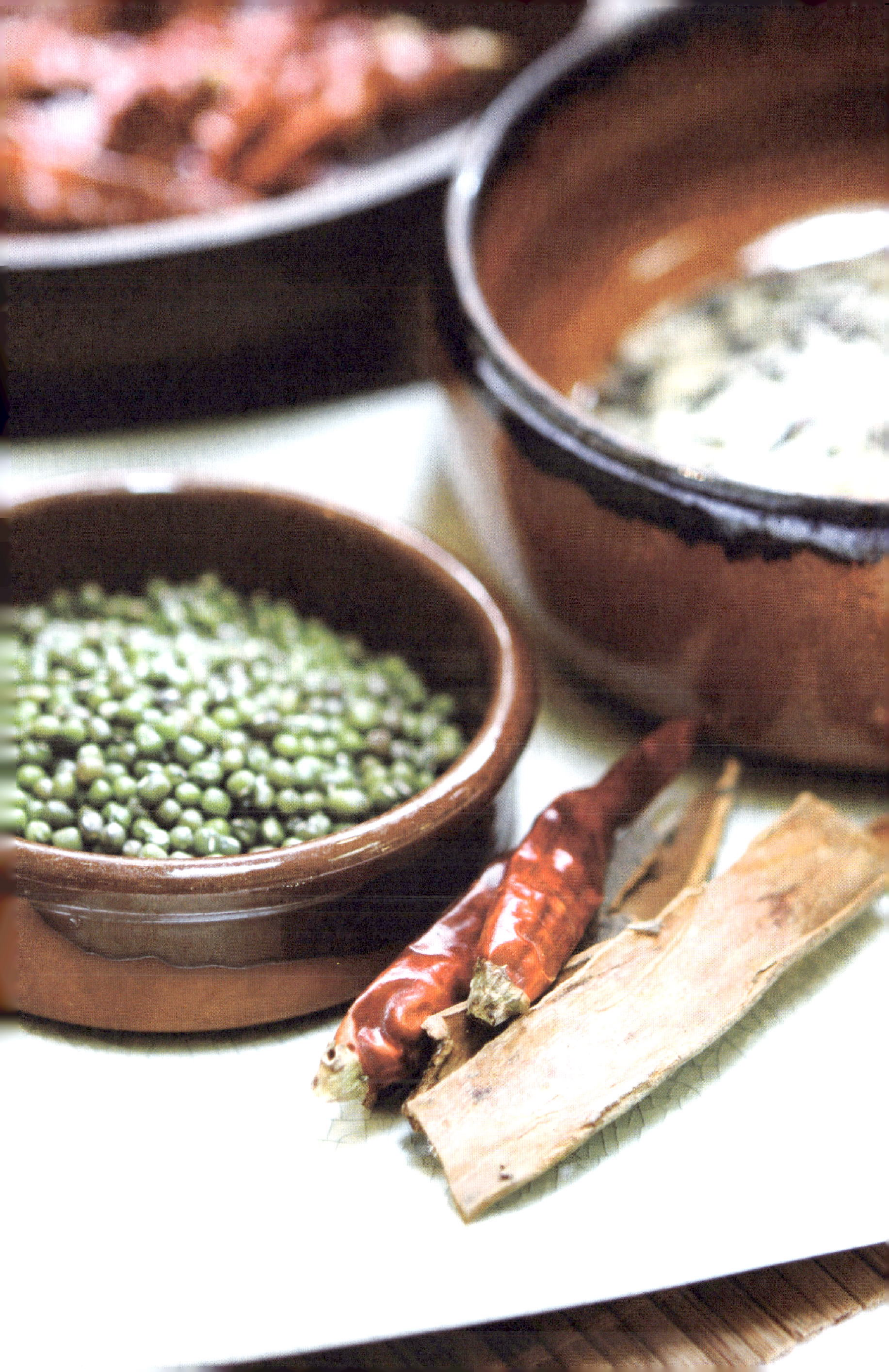

高良姜

【原名】蛮姜，子名红豆蔻。

【气味】（根）辛、大温、无毒。

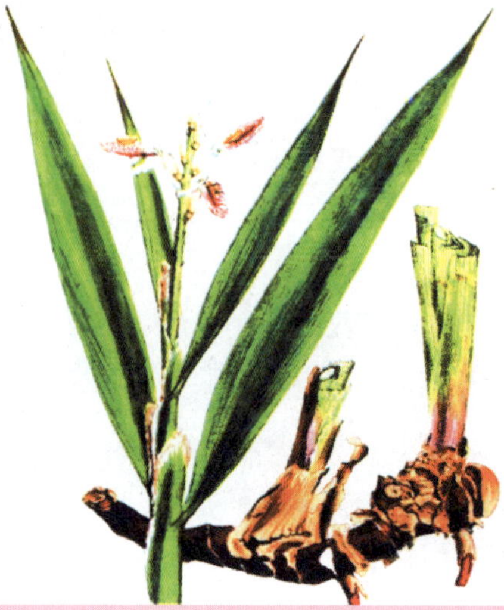

【本草附方】

◎霍乱吐泻

将高良姜（炙令焦香）五两，加酒一升，煮三四沸，一次服完。

◎脚气欲吐

将高良姜一两，加三升水，煮成一升，一次服完。如急切间找不到高良姜，可以母姜一两代替，清水煎服。疗效较差，然亦有效。

◎心脾冷痛

将高良姜四两，切片，分成四份：一两用陈米半合炒黄，去米；一两以陈壁土半两炒黄，去土；一两用巴豆三十四个炒黄，去豆；一两用斑蝥三十四个炒黄，去蝥。另取吴茱萸一两，酒浸泡一夜后，同高良姜一起再炒，一起研成粉末，用浸泡吴茱萸的酒调药做成梧子大小的丸。每次服用十五丸，空心服，姜汤送下。该方叫“高良姜丸”。另方：高良姜三钱，五灵脂六钱，一起研成粉末。每次服用三钱，醋汤调下。

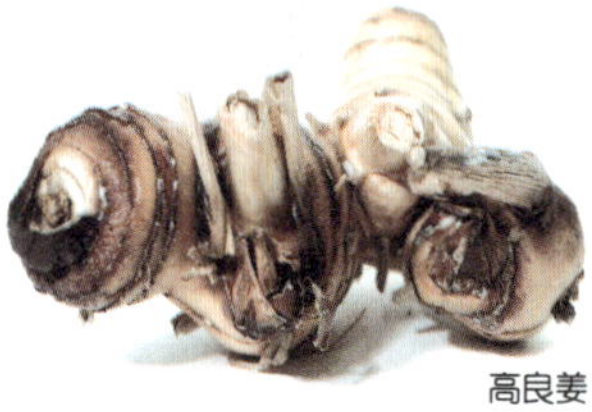

高良姜

◎养脾温胃，去冷消痰，宽胸下气

将高良姜、干姜等份，炮过，研成细末，加面糊做成梧子大小的丸。每次服用十五丸，饭后服，桔皮汤送下。妊妇忌服。

◎脾虚寒疟

高良姜、干姜，半生半炮各半两，穿山四三钱，一起研成粉末。每次服用二钱，猪肾煮酒送下。另方：上方所制的药末，加胆汁和丸，每次服用四十丸，酒送下。另方：将高良姜（麻油炒）、干姜（炮）各一两，一起研成粉末。每次服用五钱，以猪胆汁调成膏子，临发病前，热酒调服。

◎双目突然红痛

将小管吹高良姜末入鼻。使打喷嚏，红痛即消。

◎风牙痛肿

将高良姜二寸、全蝎（焙）一枚，一起研成粉末，擦痛处，吐出涎水，以盐汤漱口。

【专家分析】

红豆蔻，即高良姜的种子，辛、温、无毒。具有温中散寒、醒脾解酒的功能，但脾、肺素有伏火的人，不宜使用。红豆蔻最能动火伤目，使人流鼻血。

本草护心肺

BEN CAO HU XIN FEI

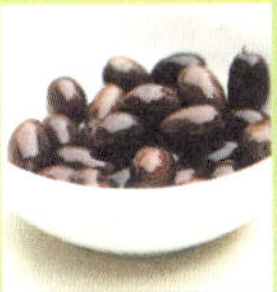
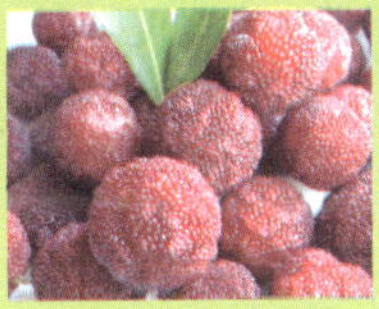
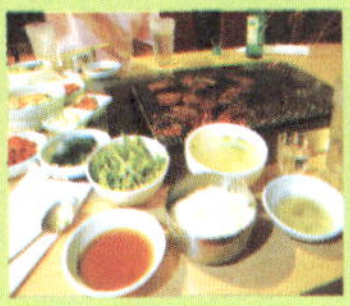
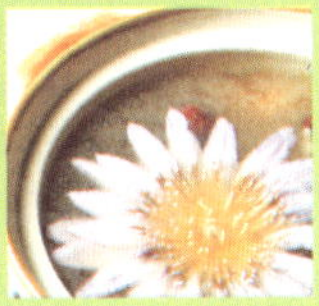
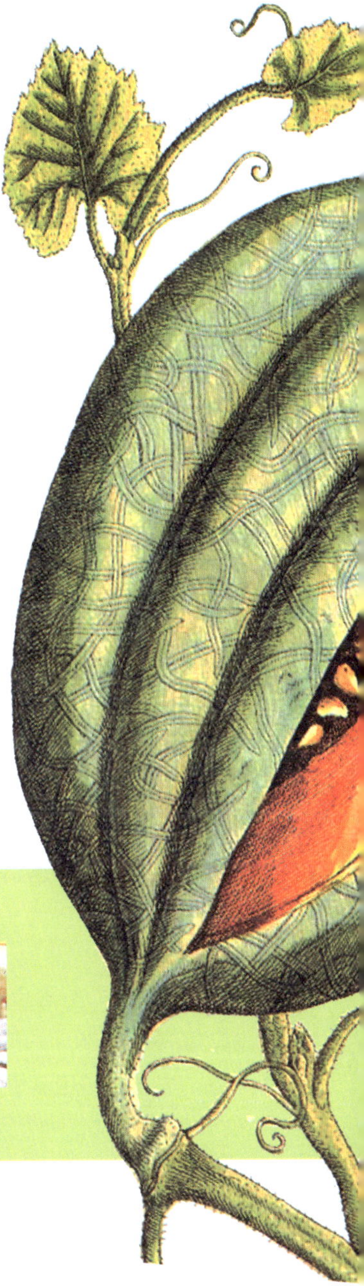

半夏

【原名】守田、水玉、地文、和姑。【气味】（根）辛、平、有毒。

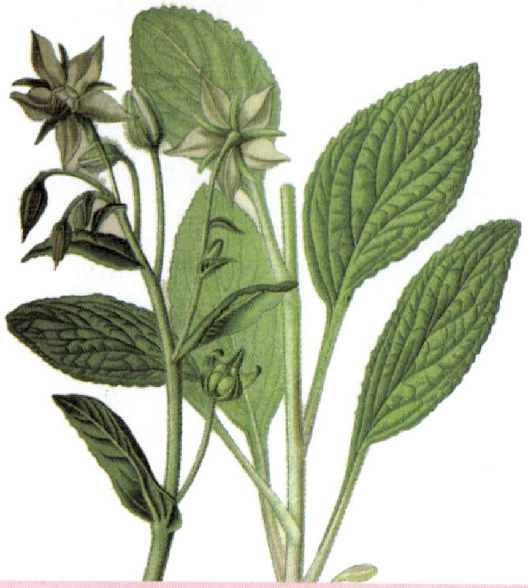

【本草附方】

◎老人风痰

将半夏（泡七次，焙过）、硝石各半两，一起研末，加入白面捣匀，调水做成绿豆大小的丸。每次服用五十丸，姜汤送下。

◎风痰头运

将生半夏、生天南星、寒水石（煅）各一两，天麻半两，雄黄二钱，小麦面三两，一起研末，加水制成饼，水煮浮起，取出捣烂，做成梧子大小的丸。每次服用五十丸，姜汤送下。极效。亦治风痰咳嗽、二便不通、风痰头痛等病。

◎热痰咳嗽

将半夏、天南星各一两，黄芩一两半，一起研成粉末，加姜汁浸泡蒸饼做成梧子大小的丸。每次服用五十至七十丸，饭后服，姜汤送下。该方叫“小黄丸”。

◎湿痰咳嗽

将半夏、天南星，各一两，白术一两半，一起研末加薄糊，做成梧子大小的丸。每次服用五十至七十丸，姜汤送下。该方叫“白术丸”。

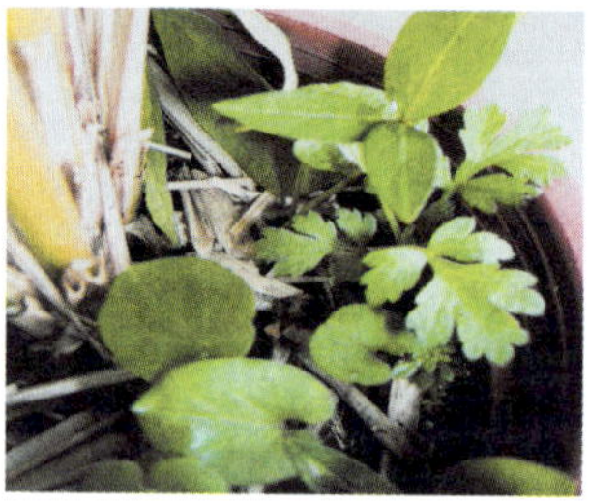

半夏

◎气痰咳嗽

将半夏、天南星各一两，官桂半两，一起研末，加糊做成梧子大小的丸。每次服用五十丸，姜汤送下。该方叫“玉粉丸”。

◎呕吐反胃

将半夏三升，人参三两，白蜜一升，水三升半，捣成细末，煮成三升半，温服一升。一日服两次。该方叫为“大半夏汤”。

◎黄疸喘满，小便自利，不可除热

将半夏、生姜各半斤，加七升水，煮取一升五合，分两次服下。

◎老人虚秘

将半夏(泡,炒)、生硫磺，等份研成末状，加姜汁煮糊，做成梧子大小的丸。每次服用五十丸，空腹，温酒送下。该方叫“半硫丸”。

◎失血喘急

将半夏碾扁，包在用姜汁调匀的面中，放火上煨黄，研成末状，加米糊成梧子大小的丸。每次服用三十丸，白开水送下。

◎喉痹肿塞

将生半夏末鼻内,涎出见效。

◎骨鲠在咽

将半夏、白芷，等份研成末状，取一匙，水冲服，当呕出。忌食羊肉。

藜芦

【原名】山葱、葱苒、葱炎、葱葵、丰芦、憨葱、鹿葱。【气味】辛、寒、有毒。

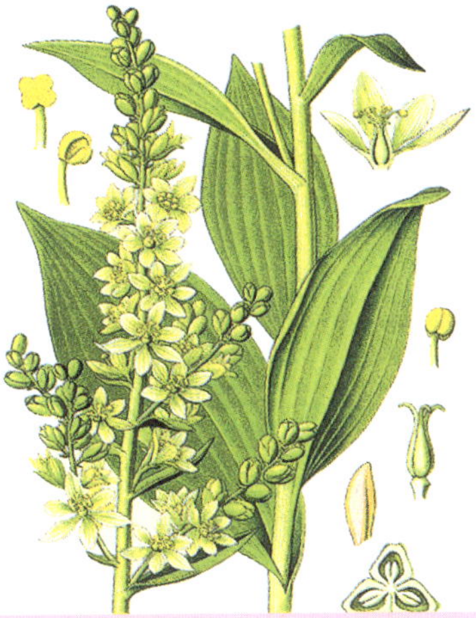

【本草附方】

◎风痰

将藜芦十分、郁金一分，一起研成粉末。每次服用二、三分，温浆一碗水送下。

◎中风，牙关紧闭

将藜芦一两，去苗头，在浓煎的防风汤中泡过，在容器里烘干，切细，炒成微褐色，研成末状。每次服用半钱，小儿减半。温水调药灌下。以吐风涎为效，未吐再服。另方：治中风后口吐涎沫，喉中发拉锯声：取藜芦一分、天南星一个（去浮皮，挖一小坑，倒入醋少许，在火上烘成黄色），一起研成粉末，加生面制成小豆大小的丸。每次服用三丸，温酒送下。

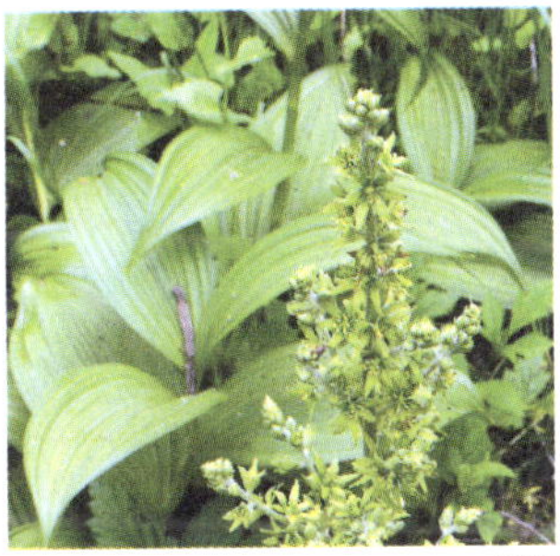

藜芦

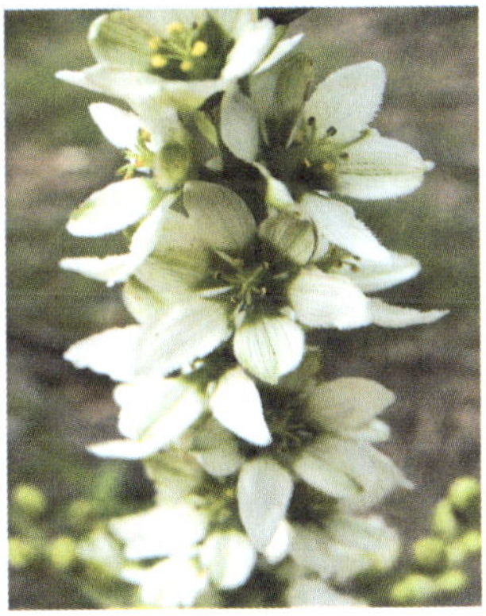

藜芦

◎痰疟

将藜芦末半钱，温齑水调下。引吐为好。另方：藜芦、皂荚（炙）各一两，巴豆二十五枚，熬黄，研成末，加蜜制成小豆大小的丸。每次空心服一丸，未发病时服一丸，临发病时又服一丸。宜暂时禁食。

◎黄疸肿疾

将藜芦在火灰中炮过，取出研末。每次服用小半匙，水送下。数服可愈。

◎牙齿虫痛

将藜芦研成末状，填入病齿孔中，但不能吞汁。

◎头风白屑

将藜芦末掺入头发中，把头包二天，避风。

◎疥癣虫疮

将藜芦末调生油涂搽。

◎误吞水蛭

将藜芦炒过，研成末状，水送服 钱自将将水蛭吐出。

【专家分析】

藜芦和蜀漆都是驱痰药，但作用不同。李时珍说：“吐药不一，蜀漆吐疟痰。瓜丁吐热痰，乌附尖吐湿痰。莱菔子吐气痰。藜芦则吐风痰者也。”

海松子

【原名】新罗松子。【气味】仁：甘、小温、无毒。

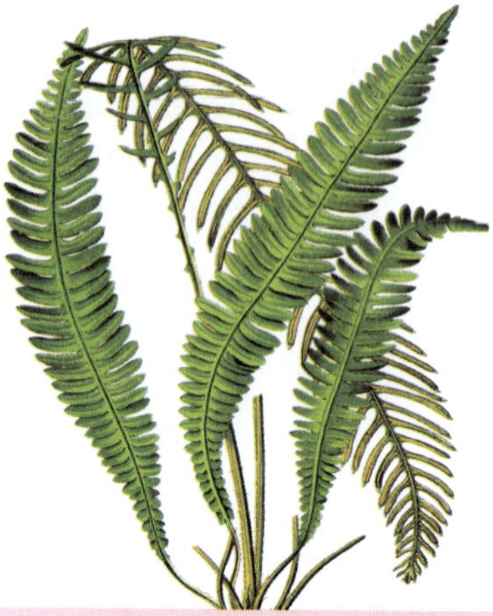

【本草附方】

◎肺燥咳嗽

将松子仁一两，胡桃仁二两，一起研成膏状，调和熟蜜半两收存。每次服用二钱，饭后以开水冲服。

◎小儿寒嗽

将松子仁五个，百部（炒）、麻黄各三分，杏仁四十个（去皮尖），加少量水煮开，化白砂糖调药做成芡子大小的丸。每饭后含化十丸。

◎大便虚秘

松子仁、柏子仁、麻子仁，等份研成末状，溶蜡制成如梧子大小的丸。每次服用五十丸，黄芪汤送下。

栝楼

【原名】果裸、瓜蒌、天瓜、黄瓜、地楼、泽姑。根名白药、天花粉、瑞雪。【气味】苦、寒、无毒

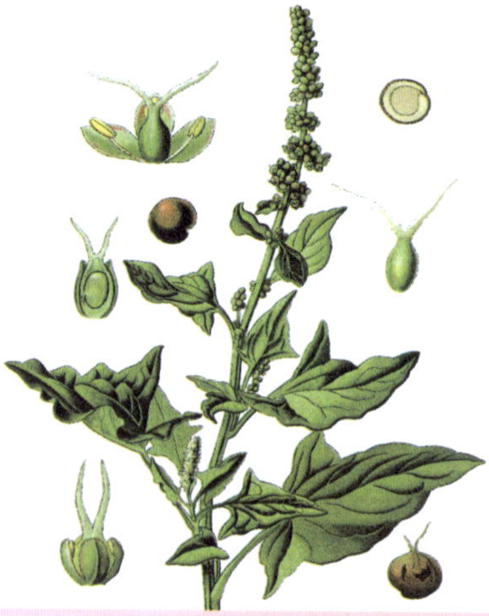

【本草附方】

◎痰咳不止

熟栝楼十个，明矾二两，共捣成饼，阴干，研成末状，加糊做成梧子大小的丸。每次服用五十至七十丸，姜汤送下。另方：将栝楼仁一两，文蛤七分，一起研成粉末，以浓姜汁调和制成弹子大小的丸，含口中咽汁。

◎干咳

将熟栝楼捣烂，加蜜等份，再加白矾一钱，一起熬成膏，随时口含回汁。

◎痰喘气急

将栝楼两个，明矾如枣大一块，同烧存性，研成细末，以熟萝卜蘸食。药尽病除。

◎肺痿咳血

将栝楼五十个（连瓤瓦焙），乌梅肉五十个（焙过）、

杏仁（去皮尖，炒）二十一个，一起研成粉末；另将猪肺一片切薄，掺末一小撮入内，炙熟，冷嚼回下。一天二次。

◎妇女夜热

将栝楼仁一两，青黛、香附（童便浸泡，晒）各一两五钱，一起研成粉末，加蜜调匀，口中含化。

◎黄疸

将青栝楼焙过，研成末状。每取一钱，加水半盏，熬至七分，临睡时服，清晨有黄物泻下，即为见效。该方叫为“逐黄散”。

◎小便不通，腹胀

将栝楼焙过，研成末状。每次服用二钱，热酒送下。病愈止服。

◎久痢不止

将在熟栝楼一个，煅存性，出火毒后碾成末。一次服完，温酒送下。

◎吐血不止

泥封栝楼，煅存性，研成末状。每次服用三钱，糯米汤送下。一日服两次。

◎屙血不止

将栝楼一个，烧成灰，加赤小豆半两，共研成末。每次服用一钱，空心服，酒送下。

◎咽喉肿痛，不能发声

将栝楼皮、白僵蚕（炒）、甘草（炒）各二钱半，一起研末。每次服用三钱半，姜汤送下。一日服二次。或以用棉布包裹半钱含咽亦可。该方叫“发声散”。

◎诸痈发背

将栝楼捣研成末，每次服用一钱匕，水送下。

◎风疮疥癣

将生栝楼一、两个，碾碎，在酒里泡一日夜，取酒热饮。

◎消渴引饮

取大栝楼根（天花粉），去皮，切细，在水里泡五天，每天换水。五天后取出捣碎，过滤，沉淀，晒干。每次服用一匙，水化下。一日服三次。亦可将药加入粥中及乳酪中吃下。另方：将栝楼根切薄，炙过，取五两加五升水煮至四升，随意饮服。

◎小儿热病

将栝楼根末半钱，乳汁调服半钱。

◎天泡湿疮

将天花粉、滑石，等份研成末状，水调搽涂。

◎折伤肿痛

将栝楼根捣烂涂患处，厚布包住，热敷，痛即止。

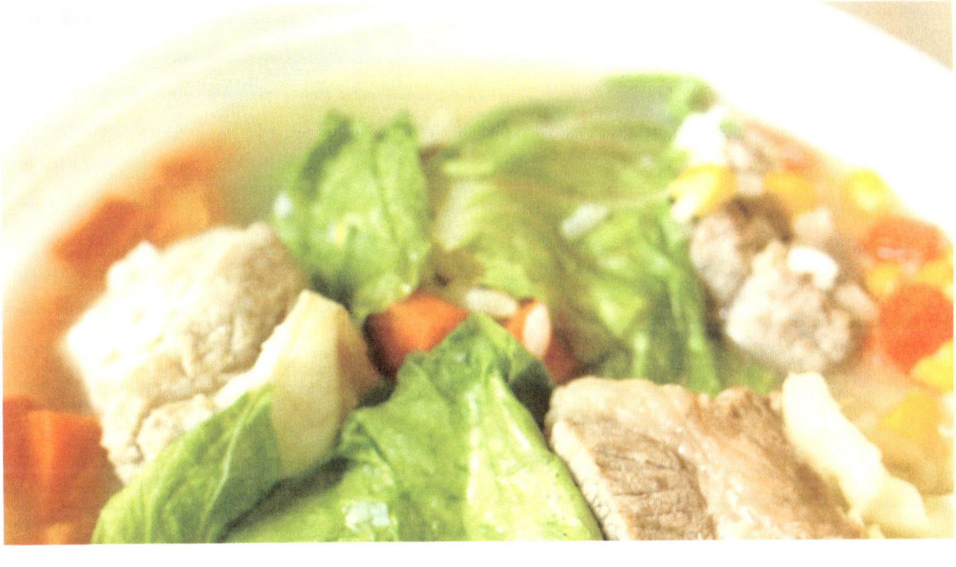

天门冬

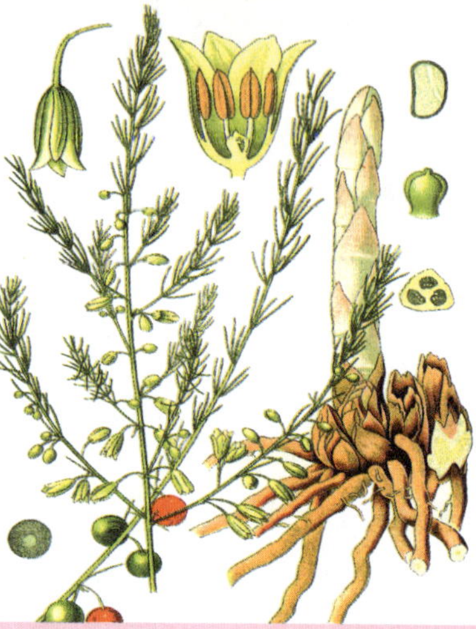

【原名】门冬、颠勒、颠棘、天棘、万岁藤。

【气味】根：苦、平、无毒。

【本草附方】

◎肺劳风热

将天门冬（去皮、心）煮食，或晒干研成末，加蜜做成丸子服下。

◎肺痿咳嗽，吐涎，回燥而不渴

将生天门冬捣汁一斗，酒一斗，饴一升，紫菀四合，浓煎成丸子。每次服用一丸，如杏仁大。一日服三次。

◎风颠发作

将天门冬（去心、皮），晒干，捣研成末。每次服用一匙，酒送下。一日服三次。适合长期服用。

◎小肠偏坠

将天门冬三钱，乌药五钱，水煎服。

◎痈疽

将天门冬三五两，洗净，捣细，以好酒滤取汁，一次服下。未效，可再次服药。

马兜铃

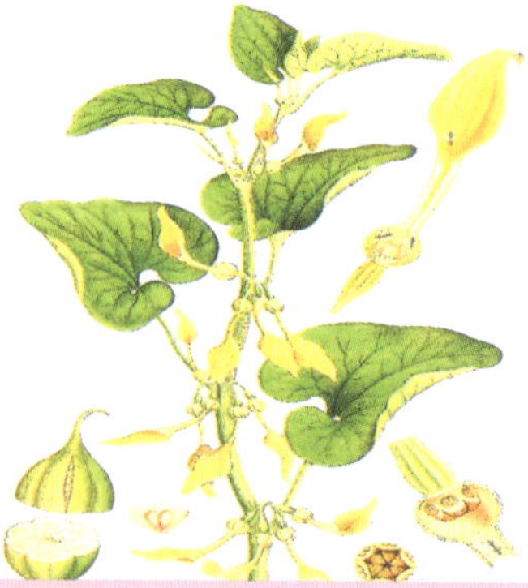

【原名】都淋藤、独行根、土青木香、去南根。【气味】实：苦、寒、无毒。

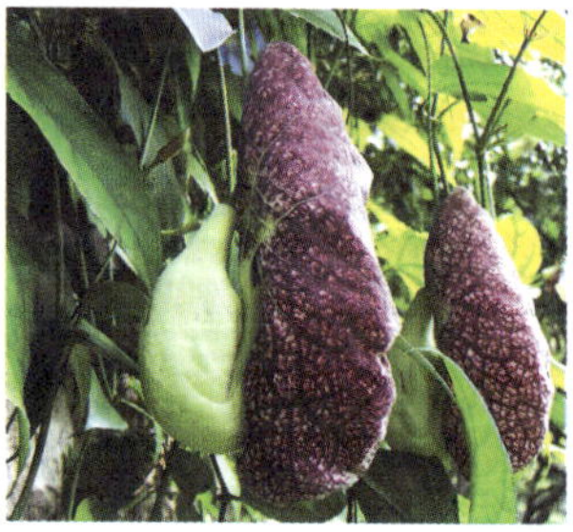

马兜铃

【本草附方】

◎水肿喘急

用马兜铃熬汤，每天饮用。

◎肺气喘急

将马兜铃二两，去壳及膜，酥半两，一起拌匀慢火炒干，加甘草（炙）一两，一起研成粉末。每次服用一钱，将一盏水，熬至六分，温服，或噙口中咽服。

◎痔瘘肿痛

把马兜铃放入瓶中，烧烟熏患处，有效。

芫花

【原名】杜芫、赤芫、去水、毒鱼、头痛花、儿草、败华。根名黄大戟、蜀桑。【气味】花、根：辛、温、有小毒。

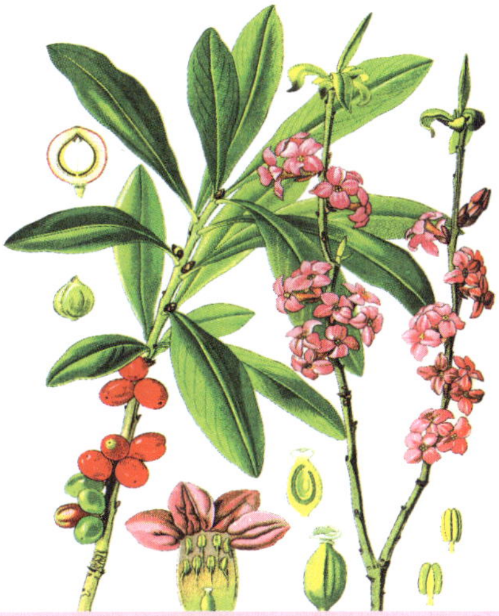

【本草附方】

◎突发咳嗽

将芫花一升，加三升水煮汁一升，用枣十四枚，放入汁中煮干，一天吃五枚，必愈。

◎咳嗽有痰

将芫花一两（炒），加一升水，煮开四次，去掉药渣，再加入白糖半斤。每次服用约一个枣子大的量。忌食酸咸物。

◎干呕胁痛

将芫花（熬过）、甘遂、大戟，等份研成末状。以大枣十枚、一升水半，煮成八合后，去掉药渣纳药。体壮者服一钱，弱者半钱，清晨服下。能下泻则病除，否则次晨再服药。该方叫“十枣汤”。

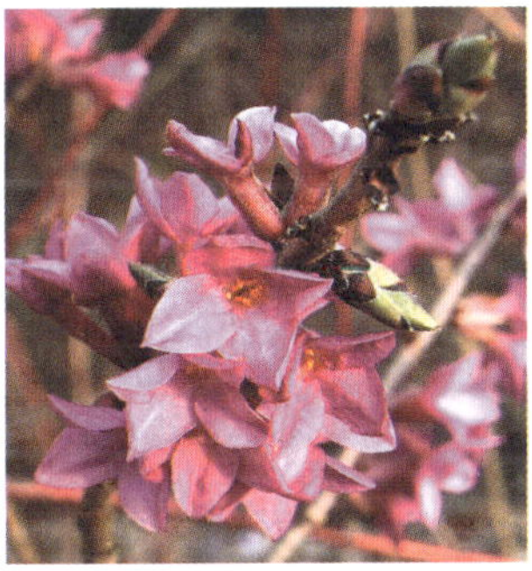

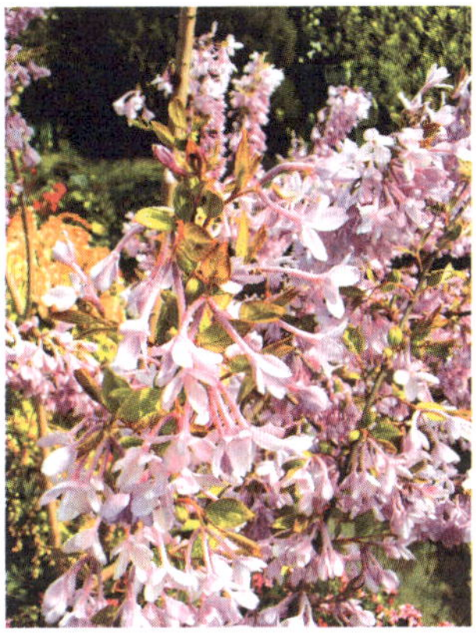

芫花

◎水肿

将上方（十枣汤）加大黄、甘草五物各一两，大枣十枚，同煮，如法服。另方：药中再加硭硝一两。

◎久疟，腹胁坚痛

将芫花（炒）二两，朱砂五钱，一起研末，加蜜做成梧子大小的丸。每次服用十丸，枣汤送下。

◎水蛊胀满

将芫花、枳壳等份，先用醋把芫花煮烂，再加可枳壳煮烂，一起捣匀做成梧子大小的丸。每次服用三十丸，白汤送下。

◎子宫结块，月经不通

将芫花根三两，锉细，炒黄，研成末状。每次服用一钱，桃仁熬汤调下。泻下恶物即愈。

◎牙痛难忍，诸药不效

将芫花末擦牙令热。止痛后，用温水漱口。

◎痈肿初起

将芫花末和阿胶末涂搽患处。

◎痔疮

将芫根一把，捣烂，慢火熬成膏，将丝线从膏内穿过，用线系痔，当有微痛的感觉。等痔疮干落后，即以纸捻蘸膏纳入肛门中，可以使痔疮断根。另方：只捣汁浸泡线一夜即用，不必熬膏。

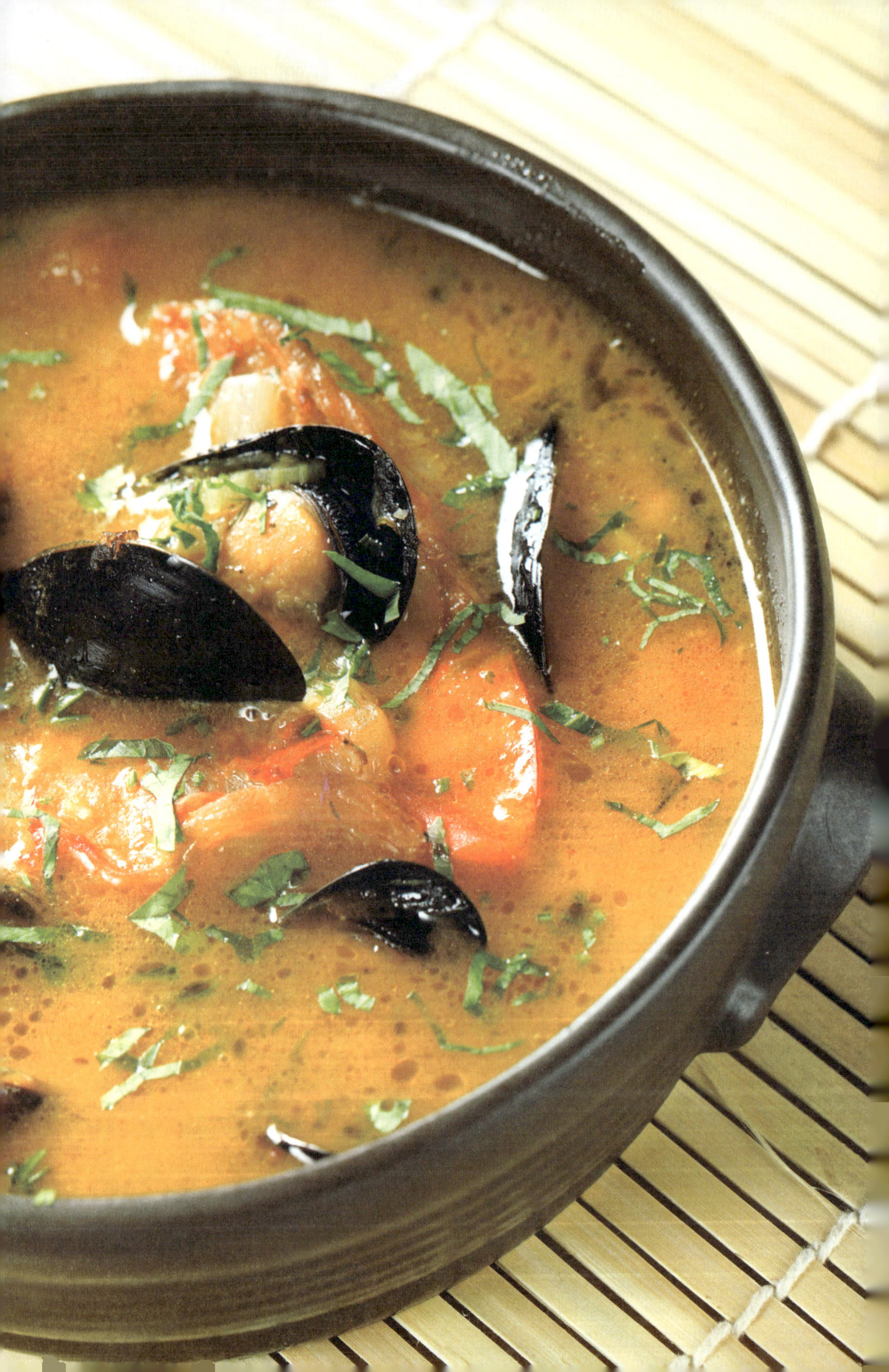

黍

【气味】黍米：甘、温、无毒。久食令人多热烦。丹黍米：甘、微寒、无毒。黍茎和根：辛、热、有小毒。

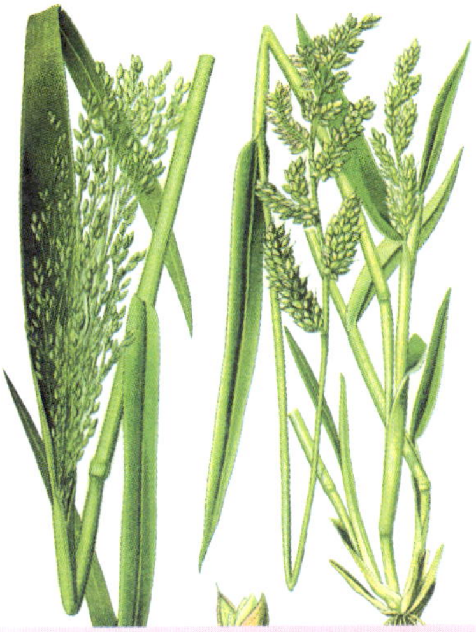

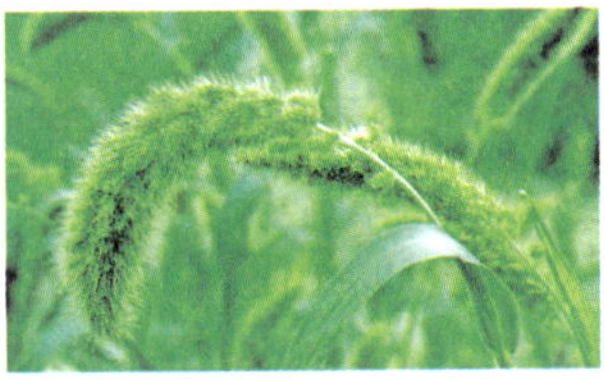

黍

【本草附方】

◎黍米

烧成灰和油涂跌打伤，能止痛，不作瘢；嚼浓汁，涂抹小儿鹅口疮，有效。

◎丹黍米

止咳嗽，退热，治泄痢鳖瘕。

◎黍茎和根

利小便，止喘，祛浮肿。

甘草

【原名】蜜甘、蜜草、美草、草、灵通、国老。【气味】根：甘、平、无毒。

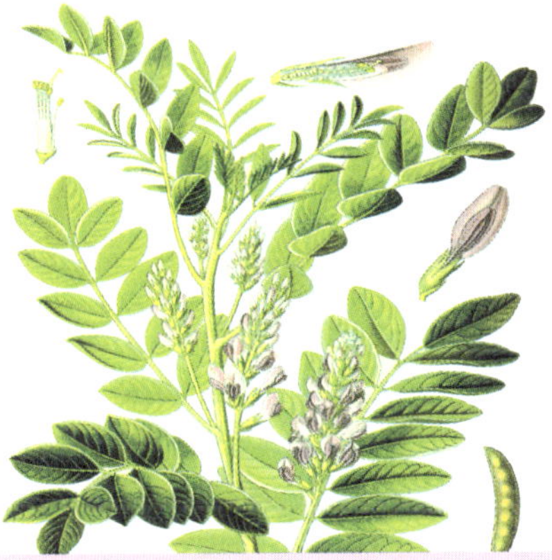

【本草附方】

◎伤寒咽痛

将甘草二两，蜜水炙过，加水二升，煮成一升半。每次服用五合，一日服两次。该方叫“甘草汤”。

◎肺热喉痛

将炒甘草二两，橘梗（淘米水浸泡一夜）一两，加入阿胶半斤。每次服用五钱，用水煎服。

◎肺痿多涎

将炙甘草四两，炮干姜二两，三升水，煮成一半，分几次服。该方叫“甘草干姜汤”。

◎肺痿久嗽

将炙甘草三两，研成细末。每日取一钱，童便三合调下。

◎小儿热嗽

将甘草二两，在猪胆汁中浸泡五天，取出炙后研成细末，和蜜做成如绿豆大的

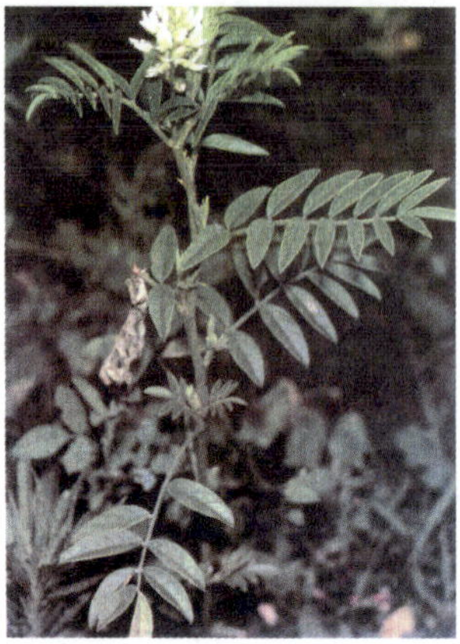

甘草

丸子。每次服用十丸，饭后服，薄荷汤送下。该方叫“凉隔丸”。

◎婴儿初生便闭

将甘草、枳壳各一钱，水半碗煎服。

◎小儿撮口风

将甘草二钱半，煎服，令吐痰涎。再用乳汁点小儿口中。

◎婴儿慢肝风

将甘草一指长，猪胆汁炙过，研成细末。用米汁调少许灌下。

◎儿童遗尿

将大甘草头熬汤，每夜临睡前服下。

◎小儿尿中带血

将甘草一两二钱，加六合水，煎成二合。一岁儿一日服尽。

◎小儿羸瘦

将甘草三两，炙焦，研成细末，用蜜调和制成绿豆大的的丸。每次服用五丸，温水送下。一日服二次。

◎赤白下痢

用一尺长的甘草，炙后劈破，蘸淡浆水几次，再以小火炙烤，后加生姜（去皮）半两，用浆水一升半煎煮，煎取八合，服之即可见效。

◎舌肿塞口

将甘草煎成浓汤，趁热漱口，吐出涎汁。

◎太阴口疮

将甘草二寸，白矾一块（如粟米大），同放口中细嚼，咽下汁。

◎背疽初起

将甘草三大两，捣碎，加大麦粉九两，一起研成细末。加入好稣少许，放开水化开，做成饼子，热敷疽上。冷了再换。未成脓者可内消，已成脓者早熟破。体虚的人可加服黄芪粥。另方：甘草一两，微炙，捣碎，浸泡入一升水中，经过一夜，搅水使起泡，把泡撇掉，只饮甘草水。

◎各种痈疽

甘草二斤，捶碎，在水中浸泡一夜，揉取浓汁，过滤后，在银器中慢火熬成膏，收存罐中。每次服用一两匙。该方叫“国老膏”。消肿去毒，效果明显。

◎初起乳痈

将炙甘草二钱，用新汲水煎服。外咂乳头，免致阻塞。

◎阴部温痒

用甘草熬汤，一天洗三至五次。

◎冻疮发裂

先用甘草汤洗过，然后用黄连、黄芩，一起研成粉末，加水银粉、麻油调敷。

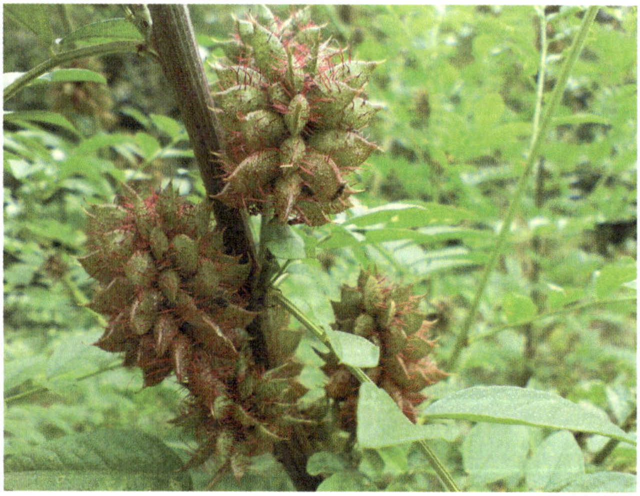

甘草

梨

【原名】快果、果宗、玉乳、蜜父。【气味】实：甘、微酸、寒、无毒。

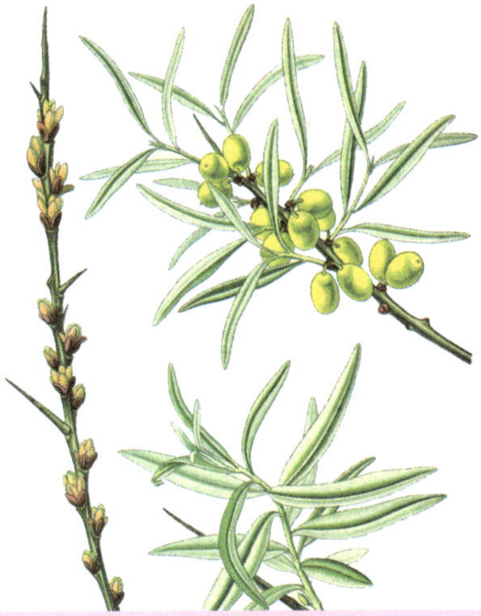

【本草附方】

◎消渴引饮

将梨捣取汁，加蜜水同煮，收存瓶中。每次以热水或冷水调服，直至病愈。

◎咳嗽不止

将梨一个，刺五十孔。每孔放椒一粒，裹一层面在灰火内煨熟，冷定后去椒食梨。另方：将好梨去核，捣汁一碗，放入椒四十粒，煮开，去掉药渣，加黑饧一两，待化匀后，慢慢含咽。

◎痰喘气急

将梨挖空。装入黑小豆填满，盖好扎紧，放糠火中煨熟，捣成饼。每日服用适量。

◎反胃，药物不下

将大雪梨一个以丁香十五粒刺入。包湿纸几层，煨熟吃下。

◎蠼螋尿疮

用梨叶汗敷涂患处，药干即换。

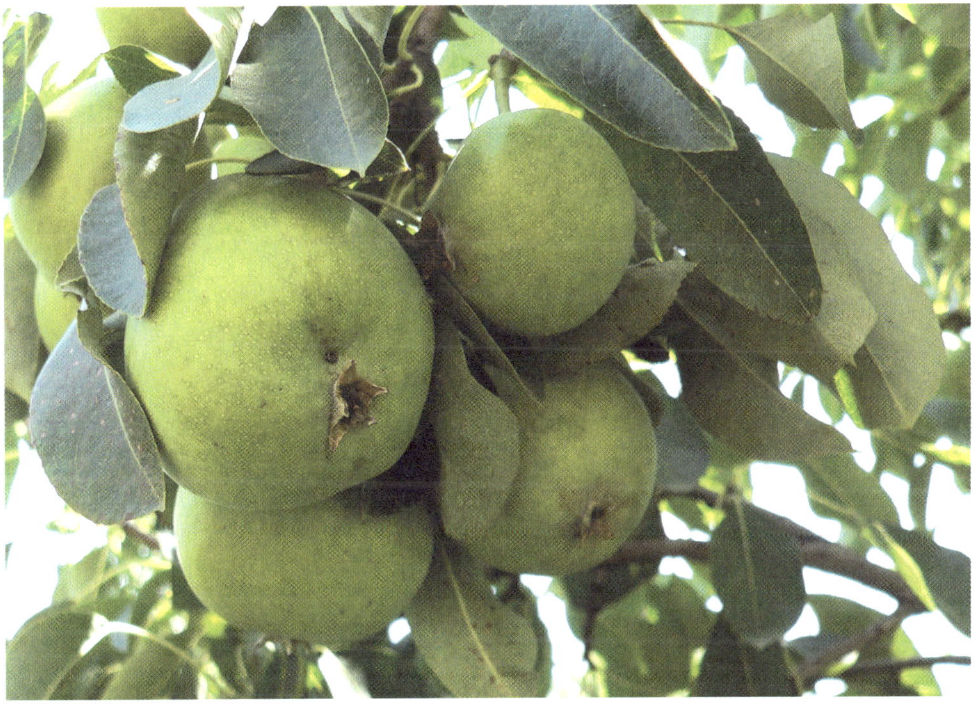

梨

知母

【原名】连母、货母、地参。【气味】根：苦、寒、无毒。

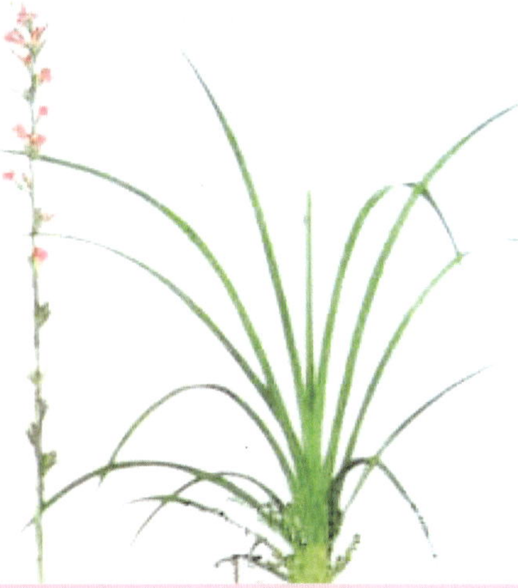

【本草附方】

◎痰嗽

将知母、贝母各一两，研成细末；巴豆三十枚，去油，研匀。每夜，切生姜三片，两面蘸上药末，放在口里细嚼咽下，随即睡觉。次日必泻，痰嗽渐止。体质弱的人，不能用巴豆。

◎久嗽气急

将知母五钱（去毛切片，隔纸炒过），杏仁五钱（姜水泡，去皮尖，焙过），同煎服。另以萝卜子、杏仁，等份研成末状，加米糊做成梧子大小的丸。每次服用五十丸，姜汤送下，以绝病根。

◎妊娠不足月，腹痛欲产

将知母二两，研成细末，和蜜做成梧子大小的丸。每次服用二十丸，米粥送下。

◎紫癜风疾

用醋磨知母涂搽患处。

◎甲疽

将知母，烧存性，研成末敷患处。

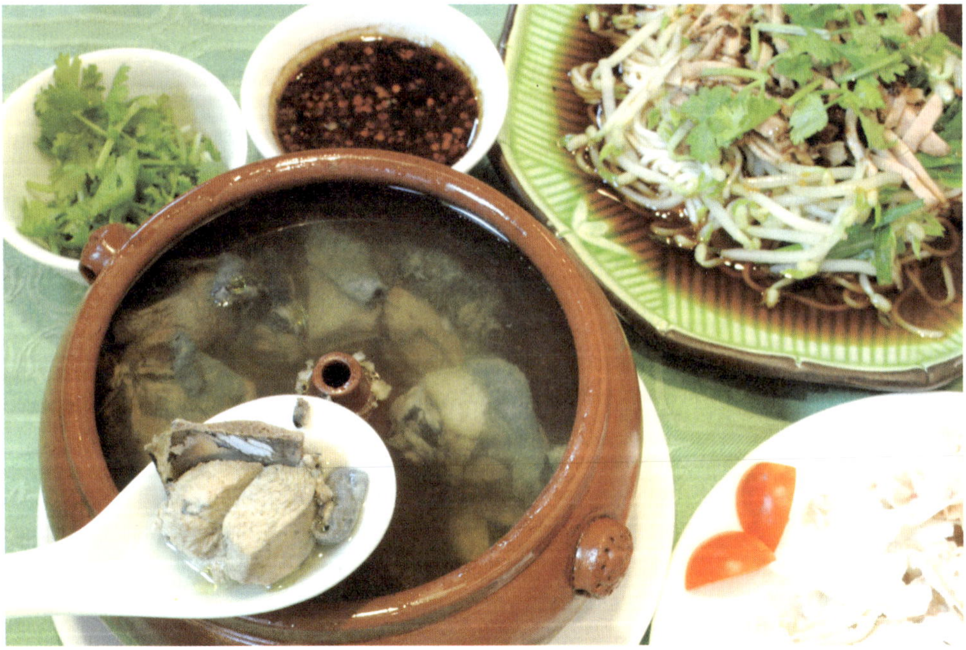

药膳